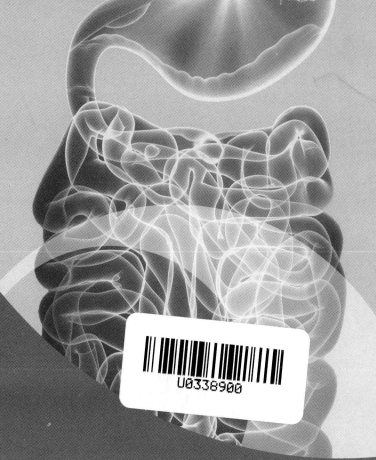

消化系统疾病
规范诊治及新进展

主编　纪丕军　席　宏　刘朝晖
　　　　曾银珍　刘宏宇　段高羊

天津出版传媒集团

天津科学技术出版社

图书在版编目(CIP)数据

消化系统疾病规范诊治及新进展 / 纪丕军等主编
. ——天津：天津科学技术出版社，2023.10
ISBN 978-7-5742-1458-3

Ⅰ.①消… Ⅱ.①纪… Ⅲ.①消化系统疾病—诊疗
Ⅳ.①R57

中国国家版本馆CIP数据核字(2023)第139361号

消化系统疾病规范诊治及新进展
XIAOHUA XITONG JIBING GUIFAN ZHENZHI JI XINJINZHAN
责任编辑：张建锋
责任印制：兰　毅

出　　版：	天津出版传媒集团	
	天津科学技术出版社	

地　　址：天津市西康路 35 号
邮　　编：300051
电　　话：(022) 23332377
网　　址：www.tjkjcbs.com.cn
发　　行：新华书店经销
印　　刷：北京厚诚则铭印刷科技有限公司

开本 787×1092　1/16　印张 21.75　字数　530 000
2023 年 10 月第 1 版第 1 次印刷
定价：125.00 元

《消化系统疾病规范诊治及新进展》编委会

主 编

纪丕军	山西省肿瘤医院
席 宏	山西白求恩医院（山西医学科学院）
刘朝晖	深圳市第二人民医院
曾银珍	深圳市儿童医院
刘宏宇	广州市老年医院
段高羊	东莞市妇幼保健院

副主编

顾慧媛	苏州大学附属第一医院
陈仕梅	高州市人民医院
吴琦玮	北京市石景山医院
胡红梅	昆明市中医医院
马功力	四川省第四人民医院
许文静	首都医科大学附属北京潞河医院
尹丕发	云南省老年病医院
郑文敏	海南省第三人民医院

前　言

消化系统疾病知识更新极为迅猛,尤其是在当今知识爆炸的时代,循证医学、整合医学及个体化医学等概念对医学产生了革命性冲击,传统的疾病诊治的思维方式面临着极大的挑战。加上消化内镜诊疗器械的发展,使得消化内镜在早期癌症诊断、内镜下治疗,以及黏膜下肿瘤的诊治等方面扮演着越来越重要的角色,一些既往需要外科手术的疾病,如贲门失弛缓症、早期消化道肿瘤等,现在可以通过内镜微创手术治疗,且达到和传统外科手术同样的治疗效果。作为消化专科临床医师,必须认真学习消化系统疾病的相关知识,熟悉并尽快掌握专科诊疗技术及消化内镜诊治技术,因此,编者收集了大量的国内外文献,并结合自身的临床经验,组织编写了《消化系统疾病规范诊治及新进展》一书。

本书分为疾病诊治策略和消化内镜诊疗技术两篇。上篇就消化内科常见疾病如胃食管反流病、慢性胃炎、溃疡病、幽门螺杆菌感染、炎症性肠病、感染性肠病、肠道寄生虫感染、病毒性肝炎、脂肪性肝病、肝硬化、肝性脑病、胰腺炎等分别做了详细介绍,以临床实用性为主,同时确保其科学性和先进性,从病因、病理、临床表现、诊断及治疗等方面入手,全面阐述这些多发病、常见病的诊治策略。下篇根据消化内镜医师的临床工作经验和学术交流成果对自己熟悉的领域进行概括总结,既注重基础知识的普及,又有前沿技术的介绍。主要内容包括:各种内镜新技术的应用、超声内镜的应用、ERCP 的操作及进展等。全书论述详尽、资料新颖,对消化疾病的诊断和治疗具有指导意义,适合我国各级临床医师阅读参考,便于消化内科医师了解和掌握常见病的最新诊疗手段,为患者提供最佳的治疗方案。

尽管全体编委尽心尽力,但由于编写时间紧张,加之水平所限,书中不足之处恳请广大读者提出宝贵意见,以期本书再版时进一步完善。

编　者

目　录

上篇　疾病诊治策略

下篇　消化内镜诊疗技术

上篇　疾病诊治策略

第一章　胃食管反流病

第一节　胃食管反流病的定义

胃食管反流病(gastro-esophageal reflux disease,GERD)是胃肠道门诊最常见的诊断之一,在世界范围内具有重要的临床影响和疾病负担。对基于人群的研究进行的系统性回顾表明,GERD 的患病率在西方国家为 10%~20%,在亚洲为 5%。世界范围内 GERD 的患病率都高于发病率,提示它是一种慢性疾病。据美国医疗保健系统统计,仅 GERD 每年直接花费就超过了 90 亿美元。有充分的证据表明,GERD 对生活质量造成负面影响,有持续性 GERD 症状的患者,其身体和精神的健康相关生活质量(HRQOL)都有所下降。这些影响主要来自症状性表现,因此 GERD 的症状性定义十分重要。随着年龄的增长,反流性食管炎的严重程度和 Barrett 食管炎(BE)的患病率增加,而症状的普遍性减少,突出了 GERD 诊断性定义的重要性。在本节中,将探讨定义 GERD 的不同方法——症状性定义、内镜定义、动态反流监测(酸和阻抗监测)的参数定义、结构和解剖异常的诊断意义,以及新的诊断方法对 GERD 定义的影响。

一、GERD 的范畴

胃食管反流(GER),即胃内容物通过食管胃连接处(EGJ)和食管下括约肌(LES)反流,CER 可能是生理性的,尤其是在餐后。存在一定的内在机制使得 LES 应对胃底的扩张而出现短暂性松弛,导致空气排出(嗳气)。正常生理条件下,LES 静息压、与 LES 同水平的吸气相膈肌脚的挤压及 His 角,共同阻止胃内容物大量通过 EGJ 和 LES 而发生反流。然而,短暂性 LES 松弛(TLESR)会导致少量的胃内容物反流进入食管;在健康个体中,食管的继发性蠕动可有效避免反流物重新进入胃部。

GER 伴发症状(胃灼热或反流)或黏膜损伤(食管炎或 BE)时就变成了 GERD。症状和黏膜损伤并不相互排斥,还可以独立存在。因此,主观的症状分析和食管黏膜的内镜检查可能并不一定就提示 GERD 的存在。GERD 相关性症状可以是非典型症状[非心源性胸痛(NCCP)],甚至是食管外症状(咳嗽、哮喘、牙腐蚀),这使得 GERD 的诊断更加复杂。除评估症状和上消化道内镜检查食管黏膜外,能够定量分析反流和评估反流与症状相关性的诊断性试验,为 GERD 的定义提供了进一步的思路。

二、基于症状的定义

GERD 的临床表现基本上以症状为主,绝大多数患者都表现出典型症状如胃灼热和反流。然而,学者们对定义 GERD 的非典型症状的认识也在不断加深,尤其是当非典型症状单独出现,然而不伴有典型症状或内镜下的黏膜损伤时。鉴于不同地区对 GERD 相关性症状的定义不同,可能给 GERD 的诊断带来困难,因此蒙特利尔分类(Montreal 分类)的国际共识小组得以成立,以确立 GERD 的全球性定义。该协作组使用改良的 Delphi 流程,在 2 年内提出了与 GERD 定义相关的 50 条共识申明,并于 2006 年发表该共识。该共识的核心内容是,将 GERD 定义为胃内容物反流进入食管和其近端,引起不适症状和(或)并发症。

蒙特利尔分类强调了定义 GERD 的症状必须引起患者的"不适",这样会对患者的健康产生不利影响。基于人群的研究表明:至少每周 2 次的轻度症状或至少每周 1 次的中至重度症状可能接近该标准。也有其他学者表明,每周 2 次以上的胃灼热症状会对生活质量产生负面影响。然而在实际工作中,临床医师常依赖患者自身决定反流症状是否为"不适"症状,而不是依赖特定频率或持续时间的临界值来定义 GERD。在缺乏食管黏膜损伤的情况下,未被患者定义为"不适"症状的偶发胃灼热症状也不符合蒙特利尔分类标准中关于症状性 GERD 综合征的标准。

蒙特利尔分类表明,胃灼热和反流是 GERD 的典型症状表现,任一症状单独出现即可怀疑 GERD 的存在,2008 年该观点被美国胃肠病学会(AGA)所采纳。然而,GERD 的典型症状(胃灼热和反流)本身对 GERD 诊断的预测性并不是太高。在一项大型队列研究中,33 000 例有 GERD 典型症状的患者接受了电子胃镜检查,其中 27.8% 有糜烂性食管炎,9.1% 有 Barrett 食管(BE),3.7% 有食管狭窄,44.8% 有食管裂孔疝,39% 未见异常。

在另一项研究中,与 GERD 的内镜证据相比,典型症状的敏感性只有 44%,而特异性为 87%。以动态反流监测作为金标准时,典型症状对 GERD 诊断的预测性要更高一些。在一项有选择性人群的研究中,超过 300 例患者完成了 24 小时动态 pH 监测,典型症状的敏感性为 78%,特异性为 60%。同样,在一项有 228 例患者的队列研究中,只有胃灼热与 pH 监测中的异常酸暴露显著相关,其阳性预测值为 43%,阴性预测值为 82%,总准确率为 78%。如果加上 PPI 试验,症状性诊断的作用就更高。

在过去 20 年间,定义 GERD 的显著进步就是区分了食管综合征和食管外综合征。在蒙特利尔分类中,食管综合征进一步细分为症状性综合征(典型反流综合征、反流性胸痛综合征)和食管损伤综合征(反流性食管炎、反流性狭窄、BE 和食管腺癌)。食管外综合征进一步细分为明确相关(反流性咳嗽、反流性喉炎、反流性哮喘和反流性牙腐蚀)和可能相关(咽炎、鼻窦炎、特发性肺纤维化和复发性中耳炎)。

内镜和动态反流监测对食管外综合征的诊断能力不如典型症状。现有的诊断试验,包括喉镜检查、上消化道内镜、pH 监测和 pH-阻抗监测,用于评估可疑食管外反流症状的准确性并不理想,而且大大增加了医疗开支。事实上,可疑食管外反流症状在最初一年的检查和处理费用可能超过了典型症状的 GERD 的 5 倍。

三、基于 PPI 试验症状反应的定义

患者初次就诊时,经验性 PPI 试验常用来诊断 GERD,根据 PPI 试验的症状反应来证实是否存在 GERD。在最早报道该方法的研究中,患者早餐前服用 40mg 奥美拉唑,晚餐前服用 20mg 奥美拉唑,持续 7 天,结果 80% 的有胃灼热症状的 GERD 患者症状得到改善,而只有 42% 的胃灼热症状的非 GERD 患者症状得到改善。与异常酸暴露或糜烂性食管炎相比,PPI 试验(奥美拉唑每天 2 次,服用 7 天)的敏感性为 75% ~ 80%,特异性为 55%。在一项把 GERD 定义为内镜下存在糜烂性食管炎的研究中,PPI 试验与酸暴露和 24 小时 pH 监测中的症状指数(SI)有相似的敏感性(83% vs. 80%)。在一项包含 15 项研究的荟萃分析中,以动态 pH 监测作为参考标准,PPI 试验诊断 GERD 的阳性概率比为 1.63 ~ 1.87,敏感性和特异性分别为 78% 和 54%。对于非 GERD 胃灼热的 PPI 试验的症状反应,其解释应小心谨慎,因

为其他过程(如嗜酸细胞性食管炎或功能性胃灼热)在抑酸治疗后症状也可能得到改善。再者,非糜烂性食管炎患者接受抑酸治疗后症状改善情况可能不如糜烂性食管炎患者,并且PPI无效的患者仍然可以有反流性症状。然而,PPI试验无效对诊断GERD有较高的阴性预测值,并且它至少提示应行进一步检查。尽管PPI试验的特异性有限,但它较为简单,成本较低,因此被广泛应用于可疑GERD症状的初始评估和处理。

除非心源性胸痛外,经验性PPI治疗对大多数非典型症状的诊断能力不如典型症状。两项荟萃分析评估了PPI试验诊断非心源性胸痛的能力以pH监测和(或)内镜作为参考标准,发现其敏感性和特异性分别为80%和749%。相比之下,PPI试验对可疑食管外症状的诊断能力则很差。例如,一项Cochrane荟萃分析发现,非吸烟并且肺活量正常的慢性咳嗽患者接受2~3个月的PPI试验或给予安慰剂后,症状改善无显著差异。同样,在一项随机对照实验中,非吸烟的慢性咳嗽患者随机接受为期3个月的PPI治疗(每天2次)或给予安慰剂,结果两组之间咳嗽相关生活质量或症状改善无显著差异。这些数据提示食管外症状通常由多因素引起,GERD可能是食管外症状的共同因素,而非唯一病因。

四、内镜定义

GERD的内镜定义在于发现食管黏膜损伤。蒙特利尔分类将GERD的食管并发症定义为反流性食管炎、出血、狭窄、BE和食管腺癌。反流性食管炎是黏膜损伤最常见的形式,上消化道内镜下可见鳞柱状上皮连接处近端的远端食管黏膜破损。洛杉矶(LA)分类由国际食管炎分类工作组(IWGCO)提出,被广泛用于反流性食管炎严重程度的分级,其最终形式于1999年发表。反流性食管炎的LA分类如下:A级,黏膜破损长度<5mm,未超过两个黏膜皱襞的顶端;B级,黏膜破损长度>5mm,超过两个黏膜皱襞的顶端;C级,黏膜破损超过两个黏膜皱襞的顶端但未超过75%的食管周径;D级,黏膜破损超过75%的食管周径。

有限的数据表明,健康无症状个体可能很少出现LA-A级食管炎(在一项研究中对照组有8%出现LA-A级食管炎),而缺乏病理性GERD的患者基本上不会出现更高级别的食管炎。反流性食管炎的洛杉矶分类对PPI治疗效果有预测作用,其中LA-A级食管黏膜愈合率最高,LA-D级食管黏膜愈合率最低。LA-D级在停药后复发率最高。经验性PPI试验的日益流行及其作为非处方药的便利性,使得内镜下发现食管炎的可能性进一步减少,从而将内镜的作用限制于评估治疗失败,以及存在警觉症状时评估并发症。

内镜下发现食管炎则定义为糜烂性GERD(ERD),而很大一部分反流性疾病是非糜烂性的(内镜下无黏膜破损),称为非糜烂性反流病(NERD)。随着经验性PPI治疗的流行,食管炎的治愈率提高,由于PPI治疗的患者相比非PPI治疗的患者更容易被诊断为NERD,因此近几十年来反流性食管炎的诊断不断向NERD偏移。基于人群的研究提示,约1/3的GERD患者为ERD,剩下的2/3为NERD。存在糜烂性食管炎可以诊断为GERD,但内镜未发现食管炎并不能排除GERD的诊断,这时需要进行pH监测来诊断NERD。内镜下食管黏膜正常时,组织学表现对GERD的诊断力很低。

然而,对可疑BE段进行组织病理检查发现的肠化生与食管异常酸暴露有很高的一致性,但不一定伴有反流症状。食管酸暴露时间延长时,有BE遗传倾向的患者发展为BE,这也是一种对抗腐蚀性损伤和症状的保护机制,因此BE节段对酸引起的症状不太敏感。人口筛查研究提示,瑞典无症状成人中BE的患病率为1.6%,而已诊断为GERD的高危人群(慢性 GERD,高龄,白人男性)中 BE 的患病率可达 13%。虽然 BE 是癌前病变,但估计发展为食管腺癌的风险约为每年 0.5%。因此,虽然对有患病倾向的个体推荐筛查 BE,但从诊断反流性疾病和预防食管癌来看,基于人群的筛查并不划算。然而,内镜下组织活检证实 BE 则认为存在 GERD,并且可以明确 GERD 治疗的必要性。

五、基于动态反流监测的定义:酸暴露时间

动态 pH 监测能定量评估食管酸暴露时间,且邻近有反流症状发生时评估症状–反流相关性。使用导管的动态 pH 监测在 20 世纪 70 年代被引入,用来评估 24 小时内的食管酸暴露。其中最直观的参数就是酸暴露时间(AET,即 pH<4 占总时间百分比)。用来定义停用 PPI 治疗后异常酸暴露的 AET 临界值为 4%~5%。虽然有学者提议区分睡眠和清醒时的酸暴露,但传统上 pH 监测都是按体位(直立和卧位)来进行分析的。因为酸反流事件更多发生在直立位,无症状对照组和 GERD 患者的直立位酸暴露时间均高于卧位酸暴露时间,因此定义异常食管酸暴露的临界值在直立位高于卧位(分别是 6%~10% 和 1%~6%)。

对接受 PPI 试验的患者,研究建议的 AET 临界值为 16%。无线 pH 系统允许更长的监测时间、更好的患者耐受性,以及监测期间对患者日常活动限制更少。有了这些无线 pH 系统,通过使用更长电池寿命的便携式记录器可以使记录时间延长到 48~96 小时,但是如果没有在日记上严格地记录进食时间,那吞咽的酸性物质与酸性反流事件将不能区分开。对无线 pH 监测,对照组在两天的监测时间内远端食管 AET 的第 95 百分位数为 5.3%,稍高于基于导管的 pH 系统。无线 pH 监测很好地描述了 AET 的日变异情况,对 24 小时 pH 研究或数天无线 pH 研究中任一天中 AET 临界值的有效性提出了质疑。然而,AET 临界值还是常用于定量评估抑酸治疗不完全有效患者的食管酸暴露情况,或用于抗反流手术前明确异常酸暴露的存在。

DeMeester 评分是用来定量评估食管酸暴露的合成分数,由动态 pH 监测中的 6 项参数组成:①pH<4 占总时间百分比;②直立位 pH<4 的时间百分比;③卧位 pH<4 的时间百分比;④反流事件的总次数;⑤>5 分钟反流事件的次数;⑥最长反流事件的持续时间。DeMeester 评分>14.7 则认为异常。

进行 pH 监测前通常需要停用抑酸药物,以对 GERD 可能性较低的患者进行评估,或为可能行内镜或腹腔镜下抗反流治疗的患者明确 GERD 的诊断。抑酸治疗期间的 pH 监测的临床作用不大,而 pH–阻抗监测能提供额外的信息,即能发现弱酸反流事件。因此 pH–阻抗监测常用于评估抑酸治疗不完全有效的难治性症状患者,并且监测期间不停用抑酸药物,以便发现持续存在的反流事件。

六、基于阻抗的定义

阻抗监测是基于对食管导管上电极组之间微小电流抵抗的记录。在至少 3 对连续的远端阻抗电极上检测到阻抗值逆行降低>50%(对应电极附近存在反流物),则认为发生了反流事件。因此,阻抗监测相对传统 pH 监测的主要优势在于它能够在不用考虑 pH 的情况下检测到反流事件,从而能检测到弱酸反流并且允许在抑酸治疗期间进行监测。

关于使用食管多通道腔内阻抗(MII)评估反流发生的第一个共识于 2004 年发表。该共识区分了酸反流(pH<4)、弱酸反流(pH4~7)和非酸反流(或弱碱反流;pH>7)。因此,与传统的单纯 pH 监测相比,联合 MII-pH 监测在检测反流事件上有更高的敏感性。这种提高主

要来自对弱酸反流和非酸反流事件的检测能力,因此 MII-pH 监测也可以在 PPI 治疗期间进行。因为黏膜酸化的中和通常滞后于食管内反流物的清除,因此 pH 检测到的反流事件时间通常比阻抗长,所以食团与远端食管电极组的接触时间往往比酸暴露时间(AEC)短得多。AET 对应的阻抗参数是反流暴露时间(RET),或反流物与 LES 上方 5cm 处(对应远端食管 pH 感受器)阻抗电极接触的时间。一项多中心的研究通过对健康对照者的调查建立了异常 RET 临界值(1.4%)。但该临界值对抗反流治疗效果的预测性尚未被证实。

七、反流事件的次数

动态反流监测中的反流事件总次数被用来定义 GERD。两项研究(一项来自美国,一项来自欧洲)有相似的结果,它们发现健康志愿者的 24 小时 pH-阻抗监测中反流事件总次数的第 95 百分位数值为 73~75,提示更高的反流事件次数可用来诊断 GERD。近期的数据表明:更低的反流事件总次数临界值可用于识别 GERD,停用 PPI 的情况下,低至 53 的临界值也可能对 GERD 有鉴别作用。

在抑酸治疗期间,酸反流事件减少而检测到的弱酸反流事件增加。在一项具有重大意义的研究中,研究者对比使用奥美拉唑前后的 pH-阻抗监测发现,尽管反流事件的总次数相似,但酸反流事件次数显著减少,而非酸反流事件次数几乎翻倍。奥美拉唑治疗后胃灼热症状改善,而反流症状多见。其他研究报道抑酸治疗后 GERD 患者的反流事件总次数减少,推测是因为胃酸分泌减少导致。因此,PPI 治疗期间 pH-阻抗监测中定义 GERD 的反流事件总次数的临界值要偏低。PPI 治疗期间反流事件总次数正常值的第 95 百分位数为 48~57。

在缺乏异常 AET 或其他反流参数的情况下,仅仅依靠反流事件总次数进行的结果研究,其作用是有限的。虽然抗反流手术后反流事件总次数显著减少,但仅靠这个指标并不足以预测良好的治疗效果。其原因可能是,每次反流事件的持续时间有很大的差异,如果患者反流事件次数少而时间延长,其食管也会有显著的酸暴露或反流暴露。然而,反流事件次数在评估症状和反流事件的相关性中确实有相应的作用。

八、症状-反流相关性

pH 监测和 pH-阻抗监测除了能定量分析食管酸暴露和反流事件以外,还能评估反流事件和食管症状的相关性。这两项监测中使用最多的参数就是症状指数(SI)和症状相关概率(SAP)。对于 pH-阻抗监测,这些症状-反流相关性的参数包括 pH 检测到的反流事件和阻抗检测到的反流事件。SI 是与反流相关的症状次数除以总的症状次数。一项研究使用受试者工作特征曲线(ROC 曲线)分析胃灼热和反流的相关性,得出 SI>50% 是阳性相关性的临界值。

研究者提出了两种计算 SAP 的方法。其中 Weusten 法最常用,该方法将 24 小时监测时间分成连续的 2 分钟节段。通过描述是否存在症状和反流,建立 2×2 列联表,使用 Fisher 精确检验计算出症状和反流相关性由偶然引起的概率 P 值。SAP 也可以使用 Chillibert 概率估计法(GPE)计算,即在总的症状次数范围中反流相关性症状的确切次数的部分概率之和,同时考虑研究的总时间和总的暴露时间。不论计算方法,SAP>95% 时则认为症状-反流相关性为阳性,对应 P<0.05,或症状和反流相关性由偶然引起的概率<5%。尽管 SI 可能和 SAP 不一致,尤其是在症状有限或频繁的情况下,但计算 SAP 的两种方法几乎可以互换使用(不一致性不到 3%)。由于 pH-阻抗监测能发现更多的反流事件,因此其相对于单纯 pH 监

测更能检测到阳性的症状-反流相关性,尤其是在停止抑酸治疗的情况下。

症状-反流相关性是动态 pH 监测和 pH 阻抗监测中最薄弱的关联,因为该参数严重依赖于患者在事件记录器上及时记录出现的症状。然而,症状-反流相关性在特定情况下呈阳性也有其价值。它有助于强化动态监测中的反流证据,并且有强烈 GERD 证据(同时有异常酸暴露和阳性症状-反流相关性)的患者抗反流治疗后症状改善最明显。在参数仅符合生理性反流标准时,阳性症状-反流相关性能鉴别出一组特征更接近功能性食管疾病而不是 GERD 的患者。即使之前被划分为 NERD 或命名为"酸敏感",这类患者与功能性胃灼热(而不是真正的 GERD)患者有相似的精神和 HRQOL 特征列。反流高敏感性被用来描述 pH-阻抗监测中症状-反流相关性阳性的情况,从而将之前 pH 监测阴性而诊断为功能性胃灼热的患者转移到 pH-阻抗监测中的反流高敏感性这一类别。

有一些因素影响症状-反流相关性的临床应用。其中的计算高度依赖于症状发生,而症状发生因症状感知和患者记录症状的依从性不同而变化。具体来说,非常多或非常少次数的症状发生都能显著影响 SI 的计算。在这种情况下 SAP 估算可能有更好的价值,因为它将无症状的时间段考虑在内(反流暴露可能也是有限的)。SI 和 SAP 可能被过度解释,尤其是在缺乏高度反流率的情况下。因此,阳性症状-反流相关性结果在评估 GERD 方面比阴性结果更有临床价值。

九、钡餐造影

出现食管症状时常进行钡餐造影,但它在 GERD 的诊断中作用有限。虽然钡餐造影在发现食管炎(为网状或细结节状表现)方面总的敏感性约65%,但敏感性随食管炎的分级降低而降低。无任何刺激动作的钡餐造影能发现 1/3~1/2 的 GERD 患者 SN;而有刺激性动作时能在70%的患者中发现反流证据。钡餐造影在诊断 GERD 中最主要的问题在于 GERD 的最重要机制(一过性食管下括约肌松弛,TLESR)能在正常个体中出现,导致直立位时钡剂从胃内反流至食管。另外,如果造影期间未出现 TLESR,有反流性疾病的患者可能得出阴性结果。因此,钡剂造影用于诊断 GERD 的敏感性和特异性使得该检查不足以用来作为 GERD 的筛选手段。然而,钡剂造影提供了极好的解剖细节,对于评估 GERD 的并发症(如狭窄或环)或在治疗前评估食管的解剖非常重要。

虽然食管裂孔疝在 GERD 患者中较常见,但仅仅有食管裂孔疝并不能确定 GERD。许多有食管裂孔疝的患者并没有 GERD 症状,而许多 GERD 患者也没有食管裂孔疝。有食管裂孔疝和无食管裂孔疝的 GERD 患者,其酸暴露异常无显著差异。在另一项对 300 多例患者的研究中,在不考虑食管裂孔疝存在的情况下,多数患者有正常的 pH 监测参数,但疝更大的患者更容易有异常的 pH 监测参数。裂孔疝的存在确实降低了 GERD 患者对 PPI 应答的可能性。

尽管食管裂孔疝可能不能定义 GERD,但食管裂孔疝的存在会影响 LES 基础压、食管排空和 TLESR。有人同时使用电视透视检查和食管测压来评估食管裂孔疝对食管排空的影响,他们发现与对照组相比,非还原性疝的食管排空受损,其主要原因是"晚期逆向流动",提示 EGJ 功能受损。同样,GERD 中裂孔疝的存在与更高的反流高度和更低的远端食管体蠕动幅度相关,而大裂孔疝(>3cm)与小裂孔疝或无裂孔疝相比,LES 更短且更弱。

上消化道内镜或食管造影可发现裂孔疝。高分辨率测压也能区分 LES 和膈肌的分离,从而定义食管裂孔疝。然而,没有一项研究有明确的检测敏感性,尤其是当疝很小和间歇存在时。

"酸袋"的概念对于理解食管裂孔疝在 GERD 诊断中的相关性十分重要。酸袋由漂浮在接近 EGJ 的摄入食物近端的胃酸池组成,这些胃酸由食物刺激分泌。这个概念在 2001 年第一次被研究者提出,研究方法是在餐后状态下,逐步将 pH 导管从胃近端拔出越过 EGJ。对 GERD 患者,酸袋可能充当反流入食管物质的储液器,可能导致症状或黏膜损伤。与健康志愿者相比,GERD 患者的酸袋长度增加,在食管裂孔疝中酸袋也更靠近近端。食管裂孔疝似乎有助于将酸袋固定于膈肌上方,因此代表反流增加的一个重要危险因素。

十、食管组织学和黏膜完整性

尽管过去不鼓励对内镜正常的黏膜进行随机活检,但随着对嗜酸细胞性食管炎作为食管症状机制之一的认识增加,对内镜正常的黏膜进行活检也显得十分重要。由反流导致的组织学表现有乳头长度增加、基底细胞增生、白细胞和(或)嗜酸性粒细胞浸润。与症状和内镜改变相比,这些表现诊断 GERD 的敏感性为 30%,特异性为 78%。

对食管黏膜完整性的评估已经进展到对细胞间隙增宽(DIS)的评估,DIS 的出现可能代表着食管鳞状上皮保护屏障的破坏。DIS 在 ERD 和 NERD 中均被确认,并且它被认为是由酸暴露引起;它可能在抑酸治疗后消失。渗透性增加可能有助于产生食管症状。然而,DIS 的特异性可能有限,因为在近 1/3 的无症状对照组中也发现了 DIS。因此,现在使用 DIS 作为诊断 GERD 的临床工具还为时过早。

食管基线阻抗(BI)是另一种评估食管黏膜完整性的新方法。GERD 患者的远端食管 BI 值低于健康对照者或食管酸暴露正常的症状性患者。另外,抑酸治疗能增加 GERD 患者的 BI 水平,提示 BI 水平能反映由反流引起的食管黏膜改变,并且这种改变在抑酸治疗后可能好转。取值为 2100Ω 的 BI 临界值可能将 GERD 与功能性胃灼热区分开,并且其敏感性和特异性均超过 70%,提示 BI 在评估 PPI-难治性反流症状方面可能其有临床应用价值。然而,目前 BI 尚未作为诊断 GERD 的参数而被广泛评估。

十一、反流证据的强度

本节中描述的诊断性试验结合在一起时可能增加诊断反流病的信心,因为反流证据更强的患者在抗反流治疗后症状改善更明显。例如,有胃灼热症状的 NERD 患者在 pH 监测阳性的情况下有更高的胃灼热治愈率(72%),而只有胃灼热或内镜无异常时胃灼热治愈率只有 50%。同样,异常 pH 参数和阳性症状-反流相关性的组合也能预测抗反流治疗后更高可能性的症状应答,并且该组合对典型和不典型反流症状都具有预测性。这些发现表明,当 GERD 的定义在多个检查中被满足时,诊断 GERD 的信心也随之增加。

总之,GERD 的定义——症状性、内镜、动态反流监测、解剖或新的诊断方法,在过去几十年间已经有了很大的发展,但在大多数临床实践中,常用来定义 GERD 的还是症状和(或)PPI 试验疗效,尤其是典型症状(胃灼热或反流)。PPI 试验的流行将难治性 GERD 的概念从未愈合的黏膜疾病转移至 PPI 治疗后症状仍持续的疾病,后者有时也意味着弱酸或非酸反流。诊断性试验能完善临床诊断,尤其是在症状不典型或 PPI 治疗后诊断仍有疑问的情况下。

第二节　病因与病理生理

一、病因

1. 食管裂孔疝　胃食管反流常同时并发食管裂孔疝,两者互为因果关系。食管裂孔疝患者的食管下括约肌必然移位至胸内,并引起一系列抗反流屏障的功能丧失,如腹段食管变短或消失,括约肌失去膈脚的协同作用、His 角消失等。膈上胃受膈的约束在贲门部产生高压,刺激贲门部的机械受体,使暂时性食管下括约肌松弛次数增多。括约肌处于负压的胸腔内,吸气时胸内的负压降低了该括约肌压力,促使反流的发生。据统计,50% 的食管裂孔疝患者有胃食管反流病,90% 的胃食管反流病患者存在食管裂孔疝。

关于食管裂孔疝对食管下括约肌的影响,仍有不同意见。有人认为食管裂孔疝对食管下括约肌压力无影响,因为有食管裂孔疝的患者不一定有胃食管反流,有反流性食管炎者未必存在裂孔疝。但大多数人认为食管裂孔疝加重了胃食管反流,如有人认为食管炎的程度与食管裂孔疝的存在及其大小有关。曾有学者认为食管裂孔疝比食管下括约肌压力低下更易引起反流。非可复性食管裂孔疝对食管胃连接部关闭功能的损害更大,增加反流量,延长酸暴露时间。其他研究认为食管裂孔疝使膈脚肌纤维压力下降;较大的食管裂孔疝(≥2cm)比无裂孔疝者更易观察到食管 pH 的异常改变;有人认为食管裂孔疝大小影响食管炎的程度;有人认为食管炎程度与裂孔疝大小、食管下括约肌压力、性别等因素有关。

食管裂孔疝的存在使食管酸清除力降低,十二指肠胃反流物易逆流入食管,膈脚失去食管胃连接部外在括约肌的作用。目前普遍认为:有反流症状的人,其食管裂孔疝的大小是影响食管炎程度的主要因素,24 小时 pH 监测所见的异常与食管裂孔疝大小明显相关。

2. 饮酒　饮酒与胃食管反流有密切关系。研究证明,正常人在饮用 350mL 烈性威士忌(含 140g 乙醇)后,可使食管运动功能和食管下括约肌压力受到损害。国外报道也证明,静脉应用乙醇(0.8g/kg)能使食管收缩振幅中度下降。因此,在灌注盐酸后乙醇能使正常酸清除功能下降,减少唾液的分泌。

相关研究证明应用乙醇可使年轻健康志愿者产生胃食管反流。让 12 名无反流症状的患者饮用 120mL 伏特加(含 90g 乙醇),并与饮 180mL 水作对比,用 pH 监测显示饮酒使得反流次数增多。有学者对 17 名年轻健康志愿者饮用 120mL 威士忌,饮酒前后均监测食管 pH,其中 7 人夜间卧位反流时间延长,对照观察,不饮酒者夜间则无人发生反流现象。延长反流发生于饮威士忌 6 小时内,并在熟睡之后,且未被反流扰醒,次晨也未感到症状。此项观察表明饮酒后确可引起反流,这与食管下括约肌压力下降和食管酸清除能力下降有关。

此外,根据乙醇在酒中的含量,不同程度地影响胃酸分泌和血清胃泌素的释放。啤酒和葡萄酒(乙醇含量低)的乙醇刺激胃酸分泌和胃泌素释放,而威士忌、杜松子酒和白兰地酒(乙醇含量高)却作用轻微。但此种生理水平的胃泌素水平升高,并不影响食管下括约肌的静息压。对食管下括约肌压力改变,有的学者认为不一定是乙醇直接作用于括约肌的平滑肌,而是通过神经传递引起反应。

3. 吸烟　从 20 世纪 70 年代开始,已逐渐了解到吸烟能促使胃食管反流。吸烟使食管下括约肌压力急速下降和反流次数明显增多。

吸烟可使食管酸清除时间延长,这与唾液分泌量减少有关。即使无反流症状,吸烟者的酸清除时间比非吸烟者也延长 50%。近年有学者对 280 例疑有反流引起的各种症状的患者,进行 24 小时 pH 监测来进行观察,观察结果并不能证明吸烟或戒烟对反流有何影响。

总的来说,文献上所报道的研究结果倾向于吸烟能加重反流,其中有许多研究证明吸烟能降低食管下括约肌压力。吸烟可引起咳嗽,咳嗽能引起反流和增加暂时性食管下括约肌松弛次数;吸烟还可减少唾液分泌,从而延长了食管酸清除时间。还有文献中提供了许多关于吸烟引起复杂的反流性食管炎(如糜烂性食管炎)和严重后果(如 Barrett 食管和食管腺癌)的例证。

4. 肥胖 肥胖可能对胃肠道具有许多不利影响,虽然尚难肯定肥胖增加胃食管反流的危险,但对肥胖与胃食管反流的关系,文献上有许多不同的发现和结论。食管裂孔疝与反流性食管炎更多见于肥胖者(至少超过标准体重 5%)。如有人认为体表面积与胃排空无关。还有学者则发现肥胖反流者与无反流的体形消瘦的人相比,平均胃食管压力梯度明显为高,肥胖者食物通过食管的时间延长,从而增加了黏膜的酸暴露时间。相关研究还发现肥胖者与消瘦者的食管下括约肌压力无差别,肥胖者的食管下括约肌压力尽管正常,也容易发生反流。研究发现肥胖者固体与液体食物胃排空和食管排空均较对照组延迟。应该强调的是肥胖者饮食成分对反流的影响也不容忽视。

由于客观检查还不十分敏感,对肥胖者减肥后反流的改善还难以进行精确的测量。但总的来说人们接受这一观点,即胃食管反流多见于肥胖者,减肥可使其症状减轻。

5. 药物 许多药物影响胃和食管功能,能促使胃食管反流增重的药物从三个方面起作用:改变食管下括约肌压力,改变食管运动功能,影响胃排空。

(1)胆碱能药物:如乙酰胆碱,能直接作用于食管下括约肌,提高其静息压。其他如甲氧氯普胺、多潘立酮和西沙必利是借释放乙酰胆碱提高食管下括约肌压力。乙酰胆碱拮抗剂阿托品则降低食管下括约肌压力,易致胃食管反流。有的实验证明,应用阿托品引起反流的主要机制是,该药能使暂时性食管下括约肌松弛次数增多和抑制膈肌脚的括约肌作用。但国外报道阿托品能通过抑制暂时性食管下括约肌松弛和吞咽引起的食管下括约肌关闭来阻止反流。

(2)黄嘌呤类药物:如咖啡因和茶碱,均可降低食管下括约肌压力。

(3)钙通道阻滞药:有三类药物地尔硫草、维拉帕米和硝苯地平。这些药物既能缓解食管运动障碍引起的疼痛,又能导致反流发生。地尔硫草能降低贲门失弛缓症的食管下括约肌压力,但对健康人和胡桃钳食管无影响。

(4)非类固醇抗炎药:对胃肠道有许多影响,包括胃食管反流。曾有研究证明 PGE_2 抑制食管下括约肌压力和降低食管收缩力,而 $PGF_{2\alpha}$ 则有相反作用。因此,给予非类固醇抗炎药物,能干扰前列腺素的合成,导致食管下括约肌压力升高或降低。

(5)镇静类药物:全麻前给药引起反流或肺误吸的问题应引起医师的重视。有学者用猴和人研究证明吗啡、哌替啶、地西泮均降低食管下括约肌压力,增加反流的可能性。还有学者得到的结论则相反,认为吗啡并不影响食管下括约肌压力,在胃食管反流患者,还能减少暂时性食管下括约肌松弛的次数,纳洛酮的作用则与吗啡完全相反。

(6)氨基酸类:有学者观察到静脉注射氨基酸可使食管下括约肌压力快速下降;胃内注入氨基酸作用相似,但反应缓慢而短暂。对暂时性食管下括约肌松弛的频率、反流次数、反流持续时间则无影响。氨基酸影响反流和食管下括约肌压力下降,可能是 L-精氨酸提供的一氧化氮使然。对此,有人认为胃食管反流的发生机制很复杂,不是一个简单的因素或一种普通的化学物质就能引起胃食管反流。

对其他作用于食管下括约肌和易致胃食管反流的药物也有许多研究。国外报道阿普唑仑能抑制中枢神经系统,引起深睡眠,使酸清除功能丧失。

6. 妊娠　妊娠期胃肠道出现的最常见症状为胃食管反流。早在 1961 年就有学者曾对妊娠期食管下括约肌压力进行过测压研究,发现半数有反流症状的妊娠期妇女食管下括约肌压力低下,并呈进行性下降,而在产后即可恢复正常。相关研究观察到妊娠期雌激素和黄体酮共同作用才引起食管下括约肌压力下降。一组 607 例产前调查显示,反流症状随着妊娠期的延长而逐渐增多:前 3 个月发生率为 22%,中 3 个月为 39%,后 3 个月为 72%。研究者认为,妊娠期的胃食管反流与激素损害食管远端清除功能有关,胎儿压迫的机械作用似乎并不重要,因为产前胎头下降入盆,症状并无改善。研究表明,妊娠期妇女的胃内压是正常人的两倍,并认为胃内压升高延迟了胃排空。以肝硬化腹腔积液压力极大的男性患者模拟妊娠期妇女腹内高压,在用利尿剂前后均无反流症状,消腹腔积液前食管下括约肌压力升高,消腹腔积液后转为正常,表明腹内压升高并不促使胃食管反流发生。故妊娠期的腹内压升高不是导致孕期发生胃食管反流的原因,而黄体酮水平在孕期不断升高才是引起反流的主要原因,因为产后黄体酮水平恢复正常,反流症状便自行消失。

7. 进行性全身硬皮病　根据报道,90% 的硬皮病患者食管下 2/3(平滑肌部分)出现蠕动减弱或消失,导致胃食管反流及酸清除功能降低,使酸在食管内的接触时间延长。通过治疗,观察到用酸抑制剂能缓解硬皮病患者胃灼热症状和治愈其食管黏膜炎症,但不改善食管运动和缓解吞咽困难。

通过对 55 名硬皮病患者进行各种方法评估,认为食管测压的方法对决定有无病理性反流最不敏感;而 pH 监测应对每一位患者都使用,因其在发现病理性反流方面最为敏感。其他学者也有同样观察结果。但其他的研究则认为食管测压最敏感,能显示哪个患者食管无蠕动并有发生严重食管炎的危险。

相关的研究指出,食管远端平滑肌蠕动功能低下对决定硬皮病患者酸暴露和食管损伤程度最为重要。他们发现,硬皮病患者反流次数很少,但一旦发生反流,酸暴露时间却很长。该学者认为酸清除时间延长对硬皮病的食管炎病理发生至关重要。唾液分泌减少和酸中和能力下降也是一个重要因素。而硬皮病所引起食管下括约肌压力低下在反流的发生上并不重要,这与非硬皮病患者以食管下括约肌张力低下和暂时性食管下括约肌松弛为主要发病机制不同。

8. 卓-艾综合征　本病是一种严重溃疡性疾病,有胃酸过多、高胃泌素血症。早在 20 世纪 60 年代后期和 70 年代早期,对胃泌素调节食管下括约肌压力的研究就很多,曾认为胃泌素具有升高食管下括约肌压力的作用,但后来的研究不能证实这一点。相关研究表明,正常人和胃食管反流病患者的食管下括约肌压力相似。因此,食管下括约肌压力和胃泌素之间可能存在的关系难以确立;在胃食管反流病患者,此两者之间的明确关系也不能证实。

1981 年 Richter 首先研究了卓-艾综合征患者存在的胃食管反流问题,认为患者的食管下括约肌压力与血清胃泌素水平无关。Miller 研究了 122 例患者,其中 45% 有食管症状(胃灼热或吞咽困难),另有报道卓-艾综合征患者中 61% 食管受累,尚难解释此中病理生理变化。研究表明,食管下括约肌压力、食管测压、空腹血清胃泌素水平基础和最大泌酸水平之间均无联系,但反流所致食管受累主要是由于胃泌酸过多似无疑问。

胃泌素对暂时性食管下括约肌松弛的影响也有人研究过,虽然暂时性食管下括约肌松弛的频率和时程不受注射胃泌素影响,但伴以反流的暂时性松弛却明显增多。

9.幽门螺杆菌 有许多研究观察了幽门螺杆菌和胃食管反流之间的关系。多数研究显示此种病原菌与胃食管反流无关。

有研究认为此菌能引起和加重原先存在的胃食管反流病。幽门螺杆菌还能引起贲门部炎症,可触发迷走神经传导的暂时性食管下括约肌松弛和发生胃食管反流。该菌释放的细胞毒素可损伤食管黏膜。幽门螺杆菌所致的胃炎可延迟胃排空而引起反流。

虽然可能有些反流患者源自胃排空延迟,但许多研究未能证明幽门螺杆菌对胃固体和液体食物排空有影响。近年的实验和流行病学研究表明,幽门螺杆菌对胃食管反流具有一定的保护作用。胃食管反流的并发症如 Barrett 食管和食管腺癌白种人较黑人和亚洲人为多,但在亚洲人中感染幽门螺杆菌者十分普遍。如有报道中国人的感染率大于80%,而相应的食管炎发生率很低(小于5%)。

另有研究认为,幽门螺杆菌可能保护胃食管反流病患者,减少胃食管反流。第一,该菌感染产生大量氨,从而降低了胃酸的浓度。第二,该菌特别是革兰阳性菌株可导致更严重的胃体炎症,或萎缩性胃炎,破坏了胃的腺体,最终形成胃的低酸状态,降低了胃的泌酸(或增加了氨的产生)功能,这可能保护了反流性食管炎患者。反流性食管炎在幽门螺杆菌感染者中占12.9%,而在幽门螺杆菌治愈后3年内,反流性食管炎发病上升至25.8%。

二、病理生理

食管下括约肌功能低下是胃食管反流病的主要发病原因,但胃食管反流病是原因更复杂的疾病。除了食管下括约肌功能低下以外,食管清除功能、胃十二指肠运动、胃排空及胃泌酸等情况对胃食管反流病的发生均有影响。所以,造成胃食管反流病的病理生理改变很复杂(图1-1)。

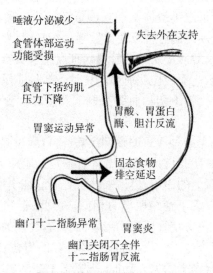

唾液分泌减少
失去外在支持
食管体部运动功能受损
食管下括约肌压力下降
胃酸、胃蛋白酶、胆汁反流
胃窦运动异常
固态食物排空延迟
幽门十二指肠异常
胃窦炎
幽门关闭不全伴十二指肠胃反流

图1-1 胃食管反流病病理生理改变的机制

1.抗反流屏障的功能障碍　胃食管反流病的主要异常改变是抗胃食管反流屏障不能防止胃内容和(或)十二指肠液反流入食管。抗反流屏障功能低下可能是以下五种因素综合作用所形成的。

(1)食管下括约肌平滑肌功能减弱:食管下括约肌平滑肌功能减弱是胃食管反流病的主要病理生理改变,其发生原因还不明了。用胃泌素或拟胆碱药刺激胃食管反流病患者的括约肌,对其压力影响不明显,说明该括约肌的平滑肌收缩功能降低,并非是平滑肌出现明显萎缩,如同硬皮病患者的食管下括约肌平滑肌。食管炎症是否与此有关尚难定论,因为食管炎症愈合后,食管下括约肌压力仍低下,以及内科治疗后复发率很高等事实,均不支持炎症致病的学说。

在压力转换点所测得的食管下括约肌压力范围很大,从 8～26mmHg。食管下括约肌静息压低于 6mmHg 便被视为病理性低下,但此情况仅见于 60% 的胃食管反流病患者。另有资料统计,胃食管反流病患者发生反流,仅 18%～23% 是由食管下括约肌压力低下所形成,说明反流的发生还有食管下括约肌以外的因素存在。

(2)食管下括约肌变短:除了压力值这一因素外,食管下括约肌变短也能引起贲门部关闭不全。根据对 324 例 pH 监测证实有异常反流患者的测量,食管下括约肌长度短于 2cm 即可被视为病理性改变,食管下括约肌在腹部的长度短于 1cm,也被视为括约肌的机械性缺陷。

括约肌长度和静息压均影响压力向量容积,该项数值是括约肌关闭能力的关键因素,已证明胃食管反流病患者食管下括约肌压力向量容积明显低下。

(3)控制机制缺陷:食管下括约肌压力受神经和激素等因素的调节。例如,过度用力时,食管下括约肌压力升高并非是括约肌腹段直接感受到传导来的压力所致,而是一种反射作用,它使括约肌甚至包括膈肌脚产生收缩。此种神经调节机制也调节括约肌的静息压。人类食管下括约肌主要靠张力性胆碱能神经支配,支配神经为迷走神经,阿托品能降低括约肌压力约 50%。

有几种激素影响食管下括约肌静息压。胃泌素、胃动素能升高括约肌压力,而缩胆囊素、胰泌素、舒血管肠肽作用则相反。胃食管反流病患者胃动素水平明显为低,从而出现胃排空延迟。胃动素水平低引起胃食管反流病,或反流病引起胃动素水平低,目前还不清楚。

(4)暂时性食管下括约肌松弛:暂时性食管下括约肌松弛是一个自发的活动,每次松弛持续时间 5～30 秒。此种松弛并非吞咽运动引起,也观察不到任何食管运动。其发生机制尚不完全明了,可能是胃膨胀引起的神经递质的生理反应,因餐后其发生最为频繁。胃内气囊扩张也可引起其发生。动物实验证明,胃贲门部的机械受体对此种反射反应起重要作用。凡胃底、贲门部的牵张或膨胀均可引起其发生。迷走神经传入纤维经脑干的迷走神经孤核、运动背核、迷走神经传出纤维到食管壁。电刺激运动背核即可引起食管下括约肌松弛。另一神经通路是直接经由食管壁内神经连接。有研究证明,相当多的胃食管反流病患者(25%～50%)有迷走神经病损。

意识和体位对暂时性食管下括约肌松弛的发生有影响,睡眠和仰卧位使之完全抑制。对患者和健康人,此种松弛均是胃食管反流最重要的发生机制。胃食管反流病患者 70% 的反流产生于括约肌暂时性松弛时,而健康人对照组 90% 以上的反流是因此引起。无论健康人或胃食管反流病患者,暂时性食管下括约肌松弛均能引起反流。因此可以推断反流患者暂时性食管下括约肌松弛的次数一定很多,但未得到充分证实。

（5）括约肌移位至胸内：括约肌移位至胸内相对于食管裂孔疝而言。食管裂孔疝对抗反流屏障的破坏作用详见相关内容。

2. 食管清除功能障碍　食管运动障碍引起食管清除反流物的功能低下，它可能是致病的原发因素，食管运动障碍会加重胃食管反流的后果。食管对反流物的清除功能有以下两种。

（1）容积清除：反流物进入食管后，由吞咽运动引起的食管原发蠕动将其清除，即推动其进入胃内。这种食管蠕动形成的推动作用能将绝大部分的反流物清除掉，故称为容积清除。而重力作用对反流物的清除无大影响。研究证明，胃食管反流病患者的食管清除功能较正常人明显降低，所用时间较正常人延长 2~3 倍，但患者之间也有明显差别。有的研究指出，约半数患者食管清除功能尚正常，半数患者清除功能受到损害。巨大裂孔疝患者食管清除时间延长最为明显。

食管原发蠕动是酸清除最主要机制，食管下部有效的酸清除要求蠕动波峰值达到 30mmHg 以上，而在食管近端，稍弱一些的蠕动也足以起到清除作用。反流性食管炎的食管蠕动经常存在障碍，且与食管炎症的严重程度相关。约 25% 的轻度食管炎症患者食管蠕动能力减弱而重症食管炎患者 50% 有蠕动障碍。

现在尚不清楚反流性食管炎患者食管蠕动功能减低是原发现象，还是反流造成的后果，文献报道的结论常互相矛盾。国外学者曾报道，反流性食管炎患者经过治疗，食管清除功能可以改善；国外也报道患者行胃底折叠术后，受损的蠕动功能可以逆转为正常；但其他的研究则未能证实反流性食管炎治愈后食管蠕动功能有何改变。

（2）酸清除：反流物经食管原发蠕动清除后，约剩余 1mL 的反流物仍使食管腔呈酸性反应，这些微量反流物则由吞咽的唾液予以中和，故称为酸清除。大约 7mL 唾液可中和 1mL 0.1mol/L 盐酸。正常情况下存在"食管唾液反射"，发生反流时，反射性地增多唾液分泌量。在进行食管酸灌注时发现，年轻健康人通过此反射使唾液分泌量呈 2~3 倍地增多，而胃食管反流病患者和老年人此反射功能迟钝，唾液分泌量增多不明显。睡眠时唾液分泌量减少。健康人睡眠时发生反流，如使之觉醒，唾液分泌量立即增多，吞咽次数也增多，但此机制在严重反流性食管炎患者似受到损害。

3. 胃功能障碍　胃食管反流病患者多有胃功能障碍，表现为胃酸分泌过多、胃排空延迟和十二指肠胃反流等，这些异常均可引起胃膨胀。饱餐之后的胃膨胀可引起食管下括约肌暂时性松弛次数增多，成为胃食管反流的最重要原因。

十二指肠胃反流能促使胃膨胀已得到证实。严重反流性食管炎和 Barrett 食管患者十二指肠胃反流次数增多。此种反流引起胆汁性胃炎和胃窦部运动功能障碍，并导致胃轻瘫，使胃排空延迟，不能有效地清除来自十二指肠的反流物。

胃泌酸过多对胃食管反流病来说，可能是次要原因，因为 95% 的胃食管反流病患者胃泌酸在正常水平，但卓-艾综合征伴发反流性食管炎者却很多，此种情况下的反流性食管炎可能仅是泌酸量增多而非胃膨胀所致。

文献中关于胃食管反流病与胃排空延迟两者之间的关系有不同意见。经用食管 24 小时 pH 监测对比观察，认为有食管炎者较无食管炎或正常对照组胃排空明显延迟。胃排空延迟之所以加重胃食管反流，可能与三种机制有关：①胃排空延迟使胃内容物增多，进而逆流入食管；②胃内容物增多，胃内压增高，并超过了食管下括约肌压力，从而出现反流；③胃扩张使食管下括约肌缩短,并使其关闭无力,形成反流。

然而,有的研究认为胃排空率在正常对照组、有反流和无反流的患者中无差别。胃排空延迟同时有食管炎者,比正常胃排空同时有食管炎的人还少,这是因为胃内的食物能起缓冲胃酸的作用。

过量的胃食管反流可使食管壁全层遭到破坏,此种广泛炎症如累及支配胃的迷走神经,可致胃排空异常,胃排空异常加重胃食管反流,形成了恶性循环。但对迷走神经受累是继发于严重食管炎的论点有不同意见,如有人认为自主神经损害与食管炎程度无关,而是"原发现象",它使食管通过缓慢,食管蠕动异常和发生胃食管反流。所以,在自主神经功能障碍和胃排空延迟之间可能无关系,在内镜的食管炎分级和胃排空之间也无联系。

4.反流物的成分　反流物的组成成分对食管黏膜的损害有十分重要的影响。胃食管反流病患者的反流物含有不同的成分,其中酸和胃蛋白酶是损伤食管黏膜的主要成分。

酸具有细胞毒素作用。作为一种蛋白分解酶,胃蛋白酶的活性与氢离子浓度相关,其最为适宜的 pH 为 1.5~2.5。临床研究证实,胃蛋白酶活性最佳 pH 时,卧位酸暴露时间与食管炎严重程度相关。Barrett 食管和食管狭窄的患者食管内胃蛋白酶浓度明显高于无这些并发症的患者。

十二指肠内容物能加重反流性食管炎。已知胆盐对食管黏膜有毒性作用,胆酸能增强黏膜对氢离子的吸收作用。有牛磺胆酸盐存在时,在 pH 为 4 的情况下,氢离子仍有穿透力;pH 中性时,非结合胆盐和胰蛋白酶即能引起食管黏膜损害。

酸与碱同时存在,对食管黏膜损害尤重,在严重食管炎患者中此种混合性反流为数更多。动物实验证明,十二指肠反流引起食管黏膜重量和黏膜 DNA 浓度均增加,此种效应可能与胃的碱化升高血清胃泌素水平有关。用胃泌素抑制剂可阻断十二指肠反流引起的食管黏膜增生。

5.食管黏膜抵抗力　食管黏膜对反流物有一定的抵抗力,将其分为上皮前防御、上皮防御和上皮后防御三种机制。反流物进入食管后,食管腔内的黏液层、静水层和黏膜表面的 HCOT 能发挥中和作用,但此种上皮前防御的保护作用较为薄弱,因为人类食管不像胃和十二指肠黏膜面那样有一较好的黏液表层。黏液由高分子糖蛋白构成,具有黏弹性和凝胶特性,能防止高分子蛋白质分子(如蛋白酶)接近其下面的上皮层。黏液对 H^+ 来说不是有效屏障,但有的研究认为它可减慢 H^+ 向组织扩散的速度,或扩充静水层以对抗 H^+,起保护上皮的作用。食管上皮本身的防御能力称为上皮防御,当 H^+ 成功地穿越有限的食管上皮前防御机制以后,最靠近管腔的数层老化细胞对 H^+ 的穿入甚少或没有屏蔽作用。更深的棘细胞层和基底细胞层共同组成最大的防御分子和离子穿入上皮的屏障。除了经细胞膜以外,H^+ 还可经细胞间连接进入上皮。细胞内的 HCO_3^-。中和进入的 H^+ 是细胞的重要保护机制。细胞碱化过程之一是细胞内的 Na^+/H^+ 转输蛋白把 H^+ 排出细胞外,与细胞外的 Na^+ 交换。

上皮后防御是指增加血供来修复已损害的上皮细胞。

反流性食管炎上皮抵抗力方面的一项研究是关于表皮生长因子(epidermal growth factor,EGF)的作用。表皮生长因子是一种肽,由涎腺和十二指肠的 Brunner 腺产生,它从三方面增强黏膜的抵抗力:第一,它能增多食管黏膜的黏液含量,对维持食管黏膜的完整性很重要。鼠的涎腺切除使其食管黏膜的黏液含量减少,明显增加了黏膜的穿透性;第二,EGF 刺

激 Na^+/H^+ 的反向转运,故能调节细胞内的 pH;第三,刺激 DNA 合成,加快细胞更新。

消化性胃溃疡的患者涎腺 EGF 水平较正常对照组明显为低。对于食管,特别是 Barrett 食管,不同的学者研究显示 EGF 正常或含量低。

第三节 发病机制与临床分型

一、发病机制

GERD 是一种多因素参与的疾病,主要病理生理机制包括抗反流屏障的减弱及攻击因素的增强等。此外,内脏高敏感性等因素也参与其中。

1. 抗反流屏障减弱 胃食管交界处位于横膈膜水平,该处的高压带相当于阀门作用,能有效阻止胃内容物的反流,其结构包括下食管括约肌(lower esophageal sphincter,LES)、膈肌脚、膈食管韧带、His 角等,其抗反流屏障功能主要依赖于 LES 和膈肌脚的功能。LES 由一段略增厚的环形平滑肌组成,长约 4cm,借助膈食管韧带固定于横膈,可在横膈的食管裂孔中上下移动;膈肌脚由骨骼肌组成,长约 2cm,环绕在近端 LES 外,在深吸气和腹内压升高时,膈肌脚收缩与 LES 的压力叠加,进一步起到抗反流的作用。正常人静息时 LES 压为 10~30mmHg,比胃内压高 5~10mmHg,成为阻止胃内容物逆流入食管的一道屏障,起到生理性括约肌的作用。LES 压力受食物影响,高脂食物、吸烟、饮酒、巧克力和咖啡可降低 LES 压力。某些激素和药物也影响 LES 压力,如胆碱能刺激、胃泌素、胃动素、P 物质、胰岛素引起的低血糖可增加 LES 压力,而胆囊收缩素、胰高糖素、血管活性肠肽等降低 LES 压力,孕妇的黄体酮水平升高,可引起 LES 压力降低。甲氧氯普胺、多潘立酮等增加 LES 压力,钙通道阻滞药、吗啡、地西泮等药物则降低 LES 压力。

胃食管交界处抗反流屏障结构异常常见于食管裂孔疝。食管裂孔疝是指胃食管交界处(esophagogastric junction,EGJ)近端移位导致深筋膜进入膈食管裂孔,或由于膈食管韧带薄弱或断裂所致。引起食管裂孔疝的原因可以是先天性的,也可以是年龄增加,以及长期腹内压增高如肥胖、妊娠、慢性便秘。有食管裂孔疝的 GERD 患者较没有食管裂孔疝的患者更易发生反流事件且食管酸暴露比例更高;有食管裂孔疝的患者有更严重的食管炎。食管裂孔疝导致 GERD 的机制主要与 LES 功能减弱有关。LES 和膈肌脚产生的压力是 LES 压力的主要来源,用力增加腹部压力和吸气时,膈肌脚收缩增加 LES 压力来补偿胃和食管之间越来越大的压力梯度。食管压力检测结果表明,食管裂孔疝的患者胃食管交界处存在两个高压带,一个位于 LES 水平,一个位于膈肌脚水平。这种压力带的分离提示患者的 LES 和膈肌脚分离膈肌脚不再对 LES 区域高压带有辅助作用,导致食管抗反流屏障功能减弱,增加反流机会。其次,食管裂孔疝的疝囊(在 LES 的近端和膈肌脚的远端之间)对酸性物质有容纳器作用,可以截留食管酸清除期间清除入胃的酸性物质,在反流发生时,随着吞咽引起食管下括约肌的松弛,疝囊内截留的酸性物质可再次反流入食管,加重反流症状。

GERD 患者的大多数反流事件发生在一过性下食管括约肌松弛(transient lower esophageal sphincter relax,TLESR)期间,后者定义为无吞咽诱发的 LES 压力突然下降,至少持续 10 秒,可伴随胃食管反流事件。研究表明,GERD 患者餐后 TLESR 的频率增加 4~5 倍,且伴有反流的 TLESR 从空腹状态时的 47% 增至 68%,这可能是这些患者餐后症状增多的原因。

不易消化的食物、吸烟和饮酒可增加 TLESR 的频率,前者可能与进食富含不易消化的碳水化合物时,过度的结肠发酵导致胰高血糖素样肽-1 释放有关。

2. 食管防御机制减弱 食管防御机制包括黏膜的防御功能及食管的清除能力。正常食管黏膜具有防御功能。上皮表面黏液层、不移动水层和表面碳酸氢盐浓度可维持食管腔至上皮表面的 pH 梯度,使 pH 能维持在 2~3。食管上皮是有分泌能力的复层鳞状上皮,表面的细胞角质层和细胞间的紧密连接构成其结构基础,能防止氢离子的逆弥散,并阻挡腔内有毒物质弥散到细胞和细胞间隙;细胞内的蛋白质、磷酸盐及碳酸氢盐对上皮细胞酸暴露具有缓冲作用;黏膜血管通过对损伤组织的血液供应,调节组织的酸碱平衡,为细胞修复提供营养,排除有毒代谢产物,给细胞间质提供碳酸氢盐以缓冲氢离子。用光镜和电镜观察 GERD 患者的食管上皮,可发现上皮细胞间隙扩大。有学者定量比较了 NERD、RE 患者与正常人的上皮间隙宽度的差异,结果表明 NERD、RE 患者上皮间隙宽度显著大于健康正常人,且与患者胃灼热症状相关。扩大的细胞间隙可作为食管上皮防御功能受损的标志。食管上皮防御功能受损后,胃酸弥散入组织,酸化细胞间隙,进一步酸化细胞质,最后造成细胞肿胀和坏死。

正常情况下,食管通过以下机制对酸进行清除:食管蠕动;大量分泌的唾液;黏膜表面碳酸氢根离子;重力作用。正常人当酸性内容物反流时只需 1~2 次食管继发性蠕动即可排空几乎所有的反流物。约 50% GERD 患者食管酸清除能力下降,主要与食管运动障碍有关。GERD 患者均存在不同程度的原发性蠕动障碍。

3. 攻击因素增强 大量研究表明,GERD 患者存在异常反流,进入食管的胃内容物能通过盐酸、胃蛋白酶、胆盐和胰酶(胰蛋白酶、胰脂肪酶)造成上皮损伤。胃酸/胃蛋白酶是导致食管黏膜损伤的主要攻击因子。胃大部切除、食管小肠吻合或其他原因导致过度十二指肠胃反流时,十二指肠胃反流可因胃容积增加而致胃食管反流的危险性增加,大量研究表明胆汁可增加食管黏膜对氢离子的通透性,胆汁中卵磷脂被胰液中的卵磷脂 A 转变为溶血卵磷脂,可损伤食管黏膜引起食管炎。

4. 食管敏感性增高 部分 GERD 患者在没有过多食管酸暴露的情况下,也出现胃灼热、疼痛等症状。对 GERD 患者和健康人进行食管气囊扩张研究,发现 GERD 患者较健康人对食管扩张的感觉阈值明显下降,提示患者存在内脏高敏感。因此除了反流物的刺激外,GERD 症状还可以是食管受到各种刺激后高敏感化的结果。其机制与中枢和外周致敏相关。研究发现反流可导致食管感觉神经末梢香草酸受体 1(TRPV1)、嘌呤(P2X)受体磷酸化或数量上调。使用功能性核磁显像检测负性情绪和中性情绪对食管无痛性扩张的认知的影响,发现相同的刺激强度下负性情绪背景下产生的感觉较中性的情绪背景更为强烈,受试者前脑和背侧前扣带回的皮质神经元活动显著增加。

5. 免疫反应介导的食管黏膜炎症 传统观点认为,食管炎症反应是由于反流物的化学性腐蚀所致,即炎症是由黏膜层向黏膜下层方向发展的,但近期研究发现,反流物刺激食管黏膜后,淋巴细胞数量从上皮层向黏膜下层逐步增高,呈现炎症从黏膜下层向黏膜层发展的现象。因此,目前有新的观点认为,免疫因素参与介导反流所致食管黏膜损伤及食管功能的改变。现有研究已经发现,反流性食管炎患者的上皮细胞中 IL-13、IL-8 和 IL-10 表达增加,有学者指出 NF-κB 通路可能参与其中,更多的研究还在进行。

6. 酸袋理论 研究发现,食管下括约肌下方胃食管连接部存在一段特殊区域,在餐后

15~90 分钟时,其平均 pH 低于餐后胃内缓冲区。该部位的胃液可逃逸食物缓冲作用,向近端延伸,使远端食管黏膜暴露于高酸胃液,这一区域称为"酸袋"。GERD 患者和食管裂孔疝患者的酸袋范围显著增大,且酸袋的长度与 GERD 和食管裂孔疝的严重程度呈正相关。

7. 胃、十二指肠功能失常　胃排空功能低下使胃内容物和压力增加,当胃内压增高超过 LES 压力时可诱发 LES 开放;胃容量增加又导致胃扩张,致使贲门食管段收缩,使抗反流屏障功能降低。缓慢的近端(而非全胃)排空与反流发病次数增加和餐后酸暴露之间显著相关。十二指肠病变时,十二指肠胃反流可增加胃容量,贲门括约肌关闭不全导致十二指肠胃反流。

8. 其他　婴儿、妊娠、肥胖易发生胃食管反流,硬皮病、糖尿病、腹腔积液、高胃酸分泌状态也常有胃食管反流。对只有胃灼热症状患者的问卷调查表明,60% 的患者认为应激是致病的主要因素,因此推测心理因素在本病中起着一定的作用。对胃食管反流病的患者进行放松训练,不但反酸的症状明显减少,而且食管酸暴露的时间也缩短;而患者的焦虑、抑郁、强迫症等发病率,与健康对照组比较显著升高。目前推测本病和心理因素之间的关系可能存在两种机制,即内源性心身因素的影响,心理因素导致胃肠道的敏感性增加,食管内感觉神经末梢对酸的敏感性增加,以及免疫和内分泌系统异常激活的机制。

二、临床分型

GERD 是胃内容物反流至食管引起不适症状和(或)并发症的一种疾病。GERD 实际上包含多种症状,包括胃灼热、反酸、胸痛、咳嗽、声音嘶哑、吞咽困难、咽部异物感等和(或)并发症,包括食管黏膜糜烂、出血、狭窄、龋齿、口腔和咽喉溃疡、哮喘等。其本质是胃内容物反流入食管引起的临床综合征。虽然 GERD 临床症状多样,但胃灼热和反流是 GERD 的典型及核心症状。近年来随着对 GERD 发病机制和病理生理研究的深入,临床分类发生了较大变化。根据其内镜下的表现,分为非糜烂性反流病(NERD)、糜烂性食管炎(RE)及 Barrett 食管(BE)。根据 2006 年蒙特利尔全球 GERD 共识,则可将其分为食管综合征及食管外综合征。

1. 内镜下分型　根据内镜和病理结果可将 GERD 分为 3 类:①糜烂性食管炎或反流性食管炎(RE);②非糜烂性反流病(NERD);③Barrett 食管(BE)。

(1)反流性食管炎(RE):是指内镜下可见食管远端黏膜破损,其内镜分型采用洛杉矶标准。A 级:食管可见一个或一个以上黏膜破损,长度<5mm(局限于一个黏膜皱襞内);B 级:食管可见一个或一个以上黏膜破损,长度 5mm(局限于一个黏膜皱襞内),且病变没有融合;C 级:食管黏膜破损病变有融合,但是小于食管管周的 75%;D 级:食管黏膜破损病变有融合,且≥食管管周的 75%。

(2)非糜烂性反流病(NERD):是指具有典型的反流症状包括胃灼热和反流等,但内镜检查未见食管黏膜破损的表现。有研究发现虽然肉眼观察未见异常,但电镜观察发现存在超微结构的变化,即食管黏膜细胞间隙增宽,且增宽程度和酸反流程度正相关,且质子泵抑制剂治疗后增宽的细胞间隙可恢复正常,说明反流相关的症状存在一定的病理基础。NERD 近年来的范畴由于反流诊断技术的发展有较大的变化。根据 24 小时食管 pH 监测、症状指数(symptom index,SI)及判断症状与反流的相关性指标,又可将非糜烂性反流病分为 3 个亚型:①24 小时食管 pH 监测显示病理性酸反流;②24 小时食管 pH 监测未显示病理性酸反流,但症状的产生与酸反流相关,症状指数≥50%;③症状产生与酸反流无关,即 24 小时食管 pH 监测显示酸反流在正常范围内,且症状指数阴性。功能性胃肠病罗马Ⅲ标准将前两者分类为非糜烂性反流病,后者无病理性反流且症状指数阴性的患者归类为功能性胃灼热。具有反流症状,单纯 pH 监测无病理性酸反流但症状指数阳性的患者其病理生理机制与食管敏感性增高有关。罗马Ⅳ标准则对具有典型反流症状,但内镜下未见黏膜破损的患者有了更进一步的归类;该更新的标准将反流监测具有病理性酸反流的患者定义为真正的 NERD,无病理性反流但是症状指数和(或)症状关联程度阳性的患者则归类为反流高敏感,无病理性反流但是症状指数或者症状关联程度也阴性的患者则归类为功能性胃灼热。这一分类尤其突出了内脏敏感性增高在 GERD 中的重要作用。随着 24 小时食管阻抗-pH 监测的应用,非酸反流(pH 大于 4 的反流)包括弱酸及弱碱反流开始为人所认识,其与症状的关系也开始为人认可。食管阻抗技术可以检测包括液体、气体等所有性质的反流,联合 24 小时食管 pH 测定及症状指数可以更好地界定患者是否存在反流。通过食管阻抗-pH 监测,有研究发现 30%～40%难治性 GERD 患者中持续存在的反流症状与非酸反流相关。因此 NERD 根据 24 小时食管阻抗-pH 监测可以将其分类为:①24 小时食管阻抗-pH 监测显示存在病理性酸反流,或者 24 小时总反流次数超过 73 次,包括酸反流和非酸反流;②24 小时食管 pH 监测未显示病理性反流,但症状的产生与酸反流或者非酸反流相关,SAP≥95%;③症状产生与各种反流均无关,即 24 小时食管阻抗-pH 监测显示各种反流在正常范围内,且 SAP 阴性。

（3）Barrett 食管:定义及诊断标准也有很多的争论,国际上有两大流派。最经典的定义是当食管黏膜与胃黏膜交界处上移,鳞状上皮被胃柱状上皮所替代,则为 Barrett 食管。但因为只有存在肠上皮化生,演变为食管腺癌的危险性才增高,因此有人认为只有病理证实的肠上皮化生的胃黏膜上移,诊断 Barrett 食管才有意义。后者可以避免过度诊断,避免加重患者的心理负担。我国关于 Barrett 食管的共识意见采取了经典的诊断标准,即食管鳞状上皮被胃柱状上皮所替代,即可诊断 Barrett 食管。但不论什么标准,大家观点一致的是,Barrett 食管的诊断需经病理证实,肠上皮化生是 Barrett 食管癌变的危险因素。病理诊断需说明有无伴肠上皮化生、是否存在不典型增生及其程度。未经病理证实的内镜检查只能疑诊 Barrett 食管,称为内镜下拟诊的食管柱状上皮化生(endoscopic suspected esophageal Metaplasia,ESEM)。必须取活检病理证实才能诊断为 Barrett 食管,且要标明 Barrett 食管的长度和上皮化生类型(胃上皮化生或肠上皮化生)。伴肠上皮化生的长节段(受累食管黏膜≥3cm) Barrett 食管被认为是食管腺癌的危险因素。

2. GERD 的症状分型　临床医师比较熟悉与重视 GERD 的典型症状与并发症。实际上 GERD 除了胃灼热和反流的典型症状外,还可表现为不典型的反流相关胸痛综合征和反流性咳嗽、反流性喉炎、反流性哮喘等食管外表现。"GERD 的蒙特利尔定义和分类"反映了 GERD 的临床全貌,临床常使用这一分类对 GERD 的症状进行分型。食管综合征包括食管症状综合征及食管并发症的患者容易引起消化科医师的重视,但食管外症状的患者往往在消化科以外的科室如心脏科、呼吸科或耳鼻喉科就诊,造成诊断延误。因此熟悉 GERD 的不典型表现和食管外表现对提高临床诊治水平有重要意义。

（1）GERD 和非心源性胸痛:非心源性胸痛(non-cardiac chest pain,NCCP)是指排除心脏因素所引起的复发性胸骨后疼痛,通常指食管源性的胸痛,其中最常见原因是胃食管反流所致,占 NCCP 的 50%左右。反流相关性胸痛的特点是胸痛持续时间长,多出现在餐后,无向其他处放射,可伴有胃灼热、反酸等症状。应用抗酸剂胸痛症状可以缓解。临床上对于胸痛患者原则上先进行心脏方面的检查。在排除心脏因素引起的胸痛后,可以进行 GERD 相关的检查,包括胃镜及 24 小时食管 pH 测定。质子泵抑制剂(proton pump inhibitor,PPI) 试验性治疗诊断 GERD 相关性胸痛有很高的敏感性与特异性,可达 85% 左右。由于心源性胸痛和反流相关性胸痛的危险因素相似,两者可以同时存在并相互影响,值得注意。

（2）反流相关咽喉症状:胃内容物反流至咽喉部,可以产生咽喉部的症状和体征,称为反流性咽喉炎或咽喉反流(laryngopharyngeal reflux,LPR)。LPR 常见的症状包括咽喉疼痛、咽部异物感、慢性咳嗽、声嘶、频繁清喉动作和吞咽不适等。如何确定咽喉症状由反流引起是目前研究的重点。喉镜下最常见的征象是黏膜红斑、水肿和铺路石样改变,但没有特异性。有学者发现 LPR 患者痰液中胃蛋白酶浓度较健康志愿者明显升高,且诊断 LPR 具有较好的敏感性和特异性,因此该检查作为非侵入性手段诊断 LPR 具有较好的临床前景,但近期的多中心研究提示该技术可重复性低,并不能作为 LPR 的可靠诊断方法。把电极置于接近咽喉部位的上食管括约肌附近的 pH 检测或阻抗测定可检测咽喉反流,但是目前其正常值也未有统一标准,且 24 小时食管 pH 监测诊断 LPR 的敏感性和特异性都较差。虽然部分 LPR 患者 PPI 治疗后病情缓解,但多个随机双盲对照研究和荟萃分析并未发现 PPI 治疗 LPR 疗效优于安慰剂。尽管如此,对于伴随典型反流症状的疑诊 LPR 的患者仍推荐首选 PPI 试验性治疗,无效者再行详细的检查以寻找可能的致病因素。

（3）反流相关性咳嗽或哮喘:与反流相关的咳嗽或哮喘称为反流相关性咳嗽或哮喘。反流引发咳嗽和哮喘的机制目前仍未完全明确,可能与微吸入、食管支气管迷走反射的激活及反流诱导的气道敏感性增高等有关。反流性咳嗽的诊断和治疗存在难度。联合阻抗-pH 监测可与咳嗽监测同步,有利于客观监测反流及咳嗽之间的关系。经验性 PPI 治疗已经被广泛用于治疗反流性咳嗽。但是 PPI 治疗的应答率较低。研究显示当食管支气管反射已经被激活后,反流物的酸化作用有限,此为 PPI 治疗应答率低的可能原因之一。抗反流手术在一些小样本非对照研究中提示治疗反流性咳嗽有效,但仍需要前瞻性对照研究进一步证实其疗效。

反流性哮喘发病机制与反流性咳嗽类似,但夜间反流在其发病中有重要作用,其评估还需行支气管激发试验等。PPI 也为反流性哮喘最常用的治疗方法,但往往不能使症状完全缓解。抗反流手术的作用未得到证实。

（4）反流性牙侵蚀症:当胃酸反流至口腔且 pH<5.5 时,牙齿表面的无机物可发生溶解从而引起反流性牙侵蚀症。目前认为发病机制主要有两种:胃内容物反流的直接刺激作用和唾液腺分泌速率减低而导致中和胃酸作用减弱。腭黏膜上皮萎缩和成纤维细胞增生是常见的病理表现。反流性牙侵蚀症没有特异性的临床表现。患者可以有口腔内烧灼感、舌部感觉过敏或口臭等症状或无明显临床症状。早期诊断较困难,可仅表现为轻度的釉质表面脱矿而牙齿失去光泽,而诊断时经常已出现牙本质暴露。24 小时食管 pH 监测显示食管近端酸反流增多,且反流程度和牙侵蚀程度正相关,但和患者主观的口腔内症状严重程度不相关。反流性牙侵蚀症病变有一定的分布特征常发生在舌面、颊面和↑面,且后牙的侵蚀程度比前牙严重。而外源性牙侵蚀症的病变常发生在唇面且前牙侵蚀程度比后牙严重。临床上治疗可采用脱敏牙膏和有麻醉作用的含漱水缓解症状,使用 PPI 抑制胃酸反流。低唾液流量患者可用人工唾液替代治疗。严重患者则需行牙体修复治疗。

随着现代诊断技术的应用和对 GERD 研究的深入,GERD 的定义、范畴及分型发生了很大的变化。GERD 不仅表现为食管的症状与损伤,同时也可以表现为食管外症状与损伤,涉及多个学科。深入探讨 GERD 各临床表型的特征、研究食管外表现的诊断与治疗方法将是 GERD 的研究热点。

第四节　临床表现与诊断

一、临床表现

胃食管反流病的症状较为复杂,除食管本身症状外,还有邻近器官的症状。咽、喉、口腔、气管、肺等器官均可能直接接触到反流的胃内容物,反流物对这些器官造成程度不等的损害。除此之外,还可通过迷走神经引起反射性呼吸道症状,所以,胃食管反流病可有多种症状,国外学者总结 5000 例患者的症状,其中胃灼热 88%,反胃 44%,嗳气 30%,吞咽困难 52%,贫血 19%,喉部症状 18%,呼吸道症状 16%,咯血 14%,大失血 12%。还有学者统计 2260 例胃食管反流病患者,症状依次为胃灼热 88%、反胃 73%、吞咽困难 52% 和出血 11%。

1. 胃灼热　是酸性反流物对食管上皮下感觉神经末梢的化学性刺激引起,表现为胸骨后不同程度的不适,近似一种烧灼感。胃灼热多发生于餐后 1~2 小时,有人易在夜间睡卧后发生。饮酒,吃油腻、粗糙、酸性食物及甜食和饮浓茶等均可引起胃灼热症状,弯腰、用力也可引起发作。年轻妇女多在妊娠时首次体会到胃灼热感觉。轻度胃灼热感用抗酸剂或食用苏打饼干、饮用牛奶之后可以得到缓解。明显的胃灼热症状有助于胃食管反流特的诊断,但食管黏膜损害程度与症状轻重无关。

胃食管反流病患者有胃灼热症状比例有差异,一般报道为 80% 以上。无胃灼热症状者未必不存在胃食管反流。有反流而无胃灼热症状见于病史长、食管黏膜增厚或瘢痕形成使感觉减退的患者,也见于 Barrett 食管、食管已出现狭窄的患者。

2. 反胃　反胃往往是与胃灼热相伴发生的症状。反胃与呕吐不同,呕吐是先有恶心,然后以腹壁、膈肌和胃强力收缩和食管上下括约肌松弛来完成呕吐动作。而反胃是在患者无恶心、呕吐和不用力的情况下,胃内容物自发地逆流入食管或口腔。因进入口腔是酸性液体,也称之为反酸。反胃多在饭后发作,体位改变(如弯腰或取卧位)、用力等情况下更易发生。用抗酸剂能立即缓解症状。仅从临床症状来看,频繁的胃灼热与反胃同时出现,胃食管反流病的可能性为 90%。

3. 胸痛　胸痛也是胃食管反流的常见症状。疼痛多发生于上腹部、胸骨后,可放射到颈部、臂部、背部和肩部。除胃食管反流以外,食管运动功能障碍也可引起疼痛症状,胃食管反流引起的胸痛统称为食管源性胸痛。

食管源性胸痛易与心源性胸痛(心绞痛)混淆,两者有许多类似之处,如疼痛放射部位一样,均可被硝酸甘油所缓解,均于饱餐之后加重。这是因为食管与心脏的感觉神经纤维在体壁和皮肤上的投射定位相互重叠,如食管为 C_8~T_{10},心脏为 T_1~T_4。除心脏之外,腹腔脏器如胃、肝和胆囊的疾患也可引起类似食管源性胸痛症状。胰腺为 T_6~T_{11} 神经支配,胃、肝和胆囊为 T_6~T_9 神经支配。

酸灌注试验主要用来区别反流和非反流引起的胸痛,有一定价值。但反流性食管炎患者在进行此试验时,不一定产生胸痛症状。慢性炎症使食管黏膜增厚,即可能对酸的刺激不敏感。

虽然胃食管反流是引起不典型胸痛的常见原因,若无正确的检查方法,也可能造成诊断困难。24 小时食管 pH 监测对发现并肯定胸痛与反流的关系是一个最敏感的方法,即使是放射线和内镜检查结果正常的患者亦然。近年有人用"奥美拉唑试验"来诊断胃食管反流引起的胸痛,每天 40~80mg 奥美拉唑,连续用药 1~2 周以观察患者的症状。据报道,此法对原因不明的胸痛患者敏感性为 82%,特异性为 90%。但有一部分(10%~30%)肯定有胃食管反流的患者用大剂量质子泵抑制剂并不能控制胃酸的分泌,这使试验治疗的价值受到影响。对有不典型胃食管反流症状的患者,可适当延长用药时间达 2~3 个月。

1973 年,Kemp 首先提出"X 综合征"一词来指冠状动脉造影正常的胸痛,其中包括心脏本身(如微血管心绞痛)和心脏以外因素引起的胸痛。已知食管异常、精神障碍、女性的雌激素缺乏等,都是形成"X 综合征"的常见原因。近年研究者对食管运动障碍(如胡桃钳食管)引起胸痛症状已不再予以重视,而胃食管反流病却被认为是唯一的易引起食管源性胸痛的原因。对此,24 小时食管 pH 监测仍是发现反流和联系症状与反流之间关系的有用工具。

4. 吞咽困难　无食管狭窄的吞咽困难多见于严重食管炎患者,是食管壁纤维化所致。抗反流手术之后,此症状不能缓解。如形成食管狭窄,吞咽困难症状即持续而恒定地存在。胃食管反流病也可引起环咽区痉挛,此种情况的吞咽困难部位在颈部。有报道反流性食管炎引起食管上括约肌高压,而在抗反流手术之后恢复正常的病例。

5. 出血　可见于糜烂性食管炎或溃疡性食管炎患者,出血程度不同。轻微少量慢性失血的患者仅有贫血表现,大量咯血或便血多见于食管旁疝或混合型食管裂孔疝患者。有的患者除了贫血,无其他症状。抗反流手术常能控制出血,一般不需行出血病变的切除手术。

6. 嗳气　是胃食管反流病的常见症状,尤多见于同时伴有慢性胃炎的患者。有嗳气症状的患者多有胃排空障碍,胃内食物长时间潴留,发酵产气,出现嗳气症状。

7. 喉咽反流和肺部症状　喉咽反流(laryngopharyngeal reflux,LPR)是近年引起普遍重视的一种现象。胃食管反流作为一种致病或诱发因素,可引起反流性喉炎、声门下狭窄、喉癌、阵发性喉痉挛、癔球症、声带结节、息肉样改变、喉软化等并发症。胃食管反流病作为呼吸道一些疾患的发病原因,尚未被普遍承认,因为:①在诊断方面,传统诊断胃食管反流病的方法对 LPR 缺乏敏感性和特异性,一些常规检查方法往往为阴性,因为这些方法主要用来发现食管炎,而 LPR 患者不一定存在食管炎;②在治疗方面,传统的抗反流治疗方法,如改变生活方式和饮食习惯,服用抑酸剂,约 35% 的 LPR 患者症状仍不能得到控制,若用药不充分,效果更是欠佳。反流性喉炎患者常需数月合理而充分的治疗,才能缓解其症状。

胃食管反流也是慢性咳嗽的发病原因,居慢性咳嗽发病原因的第 3 位,从儿童到老年人都是如此。其发生既与误吸有关,也与食管-支气管-气管反射形成的刺激有关。胃食管反流引起的咳嗽半数以上为干咳。过去认为胃食管反流引起的咳嗽为夜间发作,但用长时间食管 pH 监测发现咳嗽更常见于清醒状态和直立位。患者经常没有胃食管反流症状,如胃灼热等。反流引起慢性咳嗽的患者 50%~75% 否认有反流症状。用 24 小时 pH 监测证实,咳嗽可以是反流的唯一症状。但患者也常有典型的反流症状,如胃灼热、反酸等,也可有非典型症状,如胸痛、恶心、哮喘、声音嘶哑等。

哮喘与胃食管反流的关系早为人们所注意,从 20 世纪 60 年代开始这方面的研究,近几十年对此进行了大量研究工作。哮喘患者中胃食管反流病的发病率有不同的调查结果。有人从连续 150 例哮喘患者中发现 65% 的患者有反流症状;还有人曾报道连续 189 例哮喘患者中,72% 有胃灼热症状,50% 夜间仰卧位出现胃灼热症状。18% 夜间有咽喉部烧灼感。国外学者报道 109 例哮喘患者中,77% 有胃灼热症状,55% 有反胃,24% 有吞咽困难,37% 的患者需用至少一种抗反流药物。综合以上 3 组 448 例哮喘患者,318 例(72%)有反流症状。另有 4 个国家(法国、智利、英国和美国)6 家医院报道的 527 例成年哮喘患者,经 pH 检查证实有胃食管反流者 362 例(69%)。内镜连续观察此组病例中 186 例哮喘患者,39% 有食管黏膜糜烂或溃疡形成,13% 有 Barrett 食管。食管裂孔疝作为胃食管反流的间接证据,50% 的哮喘患者有食管裂孔疝。8 项研究共 783 例哮喘儿童,通过短时间 pH 测量、长时间 pH 监测或放射线观察食管裂孔疝等方法,发现胃食管反流者为 47%~64%,平均 56%。从以上材料可以看出,胃食管反流与哮喘经常同时存在,在儿童或成年哮喘患者中,胃食管反流的发病率均升高,这一点值得临床医师注意和重视。

二、诊断

诊断胃食管反流病有许多方法,常规的检查方法如放射线检查、内镜检查能对本病做出诊断,但随着一些高科技的发展,食管压力测定和 pH 检查等技术不断得到应用,这些检查不仅能对本病做出诊断,还能更深入地了解引起胃食管反流病消化道的功能改变,以及对反流做定性和定量分析,从而能更好地制订治疗措施、评估疗效和判断预后。

1. 影像学检查　影像学检查能对胃食管反流病及其并发症(如食管狭窄、短食管等)做出明确诊断,对手术前后评估也有用处。能观察自发性反流和被动引起的反流,发现裂孔疝的存在,观察食管体部运动,对手术后症状也能找出原因。

食管胃连接部的 X 线吞钡造影检查包括传统的单对比造影和双对比造影。对黏膜细节的显示,双对比造影要优于普通的单对比造影,但单对比造影在显示功能性改变等方面仍有其优点。因此,目前的吞钡造影检查实际上是包括双对比法、黏膜法、充盈法与加压法等数种方法联合应用的检查方法。

胃食管反流病患者用吞钡造影检查发现其有自发性反流者不到 50%。所以,不易对患者和健康人做出区别。在吞钡造影检查时,常需做一些升高腹压的辅助操作,如腹部加压、Valsalva 试验、头低脚高仰卧位、直腿抬腿试验和在检查台上翻转身体等。这些方法可增加诊断胃食管反流的敏感性,但也降低了其特异性。直接测量食管内径有一定参考价值,但与所采用的技术有关,如是否用双对比造影检查、测量点的选定等。一般在膈裂孔部位或其上方,测得健康人食管内径平均为 16mm,反流的患者达 25mm 以上。有学者将腹部加压双对比造影、食管内径测量的方法结合应用,结果使得胃食管反流病诊断的敏感性达 85%,特异性为 71%。

双对比造影对诊断中等强度和严重食管炎十分可靠,但对轻度者易疏漏。反流性食管炎可见到的表现有:①由于黏膜溃疡,食管边缘不规则;②食管黏膜皱襞增厚;③食管壁增厚;④食管腔狭窄。

食管运动功能障碍造成食管酸清除延迟,此为发生反流性食管炎的重要机制。胃食管反流病 X 线检查的一个最重要表现为食管原发性蠕动无力或丧失。起初可在主动脉弓水平见到少量残留的钡剂,病变发展后,会遗留更多的钡剂在食管内。最终,由上而下进行的原发蠕动超不过主动脉弓水平便消失。食管运动功能损害既是原发异常，也可以是继发现象，食管炎症累及管壁肌层，可影响食管的蠕动功能，严重者食管运动功能全部丧失。透视下另一发现为出现第三收缩，这是一种低振幅的非蠕动性收缩，它不能将食管腔内的钡剂清除掉。

病史长的胃食管反流病也可存在环咽区(食管上括约肌)功能障碍，表现为局部松弛延迟、不完全松弛和提前关闭。此部位的运动障碍与 Zenker 憩室的形成是否有关尚不太明了，但有些 Zenker 憩室患者同时有胃食管反流。

胃食管反流病的常见并发症之一是食管消化性狭窄，放射线检查对此很有帮助。轻度狭窄在常规 X 线吞钡造影时不易发现，服用稠钡则可能显示出狭窄的部位。

Barrett 食管主要由内镜和活检来确诊，但做对比造影检查时如见大而分散的溃疡，则提示有 Barrett 食管的可能，此种情况在单纯反流性食管炎中不易见到。在食管下部见到团块状充盈缺损阴影，表明可能存在腺癌。

做过抗反流手术的患者，在 X 线检查前应先了解患者所做的是何种手术，该术式在无并发症的情况下应是何种表现，据此以对比观察目前受检者的 X 线片所见。

以全胃底折叠术(Nissen 手术)为例，将手术的失败归为以下几型：Ⅰ 型代表缝线全部脱落，此时胃底折叠所形成的胃底缺损消失，并可见到复发的疝。如缝线部分脱落，则仍可见到一个较小的胃底缺损，同时有复发的滑动型疝。Ⅱ 型是食管远端和部分胃底经折叠部向上滑脱，其成因是食管壁上的缝线脱落。放射线可见一个持续存在的胃底缺损和一个复发的疝。如折叠部分继续向下滑动，在胃体部造成环状狭窄，形成沙钟胃，即为型。Ⅳ 型失败病例为膈的修复缝合脱落，折叠的胃底部完整地疝入纵隔内。

Belsey 4 号手术的术后放射线所见为胃底的成角，但需转动患者至适当角度才能见到。手术失败时胃底成角消失和食管的腹内部分消失。有时可见到胃底的成角，但食管末端与部分胃底疝入胸内。

采用其他手术方法治疗胃食管反流病也是一样，放射科医师同样应对患者的手术方法充分了解，以对患者做出正确诊断。

2. 内镜检查　内镜检查是诊断胃食管反流病的十分重要的方法。通过内镜检查，能准确地观察反流性食管炎病变的形态、程度和范围，同时可采取活体组织进行光镜下的病理学和细胞学观察，这些均非其他方法可替代。

早期或轻型反流性食管炎有黏膜潮红、充血、质脆和鳞柱状上皮交界线模糊等表现。临床中最常见、最典型的表现为黏膜条状糜烂，鳞柱状上皮交界线呈纵长形向近端延伸。病变进一步加剧，黏膜糜烂互相融合成片，并形成浅表溃疡。溃疡可由孤立的发展为多发，或互相融合。

通过系列观察，黏膜由充血发红→糜烂→溃疡，是炎症进展并损害食管壁不同深度的标志；通过药物治疗，观察到病变从融合状溃疡→孤立溃疡→糜烂→充血发红，是病变由重至轻的逆转过程。黏膜苍白→增厚→瘢痕狭窄为增生修复的过程，但约 1/3 的胃食管反流病患者内镜下表现正常。

反流性食管炎内镜下有许多分类法，其中以 Savary 与 Miller 所提出的分类法被普遍采用(表 1-1)。另有洛杉矶分级法也常被采用(表 1-2)。

表 1-1 Savary-Miller 的反流性食管炎分类法分级

分级	内镜下所见
Ⅰ级	单一或多个非融合性黏膜糜烂,有或无渗出,并伴有红斑
Ⅱ级	融合性糜烂和渗出病变
Ⅲ级	糜烂波及食管全周,食管壁炎性浸润
Ⅳ级	慢性黏膜病损:溃疡,壁纤维化,狭窄,上覆柱状上皮的瘢痕或短食管

表 1-2 反流性食管炎的洛杉矶分级法分级

分级	镜下所见
A 级	一处或更多处黏膜破坏,每处破坏均不超过 5mm
B 级	在黏膜皱襞上至少有一处超过 5mm 长的黏膜破坏,但在黏膜皱襞与皱襞之间无融合
C 级	两处或更多处的黏膜皱襞之间有融合性破坏,尚未形成全周破坏
D 级	全周黏膜破坏

内镜对观察胃食管反流病的并发症(如食管狭窄、Barrett 食管、癌变等)很有用。消化性狭窄见于 10%~20% 的胃食管反流病患者,多为病变严重者,其中 84% 有食管下括约肌压力低下。狭窄多发生于食管的下 1/3,狭窄的形态为对称性黏膜皱襞的收拢。狭窄以下的管腔炎症严重,狭窄上方 9cm 以上很少见到炎症表现,此种情况是狭窄起到阻止反流物上行的屏障作用。检查时可用张开的活检钳估量狭窄管腔的直径。镜身如能通过狭窄,则可测知狭窄的长度。须注意狭窄有无由恶性肿瘤引起的可能,食管癌的管腔狭窄为非对称性,活检能提供最准确的结果。Schatzki 环是一薄的对称性黏膜环,可能与反流病同时存在,但此种改变的食管炎症多不严重。

Barrett 食管是胃食管反流的并发症。镜下如见到火焰状黏膜向上延伸,表现为鳞柱状上皮交界部升高,则提示为 Barrett 食管。柱状上皮呈环状或斑片状,内有散在的鳞状上皮岛,岛上还有反流引起的食管炎症。鳞柱状上皮交界线以上常存在溃疡。

一般规定鳞柱状上皮交界线超过正常部位 3cm 以上,即可诊断为 Barrett 食管。如组织学上见到化生的肠上皮,含有杯状细胞和绒毛,无论范围如何,均可视之为 Barrett 食管。近年有人提出"短段 Barrett 食管"之说,即 3cm 以下的柱状上皮也可称之为 Barrett 食管。但因为难以准确测定食管的终末端和胃的起始部,以及胃的柱状上皮与 Barrett 化生上皮难以区分,所以易把正常的食管末端列为短段 Barrett 食管。

在 Barrett 食管的基础上发生腺癌并不少见,镜下可见不规则斑块或肿块,多处刷检细胞学检查和病理活检能发现较早的癌变。内镜引导的腔内超声检查能发现严重食管炎或早期癌的管壁增厚。

3.病理学检查 虽然反流性食管炎没有特殊的病理组织学表现,但病理学检查对证实存在食管炎、排除其他特异性感染和诊断 Barrett 食管,仍很重要。

反流引起食管鳞状上皮增生的轻重与酸暴露程度有关。食管黏膜受损后,浅表上皮细

25

胞脱落,上皮基底细胞增生,厚度增加。按照 Ismail-Beigi 规定的标准,增生的基底细胞厚度超过黏膜上皮厚度的 15%(正常厚度约为 10%);固有膜乳头长度增加,其长度大于上皮厚度的 66%(正常厚度小于 66%),即可作为早期反流性食管炎的病理学诊断标准(图 1-2)。

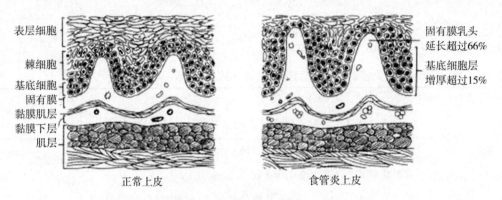

图 1-2 反流性食管炎的上皮改变

有学者曾描述反流性食管炎患者的食管鳞状上皮细胞有气球样变。该细胞形态特征为胞质丰富,淡染,类似空泡状,PAS 染色阴性,免疫组化染色,气球样细胞呈现白蛋白和免疫球蛋白轻链反应。

在没有其他组织异常情况下,反流性食管炎的食管上皮内可见嗜酸性粒细胞。嗜酸性粒细胞出现的数量与内镜观察到的炎症程度无关。一般情况下,此种细胞数量很少。也有人观察到数量较多的嗜酸性粒细胞(每高倍视野超过 5 个),甚至呈弥漫性浸润。在固有膜内发现嗜酸性粒细胞和中性粒细胞,对诊断反流性食管炎更具有决定性意义。应指出,食管黏膜内发现嗜酸性粒细胞并非是反流性食管炎的固有特征,但在食管上皮内或固有膜内发现中性粒细胞通常表明炎症比较严重。虽然 Ismail-Beigi 标准对反流性食管炎的早期病理诊断具有重要参考价值,但仍有一些问题:①取材部位具有差异性;②取材深度不够,难以做出诊断;③活检组织在包埋和切片时,必须是黏膜面垂直切片,如果平切或斜切都会给诊断带来困难,甚至做出不准确的诊断;④虽然病变属早期阶段,但病变进展程度不同,在病理变化上仍有些许差异。

(1)炎症进展糜烂形成期:在内镜观察下,可看到沿食管长轴形成条纹状糜烂区,偶尔也形成片状糜烂。组织学检查可见病变区域上皮坏死脱落,形成浅表上皮缺损。上皮缺损处有炎性纤维素膜覆盖,其下可见中性粒细胞及淋巴细胞、浆细胞浸润。炎症改变主要限于黏膜肌层以上。还可见到浅表部位毛细血管和成纤维细胞增生,形成慢性炎性或愈复性肉芽组织。

(2)溃疡形成及炎性增生期:食管溃疡呈孤立性或融合性、环行性出现。组织学可见溃疡经黏膜层扩展至黏膜下层,很少侵及肌层。溃疡处病变组织呈层状结构,表面为渗出性纤维素性物,其下为坏死组织,坏死组织下有新生毛细血管、增生的成纤维细胞、慢性炎性细胞或混有数量不等的中性粒细胞构成的肉芽组织,底部则为肉芽组织形成的瘢痕组织。

(3)食管炎并发症的病理改变

1)溃疡出血及穿孔:反流性食管炎引起的溃疡很少发生出血与穿孔。Barrett 食管发生的溃疡与胃溃疡相似,病变较深且易引起出血与穿孔。

2）食管狭窄：溃疡期的炎性增生性改变产生大量瘢痕组织，使管壁变硬，弹性消失，形成管腔狭窄。环形溃疡容易造成管腔狭窄。有时食管周围炎症形成纤维组织增生纤维化，也能引起管腔狭窄。

3）Barrett 食管：正常人食管下端鳞状上皮细胞与贲门黏膜柱状上皮犬牙交错地移行，形成齿线（Z 线）。作为慢性反流性食管炎的后果，食管下段出现柱状上皮区。其形成与宫颈糜烂时在宫颈外口出现柱状上皮被覆现象同理。鳞状上皮区在某种特异性致炎因子作用下被破坏，而由再生性更强的邻接区或腺导管柱状上皮所取代，即形成 Barrett 上皮。致炎因子一旦被控制，通过化生性机制，有可能使柱状上皮转化为鳞状上皮。

4）潜在性恶性变：由于反流物长期持久地刺激食管下段黏膜，导致 Barrett 食管的形成，上皮由增生进而演变为异型增生乃至癌变。

4. 食管压力测定　食管下括约肌是防止酸反流的屏障，在多数患者其功能缺陷是食管遭受酸暴露的主要原因，也是药物治疗胃食管反流病效果差或治疗失败的原因。抗反流外科治疗能纠正食管下括约肌机械性功能缺陷，防止酸反流入食管。长期持续酸反流最终导致食管的损害，甚至造成永久性食管体部功能丧失。食管下括约肌关闭功能正常主要靠以下三种因素：①括约肌压力；②括约肌的总长度；③该括约肌在腹内部分的长度。

关闭功能不足的原因是该括约肌压力低下，其次为括约肌的总长度和腹内部分长度太短。一般认为，贲门关闭不全的标志是：①平均括约肌压力不到 5mmHg；②括约肌总长度为 2cm 或更短。反流性食管炎的严重程度与这些因素有关；③括约肌在腹内部分长度不足 1cm。

一般认为测量食管下括约肌压力对诊断胃食管反流病的价值不大，因为正常人的食管下括约肌压力值可能相当低，与胃食管反流病患者之间有很大的重叠。患者的食管下括约肌压力可能在用过药物、行抗反流手术之后或食管炎愈后升高。

除了吞咽运动引发食管下括约肌松弛以外，该括约肌还经常突发自发松弛，称为暂时性食管下括约肌松弛（transient lower esophageal sphincter relaxation，TLESR）。此种松弛是胃食管反流的主要原因。此外，正常人清醒时约每分钟吞咽 1 次，反流的 5% ~ 10% 是由吞咽引起。无论患者或健康人，TLESR 可能是形成胃食管反流的最重要机制。在患者，70% 以上的反流发生于 TLESR 时，而健康人的反流 90% 是由此引起。约 65% 的 TLESR 引起患者的反流，但在健康人仅 36% 引起反流。

有的研究认为，糜烂性食管炎或溃疡性食管炎的患者约 2/3 的反流发生于 TLESR 之后，而健康人的反流全部由此种松弛引起。健康人不仅食管体部蠕动波能迅速清除任何反流物，且吞咽引起的括约肌松弛也在 5 秒以内。所以大多数吞咽引起括约肌松弛所造成的危害仅见于有食管蠕动缺陷的患者。

在安放 pH 电极时，电极放在食管下括约肌以上 5cm 处。公认这个位置用测压的方法来认定最为准确，但也存在一些问题，例如有明显裂孔疝，或食管下括约肌压力很低时，均可能难以通过测压的方法为食管下括约肌定位。在反流性食管炎严重并考虑外科治疗时，食管压力测定仍有其必要性。胃食管反流病常累及食管的运动功能，使其排空功能减弱或丧失，这种情况是病史长和食管壁肌层受损的表现。术前测压发现存在这一并发症，可以预料抗反流手术后患者的吞咽困难症状不会有何改善。但食管运动障碍也可为原发性改变，能加重胃食管反流病的食管酸暴露。无论食管体部运动障碍为原发性或为继发性，在选择抗反流手术的术式时应予考虑,一般避免采用阻抗力较大的 Nissen 手术。

抗反流手术能有效地使约90%的患者胃食管反流症状得到改善,对手术成功与否的检测包括观察有无残留症状,pH 检测反流是否在正常水平,以及食管下括约肌压力值是否达到正常水平。

外科手术的成功应体现在食管下括约肌压力升高和腹段食管的延长。手术后总的括约肌压力向量容积(sphincter pressure vector volume,SPVV)和腹内的 SPVV 均增加。手术后测压对评估患者持续性吞咽困难也有用。此种情况见于食管下括约肌压力过高(术中缝合过紧)和食管体部运动功能障碍。对于手术后症状复发,测压除了揭示其原因之外,还有助于决定处理对策。

5. 动态24小时食管 pH 监测　动态24小时食管 pH 监测是重要的 GERD 诊治工具。食管 pH 监测可以检测和量化胃食管反流,并在时间上将症状与反流事件相关联。24小时食管 pH 监测的主要适应证是:①记录疑似 GERD 但内镜无食管炎的患者的过度胃酸反流;②评估反流频率;③评估症状相关性。

标准动态24小时食管 pH 监测通过使用单个 pH 电极导管测量远端食管酸暴露,该导管穿过鼻子并定位在测量法测定的 LES 上边缘上方5cm 处。虽然存在其他用于电极放置的技术,例如 pH 升高(从胃到食管的 pH 升高),以及内镜和荧光镜放置,但它们不太准确且不标准化。放置导管后,鼓励患者度过没有饮食或活动限制的典型一天。因为摄入 pH<4.0 的食物或液体可以模拟反流事件并产生假阳性结果,酸性食物或饮料应排除在分析期之外,或在 pH 日记中准确记录。在使用基于导管的系统中,每4~6秒记录一次 pH,并将数据传输到移动数据记录器。更高的采样频率高达1Hz,可检测到更多的反流事件,但不会改变总的酸暴露值。

典型的动态食管 pH 监测仪具有事件标记按键,其可以在研究期间由患者激活,以记录症状、进餐和卧位的时间。患者还可将这些事件记录在日记卡上,以便随后将特定症状与 pH 探针记录到的食管酸暴露相关联。在研究结束时,将数据下载到计算机,由计算机生成 pH 追踪和数据汇总。临床食管 pH 监测导管系统的典型检查持续时间为24小时。由于部分患者对 pH 导管的耐受性差,检查时间缩短至3~16小时;然而,与24小时监测相比,较短的检查持续时间可导致灵敏性降低。当进行研究解读时,食管 pH 降至4.0以下被定义为反流事件。该值是基于胃蛋白酶的蛋白水解活性来选择的,胃蛋白酶在该 pH 和低于该 pH 时最具活性。此外,pH<4.0最能区分症状性患者和无症状对照。尽管已经评估了许多评分系统和参数,但是该检查最重要的参数是 pH<4.0 的时间百分比,并且大多数 pH 监测分析软件包含了该参数计算。当 pH<4.0 的总时间超过检查期的4.2%时,结果通常被认为是异常的50.5。所有软件程序均包含了卧位和直立位的分层分析。

虽然 pH 软件会自动计算总的、直立的和仰卧的反流时间,但人工检查 pH 曲线以排除伪影对于精确解释是必不可少的。典型的反流事件通常涉及 pH 的突然下降。这必须与缓慢漂移的 pH 区分开来,这可能是由于探针与食管黏膜失去接触并变干而导致的。探针功能障碍或接触不良可能导致读数降至零。此外,一些患者可能啜饮酸性碳酸饮料或柑橘类饮料,而导致 pH 长时间小于4。应识别出这些伪影,并将其相应的时间排除在酸暴露时间的计算之外。

多探针导管具有额外的 pH 电极,可位于食管的更近端或咽部。这些电极允许检测近端食管和咽部的酸反流事件,因此可用于评估 GERD 食管外症状,特别是咽喉炎、慢性咳嗽和哮喘。近端食管 pH 探针的常规位置在 LES 上方 15～20cm 处,pH 低于 4.0 的总时间百分比小于 1% 为正常值。咽部探针通常放置在测压法测定的 UES 上方 2cm 处。虽然目前未明确定义正常值,但超过 2 次的咽喉反流被认为是异常的。同样重要的是要检查 pH 曲线,以确保近端食管或咽喉反流事件伴有远端食管反流,而不是继发于伪影。

鉴于患者对导管型动态食管 pH 监测系统及延长测量时间的耐受性有限,而开发了无线动态 pH 胶囊监测系统。放置时,先进行标准的上消化道内镜检查以定位 GEJ。移除内镜,并插入带有 pH 胶囊探针的导引器,胶囊探针放置在 GEJ 上方 6cm 处。然后将记录数据发送到佩戴于患者腰部的接收装置里。该无线系统具有 48～96 小时连续记录 pH 数据的优点。胶囊 pH 探针可在数天后脱落并通过粪便排出。

基于无线的 pH 胶囊监测系统可以更好地被耐受,对日常活动的干扰减少,并且对于 GERD 患者具有更高的总体满意度。在一项针对 50 名接受基于导管或无线 pH 监测的患者的随机研究中,与传统 pH 探头相比,基于无线的 pH 胶囊监测相关鼻痛、流鼻涕、咽喉疼痛、咽喉不适和头痛明显减少,然而基于无线的 pH 胶囊监测与更多的胸痛相关。无线 pH 监测具有更优的反流敏感性,因为:①监测时间更长;②患者依从性提高;③患者日常活动受限减少;④导管移位的可能性降低,因此在检查期间对反流事件检测的敏感性更高。然而,无线 pH 监测系统也存在缺点,包括早期胶囊脱落的风险。两个中心的报告描述了 3/85 的患者 24 小时早期脱离和 3/85 的患者 48 小时数据接收不良,其中胃内 pH 监测可能导致酸暴露时间的解读错误。

使用无线 pH 监测系统和基于导管的 pH 监测评估同时捕获酸反流已经进行了许多比较研究。虽然在记录的酸暴露之间观察到强烈的相关性,但是基于无线胶囊的 pH 监测系统与基于导管的系统相比,在记录反流事件的情况下两个系统报告的 pH 观察到显著的偏移。当使用参考标准时,由于基于导管的系统软件中的热校准校正因子误差(其已经被校正)可导致 pH 和反流事件的差异性偏移。虽然反流事件的数量的差异只能部分地通过热校正因子来解释,但是基于导管的系统检测到的短反流事件的数量增加可能是由于基于无线胶囊的 pH 监测系统的采样频率较低所致。

导管式食管 pH 监测系统的标准记录持续时间为 24 小时;然而,随着基于无线的 pH 胶囊监测的引入,记录时间可以延长至 48～96 小时。通过无线 pH 系统获得的常规 48 小时数据可以使用 48 小时收集的平均值或仅使用具有最大酸暴露的 24 小时时段来解释。在一项针对 85 名患者,39 名对照组和 37 名 GERD 患者的研究中,使用异常酸暴露超过 5.3% 的检查时间为异常,仅使用酸暴露时间最多的 24 小时进行分析,对于 GERD 诊断的敏感性为 83.8% 和特异性为 84.5%,与之相比,仅使用数据收集的前 24 小时进行分析的敏感性为 67.5%,特异性为 89.7%。可以在药物治疗之中或停药之后进行 pH 的监测。没有药物的监测要求患者停用 PPI 至少一周,H_2 受体拮抗剂治疗至少 48 小时,抗酸剂至少 2 小时。该检查是应该在酸抑制治疗之中还是停药后进行,取决于临床医师希望获得的信息。研究患者是否存在基线酸反流需要在停药之后进行 pH 检查,例如在考虑抗反流手术的患者中或在具有非典型 GERD 症状的患者中以排除酸反流的存在。药物治疗中进行的检查可用于研究持续的酸反流是否为难治性症状患者对药物治疗反应差或不完全的原因。

动态食管监测系统的一个潜在优势是能够将症状与反流时间相关联。然而,即使在有良好记录的 GERD 患者中,只有一半的症状事件与反流事件有关。这一观察结果导致了几种症状评分系统的发展,这些评分系统可以计算归因于反流事件的个体症状,包括胃灼热、反流或胸痛。症状指数(SI)定义为与反流事件相关的症状发作次数的百分比,将与 pH<4 相关的症状的数量除以研究期间的症状总数来定义。对于阳性关联的定义,SI 超过 50% 被认为症状相关性良好。第二个评分系统包括症状敏感指数(SSI),即与症状相关的反流事件的数量除以研究期间的反流事件的总数。SAP 是基于症状的评分系统中具有最大统计有效性的参数,这是一种概率计算,将整个 pH 曲线分成两分钟的间隔,并对每个片段进行反流事件和症状发作的评估,使用改进的卡方检验来计算观察到的症状和反流事件的分布偶然发生的概率。SAP 值>95% 表明观察到的反流事件和症状之间的关联偶然发生的概率<5%。虽然 SAP 提供了关于反流和症状关联的统计有效性的信息,但 SI 和 SSI 提供了关联强度的信息网。不幸的是,没有临床试验证明基于症状的评分系统预测了因果关系,因此该参数应该仅能作为特定症状与反流事件联系起来的补充参考信息,而不具有预测患者对药物或手术治疗反应的能力。

6.24 小时动态胆汁监测　十二指肠胃食管反流(DGER)是指十二指肠内容物通过幽门反流进入胃,随后反流到食管。DGER 可能是重要的,因为其他因素即胆汁和胰酶(而不是酸)可能在 GERD 患者的黏膜损伤和症状中起作用。最初,在 pH 监测期间食管 pH>7.0 被认为是这种反流的标志,但后来证明碱性反流不能良好地标记 DGER。这一发现导致了光纤分光光度计的开发,该仪器的动态监测不依赖 pH 检查来检测 DGER。该仪器利用胆红素的光学特性,胆红素是最常见的胆汁色素。胆红素在 450nm 处具有特征性的分光光度吸收带。该仪器的基本工作原理为在该波长附近的光吸收意味着胆红素的存在,因此代表 DGER。

与 pH 监测一样,胆红素分光光度计的数据通常以胆红素吸光度超过 0.14 的时间百分比来测量,并且可以分别分析总体、立位和卧位的数据。通常选择胆红素吸光度超过 0.14 的时间百分比作为阈值,因为研究表明低于该数值的值是由于悬浮颗粒和胃内容物中存在的黏液引起的分散。在 20 个健康对照的研究中,胆红素超过 0.14 的总体、立位和卧位时间百分比的第 95 百分位值分别为 1.8%、2.2% 和 1.6%。此报告表明,Bilitee 光纤分光光度计读数与十二指肠胃吸取液研究测得的胆汁酸浓度之间存在良好的相关性。验证研究发现,由于在酸性介质中胆红素异构化和波长吸收的变化,该仪器低估了至少 30% 的胆汁反流。因此,仪器对 DGER 的测量必须始终同时测量食管酸暴露,通过延长 pH 监测来完成。此外,各种其他物质也可能导致该仪器读数的假阳性,因为它不加选择地记录任何具有 470nm 附近吸收带的物质。基于这一事实,需要使用改良的饮食以避免干扰和读数错误。由于 Bilitec 分光光度计测量的是胆红素而不是胆汁酸或胰酶的反流,必须假设反流中伴有胆红素和其他十二指肠内容物的存在。

该仪器的研制是评价 DGER 的一个重要进展,但其临床作用有限,目前已不再适用。虽然初步研究表明胆汁酸在导致黏膜损伤的动物模型中的作用,但用该装置进行进一步的研究有助于证明酸反流和胆汁反流一起发生,使得难以单独将十二指肠内容物认定为食管损伤的原因。此外,研究表明,以奥美拉唑治疗可使食管胆红素暴露减少,从而进一步限制了检查 DCER 作为评估 GERD 的发展因素的临床应用。

7. 多通道腔内阻抗测定　多通道腔内阻抗(MII)是一种测量液体或气体稠度的酸性和非酸性反流的技术。阻抗是相邻电极之间电流阻力的量度,它能够根据固有的电流和电阻特性区分液体和气体的反流。沿阻抗导管的轴向组合多个电极,就能够捕获到近端范围的反流事件,以及区分顺行流动和逆行反流。导管按标准置于 LES 上方 5cm(类似于传统导管式的 pH 监测系统),通常有 6 个或更多个不等的阻抗测量段,可用于检测各种长度的食管。目前的阻抗技术已经过验证可用于食管测压研究,并且对液体食团的检测非常敏感,可监测从 10mL 到小至 1mL 液体食团的阻抗下降。阻抗/pH 的组合记录仪还能够测量单独标准动态 24 小时食管 pH 监测无法检测到的胃食管反流的特征。临床上,该方法可用于进一步评估抑酸治疗难以控制的典型或非典型反流症状,评估非酸性和(或)非液体反流的作用。

虽然毫无疑问 MII-pH 测量是目前各种反流检测最准确和最详细的检查方法,其使用的临床适应证仍在不断发展,但是其在 GERD 患者诊疗中的作用有待进一步明确。主要原因有两个:①必须进一步了解特定临床情况下非酸性反流的相关性;②缺乏高质量的盲法、随机、对照研究,研究其对非酸性反流治疗的获益。

将阻抗与食管 pH 监测相结合,可以确定标准 pH 监测测量的所有参数之外,同时加入了反流事件的总数、近端反流事件的程度及酸性(pH<4)或非酸性反流事件的特征。目前已经为健康成人的反流事件建立了正常值。并且与动态食管监测系统一样,可以应用症状评分系统将症状与反流事件相关联。基于 LES 上方 5cm 的阻抗值,24 小时内反流事件的中位数为 30,其中 2/3 为酸性,1/3 为弱酸性。反流事件的识别需要更为准确的手动视觉分析,因为当前的自动阻抗-pH 分析软件常常高估反流事件的数量。

一项针对症状性 GERD 患者和健康对照组的前瞻性研究回顾了非酸性反流对黏膜损伤的作用,这些患者接受了停药后的联合阻抗/pH 监测。在 300 名症状性 GERD 的患者中,发现了 58 例糜烂性食管炎,18 例 Barrett 食管炎和 224 例无黏膜损伤。与健康对照组相比,具有糜烂性食管炎和 NERD 的患者具有较长的远端食管酸暴露时间和较高的酸反流事件中位数。所有各组的非酸性反流事件的中位数相似,表明酸反流事件、反流量和酸清除率是 GERD 发病机制中的重要因素,而非酸性反流对食管黏膜损伤的作用较小。

非酸性反流在症状产生中的作用特征在 60 名有胃灼热和反流症状的患者中进行了研究,这些患者接受了停药后的阻抗/pH 监测。在使用 11 种反流定义时,SAP 阳性患者的比例为 62.5%~77.1%,当使用联合阻抗/pH 监测确定反流而不是单独使用 pH 监测时,患者具有更高比例的阳性 SAP(77.1% vs. 66.7%),详细说明非酸性反流可导致症状。此外,在有症状性反流事件中,85% 与酸反流有关,而 15% 与弱酸性反流有关。

为了说明对反流事件的治疗效果,对 12 名有胃灼热症状的患者进行了基于实验室的研究,并在餐后右侧卧位进行阻抗/pH 监测 2 小时,以促进奥美拉唑治疗 7 天前后的反流事件,奥美拉唑每次 20mg,每天 2 次。在药物治疗之前,记录了 217 个反流事件,其中 98 个(45%)是酸性的,119 个(55%)是非酸性的。在用奥美拉唑治疗期间,反流事件总数增加至 261,而酸反流事件的数量减少至 7(3%),非酸反流事件增加至 254(97%)。在 5 名患者中,症状评分关联研究显示胃灼热和酸味更常见于酸反流事件,而反流症状发生于酸反流和非酸性反流时间。然而,在药物治疗酸反流的情况下非酸相关反流的临床意义仍有待确定。

鉴于非酸性反流导致的食管黏膜损伤及非酸性反流在主要反流症状发生中的作用较为缺乏,已经有研究使用阻抗/pH 组合监测评估了 PPI 治疗的效用。一项包括 168 名持续 GERD 症状的患者、每天 2 次 PPI 治疗的研究显示,52% 的患者在研究过程中记录了临床症状,这表明除了酸性或非酸性反流之外有其他因素参与了持续性 PPI 治疗的症状。此外,在具有典型反流症状的患者中,11%酸反流的 SI 阳性,而 31%非酸性反流的 SI 阳性。而且,非酸性反流 SI 阳性的主要症状是反流。

同样,在一项对 PPI 停药期的 79 例和 PPI 治疗期 71 例患者的研究中,4.1%的 PPI 停药期患者和 16.7%的 PPI 治疗期患者的非酸性反流的 SAP 结果阳性,表明 PPI 治疗增加了非反流症状的诊断率。重要的是,与非酸性反流相关的两种最常见的症状仍然是反流和咳嗽。

以上研究表明,阻抗/pH 组合监测对于反流事件的识别及将事件鉴定为酸性或非酸性的能力具有最大的敏感性。然而,阻抗/pH 组合监测用于 PPI 治疗期持续症状的患者的临床应用,受到持续症状个体症状评分系统及非酸性反流事件与反流关联的高阴性率的阻碍,其作为治疗试验的主要终点缺乏证据。

最近有一种新的微创装置,可通过内镜的工作孔道的阻抗导管来测量黏膜阻抗,用于诊断慢性反流和 GERD。一项比较 61 例糜烂性食管炎,81 例 NERD,93 例无 GERD,8 例贲门失弛缓症,15 例嗜酸性粒细胞性食管炎的研究中,GERD 或嗜酸性粒细胞性食管炎患者的黏膜阻抗值明显低于无 GERD 或贲门失弛缓症患者。重要的是,与嗜酸粒细胞性食管炎患者相比,GERD 患者的黏膜阻抗模式不同。

当使用糜烂性食管炎作为参考标准时,黏膜阻抗的敏感性和特异性分别为 76%和 95%,而基于无线 pH 胶囊监测为参考标准时分别为 75%和 64%。因此,新的微创技术正在开发,并且需要在 GERD 的诊断中,以及在具有 GERD 非典型症状和持续症状的患者应用中进一步验证这些技术。

8. 放射性核素检查

(1)胃排空检查:用放射性核素检查胃排空本不属食管功能检查范畴,但胃食管反流病患者经常存在胃排空障碍,而且胃排空障碍是加重胃食管反流的一个重要因素,故检查胃排空能全面了解患者情况。

胃排空检查是服用放射性核素标记的液体或固体试验餐。在闪烁照相探头下进行扫描。可用液体或固体试验餐分别或同时检查胃排空,有许多标准化方法可以采用。

食管下括约肌压力正常的胃食管反流病患者胃排空延迟十分重要。胃排空延迟可能与胃食管反流病无关,因为许多上消化道疾患都可能存在胃排空延迟的问题。有些胃排空延迟可能归因于肌源性异常,如糖尿病性胃轻瘫、病毒感染或迷走神经切断后的胃轻瘫;幽门功能障碍和十二指肠运动功能障碍也可导致胃潴留。任何原因的胃排空延迟均使胃容积增加,如同时有食管下括约肌缺陷,即可引起胃食管反流。据估计,约 40%的胃食管反流病患者有胃排空延迟,但仅 13%具有临床意义。慢性胃炎的患者多有胃排空障碍,与胃食管反流病伴发者也甚多,抗反流手术后患者所残存的症状主要是慢性胃炎症状,而不是胃食管反流。值得注意的是,胃排空延迟影响手术治疗效果,据报道,胃排空延迟的胃食管反流病患者,抗反流手术后常不能恢复正常。

(2)胃食管反流试验:用放射性核素检查胃食管反流不是胃食管反流病的常规检查,但此检查对评估食管下括约肌功能十分有用。

9. 质子泵抑制剂试验　观察症状对短期胃酸分泌抑制剂治疗的反应称为质子泵抑制剂(PPI)试验已为人们所熟知。通常,症状评估减少了 50%被定义为试验结果阳性并且提示GERD 的诊断。然而,缺乏症状改善最佳参考阈值、PPI 剂量、试验持续时间和 GERD 参考金标准损害了试验性诊断的准确性。

在一项针对 43 名连续出现胃灼热发作的患者的研究中,研究人员进行了上消化道内镜检查和 24 小时动态 pH 监测,使用每天 60mg 剂量的奥美拉唑来定义 PPI 试验的测试特征,能够获得症状减轻的最佳定义。患者使用奥美拉唑(早晨 40mg,晚上 20mg)或安慰剂治疗7 天,然后进入清除期并随机分配到比较组。总体而言,35 例患者被归类为 GERD 阳性(基于内镜检查或 24 小时食管 pH 监测异常),GERD 阳性的患者中,28 例(80%)对奥美拉唑试验有阳性反应,症状改善定义为减轻 50%。奥美拉唑试验的特异性为 57.1%,阳性预测值为90.3%,阴性预测值为 36.4%。随后,计算临床诊断性能曲线(ROC)以评估与最佳测试特征相关的症状改善程度,证明 75% 的症状减少与 85.7% 的敏感性,90.9% 的阳性预测值和 81%的准确性相关;将 PPI 试验与常规内镜检查诊断策略进行比较,然后进行 24 小时食管 pH 监测,如果没有证实糜烂性病变,PPI 试验为每位接受诊断评估的患者节省了 348 美元,这可归因于减少了 64% 患者内镜检查的需要和 53% 患者 24 小时食管 pH 监测的需要,这突出了初始经验性 PPI 试验的益处。

多种 PPI 剂量已用于治疗性 GERD 的诊断,奥美拉唑每天 40~80mg 不等,研究持续时间 1~4 周。研究证实,在接受 24 小时食管 pH 监测的患者中,PPI 试验 75% 的症状减少定义为阳性。接受奥美拉唑 40mg 每天 2 次(敏感性为 83.3%),与使用奥美拉唑 40mg 每天 1 次(敏感性为 27.2%)、7 天的患者相比,检测 GERD 的敏感性提高。

一项荟萃分析使用 24 小时食管 pH 监测作为参考标准,评估经验性 PPI 试验作为GERD 诊断方法的有效性,发现其综合敏感性为 78%,特异性为 54%,与基于食管炎作为参考标准的 GERD 定义相当,其表现出 71% 的综合敏感性和 41% 的特异性。这与另一系统评价一致,表明在那些不明原因的胸痛患者中,有 pH 监测阳性或内镜检查反流性食管炎等客观证据与没有客观 GERD 证据的患者相比较,PPI 试验临床症状减少 50% 的可能性更高。

因此,由于尚未确定最佳检测特征,PPI 试验并不能确定地建立或排除 GERD 的诊断。通过更高的 PPI 剂量、更大的症状改善和更多的 GERD 客观证据,可以获得更佳的测试特征。当在确定的短期疗程中使用时,大多数患者将在 3 天内得到改善,从而没有了对进一步诊断测试的需求。

第五节　内科治疗

对胃食管反流病的内科处理原则是:①缓解症状;②治愈反流性食管炎;③防止复发。由于本病是上胃肠道动力障碍性疾病,因而减少食管内的酸或胆汁反流,可减轻症状,促使反流性食管炎愈合,并防止其复发。治疗胃食管反流病的各种措施是力求减少反流及由反流引起的刺激和损害。

一、改变生活方式

对胃食管反流病的患者,首先应强调改变生活方式,减少反流和促进食管清除。如抬高床头 15~20cm;避免穿紧身衣服,减肥;避免持重物,以减低腹内压力;避免饮咖啡或吃刺激性(酸性和辛辣)食物,戒烟酒,减少高糖、高脂饮食;避免饱餐后平卧位,或睡前进餐,以减少胃十二指肠液的分泌,并减少暂时性食管下括约肌松弛的发生;积极治疗咳嗽、便秘等使腹内压增加的疾患；同时，注意避免服用影响食管下括约肌压力的药物，如硝酸甘油、钙离子通道阻滞药、茶碱等。

二、抗反流治疗

1. 抗反流治疗药物

（1）抗酸剂：①能迅速中和食管和胃内的酸，减少反流物的刺激；②口服抗酸剂能刺激食管原发性蠕动，加强了对反流物的清除；③同时抗酸剂能在胃黏液湖上形成黏液层，减少反流物对食管的刺激作用。

氢氧化铝凝胶或片剂等用于胃灼热等症状性反流病。硫糖铝可与暴露的蛋白质结合，提供保护性机械屏障，阻止酸的反向弥散和防止黏膜暴露于反流物；还能与胆酸及胃蛋白酶结合，释放内源性前列腺素，对上消化道黏膜产生保护作用。虽然某些研究提示硫糖铝有缓解症状和促进食管黏膜愈合的作用，但是在急性胃食管反流病中的疗效并不完全肯定。

（2）抑酸剂：抑酸治疗减少胃酸分泌。减轻反流物的刺激和损伤作用。H_2 受体拮抗剂通过抑制壁细胞上的受体，抑制胃酸分泌。质子泵抑制剂通过非竞争性不可逆地抑制胃壁细胞内质子泵（H^+-K^+-ATP 酶），使 H^+ 不能进入胃腔内，此酶是胃酸分泌的最终通道，其抑酸作用明显强于 H_2 受体拮抗剂。

H_2 受体拮抗剂对减轻反流症状具有较好的疗效和安全性，对轻-中度的反流性食管炎的愈合率较好；连续应用 12 周，愈合率可达 70% 以上。80% 以上的患者可缓解或部分缓解反流症状；症状缓解与黏膜愈合不相关，但黏膜的愈合率与用药时间及剂量相关。有关 H_2 受体拮抗剂在胃食管反流病中的应用方法和剂量见表1-3。

表1-3　胃食管反流病的 H_2 受体拮抗剂治疗

药物	睡前服一次的作用时间	缓解症状的推荐剂量	反流性食管炎愈合的推荐量
西咪替丁	6~8 小时	300mg/d，每天 1 次	800mg/d，每天 1 次
雷尼替丁	8~12 小时	150mg/d，每天 2 次	150mg/d，每天 1 次
法莫替丁	10~12 小时	20mg/d，每天 2 次	20~40mg/d，每天 2 次
尼扎替丁	10~12 小时	150mg/d，每天 2 次	150mg/d，每天 2 次

常用的质子泵抑制剂有奥美拉唑、兰索拉唑，新近还有泮托拉唑。常用的剂量：奥美拉唑 20mg，兰索拉唑 30mg，泮托拉唑 30mg，每天 1 次，必要时，每天 2 次，疗程为 8~12 周。反流性食管炎的愈合率可达 80%~96%。但停用后容易复发，需要维持治疗。抑酸剂治疗后胃内细菌可能过度生长，胃窦 G 细胞释放胃泌素增加。少数患者用药后上腹胀，出现消化不良的症状。

（3）促动力药：胃食管反流病作为上胃肠道动力性疾病，首先应改善其动力功能。表1-4 列出了 3 种促动力药的作用。其中以西沙必利应用最为普遍，它能提高食管下括约肌收缩力，增强食管的清除功能，加快胃排空，促使胃幽门十二指肠协调运动。有关反流性食管炎的许多双盲随机临床试验表明，西沙必利的疗效优于安慰剂，与雷尼替丁的疗效接近，两者联用则作用加强。

表1-4　胃食管反流病的促动力药治疗

药物	机制	食管收缩	LES压力	胃排空	剂量
甲氧氯普胺	中枢多巴胺受体阻滞药	增强	升高	加速	5~10mg,每天3次
多潘立酮	周围多巴胺受体阻滞药	无作用	不著	加速	10mg,每天3次
西沙比利	5-羟色胺受体激动剂	增强	升高	加速	5~10mg,每天3次

甲氧氯普胺由于可能出现类似帕金森病的锥体外系反应,因而多不长期应用。多潘立酮对食管的作用不显著,但可用于伴有胃排空减慢的胃食管反流病患者。西沙必利可有腹痛、腹泻等不良反应,继续用药可逐渐减轻或消失,极个别患者可引起QT延长,因而应避免和引起QT延长的药物合用,避免和红霉素、克拉霉素等药物合用,这些药物为细胞色素Ps抑制剂,合用时使西沙必利的血药浓度增加,可增加其不良反应。

(4)铝碳酸钙(达喜):已有报道铝碳酸钙能吸附胆汁,因而可减少反流物对食管黏膜的损伤作用。

2.抗反流治疗的方案　对反流性食管炎或胃食管反流病可以采取以下几种方案。

(1)再下梯治疗:这是一种一步到位的方法,开始治疗时就用足剂量,应用质子泵抑制剂(1~2个剂量,每天1次或每天2次),或联合促动力剂,持续2~3个月,治愈和控制症状后减量,或应用H_2受体拮抗剂或促动力剂,或两者联合应用,进入维持治疗。这种治疗方案常用于中、重度反流性食管炎,重度症状性胃食管反流病。本方案每天服药1次,依从性好,治疗疗效好。易完全缓解,控制症状所需时间短,愈合所需时间短。但费用高,长期用药的安全性不肯定。

(2)上梯治疗:从一般治疗、抗酸剂开始,如有效就继续用药,否则就逐步升级,选用H_2受体拮抗剂或促动力剂,或两者联合,必要时选用质子泵抑制剂或联合促动力剂。持续2~3个月,再逐渐减量,进入维持治疗。这种治疗方案常用于轻度反流性食管炎,轻、中度症状性胃食管反流病。本方案需每天2次,治疗开始疗效欠佳,症状可能不能完全缓解,食管炎不能短期内愈合,但有可能应用最小的有效剂量,相对安全,费用也少。

(3)个体化治疗:临床上,可以根据患者反流程度、模式、诱因及对治疗反应不一而制订个性化方案。例如对卧位型的胃食管反流病,用药时间可以选在晚上用药,而仅仅是餐后型的反流则可在日间用药。和以上两种方案比较,本方案似乎更为可取。

(4)胃食管反流病的维持治疗:胃食管反流病的维持治疗主要适用于重度反流性食管炎、停药后症状反复发作或持续不缓解的患者。西沙必利常用的维持剂量为10mg,每天2次。必要时选用H_2受体拮抗剂或质子泵抑制剂抑酸治疗,有时也需联合治疗。维持治疗时间不等。对治疗无效的病例,应考虑药物剂量是否足够、诊断是否正确,还要注意有无胆汁反流等问题,必要时进行食管胆汁反流监测。对重症反流性食管炎,宜定期内镜复查,注意是否发展成Barrett食管。

三、并发食管狭窄的治疗

部分反流性食管炎可以发展成食管狭窄,有炎性狭窄和瘢痕引起的狭窄两种。对炎性狭窄的患者,需进行抗反流治疗,部分患者的狭窄能得到一定的缓减。还有部分患者仍需要进行内镜下扩张治疗,或在内镜下进行气囊的充气扩张治疗。扩张后需应用抗反流药物治疗,避免再次形成狭窄。对瘢痕性狭窄其治疗方法是手术切除狭窄或长期定时扩张。

四、胃食管反流病的内科治疗评价及展望

总的来说,促动力剂能增强上胃肠道的动力功能,但质子泵抑制剂更有效。有人认为非重度反流性食管炎用质子泵抑制剂更为有利,理由是该药能加速食管炎的愈合,缩短疗程,有利于食管炎的组织恢复,因而阻断因反流性食管炎长期不愈加重食管动力的障碍。有文献已经表明,停药后多数病例会复发。因而,不少患者需要接受维持治疗。

在提高胃食管反流病的防御机制方面,目前正在积极开发暂时性食管下括约肌松弛抑制剂,如5-羟色胺协同剂舒马曲坦、氨基丁酸(GABA)激动剂巴氯芬、胆囊收缩素拮抗剂等。

黏膜保护剂治疗反流性食管炎与药物和局部病变是否充分接触有关,但吞服药物后常常不易较长时间停留在食管,因而其疗效很受限制。如何通过内源性黏膜保护机制的加强来达到治疗目的则值得探讨。

部分反流病患者对内科治疗反应不佳,食管体部的清除能力低下,改善食管清除功能是治疗成功与否的关键。有时需要从整体角度进行治疗,消除患者的焦虑情绪,使其自主神经功能完善。有可能对改善食管动力和清除功能有利。对顽固、难治的胃食管反流病,抗反流手术治疗已经是一种有效的手段,近10年来开展了在腹腔镜下进行,近日还有在内镜下进行手术治疗的报道。腹腔镜下手术近期疗效令人满意,但远期疗效有待于进一步观察,手术疗效与术者的经验十分相关。如同时合并有食管裂孔疝,可进行裂孔修补术及抗反流手术,重建胃食管交界的抗反流机制。

第二章 慢性胃炎

慢性胃炎是胃黏膜受到多种因素长期损伤后,引起的胃黏膜慢性炎症。慢性胃炎是一种多发病,其发病率在各种胃病中居首位,男性多于女性,慢性胃炎特别是慢性萎缩性胃炎随年龄增长发病率逐渐增高。流行病学研究显示,高达50%~70%的老年人存在慢性萎缩性胃炎。该病最常见病因是胃黏膜 Hp 感染及各种急性胃炎治疗未愈迁延为慢性胃炎。国内患者多数是以胃窦部炎症为主,后期可以伴有胃黏膜固有腺体萎缩和肠腺化生,甚至上皮内瘤变等。

第一节　慢性胃炎的分类及临床表现

一、分类

1. 慢性胃炎的历史分类　1947 年,半屈式胃镜的发明者 Schindler 把慢性胃炎分为特发性胃炎和伴随性胃炎两大类,即 Schindler 分类。特发性指未合并胃溃疡、胃癌及做过胃部手术者,具体再分为 3 种:浅表性胃炎、萎缩性胃炎和肥大性胃炎。这种单纯形态学分类法为以后的胃炎分类奠定了最初始的框架。

1972 年的 Whitehead 分类法在浅表性胃炎和萎缩性胃炎分类的基础上强调病理组织学的重要性,要求对黏膜损害的部位、腺体萎缩程度、胃炎活动性和化生及其类型进行报告。这一分类法曾在我国被广泛采用,也是后来的悉尼分类法的重要基础。

同一时期,随着慢性胃炎发病机制逐步被揭示,Strickland 和 Mackay 提出了 Strickland 分类,建议把慢性萎缩性胃炎分为 A、B 两型。A 型萎缩性胃炎常以累及胃体的弥漫性萎缩,与自身免疫异常相关。患者体内存在异常的壁细胞抗体和内因子抗体,一方面使得壁细胞被破坏,胃酸分泌显著降低甚至无酸,一方面内因子分泌减少,引起维生素 B_{12} 吸收不良,伴发恶性贫血。B 型萎缩性胃炎为胃窦为主的多灶性炎症,病因主要被认为是化学损伤、过咸食物等非特异性因素,胃酸正常或轻度降低,少数可发展为胃癌。Strickland 分类突出了自身免疫这一病因,把与恶性贫血有关的免疫异常的胃炎和非特异性炎症区分开,对预后也有一定的提示作用,在胃炎分类的发展史上有其特殊的地位。悉尼系统中的胃体胃炎和胃窦胃炎,新悉尼系统将萎缩性胃炎分为自身免疫性胃炎和多灶性萎缩性胃炎两类,概念均取自于此。但是对于占大多数的 B 型胃炎没有足够多的重视和深入,包括其与细菌感染的关系[即后来被证实的幽门螺杆菌感染(Helicobacter pylori,Hp 感染)]。

到了 20 世纪 80 年代,Correa 基于流行病学的角度提出了 Correa 分类,强调慢性胃炎的分类与预后相关,分为与恶性贫血相关的 A 型(自身免疫型胃炎)、与十二指肠溃疡相关的B 型(高分泌型胃炎)及与胃癌相关的 AB 型(环境型胃炎)。此后,他又进一步结合组织病理学,提出萎缩性胃炎分为弥漫性胃体萎缩性胃炎(自身免疫相关)和多灶性萎缩性胃炎(环境、饮食相关)。Correa 分类强调流行病学和预后,进一步丰富和细化了慢性胃炎分类。

在上述分类的基础上,20世纪90年代提出了悉尼系统及其重要补充新悉尼系统。悉尼系统是Misiewicz等在1990年第九届世界胃肠病学术大会上提出的。此分类法是由组织学和内镜两部分组成,组织学以病变部位为核心,确定3种基本诊断:①急性胃炎;②慢性胃炎;③特殊类型的胃炎。以病因学和相关因素为前缀,组织形态学描述为后缀,并对肠上皮化生(肠化生、肠化、intestinal Metaplasia,IM)、炎症的活动性、炎症、腺体萎缩及Hp感染分别给予程度分级。内镜部分以肉眼所见的描述为主,并区别病变程度,确定7种内镜下胃炎的诊断:①红斑渗出性胃炎;②平坦糜烂性胃炎;③隆起糜烂性胃炎;④萎缩性胃炎;⑤出血性胃炎;⑥反流性胃炎;⑦皱襞增生性胃炎。悉尼系统对慢性胃炎的分类和以往相比明显进行了细化,比较具体,有利于诊断的标准化,但该分类过于烦琐,不易推广,也未能解决内镜所见与组织学不一致的问题。1994年各国胃肠病理学家在休斯敦召开胃炎专题研讨会,两年后发表了修订意见——新悉尼系统。修订的悉尼系统取消"全胃炎"术语,重点强调了有胃黏膜固有腺体萎缩和非萎缩区别,将慢性胃炎分为非萎缩性胃炎和萎缩性胃炎两大类,后者再分为自身免疫性胃炎和多灶性萎缩性胃炎。浅表性胃炎改称为非萎缩性胃炎。统一了胃炎有关的组织解剖学定义和术语。为了统一判断标准,提高病理切片在不同观察者之间的一致性,采用直观模拟评分法帮助分级。以5种形态学变量(Hp、炎症、活动性、萎缩和肠化)或6种形态学变量(另外包括异型增生)来描述胃炎的病理组织学情况。这些病理变化程度可分为无、轻度、中度和重度4级。

悉尼系统及新悉尼系统是慢性胃炎的分类史上集大成者,强调部位、形态学和病因学三者结合,具有标准化和可重复性的突出特点,具有里程碑式的意义,目前我国及国际上所采用的慢性胃炎分类标准均是在这一系统上进一步发展完善而成的。

2. 慢性胃炎的分类现状 对慢性胃炎的病因认识是其分类的重要基础。在2016年第十版的Sleisenger and Fordtran´s Gastrointestinal and Liver Disease中根据病理及形态特征将慢性胃炎分为三类:弥漫性胃窦炎(diffuse antral gastritis,DAG)、环境性化生性萎缩性胃炎(environmental Metaplastic atrophic gastritis,EMAG)和自身免疫性化生性萎缩性胃炎(autoimmune Metaplastic atrophic gastritis,AMAG),其中弥漫型胃窦炎对应新悉尼系统中的非萎缩性胃炎,Hp为其主要病因,而环境性化生性萎缩性胃炎和自身免疫性化生性萎缩性胃炎统称慢性萎缩性胃炎。

目前认为Hp感染是慢性胃炎最常见的原因,其病理特征之一是胃黏膜被含有拉塞尔小体(Russell body)的浆细胞浸润黏膜为特征(Russell小体胃炎);二是可逆性结节性胃炎,其在Hp根除后可以恢复,但是这种结节性胃炎并非Hp感染所特有,其他如克罗恩病、梅毒性胃炎、淋巴细胞性(变异型)胃炎、胶原性胃炎和胃继发性淀粉样变性等也可出现。

慢性萎缩性胃炎可以是局部性或弥漫性的,通常是斑片状的。环境性化生性萎缩性胃炎(EMAC)的特点是胃窦和胃体都有黏膜萎缩和肠化生。EMAG的发病是多因素的,但Hp感染起着最重要的作用,而遗传和环境因素,特别是饮食,也很重要;而肠化生是异型增生和胃癌的危险因素。EMAG的易感人群包括非裔美国人群、斯堪的纳维亚人、亚洲人、拉美裔人、中南美人、日本人和中国人。自身免疫性化生性萎缩性胃炎(AMAG)也称为弥漫性胃体萎缩性胃炎,是一种自身免疫原因破坏胃体腺体而导致的胃炎,常伴发恶性贫血,易感人群为北欧或斯堪的纳维亚背景的患者和非裔美国人群。

国内对于慢性胃炎的分类共识也根据我国的具体国情几经完善。2000年的井冈山共识中总结了我国多年慢性胃炎的研究经验,在悉尼分类法的基础上将慢性胃炎分为浅表性胃炎(也称非萎缩性胃炎)、萎缩性胃炎和特殊类型胃炎三种类型,加上病因学诊断,并对幽门螺杆菌、炎症、活动度、萎缩和肠化分别给予程度分级。井冈山共识中的分类方法是在我国沿用最广的方法。此后的数次共识会议中进一步强调慢性胃炎的病因在分类中的重要性。在2017年的上海共识中指出,Hp感染是慢性胃炎最主要的病因;胆汁反流、长期服用NSAIDs(包括阿司匹林)等药物和乙醇摄入是慢性胃炎相对常见的病因;自身免疫性胃炎在我国相对少见;其他感染性、嗜酸性粒细胞性、淋巴细胞性、肉芽肿性胃炎和Ménétrier病相对少见。目前国内慢性胃炎的分类主要参考沿用井冈山共识,一般基于其病因、内镜所见、胃黏膜病理变化和胃炎分布范围等相关指标进行分类:基于病因可将慢性胃炎分成Hp胃炎和非Hp胃炎两大类;基于内镜和病理诊断可将慢性胃炎分成萎缩性和非萎缩性两大类;基于胃炎分布可将慢性胃炎分为胃窦为主胃炎、胃体为主胃炎和全胃炎三大类。

3.某些特殊类型胃炎　慢性胃炎除萎缩性胃炎和非萎缩性胃炎两类外,尚有少部分是特殊类型胃炎,包括疣状胃炎、化学性胃炎、淋巴细胞性胃炎、肉芽肿性胃炎、嗜酸细胞性胃炎、胶原性胃炎、放射性胃炎、感染性(细菌、病毒、真菌和寄生虫)胃炎和Ménétrier病等。

(1)疣状胃炎:又称痘疱状胃炎或慢性糜烂性胃炎,其特点是再发生或持续性胃多发性糜烂,其发生机制可能与Hp感染、免疫机制异常和高酸分泌有关。糜烂呈特征性的疣状,多数分布于幽门腺区和移行区范围,少数可见于整个胃。多数隆起中央有糜烂、色淡红或覆有黄色薄膜。注意与Ⅱ型早期胃癌、息肉、假性淋巴瘤和非萎缩性胃窦胃炎伴隆起型糜烂者鉴别。其可能有一定胃癌发生率。值得一提的是,根据笔者的临床经验,患疣状胃炎或慢性萎缩(或非萎缩)性胃炎伴疣状变化的患者,不但临床症状较明显,其病理组织学改善也相当困难。

(2)淋巴细胞性胃炎:淋巴细胞性胃炎是一种特殊类型的慢性胃炎,较少见,病因尚不清楚。其病理学特点为胃表面和小凹上皮内密集淋巴细胞浸润,内镜表现为胃黏膜皱襞增大增粗、结节状改变和糜烂等。病变以胃体为主,也可累及全胃。临床表现为上腹痛、恶心和体重下降及厌食。病因不明,可能与免疫反应有关。应用常规治疗胃病药物无效,而应用免疫抑制剂和激素可取得较好效果。

(3)Ménétrier病:Ménétrier病是一种罕见的原因不明的胃黏膜腺体增生病,以胃内黏膜良性增生肥厚为主要表现。该病以内镜下胃体、胃底巨大黏膜皱襞和低蛋白血症为特征,其病因尚不清楚。最初Ménétrier于1888年发现并描述为片状多发腺瘤,故而得名。本病曾有多种不同的名称,如胃黏膜巨大肥厚症、巨大肥厚性胃炎、胃巨大皱襞肥厚、胃黏膜息肉样肿、胃腺乳头状瘤病、肥厚性增生性胃炎等。由于其临床表现不典型,临床上不易诊断,误诊率极高,国内报道甚少。

4.关于慢性胃炎分类的思考　从在慢性胃炎分类中对病因和预后的重视可以看出,慢性胃炎诊断本身的临床意义有限,胃炎的分类的重要价值在于它能否提供其炎症的潜在病因、相关预后等的信息,比如是否需要根除幽门螺杆菌,是否需要制订自身免疫性疾病随访策略,是否需要进行胃癌监测等。故其详细诊断需要包括内镜下描述、活检部位和数量、组织学描述等,这也要求不同中心诊断须有较高的一致性和信息完整性,而悉尼系统和新悉尼系统之所以被广泛接受和发展沿用,很重要的原因是其为诊断领域带来了标准化和可重复性。随着对慢性胃炎认识的加深,其分类也许还会进一步演变,但归根结底是为了给后续的临床治疗和相关疾病预防及监测提供方向。WHO已经颁布的第十一版国际疾病分类(International Classification of Diseases,ICD)中慢性胃炎分类方法也在被关注和讨论中。

二、临床表现

慢性胃炎常见症状主要为一些程度不等的消化不良症状,且为非特异性;有无消化不良症状及其严重程度与慢性胃炎的类型、慢性胃炎的胃镜所见和胃黏膜病理组织学改变及分级无明显相关性。部分慢性胃炎患者可以没有任何症状。

慢性胃炎患者常见的消化不良症状,如上腹隐痛、胃脘部胀满、食欲减退、餐后饱胀、反酸、嘈杂等,常常反复发作,可有或没有规律。有消化不良症状的慢性胃炎与功能性消化不良患者在临床表现和精神心理状态上无明显差异。功能性消化不良患者中80%左右存在胃炎,50%左右可能合并Hp感染,该比例在不同地区因Hp感染率不同而异。部分慢性胃炎患者可同时存在胃食管反流和消化道动力障碍,尤其在一些老年患者,其下食管括约肌松弛和胃肠道动力障碍尤为突出。

少数慢性萎缩性胃炎患者可有贫血、消瘦、舌炎、腹泻等症状,个别患者伴发急性胃黏膜病变可有出血,如咯血、黑便等。

1. 上腹痛　慢性胃炎最常见症状之一即是上腹疼痛,通常位于剑突下上腹正中,或偏左,或偏右,甚至出现在胁肋部、胸背部、下腹部,部分患者部位不固定。疼痛性质一般为隐痛、灼痛、胀痛、钝痛等,轻者间歇性隐痛或钝痛,严重者可为剧烈绞痛。疼痛经常出现于进食过程中或餐后,常常因为进食生冷、粗糙或硬食、辛辣或其他刺激性食物而症状出现或加重,部分患者疼痛见于空腹或没有规律,少数与情绪、气候变化等有关。

2. 上腹胀　慢性胃炎患者另一个常见症状为胀满或堵塞感,其部位多为上腹部,部分患者可牵及两侧胁肋部胀满不适,个别表现为脐周或整个腹部胀满。胀满多因为排空延迟、消化不良等所致胃内潴留食物、胃肠积气等,以餐后出现胀满或胀满加重,以及早饱感等为多见,但部分患者胀满时作,没有明显时间规律,症状与进食没有明显关系,空腹时也胀满明显。患者胀满可与情绪、身体状况有一定相关性。

3. 嗳气　慢性胃炎患者常伴有嗳气症状,甚至嗳出酸腐之气。嗳气可以间歇偶作,可以频繁发作,甚至持续不断,其程度可以声微,也可以响亮而影响周围之人。其原因常为胃内消化不良,导致异常酵解引起气体增多,经食管排出所致。有的患者嗳气常伴有反酸。患者多嗳后得舒,个别嗳气后依然不适。部分患者嗳气与精神、情绪相关。

4. 嘈杂　嘈杂是一种胃中空虚、难以形容、时作时止的症状,也是慢性胃炎患者常见症状之一。因为嘈杂,患者可以频繁进食以缓解其不适,也有因为嘈杂而不思饮食者。

5. 其他　慢性胃炎患者还可有其他症状如反酸、恶心、呕吐、便秘或腹泻等。

(1)饮食方面:见口淡无味、食欲缺乏、食少纳呆、消谷善饥等。

(2)情绪方面:见烦躁易怒、焦虑忧思,甚至悲观厌世等。

(3)睡眠方面:见入寐困难、多梦易醒、醒后不解乏等。

(4)其他方面:见神疲乏力、精神萎靡等全身性非特异症状。

6. 体征　慢性胃炎患者一般无明显体征,体格检查时偶有上腹压痛,仔细触诊可以感受到患者腹部轻压痛、板滞感、点状或条索状碍手感、气动感、振水感等。

少数病程较长及病情严重的患者可有消瘦及贫血。

第二节　慢性胃炎的常见病因与发病机制

慢性胃炎的病因与发病机制迄今尚未完全明了,在此就其中比较明确的病因做简要阐述。

一、慢性非萎缩性胃炎

1. Hp 感染　慢性胃炎多由急性胃炎之后迁延而来,胃黏膜病变不能及时痊愈而发展为慢性浅表性胃炎。其中 Hp 感染是慢性胃炎最重要的致病原因之一。1986 年,世界胃肠病学会第八届会议上即提出了 Hp 感染是浅表性胃炎的重要原因,明确了其在慢性胃炎发病中的地位。Hp 致病机制可能主要是通过破坏胃黏膜屏障,使 H^+ 反向弥散,最终引起胃黏膜的炎症。

Hp 是慢性胃炎最主要病因之一。Hp 由澳大利亚医师及病理师于 1982 年首先从胃炎患者黏膜上分离和培养,其为单极、多鞭毛、末端钝圆、螺旋形弯曲的革兰阴性杆菌,拥有极强的运动力和黏附性,它能穿过胃腔的酸性坏境到达中性的黏液层中,并穿过黏液层,覆盖在黏膜上。呈螺旋状的菌为运动提供了基础,而菌体一端的鞭毛又为运动提供了动力。几十年来的全球深入研究和广泛临床实践证明,Hp 给人类带来的危害远大于益处。因此,2015 年的《幽门螺杆菌胃炎京都全球共识》明确提出:除非有特殊原因,所有 Hp 感染者均应给予根除治疗。

Hp 经粪-口或口-口途径感染,其对胃黏膜表层尿素和碳酸氢钠有趋化性,细菌能分泌多种黏附因子,如原纤维凝集素、表面黏附物质等,因此它在胃蠕动和细胞更新快的胃腔环境中不被排出。Hp 能分泌很多酶,其中有高活性的尿素酶,分解尿素,产生氨而中和胃酸,形成利于 Hp 定居和繁殖的局部微环境。并使 H^+-K^+-ATP 酶活性下降,阻止 H^+ 由壁细胞向胃腔的主动转运。Hp 一般不侵入腺体和固有膜中,不被吞噬细胞吞噬;且多数 Hp 存在于黏液层下,使机体的免疫机制鞭长莫及;细菌能改变其抗原性。Hp 的这些生物学特性,使它能在胃内长期定居繁殖,造成慢性感染。

Hp 的致病性主要表现在:①尿素酶作用产生的氨引起细胞损伤;②空泡毒素(VacA)引起细胞损伤;③与细胞毒素相关基因(CagA)相关的诱导因子使上皮细胞释放 IL-8 等细胞因子,导致多形核白细胞游走、活化,产生炎症反应;④菌体细胞壁 Lewis X 抗原、Lewis Y 抗原所引起的自身免疫反应。此外,Hp 破坏黏液层生理结构,机体的炎症反应使黏膜屏障损伤,这又使胃腔内胃蛋白酶和胃酸,以及一些化学性和机械性因子在发病中参与作用。

Hp 感染呈世界范围分布,与社会经济状况有关。Hp 长期持续存在,造成腺体破坏,最终发展成为萎缩性胃炎。胃炎发展速度取决于 Hp、个体差异和环境 3 个因素综合结果:①Hp 菌株、毒力和感染数量,Hp Ⅰ 型菌株带空泡毒素(VacA)和细胞毒相关基因(CagA),对胃黏膜有明显损伤性,易引起强烈炎症反应;②感染宿主的反应性,如免疫应答反应强弱、胃的分泌状态、血型、民族和年龄差异等;③环境因素,如盐摄入过多、新鲜果蔬摄入不足、吸烟、饮酒等。

另有一种海尔曼螺杆菌(Hh),与 Hp 同属于螺杆菌属,在不足 1% 的慢性胃炎病例中发现,组织学所见类似于 Hp 感染,但炎症轻微,细菌比 Hp 长,因数量少,在活检中很易漏看,感染此菌的部分患者有猫狗或其他动物接触史。除此之外，鼻腔、口腔、咽部等部位的慢性感染病灶，如齿槽溢脓、扁桃体炎、鼻窦炎等细菌或其毒素的长期吞食，可反复刺激胃黏膜而引起浅表性胃炎。

2. 刺激性物质　长期吸烟，饮烈性酒、浓茶、浓咖啡等刺激性物质，可破坏胃黏膜保护屏障，在此以吸烟为例说明。首先，吸烟可引起味觉功能障碍和食欲减退，这也是为什么许多人戒烟后出现体重增加的主要原因。究其原因，主要是吸烟时燃烧的烟雾直接经过口舌，在香烟中烟碱的反复刺激下，舌表面的味蕾会逐渐被破坏，进而导致味觉缺失，表现为吃饭时感觉不到食物的滋味。其次，烟草中主要有害成分是尼古丁，香烟中的尼古丁能作用于迷走神经系统，长期大量吸烟可使胃肠功能活动紊乱，如使幽门括约肌松弛，十二指肠液反流，胆囊收缩，易导致碱性的胆汁、肠液反流入胃，刺激、损伤胃黏膜；同时可使胃部血管收缩，胃酸分泌量增加，从而破坏胃黏膜屏障。这些均可使胃腔内胃蛋白酶和胃酸，以及一些化学性、机械性因子在发病中发挥作用，从而产生慢性胃炎甚至引起消化性溃疡。长期生活不规律，如过饥或过饱等均可破坏胃黏膜保护屏障而发生胃炎。

3. 药物　很多药物都有胃肠道反应，长期应用可以导致慢性胃炎的发生和发展。药物引起胃黏膜损伤和炎症的原因比较复杂，如部分抗生素、细胞毒药物等可以直接刺激胃黏膜，导致黏膜炎症反应并产生症状。常见的 NSAIDs 如阿司匹林、保泰松、吲哚美辛及水杨酸盐等不仅可以直接损伤胃黏膜，同时还可以抑制环氧化酶 1（COX-1）的活性，减少前列腺素的合成，削弱胃黏膜屏障功能，抑制血栓素 A_2（TXA_2）合成，抑制血小板凝聚等。此外，部分抗抑郁焦虑药物、降压药物、抗过敏药物及其他多种药物等都可通过影响胃肠道神经或内分泌调节作用，引起胃黏膜损伤及炎症反应。

4. 胆汁反流　经胃镜发现和证实胆汁反流是引起慢性胃炎的一个重要原因。由于幽门括约肌功能失调或胃手术后十二指肠液或胆汁可反流至胃内，胆汁中含有的胆盐可破坏胃黏膜屏障，并促使胃液中的 H^+ 及胃蛋白酶反向弥散至黏膜内引起一系列病理反应，从而导致慢性胃炎。

5. 循环及代谢功能障碍　充血性心力衰竭或门静脉高压时，使胃长期处于淤血和缺氧状态，导致胃黏膜屏障功能减弱，胃酸分泌减少，细菌大量繁殖，容易造成胃黏膜炎性损害。慢性肾衰竭时，尿素从胃肠道排出增多，经细菌或肠道水解酶作用产生碳酸铵和氨，对胃黏膜产生刺激性损害，导致胃黏膜充血水肿，甚至糜烂。

6. 局部射线照射　深度 X 线照射胃部及局部放疗等，可引起胃黏膜损害，产生放射性胃炎，日久不愈也导致慢性胃炎迁延。

7. 环境变化　如环境改变、气候变化，人若不能在短时间内适应，就可引起支配胃的神经功能紊乱，使胃液分泌和胃的运动不协调，产生慢性胃炎。

8. 长期精神紧张，生活不规律　由于心理不健康，长期处于精神紧张、忧虑或抑郁状态，可引起全身交感神经和副交感神经功能失衡。导致胃黏膜血管舒缩功能紊乱，造成胃黏膜血流量减少，破坏胃黏膜屏障作用，形成胃黏膜慢性炎症反应。交感神经和副交感神经调节失常，还可导致胃肠动力和排空障碍，食物在胃中长时间停留，也可过度刺激胃黏膜，引起或加重胃黏膜炎症变化。神经调节失常，也可引起胃内分泌异常，胃黏膜防护能力下降，促进炎症的发生。

9. 其他病变的影响　一些全身性、代谢性、系统性疾病如尿毒症、肝硬化、慢性心功能不全、糖尿病、部分风湿免疫疾病等也可通过不同机制导致慢性胃炎的发生和发展。

二、慢性萎缩性胃炎

慢性萎缩性胃炎多从非萎缩性胃炎迁延不愈而来,胃内攻击因子与防御修复因子失衡是慢性萎缩性胃炎发生的根本原因。因此,上述导致慢性非萎缩性胃炎的因素,如果长期得不到有效控制,均有可能引起萎缩性胃炎。包括前述 Hp 感染、长期饮浓茶、烈酒、咖啡,摄入过热、过冷、过于粗糙的食物,均可导致胃黏膜的反复损伤;长期大量服用 NSAIDs 如阿司匹林、吲哚美辛等可抑制胃黏膜前列腺素合成,破坏黏膜屏障;烟草中的尼古丁不仅影响胃黏膜的血液循环,还可导致幽门括约肌功能紊乱,造成胆汁反流。各种原因的胆汁反流均可破坏黏膜屏障造成胃黏膜慢性炎症改变。胃黏膜营养因子(如胃泌素、表皮生长因子等)缺乏,心力衰竭、动脉硬化、肝硬化合并门静脉高压、糖尿病、甲状腺疾病、慢性肾上腺皮质功能减退、尿毒症、干燥综合征、胃血流不足及精神因素等长期作用均可导致胃黏膜萎缩。

Strickland 将慢性萎缩性胃炎分为 A、B 两型。A 型是胃体弥漫萎缩,导致胃酸分泌下降,影响维生素 B_{12} 及内因子的吸收,因此常合并恶性贫血,其可能与自身免疫有关,壁细胞抗原和抗体结合形成免疫复合体,在补体参与下,引起壁细胞等破坏、腺体受损所致。部分风湿免疫疾病导致的胃黏膜萎缩,可能均与自身抗体导致的胃黏膜免疫损伤有关。B 型在胃窦部,少数人可发展成胃癌,与 Hp、化学损伤(胆汁反流、非皮质激素消炎药、吸烟、酗酒等)有关。我国 80% 以上患者属于 B 型萎缩性胃炎。

第三节　慢性胃炎的常用检查方法

鉴于部分慢性胃炎患者无任何症状,即使有症状却缺乏特异性,且缺乏特异性体征,因此根据症状和体征难以做出慢性胃炎的正确诊断。慢性胃炎的确诊主要依赖胃镜检查和胃黏膜组织学检查,尤其是后者的诊断价值更大,两者是临床诊断及临床分型的主要依据。此外,尚有一些其他检查方法可以协同使用。

一、胃镜和活组织检查

1. 胃镜下表现　慢性胃炎的胃镜诊断,是指胃镜下肉眼或特殊成像方法所见的黏膜炎性变化,需与病理检查结果结合做出最终判断。慢性萎缩性胃炎的诊断包括胃镜诊断和病理诊断,而胃镜下判断的萎缩与病理诊断的符合率有一定差异,确诊应以病理诊断为依据。

慢性胃炎胃镜诊断的命名很不统一,而且差别不小。既往悉尼分类将胃镜诊断分为七类:充血渗出性胃炎、平坦糜烂性胃炎、隆起糜烂性胃炎、慢性胃炎伴萎缩、出血性胃炎、皱襞增生(肥厚)性胃炎和反流性胃炎。由于庞杂的命名对各型胃炎的治疗指导性并不特异,因此还有其他多种诊断命名规则。目前普遍的方法是将慢性胃炎在胃镜下分型为非萎缩性、萎缩性。如同时存在平坦或隆起糜烂、出血、黏膜皱襞粗大或胆汁反流等征象,则可依次诊断为慢性非萎缩性胃炎或慢性萎缩性胃炎伴糜烂、出血、胆汁反流等。由于多数慢性胃炎的基础病变均为炎症反应(充血、渗出等)或萎缩,所以,将慢性胃炎分为慢性非萎缩性胃炎和慢性萎缩性胃炎比较切合临床,有利于与病理诊断的统一。

正常胃黏膜柔软有光泽,粉红色,胃窦部黏膜平坦、无渗出物附着。如不过度充气,可见皱襞指向幽门。胃体部皱襞规则、光滑,宽度不大于 5mm,充气后皱襞可以展开。

(1)慢性非萎缩性胃炎(浅表性胃炎):慢性非萎缩性胃炎常见胃镜表现是胃黏膜充血,轻度充血呈淡红色,明显充血时呈点状、斑状或线状发红区,胃镜接近观察,可见由直径1~3mm隆起的发红点组成。黏膜往往有粗糙状变化,有时可见点状或片状灰黄色渗出,附着于胃黏膜表面。慢性非萎缩性胃炎常以胃窦部最为明显,并向胃体发展,胃镜下可见黏膜红斑、黏膜出血点或斑块、黏膜粗糙伴或不伴水肿、充血渗出,甚至糜烂等基本表现。糜烂是不超过黏膜肌层的上皮缺损,大小常在10mm以下。糜烂性胃炎分为两种类型,即平坦型和隆起型,前者表现为胃黏膜有单个或多个糜烂灶,其大小从针尖样到直径数厘米不等;后者可见单个或多个疣状、膨大皱襞状或丘疹样隆起,直径5~10mm,胃窦比胃体部多见,常在皱襞上,顶端可见黏膜缺损或脐样凹陷,其中心常有白苔覆盖(即糜烂),周围局限发红,多发而明显时则诊断为隆起糜烂性胃炎。

(2)慢性萎缩性胃炎:慢性萎缩性胃炎的病变可弥漫或主要在胃窦部,黏膜色泽往往偏白,多呈苍白或灰白色,也可呈红白相间但仍以白相为主,白相稍凹陷;皱襞存在各种不同程度的变细或平坦甚至消失,由于黏膜变薄可透见呈紫蓝色的黏膜下血管,在不过度充气状态下,可透见血管纹,轻度萎缩时见到模糊的血管,重度萎缩时看到明显血管分支,所以评价有无萎缩,应注意充气要适度;肠化黏膜呈灰白色颗粒状小隆起,严重时接近观察有绒毛状变化,肠化也可以呈平坦或凹陷外观;如果喷洒亚甲蓝色素,肠化区可被染上蓝色,非肠化黏膜不着色,但此法有相当比例呈假阴性。如伴有增生性改变者,黏膜表面呈颗粒状或结节状。

(3)其他类型胃炎:出血性胃炎是指胃黏膜炎症性变化之外,黏膜有明显红色或茶黑色点状或斑片状破损。胃黏膜血管脆性增加可引起胃壁内出血,称为黏膜下出血,在水肿或充血胃黏膜上见点状、斑状或线状出血,往往多发、新鲜和陈旧性出血混合存在。看到黑色的附着物质提示向胃腔内的出血。

少数Hp感染性胃炎可表现为胃体部皱襞肥厚,宽度达到5mm以上,适当充气后皱襞不能展平,用活检钳将黏膜提起时,可见帐篷征,这是和恶性浸润性病变鉴别点之一。肥厚皱襞可伴有结节状变化或平坦糜烂。Hp根除治疗后,皱襞的肥厚可减退。

在此,做胃镜检查时需注意一些技术因素,如胃内充气量、胃腔压力、物镜与胃黏膜的距离和人的主观视觉等,均可引起诊断上的差别。轻度炎症时,胃黏膜肉眼表现可以不明显。胃镜诊断正常胃黏膜时,应取多点活检证实。

2.活组织检查　胃镜检查的同时钳取活标本,用来做病理学检查,判断慢性非萎缩性胃炎、慢性萎缩性胃炎、肠上皮化生、异型增生。同时可行病理活检组织快速尿素酶试验。

(1)组织学变化:主要有活动性慢性炎症、萎缩和化生。在慢性炎症过程中,胃黏膜也有反应性增生变化,如胃小凹上皮形成、黏膜肌增厚、淋巴滤泡形成、纤维组织和腺管增生等。

1)慢性炎症和活动性:黏膜层有以淋巴细胞、浆细胞为主的慢性炎症细胞浸润,炎症先发生在黏膜浅层,而后至黏膜全层。根据慢性炎症细胞浸润深度和密度将炎症分成轻、中、重三级。Hp根治后慢性炎症细胞消失很缓慢,要一年或更长时间胃黏膜才能完全恢复到正常状态。淋巴细胞聚集和淋巴滤泡形成是Hp感染性胃炎的病理特征之一。如果检查足够数量的活检标本,均可找到淋巴滤泡,有些儿童期患者此特点可以十分明显。

如有中性粒细胞出现,表示慢性胃炎有活动性,其主要浸润于黏膜固有膜、小凹上皮和腺管上皮之间,重度时成堆积聚于小凹之间,形成小凹脓肿。此外,表面上皮常有变性、脱落,形成糜烂,固有膜水肿、充血甚至灶性出血。活动性是提示存在Hp感染的一个非常敏感的指标,一般在感染治愈后几天到一个月内消失。

2）萎缩性病变:指胃固有腺体(幽门腺或泌酸腺)数量减少,是慢性持续性炎症造成的最常见结果。由于腺体数量减少,黏膜层可以变薄,胃镜下可显露血管网。但是,萎缩性病变常伴有肠化和纤维组织、淋巴滤泡、黏膜肌增厚等增生变化,如后者这些病变明显时,胃黏膜可不薄,相反可呈粗糙、细颗粒状外观(萎缩形成)。

3）肠化生(肠化):Hp 感染性萎缩性胃炎肠化生很常见。萎缩和肠化最早出现在胃窦胃体交界处的小弯侧,呈斑片状,然后病变逐渐合并,向近侧和远侧扩展,但胃窦部肠化更广泛普遍。肠化在细胞学上有四个特点:①出现杯状细胞、吸收细胞、帕内特细胞和肠内分泌细胞;②中性黏液减少或消失,代之以酸性黏液;③细胞的刷状缘出现小肠的双糖酶和碱性磷酸酶、岩藻糖酶、亮氨酸氨基肽酶等;④出现异常蛋白,Hp 一般不定植于肠化黏膜上,这可能是肠化的一种防卫机制,但可以存在于不完全肠化黏膜上。

目前,肠化普遍被认为是机体的一种适应性反应。在许多报告中看到肠化和胃分化型腺癌发生有关系。肠化可进一步区分亚型,临床常用黏液染色法将肠化分成完全型和不完全型肠化、小肠型和大肠型肠化。AB PAS 染色和 HID AB 染色为最常采用的染色法,小肠型肠化细胞含唾液酸黏液,呈 AB 阳性(蓝色);大肠型肠化含硫酸黏液,呈 HID 阳性(棕色)。后者与胃癌关系可能更为密切些,曾被认为是一种癌前状态,但预测价值很有限,或许更重要的是要注重肠化的范围,肠化范围大,大肠型肠化的比例高。

4）幽门腺化生和胰腺化生:幽门腺化生,又称假幽门腺化生,是指胃体和胃底部腺体的壁细胞和主细胞消失,为类似幽门腺的黏液分泌细胞所取代,多为黏膜炎症长期刺激所引起。组织学上它与幽门腺黏膜很难区分,因此活检时注明取材部位十分重要。

胰腺化生常见于萎缩性胃炎和活动性慢性胃炎的幽门腺黏膜中,呈巢状或小叶状分布。1%~2%胃活检和切除标本中可见到,形成原因不清,意义不明。

（2）病理特点:慢性胃炎是胃黏膜层的病变,很少影响到黏膜下层。初始是以炎性细胞浸润为主的充血渗出性胃炎,常先始于胃窦部小弯侧,然后发展至胃体部。如炎症长期不控制,引起腺体破坏和肠化,发展成萎缩性胃炎。此过程长短不一,有报告称非萎缩性胃炎可持续 10~20 年甚至更长。

组织学变化不论是炎症,还是萎缩或肠化,开始时总是呈灶性分布,有时同一块活检标本中也不是一致的。这种特点是胃镜诊断和病理诊断有时不一致的问题所在。随着病情发展,灶性病变扩大联合成片,并逐渐向周围发展,一部分患者炎症还向十二指肠蔓延,引起十二指肠炎或溃疡。这三种病理变化,在我国患者中多表现为胃窦重于胃体,小弯侧重于大弯侧。当萎缩和肠化严重时,黏膜层炎症细胞浸润反而有所减少,提示疾病趋于静止。

从治疗角度看胃黏膜的炎症程度和活动性或许要比胃黏膜萎缩而无炎症要重要得多。自身免疫性胃炎的急性阶段是胃体黏膜淋巴细胞浸润、壁细胞破坏,腺体弥漫性萎缩,黏膜变薄;后阶段壁细饱和主细胞全部或近于全部消失,而胃窦黏膜可基本正常,但我国同时伴有胃窦萎缩和肠化者并不少见。

二、Hp 的检测

Hp 感染的检查方法很多,主要包括细菌的直接检查、尿素酶检查、免疫学检测及聚合酶链反应(PCR)等方法。

1. 细菌的直接检查　细菌的直接检查是指通过胃镜检查钳取胃黏膜(多为胃窦黏膜)做直接涂片、染色、组织切片染色及细菌培养来检测。涂片往往采用革兰染色或吉姆萨染色,组织学切片则常用 HE 染色、吉姆萨染色和 Warthin Starry 染色。此外,免疫组化染色有助于检测球形 Hp。其中胃黏膜细菌培养是诊断 Hp 最可靠的方法,可作为验证其他诊断性试验的"金标准",同时又能进行药敏试验,指导临床选用药物。

2. 尿素酶检查　因为 Hp 是人胃内唯一能够产生大量尿素酶的细菌,故可通过检测尿素酶来诊断 Hp 感染。尿素酶分解胃内尿素生成氨和 CO_2,使尿素浓度降低、氨浓度升高。基于此原理已发展了多种检测方法:①胃活检组织尿素酶试验,将活检胃黏膜组织投入加了指示剂酚红的尿素试剂中,若有 Hp 存在,则尿素酶分解尿素产生氨,试剂的酸碱度变成酸性,使酚红由黄色变成红色,该法灵敏度高,可达 90%,特异性也高,反应速度也很快,价廉便捷;②^{13}C 呼气试验或 ^{14}C 呼气试验,这是一种非侵入性检查方法。如果胃部存在 Hp,Hp 就会分泌尿素酶水解尿素,尿素被水解后形成 CO_2(携带 ^{13}C 或 ^{14}C)随血液进入肺部并以气体形式呼出,检测、分析患者呼气中 ^{13}C 或 ^{14}C 标记的 CO_2 含量即可判断患者是否存在 Hp 感染;③胃液尿素或尿素氮测定;④^{15}N 尿素试验。

3. 免疫学检测　目前已有多种免疫学检测方法,通过测定血清中的 Hp 抗体来检测 Hp 感染,包括补体结合试验、凝集试验、被动血凝测定、免疫印迹技术和酶联免疫吸附测定(ELISA)等。该方法是非现症感染检测方法。试验阳性表示曾有或目前有 Hp 感染。根除 Hp 感染后,血清抗体滴度下降缓慢,甚至在数年中仍呈阳性。故其可反映一段时间内 Hp 感染情况,不受近期用药的影响,其无法区分过去、现在的 Hp 感染及 Hp 是否已经清除,因而不能反映 Hp 的现状感染,也不能用于疗效观察。此外,人类宿主的个体遗传差异对 Hp 抗体水平有很大的影响。该试验多用于 Hp 感染的血清流行病学调查。

4. 聚合酶链反应　该法能特异性检出各种标本(如活检组织、胃液、唾液甚至粪便)内的Hp。正常胃黏膜很少检出 Hp(0~6%),慢性胃炎患者中 Hp 的检出率很高,大概 50%~80%,慢性活动性胃炎患者 Hp 检出率则更高,达 90% 以上。聚合酶链反应技术要求高,操作复杂。聚合酶链反应具有高度敏感性,极少的 Hp DNA 污染,即可出现假阳性。聚合酶链反应对 Hp 毒力菌株的鉴定、分型、耐药基因检测及流行病学研究具有比较高的应用价值。

三、胃液分析

胃液分析包括测定基础胃液分泌量(BAO)及组胺试验或肌内注射五肽胃泌素后测定最大泌酸量(MAO)和高峰泌酸量(PAO),以判断胃泌酸功能,有助于慢性萎缩性胃炎的诊断及指导临床治疗。慢性浅表性胃炎胃酸多正常,有时可以增高;广泛而严重的慢性萎缩胃炎则胃酸降低;萎缩性胃炎病变局限于胃窦时,胃酸可正常或低酸,低酸是由于泌酸细胞数量减少和 H^+ 向胃壁反弥散所致,自身免疫性萎缩性胃炎时胃酸明显降低,甚至无胃酸分泌,胃液分泌量也极少,往往在给予酸分泌刺激剂后,也不见胃液和胃酸分泌。

四、血清学检测

1. 胃蛋白酶原测定　胃蛋白酶原(pepsinogen,PG)反映主细胞的数量,可在胃液、血浆和 24 小时尿液中测到胃蛋白酶含量。胃酸和胃蛋白酶原分泌量呈平行关系。胃蛋白酶原有Ⅰ型和Ⅱ型两类。PGⅠ只在泌酸腺产生,而 PGⅡ在整个胃黏膜都可产生,PGⅠ/PGⅡ比值随胃体萎缩程度加重而降低。中重度胃体萎缩时,PGⅠ明显下降(敏感性为80%,特异性为98%),PGⅡ适度下降。Hp感染时PGⅠ、PGⅡ均升高,但PGⅡ升高明显,清除Hp后,则PGⅠ/PGⅡ比值上升。

如与血清胃泌素17(G-17)、血清Hp抗体同时检测,可以协助推测是否患萎缩性胃炎及萎缩部位;PGⅠ、G-17低提示萎缩性胃炎的部位为胃窦和胃体,Hp抗体阳性和G-17降低表明萎缩性胃炎位于胃窦;如PGⅠ降低而G-17很高,不论Hp抗体是否阳性,均提示胃体萎缩。

在日本,胃蛋白酶原也用于筛选胃癌,无症状胃癌患者,该法85%阳性,PGⅠ或比值降低者,推荐进一步胃镜检查,以检出伴有萎缩性胃炎的胃癌。

2. 血清胃泌素测定　应用放射免疫法测定血清促胃液素含量,正常值为<100pg/mL。萎缩性胃体炎时常轻中度升高,是因胃酸缺乏不能反馈抑制G细胞分泌,从而导致G细胞分泌促胃液素功能增高之故。伴有恶性贫血的胃萎缩患者可明显增高,可达1000pg/mL或以上,甚至>5000pg/mL,与胃泌素瘤相似,但胃萎缩有胃酸缺乏,而后者是高胃酸。Hp感染性胃炎35%~45%患者的空腹血清胃泌素含量可轻度升高,胃窦黏膜严重萎缩时,空腹血清胃泌素正常或降低。若萎缩性胃炎病变严重,不但胃酸和胃蛋白酶原分泌减少,内因子分泌也减少,因而影响维生素B_{12}也下降;血清PCA常呈阳性(75%以上)。

3. 自身抗体　胃体萎缩性胃炎时血清抗壁细胞抗体(PCA)常呈阳性,对诊断有一定参考价值。血清内因子抗体(IFA)阳性率比PCA低,但如胃液中检测到IFA,对诊断恶性贫血帮助很大。

4. 血清维生素B_{12}浓度和维生素B_{12}吸收试验　维生素B_{12}的吸收依赖内因子,只需少量内因子即可保证维生素B_{12}在回肠末端被吸收。正常时泌酸腺每小时约分泌3000单位内因子,胃体萎缩性胃炎时内因子生成减少或缺如。当内因子分泌值降低到每小时200单位以下时发生维生素B_{12}吸收障碍。正常人空腹血清维生素B_{12}的浓度为300~900ng/L,若低于200ng/L可确定维生素缺乏,提示维生素B_{12}吸收不良。

五、胃肠X线钡餐检查

随着消化胃镜技术的发展,目前胃炎诊断已经很少应用上消化道X线钡餐检查。用气钡双重造影显示胃黏膜细微结构时,萎缩性胃炎可出现胃黏膜皱襞相对平坦、减少;如胃窦部出现不规则痉挛性收缩,黏膜皱襞增粗、迂曲、横行常提示以胃窦为主的慢性胃炎;但不少慢性胃炎X线片上可无任何异常表现。

第四节　慢性胃炎的诊断、分级及鉴别诊断

一、诊断

慢性胃炎症状无特异性,体征很少,如果有上消化道症状,多数患者仍应做胃镜明确,确诊主要靠胃镜检查及胃黏膜活组织检查。同时,在我国有50%~80%患者在胃黏膜中可找到Hp,所以慢性胃炎的诊断一定要注明有无Hp感染,以指导临床治疗及用药。慢性胃炎的症状严重程度与组织学之间没有明显的联系,一般炎症和活动度较重的,症状可以较重,重度萎缩性胃炎由于泌酸功能降低,症状反而相对较轻;年轻者的症状似乎较老年者多。同时,

一定要注意活组织学检查的局限性,主要是:①胃黏膜组织学变化易受胃镜检查前夜的摄入物(如酒、刺激性食物等)、检查术前是否吸烟、检查时胃镜医师手法的熟练程度、患者恶心反应等诸多因素影响;②活检是"点"的调查,而慢性胃炎病变程度在整个黏膜面上并非一致,要多点活检才能做出全面估计,判断治疗效果时,前后两次活检必须在相同或相近部位才能比较;③病理诊断易受病理医师主观经验的影响。

诊断胃炎一般取材2~3块或以上,如胃窦大弯、胃窦小弯和胃体小弯各取1块。如用于科研,按悉尼系统要求取5块,即距幽门2~3cm的胃窦大弯和小弯,距贲门8cm的胃体大弯和小弯,以及胃角1块,病变处要另外再取。标本要足够大,达到黏膜肌。为提高观察结果的一致性,可采用悉尼系统指定的直观模拟评分法,即观察者将病理切片的组织学象与标准图像对照,找出最匹配图像,决定程度分级。

综上所述,慢性胃炎的诊断应力求明确病因,建议常规检测Hp。Hp感染是慢性胃炎的主要病因,建议作为慢性胃炎病因诊断的常规检查。在慢性胃炎中,胃体萎缩者血清胃泌素G-17水平显著升高,PGⅠ或PGⅠ/PGⅡ比值降低;在胃窦萎缩者中,前者降低,后者正常;全胃萎缩者则两者均降低。因此,检测血清促胃液素G-17、PGⅠ、PGⅡ有助于判断有无胃黏膜萎缩和萎缩部位。萎缩性胃体炎可由Hp感染或自身免疫所致,怀疑自身免疫所致者建议检测血清胃泌素、维生素B_{12}及抗壁细胞抗体、抗内因子抗体等。

二、分级

慢性胃炎观察内容主要包括五项组织学变化和四个分级。五项组织学变化包括Hp感染、慢性炎症(单个核细胞浸润)、活动性(中性粒细胞浸润)、萎缩(固有腺体减少)、肠化生(肠上皮化生)。四个分级包括:−提示无,+提示轻度,++提示中度,+++提示重度。如有上皮内瘤变,也应注明等级。组织学对五项组织学变化和四个分级的诊断参考"胃的生理与病理"中的相关内容。

三、鉴别诊断

1. 胃癌 胃癌是最常见的消化道恶性肿瘤之一,我国是胃癌的高发国家。胃癌早期可以没有症状或仅见轻微消化不良症状,症状缺乏特异性,需特别注意以免遗漏或误诊。明确鉴别诊断以胃镜检查及活检为主,部分血清肿瘤学标志物可供参考。慢性胃炎出现的如食欲缺乏、上腹不适、消瘦、贫血等症状,也可常见于胃癌,如果患者中年以上、有Hp感染史和胃癌家族史等尤其需要排除胃癌。如果出现不明原因消瘦、进行性吞咽困难、反复或持续性呕吐、咯血或黑便、贫血、发热等症状和有胃癌家族史或40岁以上新发的消化不良症状者,通常称为上消化道报警症状,必须进一步行胃镜等相关检查以排除胃癌。

2. 消化性溃疡 消化性溃疡和慢性胃炎均有慢性上腹痛、嗳气等症状,但消化性溃疡,特别是初发性消化性溃疡多以上腹部规律性、周期性疼痛为主,而慢性胃炎疼痛很少有规律性并以消化不良为主。X线钡餐或胃镜检查可资鉴别,但慢性胃炎可与消化性溃疡同时存在,明确鉴别诊断仍需要依靠胃镜检查。

3. 功能性消化不良 功能性消化不良(functional dyspepsia,FD)是指起源于胃十二指肠区域,具有消化不良症状,但不能用器质性、系统性或代谢性疾病等来解释产生症状原因的疾病。功能性消化不良与慢性胃炎的临床表现极其相似,且慢性胃炎常常与功能性消化不良并见。功能性消化不良诊断重点在于具有消化不良症状的一种功能性疾病,强调症状,突出功能异常,慢性胃炎诊断重点则是具有胃黏膜形态、组织学改变的器质性病变,强调形态及病理学异常,突出器质性改变。两者的鉴别诊断需依靠胃镜检查及胃黏膜病理活检,鉴别的关键在于有无形态或组织学异常。一般认为胃镜下形态结构异常主要包括胃黏膜充血、水肿、糜烂、溃疡、黏膜肥厚或菲薄、新生物等;组织病理学异常则主要包括 Hp 感染、活动性炎症、萎缩、肠化、增生、癌变等。

功能性消化不良目前诊断多采用罗马Ⅳ诊断标准,其仍然沿用罗马Ⅲ标准对功能性消化不良的分类及四种核心症状,即餐后饱胀不适、早饱感、上腹痛、上腹部灼烧感,具备上述症状之一项或以上,症状出现至少 6 个月,近 3 个月符合餐后不适综合征或上腹疼痛综合征诊断标准,并且没有可以解释上述症状的器质性疾病即可诊断。符合功能性消化不良症状诊断标准,如果胃镜及病理发现胃黏膜明显充血、水肿、糜烂,以及 Hp 感染、活动性炎症、萎缩等异常,则诊断为相应类型慢性胃炎。

4. 慢性胆道疾病　如慢性胆囊炎、胆石症常有慢性右上腹痛、食欲减退、腹胀、嗳气等消化不良的症状,易误诊为慢性胃炎,或可能合并慢性胃炎。胆囊造影、B 超和(或)CT、MRI 异常可提供鉴别诊断依据。

5. 其他　如肝炎、肝癌及胰腺疾病也可因出现食欲缺乏、消化不良等症状而延误诊治,全面体格检查及有关检查可防止误诊。特别需要警惕合并慢性胃炎患者,一定要完善相关检查完成鉴别诊断,如 CT、MRI 等以免误诊或漏诊,不要因为慢性胃炎而掩盖其他疾病的诊断。

第五节　慢性胃炎的发展、转归及预后

由于慢性胃炎的发病较为普遍,故其疾病的发展、转归及预后是广大患者关注的焦点,慢性胃炎的转归包括逆转、持续稳定和病变加重状态。慢性胃炎患者病情比较容易反复、迁延,大多数患者整体病情比较稳定,部分患者可以恢复正常,少部分有可能发生癌变。慢性浅表性(非萎缩)胃炎→萎缩性胃炎→肠化生异型增生(上皮内瘤变)→胃癌(肠型)的发展模式(又称 Correa 模式)为业界所公认,慢性胃炎如果不予干预,经过比较长的时间会有一定比例的患者发展至胃癌,但癌变所经过时间的长短及癌变的比例,不同国家或地区的报道差别明显。

一、慢性非萎缩性胃炎

该阶段是慢性胃炎的早期、Correa 模式的起始阶段,我国人群中慢性胃炎的发病率在50% 以上。大多数患者尽管临床症状轻重不一,但胃镜及病理变化比较轻微。如果及时调整生活方式,进行适当治疗,大多数患者病情稳定,预后良好。

Hp 是明确的慢性胃炎病因之一,Hp 感染性胃炎是明确的感染性疾病。我国人群 Hp 感染率近 10 年来虽然呈下降趋势,但平均感染率仍然在 50% 以上。Hp 是上述 Correa 发病模式的重要启动因子,我国 Hp 阳性患者终身发生胃癌的风险在 6% ~ 8%,胃癌高发区男性 Hp阳性患者终身发生胃癌的比率高于 15%,因此慢性胃炎 Hp 阳性者,不论有无症状,均应该进行 Hp 根除治疗。

由于慢性胃炎的病因比较复杂,往往难以完全避免,如果导致慢性胃炎的原因长期得不到有效控制,病情反复迁延不愈,有 30% ~ 50% 的患者会经过若干年的发展逐渐演变为萎缩性胃炎,这个过程多在数年、十几年甚至数十年。

二、慢性萎缩性胃炎

该阶段胃黏膜呈局限性或广泛性的固有腺体萎缩(数量绝对减少,或转变为肠化生腺体,功能下降),通俗地讲是胃黏膜变薄、原有的正常腺体减少、分泌消化液的功能降低、腺体上皮细胞的生物学特性改变。萎缩性胃炎发病率也比较高,可以占到所有胃炎患者中的30%~40%,在胃癌高发区甚至能占到总人群的30%左右。萎缩性胃炎的发生率及萎缩程度与年龄呈一定程度的相关性,年龄越高越常见,60岁以上人群几乎可达到50%,所以有人认为萎缩性胃炎是一种退行性改变,是一种"半生理"现象,该阶段患者大多数也比较稳定或发展缓慢。

虽然慢性萎缩性胃炎大多数比较稳定,但它是 Correa 模式的第二个阶段,有比非萎缩性胃炎更高的癌变倾向,因此萎缩性胃炎被认为是一种重要的胃癌癌前疾病。有报道萎缩性胃炎患者随访10~20年,其中1.5%~10%的患者发生了胃癌。萎缩性胃炎发展到胃癌,一般要经过肠化生、异型增生阶段,肠化生和异型增生是目前比较公认的胃癌癌前病变,也就是更容易发生癌变的一种病理状态。

40%左右的慢性萎缩性胃炎患者会逐渐发生肠化生。肠化生在类型上分为完全性和不完全性肠化生,两者又都分为小肠化生和结肠化生,所以肠化生有四种。通常认为完全性小肠化生一般不会癌变,不完全性结肠化生在生物学特性上与胃癌更为接近,完全性结肠化生和不完全性小肠化生则介于两者之间,但通过肠化生类型预测胃癌发生危险性的价值仍存在争议。肠化生在程度上分为轻度、中度、重度,根据肠化生发生的范围、肠化生程度对预测胃癌发生危险性有一定价值。慢性胃炎发展到肠化生阶段,胃癌的整体风险仍然比较低,癌变比率大约在5%以下。

萎缩性胃炎可以经过肠化生或不经过肠化生直接发展到异型增生,5%~10%肠化生患者会演化为异型增生。异型增生,旧称不典型增生、非典型增生,目前 WHO 建议统一称为"上皮内瘤变"。上皮内瘤变分为低级别上皮内瘤变(包括轻、中度异型增生)、高级别上皮内瘤变(包括重度异型增生、部分中度异型增生)。低级别上皮内瘤变随访5~10年,发展为胃癌的可能性在5%~10%,高级别上皮内瘤变的癌变率可以达到50%以上,甚至有学者报道达到74%。所以在日本,重度异型增生或高级别上皮内瘤变往往直接诊断为早期胃癌。

反复或持续 Hp 感染、不良饮食习惯、长期不良情绪等均为加重胃黏膜萎缩、肠化生和上皮内瘤变的潜在因素。水土中含过多硝酸盐,微量元素比例失调,吸烟,长期饮酒,缺乏新鲜蔬菜与水果及所含的必要营养素,经常食用霉变、腌制、熏烤和油炸食物等快餐食物,摄入过多食盐,有胃癌家族史等,均可增加慢性萎缩性胃炎患病风险或加重慢性萎缩性胃炎甚至增加癌变的可能。

三、随访

慢性萎缩性胃炎尤其是伴有肠化生或上皮内瘤变者,应定期接受胃镜和病理组织学检查随访。

一般认为,中重度慢性萎缩性胃炎有一定的癌变率。为了既减少胃癌的发生,又方便患者且符合医药经济学要求,活检有中重度萎缩并伴有肠化生的慢性萎缩性胃炎1年左右随访一次,不伴有肠化生或上皮内瘤变的慢性萎缩性胃炎可酌情行胃镜和病理随访,一般1~3

年随访一次即可。伴有低级别上皮内瘤变并证明该标本并非来于癌旁者,根据胃镜和临床情况缩短至每6个月左右随访一次;而高级别上皮内瘤变需立即确认,证实后行胃镜下治疗或手术治疗。

为便于对病灶进行监测、随访,有条件时可考虑进行有目标的光学活检,开展胃黏膜定标活检(mucosa target biopsy,MTB)。采用胃黏膜定标活检钳和定标液对活检部位进行标记定位,同时取材活检,可对可疑病变进行准确定位和长期随访复查。糜烂性胃炎建议的定标部位为病灶处,慢性萎缩性胃炎的定标部位为胃窦小弯、胃窦大弯、胃角、胃体小弯、胃体大弯及病灶处。

从上可知,慢性胃炎的预后总体良好,大多长期处于慢性胃炎反复发作与间歇期交替出现的状态,部分患者可以逐渐恢复正常。非萎缩性胃炎一般不会癌变,萎缩性胃炎则有一定的癌变率,但癌变过程很长,癌变概率也比较低。萎缩性胃炎基础上伴发的肠化、异型增生(上皮内瘤变)是重要的癌前病变,其中中度或以上的异型增生(包含部分低级别上皮内瘤变、部分高级别上皮内瘤变)是直接的胃癌癌前病变,当慢性胃炎发展到上皮内瘤变阶段,癌变率明显增高,轻度、中度到重度异型增生的癌变风险迅速增加。

积极寻找病因并尽可能摒除,积极对癌前疾病或癌前病变进行干预,分别是胃癌一级预防、二级预防的重要内容。根除Hp是目前唯一肯定的一级预防的重要措施,中医药治疗或化学药物干预治疗萎缩、肠化和异型增生是二级预防的重要选择。不论治疗与否,定期胃镜随访最为重要,以便及时发现癌性病变并进一步及时处理。

第三章　幽门螺杆菌及其相关疾病的处理

第一节　国内外幽门螺杆菌感染处理共识的变迁

1983年,澳大利亚学者Warren和Marshall成功从胃黏膜标本中分离出幽门螺杆菌(Helicobacter pylori,Hp),并发现Hp感染与慢性胃炎,消化性溃疡的发病密切相关,Warren和Marshall因此荣获2005年诺贝尔生理学或医学奖。

此后,随着Hp研究的深入,越来越多的证据表明Hp感染与胃黏膜相关淋巴样组织淋巴瘤(gastric mucosa-associated lymphoid tissue lymphoma,胃MALT淋巴瘤)胃癌等胃肠道及胃肠外疾病密切相关。

1994年,美国国立卫生研究院(NIH)发布了第一部Hp相关指南,将消化性溃疡列为Hp的根除指征,该指南指出根除Hp可促进溃疡愈合、显著降低溃疡复发率和并发症发生率。此后20余年,一些重要的国际Hp感染共识相继颁布,Hp根除指征范围不断扩大。我国人口众多,Hp感染率高,构成了严重的疾病负担,如何制定符合中国国情的Hp感染处理策略,成为历次共识制定的核心问题。

一、幽门螺杆菌感染处理共识报告历程

我国于2000—2017年期间颁布了5次Hp诊治共识。历次共识围绕着"Hp感染诊断,Hp根除指征,Hp根除治疗,Hp与胃癌关系"等关键问题进行论述,共识制定过程中既借鉴国际共识经验,又结合我国国情。以下通过结合历次国际Maastricht等共识报告内容对我国5次共识制定的背景及主要内容进行阐述。

1. 1997年Maastricht-Ⅰ共识报告及2000年《幽门螺杆菌若干问题的共识意见》　1997年欧洲幽门螺杆菌研究小组发布的Maastricht-Ⅰ共识报告在1994年NIH指南基础上进一步拓展了Hp根除指征,并依据证据的等级分为强烈推荐(消化性溃疡、低级别胃MALT淋巴瘤等)建议(消化不良、胃癌家族史等)及不确定(无症状患者等)。推荐尿素呼气试验作为诊断Hp感染及根除的检测方法。此外,推荐PPI三联疗法(预期的ITT根除率大于80%)作为根除Hp的治疗方案,补救治疗应参考首次治疗的抗生素选择,铋剂四联疗法可应用于补救治疗中。

两年后,我国幽门螺杆菌科研协作组发布了《幽门螺杆菌若干问题的共识意见》。此次报告中首先规范了幽门螺杆菌的英文缩写;其次,鉴于当时根除Hp预防胃癌的干预试验结果尚未发布,因此,提出Hp与胃癌的关系仍有待进一步的研究证实。报告中的Hp根除指征与Maastricht-Ⅰ共识报告相类似,而在诊断Hp感染及根除方面,我国提出Hp感染的诊断可基于科研诊断标准或临床诊断标准。推荐Hp形态学检测或尿素酶依赖性试验作为判断Hp根除的检测方法。最后,报告推荐PPI三联疗法、铋剂+两种抗生素疗法或其他方案(H_2受体拮抗剂联合PPI三联等)作为根除Hp的治疗方案,但后两者均未得到Maastricht-Ⅰ共识报告的推荐。

2.2002 年 Maastricht-Ⅱ共识报告及 2004 年《幽门螺杆菌共识意见》 随着 Hp 流行病学研究相继发表,2002 年 Maastricht-Ⅱ共识报告中提出 Hp 感染已成为一个公共健康问题,应引起重视。报告中首次提出针对 45 岁以下的持续消化不良患者实施"检查及治疗"策略及消化性溃疡患者实施"搜寻与治疗"策略。Maastricht-Ⅰ共识报告推荐的根除指征在 Maastricht-Ⅱ共识报告中得到了进一步的推荐(推荐强度增强),且报告中新增了两项 Hp 根除指征(功能性消化不良及胃食管反流病)。此外,粪便抗原试验可作为诊断 Hp 感染及根除的检测方法,而 Maastricht-Ⅰ共识报告推荐的血清学检查未在此次共识中推荐。Hp 感染的治疗方案分为一线及二线治疗方案。其中,一线治疗方案包括 PPI/枸橼酸铋雷尼替丁三联疗法,二线治疗方案包括铋剂四联疗法(铋剂可获得的地区)及 PPI 三联疗法(铋剂不可获得地区)。报告还就儿童 Hp 的诊治内容进行了相应的阐述。

2004 年我国发布了《幽门螺杆菌共识意见》,主要结合 Maastricht-Ⅱ共识报告内容对 Hp 领域的重要问题进行了相应阐述。与第一次 Hp 共识相比,此次共识推荐的根除指征中增加了功能性消化不良(functional dyspepsia,FD)及胃食管反流病(gastroesophageal reflux disease,GERD),且有明显异常的慢性胃炎患者必须根除 Hp。在第一次共识的基础上,推荐粪便抗原试验作为诊断 Hp 现症感染的检测方法。Hp 根除方案的选择与 Maastricht-Ⅱ共识报告类似,分为一线治疗方案及二线治疗方案,但一线治疗方案中仍保留铋剂+两种抗生素疗法。

3.2007 年 Maastricht-Ⅲ共识报告及 2008 年《第三次全国幽门螺杆菌感染若干问题共识报告》 2007 年 Maastricht-Ⅲ共识报告保留了 Maastricht 中强烈推荐的根除指征,FD 修改为非溃疡性消化不良,且证据级别和推荐强度均为最高级。此外,新增了两项根除指征(不明原因缺铁性贫血和特发性血小板减少性紫癜)。报告中强调了不宜在反复腹痛的儿童中实施 Hp"检测和治疗"策略,此类患者诊断重点是寻找腹痛的原因,并非检测 Hp。推荐尿素呼气试验、粪便抗原检测及血清学检测作为检测 Hp 的非侵入手段,并指出了血清学检测作为一些特定患者(消化性溃疡出血,萎缩性胃炎等)的 Hp 感染检测方法。尿素呼气试验和粪便抗原检测(备选)可作为评估 Hp 根除的检测方法。Hp 根除方案分为一线、二线及三线治疗。临床实践中应结合当地克拉霉素耐药率选择治疗方案,共识肯定了铋剂四联方案在根除 Hp 中的疗效。Hp 与胃癌关系在此次共识报告中做了着重强调,提出 Hp 感染是非贲门胃癌发生的常见风险因素,根除 Hp 可预防胃癌,且最佳根除时机是癌前病变(萎缩、肠化)发生前。

随后一年,我国发布了《第三次全国幽门螺杆菌感染若干问题共识报告》,报告中的 Hp 根除指征与 Maastricht-Ⅲ共识报告相类似,将不明原因缺铁性贫血、特发性血小板减少性紫癜等胃肠外疾病纳入 Hp 根除适应证中。支持"个人要求治疗患者"行 Hp 根除治疗。考虑到根除 Hp 并不是为了治疗 GERD,将 GERD 列入根除 Hp 适应证并不符合逻辑,故将 GERD 从 Hp 根除指征中删除。将 Hp 感染临床标准和科研标准合二为一,诊断方法分为侵入性和非侵入性,推荐尿素呼气试验,粪便抗原检测(单克隆法),快速尿素酶试验作为 Hp 感染及根除的检测方法。在治疗方面,共识意见与 Maastricht-Ⅲ共识报告相似,PPI 三联 7 天疗法为根除首选方案,为避免继发耐药,四联疗法也被推荐为一线治疗方案,补救治疗首选四联疗法。

4.2012 年 Maastricht-Ⅳ共识报告及 2012 年《第四次全国幽门螺杆菌感染处理共识报告》 Maastricht-Ⅳ共识报告在 Hp 根除指征方面修改的内容较少,强调长期使用 PPI 的 Hp

阳性患者根除 Hp 可消除胃内炎症、预防萎缩性胃炎的发生。提出在 Hp 感染率>20%地区实施 Hp"检测和治疗"策略是恰当的,这一策略的实施需要考虑当地的成本-效益分析,不适用于有报警症状或者年长患者(具体年龄应根据当地胃癌发生风险确定)。在 Hp 感染检测方面,Maastricht-Ⅳ共识报告提出尿素呼气试验仍为 Hp 感染检测方法的首选,经过验证的单克隆抗体粪便 Hp 抗原试验与尿素呼气试验效果相当。随着克拉霉素耐药率增加,经典三联疗法的根除率已下降至<80%(不可接受),Maastricht-Ⅳ共识报告对 Hp 的治疗做了重点修改。在克拉霉素低耐药(<15%)地区,一线治疗方案推荐含克拉霉素三联疗法或铋剂四联疗法,二线治疗方案推荐铋剂四联疗法或含左氧氟沙星三联疗法。在克拉霉素高耐药(>15%)地区,一线治疗方案推荐铋剂四联疗法(铋剂可获得地区)或序贯疗法或伴同疗法(铋剂不可获得地区)。二线治疗方案推荐含左氧氟沙星三联疗法。三线治疗时推荐行药敏实验。Maastricht-Ⅳ共识对 Hp 与胃癌关系做了进一步的强调:Hp 感染是胃癌发生的主要病因,根除 Hp 是降低胃癌发生率的最有效策略。

同年我国发布了《第四次全国幽门螺杆菌感染处理共识报告》,增加长期服用 PPI 为 Hp 根除适应证。考虑到我国内镜费用低、普及率高,上消化道肿瘤发病率高,此次共识不推荐对年龄<45 岁新发或未调查的消化不良患者实施"检测和治疗"策略。治疗方面,在借鉴 Maastricht-Ⅳ共识基础上,结合我国铋剂易获得、铋剂四联疗法根除率高、安全性好等情况,此次共识放弃经典三联疗法,推荐铋剂+PPI+两种抗菌药物(共五种组合)的铋剂四联疗法,因这些方案根除率均较高,故提出不区分一线和二线,在疗程上放弃以往共识推荐的 7 天疗法,推荐 10 天或 14 天治疗,并提出青霉素过敏者特殊人群的根除方案。

5. 2017 年 Maastricht-Ⅴ共识报告及 2017 年《第五次全国幽门螺杆菌感染处理共识报告》 2015 年发表的《Hp 胃炎京都全球共识》(京都共识)对 Maastricht-Ⅴ共识及我国共识有重要影响和借鉴意义。京都共识重点提出 Hp 胃炎应被视为一种感染(传染)性疾病,Hp 阳性者应给予根除治疗,除非存在抗衡因素;Hp 胃炎是部分消化不良患者症状的原因,将 Hp 相关消化不良定义为一种独特实体,即器质性消化不良,根除 Hp 应作为消化不良处理的一线治疗。Maastricht-Ⅴ共识接受京都共识观点,指出 Hp 胃炎是一种传染病,Hp 胃炎相关消化不良是一个独特的疾病,在一些患者中可产生消化不良症状,在做出可靠的功能性消化不良诊断前,必须排除 Hp 胃炎。但 Maastricht-Ⅴ共识并未就"Hp 阳性者应给予根除治疗,除非存在抗衡因素"这一观点形成共识,即根除 Hp 仍存在指征。在诊断方面,Maastricht-Ⅴ共识指出:推荐尿素呼气试验或单克隆粪便抗原试验为 Hp"检测和治疗"策略检测手段。如行内镜检查,无活检禁忌,推荐快速尿素酶试验。根除治疗后复查推荐尿素呼气试验和单克隆粪便抗原试验,不再推荐快速尿素酶试验。在治疗方面,共识强调目前推荐的根除 Hp 方案疗程应延长至 14 天,除非 10 天疗程被证明有效。克拉霉素高耐药率(>15%)地区,如不进行药敏试验,应放弃克拉霉素三联疗法,推荐铋剂四联疗法或伴同疗法。在克拉霉素和甲硝唑双重高耐药地区,推荐铋剂四联方案作为一线疗法。在克拉霉素低耐药率地区,推荐克拉霉素三联疗法作为一线经验治疗,铋剂四联方案作为替代。克拉霉素三联疗法、非铋剂四联疗法失败后,均推荐经典铋剂四联疗法或含氟喹诺酮类药物的三联疗法或四联疗法作为补救治疗。含铋剂的四联疗法失败后,推荐含氟喹诺酮类药物的三联疗法或四联疗法。推荐二线治疗失败后行药敏试验指导治疗。Hp 与胃癌的关系得到进一步明确,共识指出 Hp 感染是胃癌的主要病因,环境因素起次要作用,萎缩和肠化生发生前实施根除治疗可更有效地降低胃癌发生风险。根除 Hp 预防胃癌在胃癌高风险社区具有成本-效益优势。

随后,我国发布了《第五次全国幽门螺杆菌感染处理共识报告》,本次共识的制定在方法学上首次参照了国际共识制定的流程,即应用 GRADE 系统和改良的 DELPHI 方法进行,成为第五次共识制定的一大亮点。我国第五次共识同样接受京都共识观点,提出 Hp 胃炎是一种感染性疾病(传染性疾病),根除对象可扩展至无症状者。将 2012 年第四次共识根除指征中"个人要求治疗"修改为"证实有幽门螺杆菌感染"。提出 Hp 胃炎可在部分患者中引起消化不良症状,根除 Hp 后可使部分患者的症状获得长期缓解,是优先选择。此次共识认为对胃癌低发区特定患者实行 Hp"检测和治疗"策略对未经调查消化不良处理是适当的,但结合我国国情需要将年龄阈值降至<35 岁。共识推荐尿素呼气试验、快速尿素酶试验分别为非侵入性、侵入性幽门螺杆菌检测首选方法。推荐尿素呼气试验为根除治疗后的首选评估方法。Hp 根除治疗方面,在第四次共识推荐的 5 个铋剂四联方案的基础上,增加了 2 个,即7 个铋剂四联方案,除含左氧氟沙星的方案不作为初次治疗方案(可用于补救治疗)外,根除方案不分一线、二线。第五次共识就 Hp 与胃癌关系进行了充分陈述,认为 Hp 感染是预防胃癌最重要可控的危险因素,根除 Hp 预防胃癌在胃癌高发区人群中具有成本-效益比优势,推荐在胃癌高发区人群中实行 Hp"筛查和治疗"策略。此外,本次共识还就特殊人群(儿童、老年人)Hp 感染,Hp 感染与胃肠道微生态进行陈述。此次共识是对以往共识的进一步完善,共识制定借鉴学习了国际 Hp 共识,并密切结合了我国国情,充分遵循了循证医学证据,科学性强,对规范我国 Hp 感染处理起重要作用,为国际 Hp 研究提供了中国经验和观点。

二、国内外共识意见的比较和差距

自 1994 年第一部 Hp 相关指南发布以来,国内和国际先后制定并更新了若干共识意见,推动和规范了 Hp 相关疾病的防治。总体来说,国内外共识意见在 Hp 根除指征、感染诊断、根除治疗较为相近,Hp 与胃癌关系也得到国内和国际共识明确。但国内共识与国际共识(主要是京都共识和 Maastricht 共识)在有一些方面仍有不同。

在根除指征方面,京都共识提出 Hp 胃炎应被视为一种传染性疾病,Hp 阳性者应给予根除治疗,除非存在抗衡因素。我国第五次共识提出 Hp 胃炎是一种感染性疾病(传染性疾病),根除治疗对象可扩展至无症状者。但鉴于目前我国人群 Hp 感染率高(50%左右),克拉霉素、甲硝唑、左氧氟沙星耐药率均超警戒线,Hp 根除后再感染风险尚不确切等现状,主动筛查所有 Hp 阳性者并进行治疗在我国不现实且难以实现,因此,共识提出我国现阶段仍需根除指征以便主动对获益较大的人群进行 Hp 检测和治疗。

我国 Hp"检测和治疗"策略的实施也与国际共识有所不同,Hp"检测和治疗"策略是一种用非侵入性方法(尿素呼气试验或粪便抗原试验)检测 Hp,阳性者即给予根除治疗的策略,"检测和治疗"策略适合在胃镜检查费用高和上消化道肿瘤发病率低的地区实施,国际上广泛用于未经调查消化不良的处理。第五次共识报告提出 Hp"检测和治疗"策略对未经调查消化不良处理是适当的,此策略不适用于胃癌高发区消化不良患者,在胃癌低发区实施此策略应排除具有报警症状和胃癌家族史者,并将年龄阈值降至<35 岁。

我国第四次共识推荐的治疗方案为 5 个铋剂四联方案。铋剂四联方案因其根除率高得到了国际 Maastricht-Ⅴ等共识的认可和推荐,尤其是在克拉霉素高耐药地区。国外共识将治疗方案分为一线、二线及三线方案,且推荐疗程为 14 天(除非证实 10 天治疗方案有效)。我国的第五次共识在第四次共识的基础上增加了 2 个方案,共推荐了 7 个铋剂四联方案,疗程为 10~14 天。为了保持与第四次共识的连续性,便于我国临床医师应用,推荐的 7 个治疗方案没有分为一线、二线及三线,仍分为初次治疗及补救治疗方案。由于我国非铋剂四联方案的根除率受耐药率的影响,故未被共识推荐应用于 Hp 根除治疗中。与国际共识相比我国共识的制定仍有部分差距,主要在于以下方面。

1. 共识制定方法的科学性　国际共识的制定流程采用的是 GRADE 系统和 Delphi 方法,以条款形式表现;国内共识的制定则多采用专家讨论,举手表决的方法,以陈述形式表现;两者相比后者科学性欠佳。我国第五次 Hp 共识的制定首次参照国际共识制定标准,即应用了 GRADE 系统和改良的 Delphi 方法,并将既往的陈述改为条款形式,表明我国共识制定方法与国际接轨,科学性更强。

2. 循证医学证据的应用　国外更早应用循证医学证据为基础制定共识,使共识意见对临床实践指导性更强、条理更清晰。我国早期共识的制定中,有些条款的推荐尚缺乏国人的流行病学资料,而参照的是国际资料,这一不足在后期的共识制定中已逐渐得到改进。

3. 内容的全面性　国外更早在共识意见中将 Hp 感染相关内容阐述得较为全面。如2002 年 Maastricht-II 共识意见就已详细阐述了 Hp 与相关疾病特别是 Hp 与胃癌的关系,对儿童 Hp 感染治疗及耐药情况等进行了详细介绍,我国第五次共识才有了这些内容的全面描述。

三、我国 Hp 诊治共识的延续和发展

Hp 与相关疾病的关系是历次共识的重点,随着 Hp 感染相关疾病谱的拓展,Hp 根除指征范围不断扩大。如 Hp 与胃癌的关系贯穿了每一次共识,并不断更新、完善,起初第一次共识对于 Hp 与胃癌的关系并不确切,随后共识中 Hp 与胃癌的关系得到逐步肯定。同样,Hp 与 FD 的关系也随着共识的更新完善得到了确认。对于无症状 Hp 感染者是否应该治疗问题是许多临床医师经常碰到的临床难题,起初共识意见不支持对此类患者治疗,随着对 Hp 致病的认识深入,第三次共识将"个人强烈要求治疗者"是否根除 Hp 从第二次共识意见的"不明确"修改为"支持",第五次共识进一步将"证实有幽门螺杆菌感染"列入根除指征。Hp 的根除治疗是历次共识重点阐述内容,我国根除方案经历了从三联到四联、从 7 天到 10~14 天的变化以达到满意的根除效果。由我国拓展的铋剂四联方案得到了国际共识的引用、认可。经过数次共识的更新,Hp 感染的诊断及根除后的评估也更加规范。此外,每次共识的更新也使得共识意见变得更加全面,如 2012 年第四次共识提出了青霉素过敏者的推荐根除方案,第五次共识着重强调了 Hp 与胃癌的关系,提出了特殊人群(儿童、老年人)Hp 感染处理原则等。

临床共识最大价值在于指导临床实践,Hp 共识的制定对于加深临床医师对于 Hp 感染致病的认识,规范 Hp 诊治、提高根除率起到重要作用。我国 Hp 共识意见正在努力并逐渐做到以下的原则:在借鉴国际共识基础上,结合我国国情,制定适合我国的指导意见;强调应用循证医学证据为基础,尽量纳入我国高质量数据制定共识,使得共识意见更为科学严谨;共识意见的陈述既要与国际共识接轨,又要易于临床医师操作,提高对临床实践的指导意义。

大量循证医学证据证明根除 Hp 获益远大于弊,早根除早获益。因此,要提高医务人员

和公众对 Hp 感染危害的正确认识,当前我国 Hp 感染防治中的重点问题已不再是是否需要根除,而是应该如何规范 Hp 诊治,提高 Hp 治疗特别是初次治疗的根除率。统一认识,以最新 Hp 共识意见为基础,结合患者个体情况,规范 Hp 感染诊治,是我国当前 Hp 感染防治的当务之急。

第二节　根除幽门螺杆菌指征

鉴于 Hp 胃炎是一种感染性疾病,感染后难以自行清除,且感染结局难以预测。因此 2015 年京都共识提出了"治疗所有 Hp 阳性者,除非有抗衡因素"。2018 年美国休斯敦共识提出治疗所有活动性 Hp 感染者,与京都共识观点一致。

我国 Hp 感染具有独特的国情:①感染人数众多;②耐药形势严峻;③参与 Hp 治疗的医师多,治疗难规范。因此,我国现阶段根除 Hp 仍需要指征。

一、共识强烈推荐和推荐的 Hp 根除治疗指征

我国最新的第五次 Hp 共识的根除指征在第四次 Hp 共识的基础上仅修改了一条,即将原来"个人要求治疗"改为"证实有 Hp 感染"(表 3-1)。12 项根除指征分为强烈推荐和推荐两个层次。

表 3-1　幽门螺杆菌根除指征

幽门螺杆菌阳性	强烈推荐	推荐
消化性溃疡(不论是否活动和有无并发症史)	√	
胃黏膜相关淋巴组织淋巴瘤	√	√
慢性胃炎伴消化不良症状		√
慢性胃炎伴胃黏膜萎缩、糜烂		√
早期胃肿瘤已行内镜下切除或胃次全手术切除		√
长期服用质子泵抑制剂		√
胃癌家族史		√
计划长期服用非甾体抗炎药(包括低剂量阿司匹林)		√
不明原因的缺铁性贫血、特发性血小板减少性紫癜		√
其他幽门螺杆菌相关性疾病(如淋巴细胞性胃炎、增生性胃息肉、Menetrier 病)		√
证实有幽门螺杆菌感染		√

强烈推荐的 Hp 根除指征为 2 项:消化性溃疡及胃 MALT 淋巴瘤,推荐依据分别为:①Hp 感染是 90% 以上十二指肠溃疡及 70%~80% 胃溃疡的病因,根除 Hp 使 Hp 阳性消化性溃疡不再是一种慢性、复发性疾病,而是可以完全治愈;根除 Hp 预防溃疡出血的价值也得到

证实,因此,对 Hp 阳性的消化性溃疡,无论活动与否,无论有无并发症均应常规根除 Hp;②Hp 阳性的局部阶段(Lugano Ⅰ/Ⅱ期)胃 MALT 淋巴瘤根除 Hp 后,60%~80%的患者可获得缓解。根除 Hp 已成为 Hp 阳性低级别胃 MALT 淋巴瘤的一线治疗。

推荐的 Hp 根除指征共 10 项,主要基于以下依据:①Hp 胃炎伴消化不良症状的患者,根除 Hp 可使部分患者的症状获得长期缓解,是最经济有效的方法;②慢性胃炎伴胃黏膜萎缩、糜烂可进一步进展为肠上皮化生、异型增生及最后导致胃癌的发生,根除 Hp 使胃黏膜活动性炎性反应得到消退,延缓或阻止胃黏膜萎缩发生和发展;③早期胃肿瘤已行内镜下切除或胃次全手术切除患者根除 Hp 可显著降低异时性胃癌的发生风险;④长期服用 PPI 会使 Hp 胃炎分布发生改变,增加胃体胃炎发生风险,胃体萎缩为主的低胃酸或无酸型胃炎发生胃癌的危险性显著升高。根除 Hp 可降低或消除长期服用 PPI 者胃体胃炎发生风险;⑤有胃癌家族史者是胃癌发生高风险个体,根除 Hp 可以消除胃癌发病的重要因素,从而提高预防效果;⑥服用阿司匹林或非甾体抗炎药会增加 Hp 感染患者发生消化性溃疡风险,服用此药物前根除 Hp 可降低溃疡发生风险;⑦Hp 感染与成人和儿童的不明原因缺铁性贫血密切相关,根除 Hp 可提高血红蛋白水平;⑧Hp 阳性特发性血小板减少性紫癜患者根除 Hp 后,约 50%的成人患者和约 39%的儿童患者血小板水平可得到提高;⑨根除 Hp 对淋巴细胞性胃炎、胃增生性息肉等疾病有效;⑩"证实有 Hp 感染",这一条的修改遵循的是世界胃肠病组织指南:"治疗所有 Hp 阳性者,如无意治疗就不要检测"。与京都共识提出"治疗所有 Hp 阳性者"的主动筛查和治疗相比,我们国家目前采取的是一种被动策略,即已经检测为 Hp 阳性者,不管是否有根除指征,如无抗衡因素,均应给予 Hp 根除治疗。

二、Hp 相关消化不良

2015 年京都共识将 Hp 相关消化不良定义为一种独特的疾病,属器质性消化不良,认为在做出可靠的功能性消化不良诊断前,必须排除 Hp 胃炎,将根除 Hp 作为 Hp 感染消化不良处理的一线治疗。Maastricht-Ⅴ共识和我国第五次共识接受京都共识的观点。

Hp 胃炎可在部分患者中产生消化不良症状,主要证据包括:①Hp 感染者消化不良发生率高于无感染者;②志愿者吞服 Hp 后诱发胃炎和消化不良症状;③根除 Hp 可使部分患者的消化不良症状缓解,疗效高于安慰剂;④Hp 胃炎存在胃黏膜炎性反应、胃肠激素和胃酸分泌水平改变,影响胃十二指肠敏感性和运动,与消化不良症状产生相关。

Hp 胃炎伴消化不良症状患者根除 Hp 后消化不良变化分为 3 类:①症状得到长期(>6 个月)缓解;②症状无改善;③症状短时间改善后又复发。目前认为第 1 类患者应属于 Hp 相关消化不良,这部分患者的 Hp 胃炎可以解释其消化不良症状,属于器质性消化不良。后两类患者虽然有 Hp 感染,但根除 Hp 后症状无改善或仅有短时间改善(后者不排除根除方案中 PPI 的作用),仍可作为功能性消化不良。

美国《胃肠病学会消化不良处理评估报告》指出:总体而言,在功能性消化不良治疗中已确立疗效(与安慰剂治疗相比)的方案是根除 Hp 和 PPI 治疗;对于 Hp 阳性患者根除 Hp 是最经济有效的方法,因为 1 次治疗可获得长期效果。功能性胃肠病罗马Ⅳ标准也接受上述观点。京都共识推荐根除 Hp 作为 Hp 感染消化不良处理的一线治疗,因为这一策略不仅疗效相对较高,还可以预防消化性溃疡和胃癌,减少传染源。

我国第五次共识提出 Hp"检测和治疗"策略对未经调查消化不良处理是适当的。但需注意的是,我国胃镜检查费用较低,胃癌发病率存在显著的地区差异。胃癌高发区消化不良患者中实施 Hp"检测和治疗"策略有漏检上消化道肿瘤的风险,因此,此策略不适用于我国胃癌高发区。在胃癌低发区实施此策略应排除具有报警症状和胃癌家族史者,并将年龄阈值降至<35 岁。

三、特殊人群(14 岁以下儿童及 70 岁以上老年人)Hp 感染

与成人相比,儿童 Hp 感染者发生严重疾病包括消化性溃疡、萎缩性胃炎和胃癌等疾病的风险低,且根除治疗不利因素较多,包括抗生素选择余地小和对药物不良反应耐受性低。同时,儿童 Hp 感染有一定的自发清除率,根除后再感染率也可能高于成人。因此不推荐对14 岁以下儿童常规检测 Hp。但有消化性溃疡的儿童推荐行 Hp 检测和治疗;根除 Hp 可能对部分消化不良儿童的症状有效,已接受内镜检查的儿童建议行 Hp 检测与治疗。

老年人身体状况不一,根除 Hp 获益各异,故对老年人 Hp 感染的根除治疗应进行获益-风险综合评估和个体化处理。老年人基础病变相对较多,服用心脑血管药物种类也多,根除 Hp 治疗药物的耐受性降低,发生抗生素不良反应的风险及药物之间的相互作用发生相对增加,因此把握好老年人的根除指征全关重要。有关老年人中相对突出的服用阿司匹林或非甾体抗炎药和维生素 B_2 吸收不良等已列入出成人 Hp 根除指征。

第三节 耐药问题及治疗药物选择

在过去的 30 多年里,随着国内外一系列有关 Hp 感染诊治的指南和共识的制定和推广,Hp 感染临床诊治方面已取得了长足的进展,然而寻求一种安全、高效、价廉的 Hp 根除治疗方案仍是医务工作者的一大难题。

作为最具影响的国际共识,Maastricht-V 共识在 Hp 根除治疗方面指出应根据当地克拉霉素耐药率选择相应的治疗方案。在克拉霉素高耐药率(>15%)地区,推荐铋剂四联疗法或伴同疗法;在克拉霉素低耐药率地区,推荐克拉霉素三联疗法作为一线经验治疗,铋剂四联方案作为替代。国际共识相继更新带来不少启发,然而,我国 Hp 感染具有独特的国情及特点,国际共识只可借鉴而不能照搬,因此,需要针对临床实践出现的一些新的重要问题寻找适合我国国情的 Hp 感染治疗方案。

一、我国 Hp 耐药特点

我国 Hp 耐药形势严峻,Hp 对克拉霉素、甲硝唑和左氧氟沙星(氟喹诺酮类)的耐药率呈上升趋势。2010—2016 年,中华医学会消化病学分会幽门螺杆菌学组进行了覆盖全国13 个省(自治区、直辖市)的 Hp 耐药流行病学调查,结果显示我国 Hp 对克拉霉素(22.1%)、甲硝唑(78.2%)及左氧氟沙星(19.2%)的耐药率均超过了国内外共识限定的警戒线,且克拉霉素和甲硝唑双重耐药率为 17.8%。可喜的是 Hp 对呋喃唑酮(0%)、阿莫西林(3.4%)、四环素(1.9%)的耐药率各地均处于低水平。

二、我国 Hp 根除治疗方案的选择

1. Hp 治疗方案的疗效评价 Maastricht-Ⅰ共识提出推荐的根除 Hp 治疗方案其根除率按意向治疗(intentional treatment,ITT)分析应大于80%,此后 Maastricht 的 5 次共识均按这一

标准提出推荐治疗方案。然而,按感染性(或传染性)疾病治疗的要求,这只是一个最起码的标准,理想的治愈率应大于95%,甚至接近100%。Helicobacter 杂志主编 Graham 教授提出一个评价 Hp 根除方案的评分表(表3-2、表3-3),并指出如果只有最低标准,不利于追求更高标准的研究,不利于对各种治疗方案的评估和比较。

表 3-2　根除 Hp 的评级标准(根据 ITT 分析)

评级	根除率	评分
A	≥95	优
B	90%～94%	良
C	85～89%	一般
D	81%～84%	尚可接受
E	≤80%	不可接受

表 3-3　根除 Hp 的评级标准(根据 PP 分析)

评级	根除率	评分
A	≥95%	优
B	90%～94%	良
C	86%～89%	尚可接受
D	≤85%	不可接受

2. 非铋剂四联方案　随着 Hp 耐药率的上升,荟萃分析结果显示全球标准三联疗法的 Hp 根除率已低于80%。依据 Hp 根除方案评价标准,该方案已不被接受。Maastricht-Ⅳ共识已推荐用非铋剂四联方案(PPI+阿莫西林+克拉霉素+甲硝唑)替代克拉霉素三联疗法。非铋剂四联方案根据其给药方法不同分为序贯疗法(前5天或7天口服 PPI+阿莫西林,后5天或7天口服 PPI+克拉霉素+甲硝唑)、伴同疗法(10天或14天同时服用4种药物)和混合疗法(前5天或7天与序贯疗法相同,后5天或7天与伴同疗法相同)。这3种疗法中,伴同疗法服用药物数量最多,相对疗效最高。克拉霉素或甲硝唑单一耐药即可降低序贯疗法疗效,该方案在成人中的应用已被摒弃。当克拉霉素和甲硝唑双重耐药时,该四联疗法事实上是 PPI+阿莫西林两联疗法,降低伴同疗法根除率。当克拉霉素和甲硝唑双重耐药率>15%时,伴同疗法也难以获得高根除率,故 Maastricht-Ⅴ共识不予推荐。我国报道的克拉霉素和甲硝唑双重耐药率已超过这一阈值,因此,我国第五次 Hp 共识不推荐非铋剂四联方案作为根除 Hp 的治疗方案。

3. 铋剂四联方案　在克拉霉素、左氧氟沙星和甲硝唑高耐药率情况下,14天三联疗法(PPI+阿莫西林+克拉霉素、PPI+阿莫西林+左氧氟沙星、PPI+阿莫西林+甲硝唑)加入铋剂仍能提高 Hp 根除率。铋剂的主要作用是对 Hp 耐药菌株额外增加30%～40%的根除率。此外,铋剂具有不耐药、安全性高、治疗失败后抗生素选择余地大等优势。目前已有将铋剂、四环素和甲硝唑置于同一胶囊中的新型制剂,在全球推广应用。

我国的相关研究拓展了铋剂四联方案,第五次 Hp 共识推荐了 7 种经验治疗铋剂四联方案,所有方案中均含有 PPI 和铋剂,因此选择方案就是选择抗生素组合。第五次 Hp 共识推荐的抗生素组成方案包括:①阿莫西林+克拉霉素;②阿莫西林+左氧氟沙星;③阿莫西林+呋喃唑酮;④四环素+甲硝唑;⑤四环素+呋喃唑酮;⑥阿莫西林+甲硝唑;⑦阿莫西林+四环素。这些方案的组成、药物剂量和用法见表 3-4。疗程推荐为 14 天或者 10 天,如当地某些方案 10 天疗程的根除率接近或达到 90%,则仍可选择 10 天疗程,否则尽可能将疗程延长至14 天,以期获得更高的根除率。

表 3-4　推荐的幽门螺杆菌根除四联方案中的抗生素

方案	抗菌药物 1	抗菌药物 2
1	阿莫西林每次 1000mg,2 次/天	克拉霉素每次 500mg,2 次/天
2	阿莫西林每次 1000mg,2 次/天	左氧氟沙星每次 500mg,1 次/天或每次 200mg,2 次/天
3	阿莫西林每次 1000mg,2 次/天	呋喃唑酮每次 100mg,2 次/天
4	四环素每次 500mg,3 次/天或 4 次/天	甲硝唑每次 400mg,3 次/天或 4 次/天
5	四环素每次 500mg,3 次/天或 4 次/天	呋喃唑酮每次 100mg,2 次/天
6	阿莫西林每次 1000mg,2 次/天	甲硝唑每次 400mg,3 次/天或 4 次/天
7	阿莫西林每次 1000mg,2 次/天	四环素每次 500mg,3 次/天或 4 次/天

注:标准剂量(质子泵抑制剂+铋剂;2 次/天,餐前 0.5 小时口服)+2 种抗生素(餐后口服)。标准剂量质子泵抑制剂为艾司奥美拉唑 20mg,雷贝拉唑 10mg(或 20mg)、奥美拉唑20mg、兰索拉唑 3mg、泮托拉唑 40mg、艾普拉唑 5mg,以上选一;标准剂量铋剂为枸橼酸铋钾220mg(果胶铋标准剂量待确定)。

由于以上 7 种方案均有较高的根除率(均可达到 85%~94%),各有特点,除含左氧氟沙星的方案(作为补救治疗备选)外,方案不分一线和二线。初次治疗可选择 6 种方案(不选含左氧氟沙星方案);初次治疗失败后,补救治疗避免选择已用过的方案,可选含左氧氟沙星方案,因此仍有 6 种方案可供选择。克拉霉素和左氧氟沙星应避免重复使用。

青霉素过敏者推荐的铋剂四联方案抗生素组合为:①四环素+甲硝唑;②四环素+呋喃唑酮;③四环素+左氧氟沙星;④克拉霉素+呋喃唑酮;⑤克拉霉素+甲硝唑;⑥克拉霉素+左氧氟沙星。应注意方案⑤和⑥组合中的 2 种抗生素 Hp 耐药率已很高,如果选用,应尽可能将疗程延长至 14 天。

4. 基于药敏试验的三联方案　不论初次治疗或补救治疗,如需选择含克拉霉素、甲硝唑或左氧氟沙星的三联方案,应进行药物敏感试验。与经验治疗四联方案相比,基于药物敏感试验的三联方案应用药物数量少,不良反应可能会降低。但药物敏感试验增加了费用,其准确性和可获得性也是影响其推广的因素。因此药物敏感试验在根除 Hp 治疗中的成本-效益比尚需进一步评估,其适用于一线、二线还是三线治疗仍有争议。

5. 其他

(1)非铋剂黏膜保护药物根除 Hp:国外和国内多中心的研究提示三联治疗联合聚普瑞锌可以显著提高 Hp 根除率。

(2)中药根除 Hp:某些中药或中成药可能有抗 Hp 的作用,但确切疗效和如何组合根除方案,尚待更多研究验证。

(3)益生菌根除 Hp:某些益生菌可在一定程度上降低 Hp 根除治疗引起的胃肠道不良反应。但目前益生菌在根除 Hp 治疗中的辅助作用尚有争议,相关荟萃分析得出不同结论,共识报告也有不同观点。因此,益生菌是否可提高 Hp 根除率尚有待更多研究证实。

(4)治疗的注意事项:Hp 根除治疗后,应常规评估其是否根除。评估根除治疗后结果的最佳方法为尿素呼气试验,粪便抗原试验可作为备选。评估应在治疗完成后不少于 4 周进行。

第四章　溃疡病

第一节　胃十二指肠溃疡病

消化性溃疡病（peptic ulcer disease，PUD）是指黏膜层的缺损，深度超过黏膜肌层，达黏膜下层。消化性溃疡最常累及胃十二指肠黏膜，分为胃溃疡（gastric ulcer，GU）和十二指肠溃疡（duodenal ulcer，DU）。溃疡也可以发生在其他部位，包括胃食管交界处、胃肠吻合处和异位胃黏膜等。以往的研究集中在胃酸分泌，以及压力、性格类型和遗传在 PUD 发病机制中的作用。组胺 H_2 受体拮抗剂（histamine-2 receptor antagonists，H_2RA）和质子泵抑制剂（proton-pump inhibitors，PPI）的出现使得 PUD 的治疗发生了重大进步。幽门螺杆菌（Helicobacter pylori，Hp）的发现及其在 PUD 中的作用使 PUD 从一种慢性、反复发作的疾病转变为一种可治愈的疾病。在发达国家中，非甾体抗炎药（nonsteroidal anti-inflammatory drugs，NSAIDs）的应用已经成为引起老年人发生 PUD 的主要原因。

一、流行病学

PUD 及其并发症易于在秋冬季节发生或复发，而较少见于夏季。在不同地理位置的国家与地区，PUD 的患病率和发病率也存在差异。据报道，发达国家每年的 PUD 发病率在 0.14%~0.19%。PUD 在北格林兰的因纽特人及西南美的印第安人中较少见，在斐济人、印度尼西亚人及土著澳大利亚人中也较低。在我国，消化性溃疡的地理分布呈现由南向北发病率逐渐降低的特点。其中，银川地区 18.12%、北京地区 16.04%、天津地区 17.03%。

PUD 最常见的并发症是出血，患病率为（48~160）/10 万，而消化性溃疡穿孔则相对少，其发病率为（4~14）/10 万。近年来，消化性溃疡并发症的发病率有所下降。有学者对 2011—2019 年胃肠道并发症的年发病率和病死率进行研究后发现，消化性溃疡出血的发病率从 4.87%下降到 3.21%。在同一时期，矫正年龄和性别后，上消化道出血的病死率从 3.8%下降到 2.7%。

二、病因与发病机制

消化性溃疡的发生源自胃黏膜攻击因子与防御因子的失衡。正常的胃产生酸和胃蛋白酶以促进消化，同时胃和十二指肠也有多层黏膜防御系统以保护自身。黏膜防御的损伤使酸进入已经受损的黏膜，从而导致溃疡的发生。破坏这些防御系统最主要的两种因素即 Hp 感染和 NSAIDs。此外，PUD 患者也可能没有这些危险因素，即非 Hp 非 NSAIDs 溃疡，这些患者中部分人会有其他导致溃疡的原因，例如胃泌素瘤等，而另一部分人的溃疡则为特发性。

1. Hp 感染　Hp 感染率在世界各国差别很大。由于诊断方法和抽样人群的不同，Hp 感染率在 7%~87%。美国和欧洲国家的感染率最低（7%~33%），而日本和中国的感染率在 56%~72%。总的来说，Hp 感染率呈下降趋势。

10%~20%感染 Hp 患者会发生以胃窦为主的胃炎，从而引起胃酸分泌过多，增加 DU 的风险。胃酸分泌的增加导致十二指肠的胃酸负载增加，引起十二指肠球部的胃化生。一些学者认为,十二指肠球部的胃化生上皮随后从胃部感染 Hp,导致局灶性十二指肠炎,有时也会有糜烂和溃疡随之形成。Hp 感染的患者多为胃窦和胃底的全胃炎,其胃酸分泌降低,易诱发 GU 形成。在这些个体中,胃黏膜防御机制的削弱是导致 GU 的主要原因。

2. 阿司匹林及其他非甾体抗炎药　阿司匹林对于预防心血管事件发挥着重要的作用,已经广泛应用于临床中。另据报道,大约 11% 的美国人经常使用 NSAIDs。长期使用非甾体抗炎药使胃肠道出血的概率增加 5~6 倍。其中,1%~4% 的 NSAIDs 使用者可出现严重的溃疡相关并发症。一项来自丹麦的研究显示,服用低剂量阿司匹林的人群胃肠道出血的比值比为 2.6,服用 NSAIDs 的人群胃肠道出血的比值比为 5.6。在西班牙,使用阿司匹林和(或)其他 NSAIDs 导致的病死率为 15.3/10 万,在与阿司匹林和(或)其他 NSAIDs 相关的所有死亡中,多达 1/3 可归因于低剂量阿司匹林的使用。

NSAIDs 的局部损伤曾被认为是胃和十二指肠黏膜损伤的重要因素,但大多数证据表明 NSAIDs 可通过抑制前列腺素的合成而损害黏膜屏障。COX 异构体 COX-1 和 COX-2 负责前列腺素的合成。COX-1 在胃中表达,可以促进前列腺素合成,有助于维持胃上皮和黏膜屏障的完整性。COX-2 在正常的胃内不表达,而是在炎症过程中表达。传统的 NSAIDs 如布洛芬会抑制 COX-1 和 COX-2,而 COX-1 的抑制可以减少前列腺素的合成,从而减少黏膜的防御。动物实验发现,在胃微循环内 NSAIDs 可促进中性粒细胞的黏附,释放氧自由基和蛋白酶,阻碍毛细血管的血流,这一过程在引起 NSAIDs 损伤中起着关键的作用。抑制中性粒细胞的黏附已被证明可以减少 NSAIDs 引起的损害。

Hp 感染可能会影响使用 NSAIDs 患者发生 PUD 的风险。一项 Meta 分析显示,在长期使用 NSAIDs 的患者中,Hp 感染使消化性溃疡出血的风险增加了 6 倍以上。另一项 Meta 分析也显示了类似的发现,在即将开始 NSAIDs 治疗的患者中,根除 Hp 可以降低随后发生溃疡的风险。此外,对近期出现溃疡出血的 Hp 感染患者而言,继续服用低剂量阿司匹林的患者在成功根除 Hp 感染之后,发生复发性溃疡出血的风险较低。

3. 特发性溃疡和其他引起溃疡的原因　随着发达国家 Hp 感染率的下降,非 Hp、非 NSAIDs 的特发性溃疡患者比例正在上升。在美国,这些患者的比例为 20%~30%。但是,其真正发病率是否真的上升或者只是相对上升,目前仍然有争议。

可卡因和甲基苯丙胺可能引起黏膜缺血,而双膦酸盐的使用也与胃十二指肠溃疡有关。服用糖皮质激素的患者发生 PUD 的风险很小,然而,当与 NSAIDs 联合使用时,糖皮质激素会增加 PUD 的风险。选择性 5-羟色胺再摄取抑制剂的使用与 PUD 之间也可能有轻度的相关性。

引起 PUD 的罕见原因是胃泌素瘤。系统性肥大细胞增多症是另一种少见的情况,可引起胃或十二指肠发生多处溃疡。肥大细胞分泌组胺通过组胺受体过度刺激胃酸的产生。PUD 与 α_1-抗胰蛋白酶缺乏症、慢性阻塞性肺疾病和慢性肾脏疾病也相关。少见的消化性溃疡的原因还包括嗜酸性胃肠炎、免疫功能低下患者的病毒感染、梅克尔憩室内异位胃黏膜发生溃疡等。

三、病理

1. 好发部位　PUD 只发生于与胃酸及胃蛋白酶接触的部位,可发生于食管下端、胃、十二指肠、胃肠吻合口及 Meckel 憩室,最多见的是胃及十二指肠溃疡。胃溃疡多发生于胃小弯,尤其是胃角。也可见于胃窦或高位胃体,胃大弯和胃底较少见。在组织学上,胃溃疡常发生于胃窦幽门腺和胃体胃底腺移行交界处的幽门腺区侧,随着年龄的增大,幽门腺区沿胃小弯向胃的近端上移扩大。十二指肠溃疡主要见于十二指肠起始部 2cm 以内,即十二指肠球部,前壁最多(占 50%),其次为后壁(占 23%),再次为下壁(占 22%),上壁最少(占 5%)。

2. 溃疡数目　大多数患者只发生单个胃溃疡或单个十二指肠溃疡。单个溃疡可以保持很久的时间,不因病程的延长而增多。多发性溃疡只见于小部分患者,可表现为一个较大的溃疡并发一个或多个小溃疡。15% 的十二指肠溃疡和 5% 的胃溃疡为多发性溃疡。若十二指肠前壁及后壁同时发生溃疡,则称为吻合溃疡。复合溃疡是指胃十二指肠同时存在溃疡。多发于男性吸烟、服用 NSAIDs、患有胃部肿瘤的人群。

此类患者愈合时间长,病程更加复杂。在多发性溃疡中,各溃疡的活动度不同,一般胃溃疡是活动性溃疡,十二指肠溃疡常是不活动性或愈合的。

3. 溃疡大小　溃疡有一定的大小,一般不因病程的延长而增大。胃溃疡的病灶长径 50% 小于 2cm,75% 小于 3cm,10% 大于 4cm。十二指肠溃疡的病灶长径大多小于 1cm。大于 4cm 的巨大胃溃疡多见于老年患者,大于 2cm 的十二指肠巨大溃疡也多见于老年人。溃疡的大小不是区别良性与恶性溃疡的决定性因素,小的胃溃疡可发生恶变,大的溃疡可长期保持良性。

4. 溃疡形状　大多呈圆形或卵圆形,偶见不规则的长形溃疡。立体看呈钻孔状,边缘壁直;或呈漏斗形,边缘锐利。边缘黏膜与溃疡等平或因充血水肿而略高起,发生于胃小弯上的巨大溃疡可呈马鞍形。时间较久的溃疡呈斜漏斗形,溃疡的贲门侧较深、陡峭、边缘悬垂,呈潜掘状。溃疡的幽门侧较浅、倾斜,呈梯田状。这种形状是由于胃壁蠕动造成的,当胃壁由近端向远程不断蠕动时,胃壁各层发生移动。黏膜层比环肌层移动较多,环肌层又比纵肌层移动较大,因此,在幽门侧形成梯田状,而贲门侧呈潜掘状,贲门侧由于胃液的滞留,组织被侵蚀而深陷。

5. 溃疡底部结构　在溃疡的底部由表面向深部依次分为 4 层:①第一层为急性炎性渗出物,是由坏死的细胞、组织碎片和纤维蛋白样物质组成;②第二层为以中性粒细胞为主的非特异性细胞浸润所组成;③第三层为肉芽组织层,含有增生的毛细血管、炎性细胞和结缔组织的各种成分;④最底层为纤维样或瘢痕组织层,呈扇形,可扩展到肌层,甚至可达浆膜层。

四、临床表现

消化性溃疡的疼痛特点如下。

1. 长期性　由于溃疡发生后可自行愈合,但每次愈合后又易复发,故常有上腹疼痛长期反复发作的特点。整个病程平均 6~7 年,有的可长达 10~20 年,甚至更长。

2. 周期性　上腹疼痛呈反复周期性发作,尤以十二指肠溃疡更为突出。中上腹疼痛发作可持续几天、几周或更长,继以较长时间的缓解。全年都可发作,但以春、秋季节发作者多见。

3. 节律性　溃疡疼痛与饮食之间具有明显的相关性。在一天中,凌晨 3 点至早餐的一段时间,胃酸分泌最低,故在此时间内很少发生疼痛。十二指肠溃疡的疼痛易在两餐之间发生,持续不减直至下餐进食或服制酸药物后缓解。一部分十二指肠溃疡患者,由于夜间的胃酸较高,尤其在睡前曾进餐者,可在半夜发生腹痛。胃溃疡疼痛的发生较不规则,常在餐后

1 小时内发生,经 1~2 小时后逐渐缓解,直至下餐进食后再重复出现上述节律。

4. 疼痛部位　十二指肠溃疡的疼痛多出现于中上腹部、脐上方或脐上方偏右处;胃溃疡疼痛的位置也多在中上腹,但稍偏高处,或在剑突下和剑突下偏左处。疼痛范围约数厘米直径大小。因为空腔内脏的疼痛在体表上的定位一般不确切,所以疼痛的部位也不一定准确反映溃疡所在解剖位置。

5. 疼痛性质　多呈钝痛、灼痛或饥饿样痛,一般较轻而能耐受,持续性剧痛提示溃疡穿孔。

6. 影响因素　疼痛常因精神刺激、过度疲劳、饮食不慎、药物影响、气候变化等因素诱发或加重,可因休息、进食、服制酸药、以手按压疼痛部位、呕吐等而减轻或缓解。

7. 其他症状　包括胃灼热、反酸、嗳气、恶心、呕吐等其他胃肠道症状。食欲多保持正常,偶可因进食后疼痛发作而畏食,以致体重减轻。全身症状可有失眠等神经官能症表现,或有脉搏缓慢、多汗等自主神经系统紊乱的症状。在体格检查方面,溃疡发作期患者中上腹部可有局限性压痛,程度不重,其压痛部位多与溃疡的位置基本相符。

五、并发症

消化性溃疡出血是 PUD 最常见的并发症,在我国的发病率为 16%~33%。国内学者对 2015 年 1 月 1 日至 12 月 31 日在中国人民解放军海军总医院住院的 435 例消化性溃疡患者的临床资料进行研究后发现,女性、有腹痛症状是 PUD 出血的保护因素,心血管疾病、上消化道出血史、进食减少是 PUD 出血的危险因素。NSAIDs 的使用是 PUD 出血的重要原因之一,其主要见于合并心脑血管疾病的高龄患者,具有发病隐匿、症状不明显的特点,往往出血量较大。

急性胃穿孔是 PUD 最严重的并发症。上消化道溃疡穿孔临床特点包括:①有多年上消化道溃疡或上腹部隐痛病史,约 15% 的患者无明显症状;②发病年龄较大,男性较多,吸烟,饮食不规律或喜食刺激性食物,生活精神压力大;③典型症状表现急骤上腹部剧痛,呈进行性加重,被动弯腰体位,体格检查时腹肌紧张,腹部压痛及反跳痛明显,甚至表现为败血症及休克。对于部分穿孔病灶小、腹腔漏出液局限的患者,其临床表现不典型。对于经确诊且年龄大、病史长、穿孔不易闭合或保守治疗病情加重的患者,主张行手术治疗。

胃和十二指肠溃疡瘢痕性幽门梗阻是 PUD 的少见并发症之一。其主要的发病原因是胃、十二指肠溃疡长期对黏膜进行反复的侵蚀,在修复的过程中纤维组织大量的增生,从而形成了瘢痕狭窄。幽门溃疡及十二指肠溃疡所引发的局部痉挛水肿也会导致患者发生梗阻的症状。其临床症状除腹胀、腹痛以外,还可表现为自发性的剧烈呕吐症状,呕吐量较大。对于梗阻较为严重的患者,还可伴有少尿、低钾、贫血及低氯性碱中毒等症状。对于胃出口梗阻的患者,临床医师需要警惕有无恶性肿瘤。

少数胃溃疡可以发生癌变,发生率<1%,十二指肠溃疡一般不会发生癌变。对于长期慢性消化性溃疡年龄>45 岁的患者,如果出现腹痛加重,失去或改变原有腹痛规律,食欲或者体重明显下降,大便隐血试验持续阳性,持续低热,胃镜检查溃疡顽固不愈,边缘不整齐或者呈结节状,溃疡周边糜烂、出血、溃疡底部不平、污秽或是黏膜皱襞中断。应该警惕溃疡癌变的可能。判断是否癌变的"金标准"是内镜下多点活检病理诊断。活检时应注意在溃疡边缘偏内侧多点取材,不能过浅过小。如果未取到癌变组织,应反复胃镜检查,直到溃疡愈合。

对于癌变溃疡,根据其浸润深度,癌变范围,有无转移,采取 ESD 或外科手术治疗。

六、辅助检查

患者是否有 Hp 感染决定了后续的治疗。对 PUD 患者应常规做尿素酶试验、组织学检测或核素标记^{13}C 或^{14}C 呼气试验等,以明确是否存在 Hp 感染。细菌培养可用于药物敏感试验和细菌学研究。血清抗体检测只适用于人群普查,因其不能分辨是否为现症感染,故不能用于判断 Hp 根除治疗是否有效。呼气试验比血清学检查更具特异性。

内镜检查是单纯消化性溃疡病的首选检查,比上消化道钡餐造影具有更高的特异性和敏感性。对于怀疑消化性溃疡的患者是否需要内镜检查取决于许多因素。对于上腹痛患者怀疑有消化性溃疡的患者,如果伴有警戒症状(体重下降、反复呕吐等),则要怀疑存在恶变的可能,需要及时进行内镜检查。一项 2006—2016 年的研究显示,在中国 Hp 高感染背景下,警戒症状对于预测消化性溃疡恶变的价值有限,在该研究中 52% 的恶变溃疡患者有警戒症状,出现警戒症状的溃疡患者中 14.8% 被检查出上消化道恶性肿瘤。警戒症状对于预测溃疡恶变的敏感性和特异性分别为 13.4% 和 96.6%。消化不良对于 36 岁和 74 岁消化性溃疡患者溃疡恶变的阳性预测率(PLR)>10。其余症状则没有明显预测价值。

在内镜下,如果存在溃疡,应在溃疡的边缘取活检,因为癌变更易发生于溃疡边缘。病理学诊断和 Hp 检测可以明确溃疡病因,指导后续的治疗。如果活检明确为良性病变,应在 8 周后再次行内镜活检,研究发现 4% 的患者可能在后续检查中发生恶变,这可能与之前检查病理活检部位没有取到恶变组织有关。在内镜下,溃疡病灶的分期包括:①活动期——A;②愈合过程期——H;③瘢痕期——S。每一个病期又可以被分为两个阶段(图 4-1)。

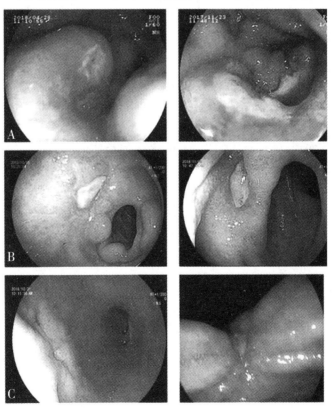

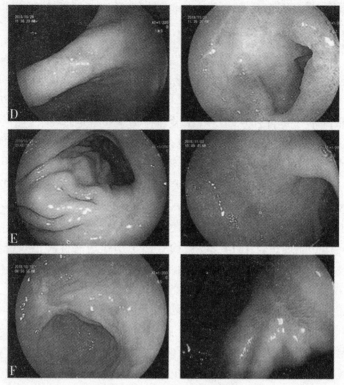

图 4-1　消化性溃疡病分期

A. 十二指肠溃疡 A_1 期;B. 胃和十二指肠溃疡 A_2 期;C. 胃溃疡 H_1 期;D. 胃和十二指肠溃疡 H_2 期;E. 胃和十二指肠溃疡 S_1 期;F. 胃溃疡 S_2 期

对于消化性溃疡出血,临床常采用 Forrest 分级。其具体的诊断标准如下:Ⅰa 级,动脉喷血性出血;Ⅰb 级,活动性渗血;Ⅱa 级,见裸露血管;Ⅱb 级,可见凝血块附着;Ⅱc 级,黑色基底;Ⅲ级,有溃疡无出血。其中,内镜检查消化性溃疡病为 Forrest Ⅰb 级及以上患者是再次出血的高风险人群。Forrest 分级对消化性溃疡的内镜下诊治具有重要的指导意义。对于不同 Forrest 分级的病灶,国际指南指出:①低危征象者(溃疡面有非凸起性红斑或基底洁净,对应 Forrest Ⅱc 和Ⅲ级)不推荐行内镜止血;②溃疡面附着凝血块者(对应 Forrest Ⅱb 级),须进行冲洗,尽量使其脱落,并对病灶行适当治疗;③对溃疡面附着凝血块者是否须行内镜治疗尚存在争议,虽然单独 PPI 治疗可有效止血,但仍可考虑行内镜治疗;④高危征象者(活动性出血或有血管裸露,对应 Forrest Ⅰa 级、Ⅰb 级、Ⅱa 级)建议行内镜止血(表 4-1)。

X 线钡餐也是目前诊断消化性溃疡的常用方法,但其禁用于消化道穿孔、有活动性出血、幽门梗阻的患者。胃溃疡的 X 线征象分为直接和间接两种,龛影是直接征象,呈乳头状、锥状或其他形状,边缘光滑整齐,密度均匀底部平整或稍不正,对溃疡有确诊价值,良性溃疡周围水肿呈现黏膜线、项圈征、狭颈征的表现。间接征象包括胃大弯侧痉挛性压迹、胃潴留、张力、蠕动紊乱等。十二指肠溃疡时,直接征象表现为持续的球部激惹和球部畸形等,呈现山字形、三叶形或葫芦形。间接征象表现为激惹征、幽门痉挛、分泌增加、张力增高或降低、局部压痛。X 线钡餐的直接征象具有确诊价值,间接征象仅提示有溃疡。

表 4-1 消化性溃疡病出血的 Forrest 分级

Forrest 分级	溃疡内镜下表现	再出血概率	推荐治疗方法
Ⅰa 级	动脉喷血性出血	55%	
Ⅰb 级	渗血	55%	建议内镜治疗+药物治疗
Ⅱa 级	见裸露血管	43%	
Ⅱb 级	可见凝血块附着	22%	可考虑行内镜治疗
Ⅱc 级	黑色基底	10%	不推荐内镜止血
Ⅲ 级	有溃疡无出血	5%	

七、诊断与鉴别诊断

1. 胃溃疡的诊断

(1)胃溃疡的症状和体征:规律性的上腹痛与饮食有密切关系,伴有上腹压痛等,提示胃溃疡的可能性。但这些症状和体征并不是胃溃疡的特异表现,需要进行 X 线钡餐造影或胃镜检查才能确诊。

(2)X 线钡餐造影:钡餐造影中,钡剂在胃溃疡的病变处充填,呈现龛影。据此可诊断为胃溃疡。对于是否有继发的变形、狭窄等并发症也可得以显示。目前多采用气钡双重对比造影技术,可以将浅表的小病变显示清楚。有时,由于溃疡病灶中有黏液或血液,钡剂不能存留而使龛影不能显示,则需胃镜检查加以确诊。

(3)胃镜检查:为诊断胃溃疡最可靠的方法,能直接观察到胃黏膜上的溃疡病变,并可根据胃镜下病变的形态对病变进行分期,并发现狭窄、变形等并发症。通过胃镜,可采取黏膜活检做病理组织学检查,对鉴别良恶性病变有重要作用。活检标本通过 Warthin-Starry 银染色的方法可以发现幽门螺杆菌。

2. 十二指肠球溃疡的诊断

(1)十二指肠球溃疡的症状和体征:本病具有慢性病程、周期性发作、节律性上腹痛,以及食物和抗溃疡药物能缓解疼痛等典型症状。十二指肠球溃疡无并发症时,可以无阳性体征或仅有上腹部轻压痛,合并出血、穿孔、幽门梗阻时可有相应体征,对诊断有帮助。

(2)X 线钡餐诊断:由钡剂充填溃疡凹陷部分而显示的明显阴影即龛影,为十二指肠球溃疡诊断的直接征象,其龛影一般较小,常为绿豆或黄豆大,直径很少超过 1cm。新鲜溃疡时,龛影周围因伴有炎症、水肿,可见黏膜皱襞增粗、变平及模糊,以致消失于水肿透明区之中,修复期因纤维组织增生、收缩,形成以龛影为中心的黏膜皱襞纠集现象,呈现"车辐状"皱襞形态。球变形是十二指肠球溃疡的重要表现。其他征象还包括激惹征、幽门痉挛、胃窦痉挛、局部压痛等。

(3)胃镜诊断:胃镜检查是十二指肠球溃疡形态学诊断最可靠的方法,可以对溃疡的部位、大小、深浅、形态、数目及活动性等做出明确的诊断。十二指肠球溃疡最多见于前壁,其次为大弯,再次为后壁和小弯。一般较小,且多发性、线状、霜斑样及对吻性溃疡较多见,常引起幽门及球部变形或狭窄。

3. 鉴别诊断

（1）胃癌：胃溃疡与胃癌的鉴别很重要，容易误诊。胃癌患者的症状多为持续性，呈进行性加重，部分患者可触及腹部包块。化验可见便潜血阳性及胃酸缺乏。单独依靠症状、体征和化验检查很难确诊。主要依靠 X 线钡餐造影和胃镜，且以胃镜及活检病理最可靠。

（2）卓-艾综合征：该病为胃泌素瘤引起，溃疡常多发、反复发生，为顽固性溃疡，可伴有腹泻、消瘦。血清胃泌素明显升高（≥200pg/mL），胃酸分泌明显增加，基础胃酸分泌量>15mmol/L，最大胃酸分泌量>60mmol/L，两者之比>60%。内镜下病灶表现为不典型部位的多发性溃疡。

（3）功能性消化不良：功能性消化不良患者有消化不良的症候而无溃疡及其他的器质性疾病。临床症状包括反复发作的上腹部不适、腹痛、腹胀、反酸、胃灼热等，明确诊断需要进行内镜检查或消化道造影。

（4）胆囊炎及胆石症：该病患者可有上腹部疼痛、发热、恶心、呕吐、黄疸等临床表现，体格检查可有胆囊肿大、Murphy 征阳性、肝区叩痛。B 超检查可提示胆囊壁增厚，胆囊内可随体位移动的强回声病灶伴后方声影。

4. 特殊类型的溃疡

（1）食管溃疡：食管溃疡的主要症状为胸骨后疼痛或高位上腹部疼痛，常发生于进食或饮水时，卧位时加重。疼痛可放射到肩胛间区、右侧胸部或向上放射至肩部和颈部。其他症状还包括吞咽困难、恶心、呕吐、嗳气、体重下降、反酸、胃灼热等。常见并发症为上消化道出血，还可以因食管狭窄而引起梗阻及穿孔。

（2）巨大溃疡：巨大溃疡一般是指胃溃疡的长径>2.5cm 或十二指肠溃疡的长径在 2.0cm 以上。通常与非甾体抗炎药的应用有关，但也见于终末期肾衰竭、克罗恩病、移植和滥用苯丙胺（安非他命）的患者。临床上常认为巨大胃溃疡恶性的可能性较大。巨大溃疡愈合缓慢，更容易发生并发症，包括严重的出血、穿孔和频繁复发。

（3）十二指肠球后溃疡：十二指肠溃疡通常位于距幽门数厘米的十二指肠球部。十二指肠球后溃疡较少见，可能提示存在激素介导的胃酸高分泌。十二指肠球后溃疡主要见于男性，2/3 患者临床表现类似球部溃疡，有时溃疡影响到十二指肠乳头可以出现黄疸。因其解剖位置特殊，出现并发症的机会非常高，发生大出血的概率约 3 倍于球部溃疡，2 倍于胃溃疡。球后溃疡较少发生急性穿孔。

（4）吻合口溃疡：吻合口溃疡有与溃疡病手术前相似的症状，腹痛为其主要的症状，多呈发作性中上腹痛或左上腹痛，疼痛性质多为隐痛、烧灼样、钝痛等，常出现夜间痛，可放射至背部，疼痛程度多较原来加剧。进食或制酸药能缓解。可伴有食欲缺乏、恶心、呕吐或体重减轻。并发症的出现以上消化道出血多见，程度轻重不等。

（5）Meckel 憩室溃疡：Meckel 憩室溃疡是发生在 Meckel 憩室的异位胃黏膜上的溃疡。常发生于 3 岁以内的幼儿，成人较少见，常无症状，也可以有腹痛、腹部不适等。其最常见的并发症是消化道出血。对于有症状的 Meckel 憩室溃疡尤其是伴有出血等并发症时，手术切除 Meckel 憩室是最有效的手段。

（6）无症状型溃疡病：无症状型溃疡病是指无上腹部疼痛等临床表现，因其他疾病做胃镜或 X 线钡餐检查时偶然发现，或当发生出血或穿孔等并发症时甚至于尸解时才被发现有溃疡的存在。其确切的发病率不详。无症状型溃疡在老年人明显多见，与服用 NSAIDs 有关,也可因合并感染、肺气肿、肝硬化等疾病掩盖溃疡病的表现。以十二指肠球溃疡为多,一般病灶长径在 1cm 以内。由于不能及早发现进行及时和有效的治疗,发生大出血和穿孔的风险明显增高,因此,其手术机会和病死率也相应升高。

(7)难治性溃疡:难治性溃疡是指 PPI 治疗后 8 周不愈合的十二指肠溃疡和 12 周不愈合的胃溃疡。确诊该病前,需注意患者的治疗是否充分,患者是否吸烟,患者是否使用 NSAIDs,是否存在胃酸分泌过高,是否存在慢性活动性胃炎或合并胃癌。此外,慢性应激和(或)慢性全身疾病也会影响溃疡的愈合。

(8)小儿消化性溃疡:小儿消化性溃疡的诊断较成人困难得多,主要是症状不典型,X 线钡餐造影检出率低,胃镜检查不易被接受。不同年龄段的小儿的临床表现不同。临床特点包括反复的上腹或脐周痛,反复呕吐伴食欲减退及体重不增,不明原因咯血、便血或黑便,不明原因的贫血,有溃疡病家族史、有服用糖皮质激素或阿司匹林用药史等。

(9)老年消化性溃疡:老年消化性溃疡病是人群中的常见病及多发病。患者常缺乏典型的上腹痛症状,以溃疡病的并发症为首发症状而就诊。临床症状的缺乏与服用一些止痛药物相关,也与老年人感觉及反应迟钝有关。由于高位溃疡较多,部分患者的疼痛可放射到背部、肩部。溃疡发生的部位以胃溃疡居多,且有由胃的远端向近端移位的趋势。较中青年人而言,老年溃疡出血的发生率增高,而幽门梗阻的发生率无明显差异。上消化道穿孔是老年溃疡病的第二位并发症。

八、治疗

消化性溃疡一旦确诊后,要采取正确有效的治疗方法。包括内科药物治疗、外科治疗和并发症的治疗等。治疗目的在于:①缓解临床症状;②促进溃疡愈合;③防止溃疡复发;④减少并发症。

1. 药物治疗

(1)制酸药物:制酸药与胃内盐酸作用形成盐和水,使胃酸降低。种类繁多,有碳酸氢钠、碳酸钙、氧化镁、氢氧化铝、三硅酸镁等。其治疗作用在于:①结合和中和 H^+,从而减少 H^+ 向胃黏膜的反弥散,同时也可减少进入十二指肠的胃酸;②提高胃液的 pH,降低胃蛋白酶的活性。制酸药分为可溶性和不溶性两大类,碳酸氢钠属于可溶性,其他属于不溶性。前者起效快,但长期和大量应用时,不良反应较大。含钙、铋、铝的制酸剂可致便秘,镁制剂可致腹泻,常将两种或多种制酸药制成复合剂,以抵消其不良反应。目前制酸药物主要用来改善患者消化不良症状,并非治疗溃疡病的一线药物。

(2)抑酸药物:H_2RA 可以竞争性抑制组胺,抑制其促进胃酸分泌的作用,降低基础、夜间、进食后胃酸分泌。口服容易吸收,不会被食物影响,口服 1~3 小时后可达到峰浓度,且可透过血-脑屏障和胎盘。H_2RA 通过肾脏排出和肝脏代谢,因此,当肌酐清除率低于 50mL/min 时需要减量。透析不能清除 H_2RA,所以透析的患者不用调整其用量,除非伴有慢性肾病。H_2RA 易发生耐受,机制尚不明确。

PPI 主要发挥作用于胃酸分泌的最后一步,壁细胞分泌膜内质子泵驱动细胞 H^+ 与小管内 K^+ 交换,质子泵即 H^+-K^+-ATP 酶。PPI 药物需要胃酸的启动才能发挥对质子泵的抑制作用,但是该药物同时也是酸依赖化合物,要通过肠衣或者制酸药物防止被胃酸降解。口服肠衣保护的 PPI 需要 2~5 小时达到血液峰浓度。PPI 主要通过肝微粒体中代谢酶 CYP2C19

完成代谢,不同 PPI 与 CYP2C19 的结合力不同,兰索拉唑最强,泮托拉唑及雷贝拉唑较弱。所以雷贝拉唑受 CYP2C19 基因的影响小,而兰索拉唑明显受 CYP2C19 基因多态性的影响大。沃诺拉赞作为钾离子竞争性酸阻滞药,可以离子键的形式与 H^+-K^+-ATP 酶可逆性结合。其在酸环境中的稳定性优于 PPI,不需要制成肠溶制剂,能在胃分泌小管的酸性环境中持续抑制胃酸分泌。其半衰期最长可达 9 小时,且不受 CYP2C19 的影响。因为 CYP2C19 其具有遗传多样性,所以不同患者对于对质子泵抑制剂的治疗反应不同。PPI 很少发生耐受,且具有良好的安全性。但是,现有证据表明 PPI 也有极低的风险引起骨质疏松、骨折、低镁血症、胃息肉、肠感染等。此外,PPI 通过改变胃内 pH 可以影响少数药物的吸收。抗真菌感染时,最好换用酮康唑以外的其他药物。使用地高辛时,最好检测血药浓度。当前的共识认为,接受氯吡格雷+阿司匹林治疗的患者应该服用 PPI 预防消化道出血,氯吡格雷主要通过肝微粒体 CYP450 代谢后才能发挥抑制血小板聚集的作用,CYP2C19 作为 CYP450 的同工酶对氯吡格雷生物的活性转化过程起决定性作用。PPI 在与氯吡格雷合用时,竞争 CYP2C19 结合位点,故而影响了氯吡格雷的活化,最终导致其对于血小板聚集的抑制作用下降。所以,在氯吡格雷与 PPI 类药物合用时,应尽可能选择对 CYP2C19 影响小的 PPI。

(3)黏膜保护剂:胃黏膜保护剂可分为外源覆盖型胃黏膜保护剂和内源修复型胃黏膜,也可分为铋剂、铝剂、菇衍生物、抗氧自由基类和前列腺素类。具体药物包括胶体果胶铋、硫糖铝类、铝碳酸镁、依卡倍特钠、瑞巴帕特、米索前列醇等。黏膜保护剂种类繁多,需根据患者的个体差异,也可选择不同的黏膜保护剂。

硫糖铝是硫酸化蔗糖和铝盐组成的复杂化合物,当暴露于胃酸时,硫酸盐通过静电与损伤组织的带电蛋白结合。硫糖铝和 H_2RA 在治疗十二指肠溃疡时同样有效。由于其可溶性差,少于 5% 的硫糖铝会被吸收,大多数药物通过粪便排出。

铋剂可以与黏膜形成化合物,增加前列腺素合成,促进碳酸氢盐的分泌,从而起到保护黏膜的作用。铋剂不易被吸收,会通过粪便排出,由于肠道细菌将铋盐转换为铋剂硫化物,所以粪便呈现黑色,需要 3 个月或者更长时间才能排泄干净。铋剂虽然安全,但长期大量使用铋剂可能有潜在的神经毒性,尤其是对于慢性肾病患者。

米索前列醇是前列腺素 E 的类似物,被用于治疗非甾体抗炎药引起的消化性溃疡。该药物可以加强黏膜的防御屏障,同时可以抑制胃酸分泌。服用 30 分钟后即可达到峰浓度,半衰期为 1.5 小时。主要不良反应是与剂量相关的腹泻,见于高达 30% 的使用者。此外,由于可以舒张子宫平滑肌,所以该药禁用于妊娠妇女。

2. 内镜治疗 内镜治疗主要用于消化性溃疡出血。2015 年日本胃肠病学会(Japanese Society of Gastroenterology,JSGE)发布的消化性溃疡循证临床实践指南修订版中:在初步止血和再出血方面,内镜治疗优于单纯药物治疗,可减少手术次数及病死率;内镜下止血主要适用于活动性出血和溃疡面可见裸露血管的患者;对于出血风险高的患者,应再次行内镜检查明确止血是否成功;对于消化性溃疡出血内镜治疗后强烈推荐抗酸药物治疗。目前常用的胃镜下止血方式有局部喷洒去甲肾上腺素、局部注射肾上腺素及卡络磺钠、电凝灼烧止血、放置金属钛夹等。

3. 外科手术治疗 当出现内镜下止血失败、复发出血、严重穿孔、幽门或者十二指肠梗阻时,应及时外科手术治疗。

4. Hp 相关溃疡的治疗 根除 Hp 不仅有助于治疗消化性溃疡,也对溃疡复发和并发症起预防作用。80%～90%十二指肠溃疡患者伴有 Hp 感染,因此,消化性溃疡患者有必要检查是否伴有 Hp 感染。胃镜下确诊为十二指肠溃疡的患者,应活检进行 Hp 检查。2 周根除 Hp 治疗对于治愈十二指肠溃疡有效,不需要额外抑制胃酸分泌的治疗。单纯十指肠溃疡患者,在根除 Hp 治疗后不推荐进行胃镜复查。可以通过呼气实验和粪便抗原检测来确定 Hp 是否根除。

《第五次全国幽门螺杆菌感染处理共识报告》指出,目前我国患者对克拉霉素、甲硝唑、左氧氟沙星耐药率呈上升趋势,而对阿莫西林、四环素、呋喃唑酮的耐药率仍很低。目前推荐铋剂四联(PPI+铋剂+2 种抗生素)作为主要的经验性根除 Hp 治疗方案,疗程推荐为 14 天。除含左氧氟沙星的方案不作为初次治疗方案外,根除方案不分一线、二线,应尽可能将疗效高的方案用于初次治疗。初次治疗失败后,再次根除时避免应用相同的抗生素,可在其余方案中选择一种方案进行补救治疗(表 4-2)。

表 4-2　推荐的幽门螺杆菌根除四联方案中抗生素组合、剂量和用法

方案	抗生素 1	抗生素 2
1	阿莫西林 1000mg,2 次/天	克拉霉素 500mg,2 次/天
2	阿莫西林 1000mg,2 次/天	左氧氟沙星 500mg,1 次/天或 200mg,2 次/天
3	阿莫西林 1000mg,2 次/天	呋喃唑酮 100mg,2 次/天
4	四环素 500mg,3 次/天或 4 次/天	甲硝唑 400mg,3 次/天或 4 次/天
5	四环素 500mg,3 次/天或 4 次/天	呋喃唑酮 100mg,2 次/天
6	阿莫西林 1000mg,2 次/天	甲硝唑 400mg,3 次/天或 4 次/天
7	阿莫西林 1000mg,2 次/天	四环素 500mg,3 次/天或 4 次/天

5. NSAIDs 相关溃疡(NSAIDs-related ulcer)的治疗　对于可以停止使用 NSAIDs 的患者,停药后使用 H_2RA 或者 PPI 进行治疗。对于必须长期服用 NSAIDs 的溃疡患者,PPI 比 H_2RA 和米索前列醇更加有效。Maastricht-V 共识指出,NSAIDs 的使用可增加 Hp 患者溃疡病的风险,但 Hp 感染对服用低剂量阿司匹林患者发生消化性溃疡及出血的作用尚有争议。

6. 复发性溃疡的治疗　大多数消化性溃疡可以在 8 周抑酸治疗后治愈,但有一小部分患者还会在常规治疗后出现复发。症状持续或者加重提示可能存在溃疡复发,一部分患者无症状只是在内镜检查时发现溃疡复发。若患者的溃疡无法治愈应该思考以下问题。

(1)患者依从性。

(2)溃疡是否累及胰腺、肝脏或者其他器官?

(3)是否存在 Hp 感染?如果存在 Hp 感染,应该进行根除治疗。如果已经完成根除 Hp 治疗,应该进行检查确定 Hp 是否被清除。Hp 感染检查的错误结果也应该被考虑。

(4)患者是否仍在服用 NSAIDs?仔细询问患者病史,是否有隐匿用药情况。如果可能尽量停止使用 NSAIDs。

(5)患者是否吸烟?尽量劝患者戒烟。

（6）溃疡治疗持续时间是否足够？大溃疡较小溃疡需要更长的治疗时间。巨大溃疡不应该被考虑为复发，除非持续治疗 12 周后，溃疡依然存在。

（7）是否有证据表明存在胃酸高分泌的情况？胃肿瘤家族史、慢性腹泻、甲状腺功能亢进引起的高钙血症、十二指肠球后溃疡或者空肠近段溃疡均提示卓-艾综合征的存在。

（8）是否为消化性溃疡？消化性溃疡还需与胃癌、淋巴瘤、克罗恩病、结核病、巨细胞病毒感染等继发的上消化道溃疡相鉴别。

九、预后

消化性溃疡的复发与溃疡愈合质量有关。评价溃疡愈合质量主要通过内镜下成熟度、组织学成熟度和功能成熟度。普通内镜检查难以分辨其愈合质量，但应用色素内镜和超声内镜检查可鉴别。在色素内镜下，高愈合质量表现为平坦型，低愈合质量表现为结节型（图4-2）。在超声内镜下，高愈合质量表现为黏膜肌层深部无低回声区，低愈合质量表现为黏膜肌层深部有低回声区。对于组织学成熟度，通过黏膜层厚度、上皮细胞/结缔组织比值、上皮细胞/腺体宽度比值、腺体密度与形态及新生血管数量等几个方面进行评价。若溃疡愈合处的愈合瘢痕较厚、黏膜腺体多、结构佳、血管网丰富、结缔组织少，为愈合质量高；反之，则溃疡愈合品质差。对于功能性成熟度，通过测定黏膜的微循环状况、糖蛋白含量、黏液分泌情况、前列腺素水平、生长因子及其受体的表达情况等，评价溃疡愈合后的黏膜功能成熟度。目前溃疡愈合质量主要通过内镜下大体表面肉眼观察来评估，但有研究发现溃疡愈合后主要的区别在于上皮下层的愈合，溃疡愈合后常伴有该区域黏膜变薄、结缔组织增多、胃腺细胞退化、微血管减少，影响局部的氧气及营养供应，进而影响溃疡的愈合，所以溃疡愈合质量取决于上皮下层的愈合而不是愈合速度。另外，平坦型溃疡比非平坦型溃疡的复发率低。若溃疡愈合质量高，其溃疡边缘黏膜表皮生长因子、血管内皮生长因子表达量高。

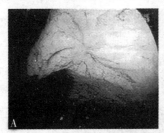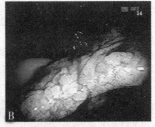

图4-2　色素内镜下不同溃疡愈合品质

A.高愈合品质，色素内镜下示平坦型；B.低愈合品质，色素内镜下示结节型

有效的药物治疗溃疡愈合率可达95%。消化性溃疡死亡患者中，老年人占了绝大多数，主要原因是大出血和急性穿孔，其病死率<1%。对于发生消化性溃疡大出血的患者，老龄、合并其他疾病、男性、严重贫血和吸烟将使病死率升高。有研究发现，对于消化性溃疡出血后由于心血管疾病等原因仍需服用抗凝药物的患者，消化性溃疡再出血风险增高 2 倍多，死亡或者发生急性心血管疾病的患者风险增高 5 倍多。另外，氯吡格雷被广泛用于预防和治疗卒中和心肌梗死，有研究发现氯吡格雷会抑制溃疡愈合过程中血管的生成。所以，临床医师应该全面谨慎地评估患者病情，给出合理建议使用抗凝、抗血小板药物。此外，对患者进行疾病认知教育，让患者充分认识消化性溃疡，可以有效提高疾病的治愈率，降低复发率。

10%~20%消化性溃疡病患者会出现并发症。其中,2%~14%的患者会发生溃疡穿孔,消化性溃疡穿孔有着高发病率和病死率,穿孔患者的终生患病率为5%。消化性溃疡穿孔的病死率为1.3%~20.0%,其30天和90天病死率分别为20%和30%。消化性溃疡出血也是患者住院治疗的常见原因,其30天病死率为11%。一项来自韩国的研究对胃溃疡患者进行内镜随访后发现,2.5%的患者仅活检标本提示存在癌变,而1.5%的患者内镜下发现恶性溃疡且活检后证实存在异型增生。

十、预防

对合并Hp感染者,应行根除治疗。对不能停用NSAIDs和阿司匹林药物者,长期使用PPI预防溃疡复发的效果显著优于H_2RA。从药理机制上讲,选择性COX-2抑制剂可避免NSAIDs和阿司匹林对COX非选择性抑制,减少消化道黏膜损伤的发生,但研究表明仍有1%~3%高危人群使用选择性COX-2抑制剂发生溃疡,因此,对此类患者仍建议同时使用PPI维持治疗。

文化程度较低、饮食不规律、吸烟、饮酒、使用非甾体抗炎药、合并抑郁症等的老年患者消化性溃疡的发生率较高。关于老年人消化性溃疡的预防,应做到以下几点:①应对老年人进行相关知识的宣传教育,使之了解病因及诱发因素,了解该病的主要临床表现及并发症等;②对于有烟酒等不良嗜好的老年患者,应积极说明其对健康的危害,劝导戒烟、限酒;③加强饮食指导:使患者了解饮食不规律对胃肠黏膜的损伤,指导少食辛辣、酸冷等刺激性食物,避免暴饮暴食;④指导用药:尽量避免使用非甾体抗炎药,如需使用,则应选择不良反应较轻微的COX-2特异抑制剂,并同时给予胃黏膜保护剂,且于餐后服用;⑤防治Hp感染:使患者了解Hp传播途径,养成良好的卫生习惯,在根治Hp感染的治疗中,选用抗菌药物与制酸剂联合应用,遵医嘱坚持疗程,及时随诊,以防复发。

第二节　特殊类型的消化性溃疡

一、幽门管溃疡

解剖学上通常把中间沟与幽门之间的腔内通道称为幽门管,相当于幽门括约肌环绕所形成的长2~4cm的管状通道,位于胃远端,与十二指肠交界,在组织学上幽门管近端的边缘是胃黏膜,远端是十二指肠黏膜,发生在此处的溃疡称为幽门管溃疡,由于内镜下检查幽门管并不呈管状,故又称幽门前区溃疡。幽门管溃疡并不少见,发生率可达溃疡病的8%~10%,男性多于女性,以青壮年多见。

1.临床表现　由于幽门管位置的特殊性,幽门管溃疡的临床表现与其他位置的胃溃疡不尽相同。主要特点为:①幽门管溃疡上腹痛的节律性不明显:幽门管溃疡缺乏溃疡病典型的周期性和节律性疼痛,既可表现为进食后疼痛,也可出现饥饿痛,部分患者可没有症状;②幽门管溃疡并发症多见:由于幽门管连接胃窦和十二指肠球部,当出现溃疡或糜烂等病变时,容易引起幽门水肿、痉挛及幽门管变形,甚至瘢痕形成,导致幽门狭窄,造成完全或不完全梗阻,引起胃潴留及刺激性呕吐等症状。幽门管溃疡出血风险高且有反复发作倾向,可能与幽门括约肌反复收缩、止血效果不佳、溃疡不易愈合有关。部分研究报道,幽门管溃疡咯血、黑便发生率高达50%;③疗效差,易复发:由于幽门管直径较小,又是食物的必经之路,且胆汁的反流也常累及幽门部,故幽门管溃疡对抑酸治疗的疗效相对差且容易复发。

2. 内镜下表现　幽门管溃疡多发生在幽门小弯侧,其次是大弯侧及前壁,后壁少见。大多呈圆形或椭圆形小溃疡,多为浅凹状、表面有苔,单发多见,少数为2~3个溃疡,溃疡周围黏膜常有充血、水肿、糜烂、出血表现。由于幽门口变形和移位,使幽门瓣失去了阀门作用,加之幽门括约肌收缩功能障碍,胆汁反流发生率高。部分患者内镜下可观察到幽门变形、瘢痕形成及胃潴留表现(图4-3)。

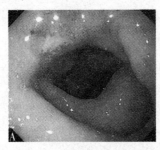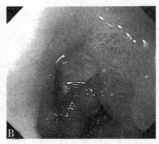

图4-3　幽门管溃疡

3. 诊断　幽门管溃疡无特异性临床表现,对于出现反复消化道出血、呕吐的上腹部慢性疼痛患者,需考虑该病可能。幽门管溃疡的诊断依赖于消化道影像学检查及内镜检查。由于幽门括约肌频繁收缩,幽门管形态易变,钡剂难以附着在溃疡表面。其次,幽门管溃疡易于与十二指肠溃疡混淆,故X线钡餐检查难以确定部位,易漏诊。目前认为内镜检查是确诊本病最有价值的手段,胃镜下可直接观察到溃疡的位置,溃疡面的大小、形态,幽门有无梗阻、水肿等情况。内镜下常见幽门管管腔形态异常,伴有胃窦或十二指肠球部畸形时易漏诊或误诊,检查时应适量注气注水使管腔充分扩张,待蠕动度消失后再仔细观察充血、水肿、变形或有粗大皱襞的黏膜,以发现隐藏在其中的溃疡。此外,部分幽门管溃疡患者胃窦部持续性收缩或变形,进而狭窄形成小孔,内镜下像“幽门”,其远端幽门管易被看作“十二指肠”,被称作“假幽门”,这种情况易把幽门管的溃疡误认为“十二指肠溃疡”,造成误诊。

幽门管溃疡需与幽门管癌相鉴别。内镜发现幽门附近溃疡无论其大小、深浅、形态规则与否,均应常规行活检,组织病理学检查可提供确诊依据。

4. 治疗　幽门管溃疡的治疗原则与消化性溃疡相似。治疗措施:①抑酸、保护胃黏膜治疗:可应用质子泵抑制剂及胃黏膜保护剂治疗,当患者伴发胃食管反流、胆汁反流时可加用胃促动力药;②根治幽门螺杆菌(Hp):幽门管溃疡患者Hp感染率高,部分研究发现幽门管溃疡合并Hp感染率高达90%,对于Hp阳性患者必须行Hp根除治疗;③积极处理并发症:对出现幽门梗阻的患者,如果是局部炎症、水肿、幽门痉挛所致,经过积极内科治疗,局部炎症水肿缓解,梗阻可逐渐解除。对于已经形成瘢痕、幽门口变形狭窄的患者,则需要内镜或外科干预。此外,对于内科治疗失败,临床症状顽固或出现严重并发症,如大出血、瘢痕性幽门梗阻、癌变的患者,也应考虑手术治疗。

二、十二指肠球后溃疡

十二指肠球部黏膜皱襞与长轴平行,球部以后,黏膜皱襞变成环行,发生在环行皱襞移行处及远端的溃疡,称为十二指肠球后溃疡。大多数十二指肠球后溃疡发生在十二指肠乳头近端的后内侧壁,占消化性溃疡的5%~10%,是消化性溃疡中比较少见的一种类型。

1. 临床表现　本病主要见于男性,中青年多见,可能与雄激素水平、不良饮食习惯、工作生活压力及生活方式等有关。症状类似十二指肠球溃疡,但疼痛多数较剧烈,表现为顽固性疼痛,可向肩部、背部等部位放射,尤以夜间疼痛明显,缓解期时间短,并伴有呕吐、嗳气、反酸等症状。

十二指肠球后溃疡出现大出血、梗阻或穿孔等并发症风险较高。可能原因如下:①由于十二指肠血供来源于胰十二指肠上动脉,血管大而径路短,易致大出血,球后溃疡出血发生率可高达40%~70%,为球部溃疡的2~4倍,同时溃疡面不断受酸性食糜刺激,不易凝成血痂,容易反复出血,出血难止,需要内镜下治疗,甚至外科急诊手术处理;②由于十二指肠肠壁薄弱,易累及周围组织,形成炎症痉挛、瘢痕组织收缩而造成不全梗阻,导致反复呕吐及胃潴留的表现;③十二指肠管壁薄,球后溃疡易发生穿孔,常因粘连而形成慢性穿孔,穿孔可向胰头或后壁破溃,造成复杂症状。

1/3~1/2的患者可合并球部溃疡。少数溃疡影响到十二指肠乳头、胆总管等,可引起梗阻性黄疸表现。也可累及门静脉引起门静脉狭窄,造成门静脉高压。球后溃疡治疗疗程长,且内科治疗效果差,常常需要手术等干预措施。

2. 内镜下表现　十二指肠球后溃疡的内镜特点如下:①球后溃疡绝大部分发生在降段,乳头以上部位;②特点为多发性溃疡,浅小溃疡,而单发性溃疡大且深,愈合慢,可合并球部溃疡;③由于单发溃疡具有大且深的特点,溃疡周围肠黏膜明显充血水肿,可导致梗阻或不完全梗阻,镜下可见到食物残留或肠腔变形狭窄,影响镜身通过;④由于十二指肠血供来源于胰十二指肠上动脉,血管大而径路短,易致大出血,出血量大和反复多次出血是球后溃疡的重要特点。

3. 诊断　十二指肠球后溃疡的诊断依赖于消化道影像学检查及内镜检查。由于球后部弯曲,可被球部或胃窦壁遮挡,且局部常有痉挛、激惹,钡剂通过十分迅速,造成钡剂不能理想充盈。所以X线钡餐检查效果受到限制,易漏诊。典型X线钡餐检查可呈现龛影,由于球后部X线检查方法上的限制或溃疡浅小,有时不易发现,龛影周围有黏膜集中现象,但不像胃溃疡明显。常伴有局部肠管痉挛,偏心性狭窄,狭窄段激惹现象较明显。

内镜检查可直视溃疡,必要时可以取活检行病理检查除外其他疾病,同时可以行内镜下止血等操作达到治疗效果。由于解剖位置的影响,胃镜也可造成漏诊,检查时应注意以下方面:①加强对球后溃疡的认识,注意十二指肠降部的观察。特别是对具有典型球部溃疡症状且上腹疼痛顽固剧烈者或球部溃疡经治疗已愈合而症状不减者。球后溃疡常合并球后水肿、痉挛,使管腔狭窄,造成插镜困难而漏诊;②对于球部有变形、黏膜水肿而未发现病灶者,应耐心操作,球后水肿梗阻者往往病灶就在球后,应仔细观察。

X线钡餐检查与胃镜均可漏诊,两者联合应用能提高球后溃疡的诊断率。十二指肠球后溃疡应与十二指肠恶性肿瘤相鉴别。十二指肠恶性肿瘤也好发于球部及降部,约占十二指肠全部肿瘤的90%,以腺癌为主。X线造影主要表现为息肉样充盈缺损、肿瘤溃疡形成的龛影、环形狭窄及肠壁僵硬,内镜下可见溃疡底污秽,周边堤样隆起,内镜下活检病理检查可协助诊断。十二指肠球后溃疡还应与十二指肠良性肿瘤、克罗恩病、肠结核等相鉴别。发现球后溃疡,要进行相应检查,除外胃泌素瘤。

4. 治疗　十二指肠球后溃疡的治疗同十二指肠溃疡。通常药物治疗可使溃疡愈合。当出现大出血、梗阻、穿孔等并发症时,单纯药物治疗效果并不理想时,则需要外科手术治疗。

随着内镜技术的广泛应用和不断创新,内镜下治疗出血在临床上得到广泛认可,通过钛夹钳夹对出血部位止血,见效快,可以防止组织黏膜的凝固、坏死,药物联合内镜下金属钛夹治疗十二指肠球后溃疡出血,是一种创伤低、止血效果明显、并发症少的治疗方法。

三、老年消化性溃疡

老年消化性溃疡是指年龄≥60岁的老年人患有胃溃疡或十二指肠溃疡,抑或同时患有两种溃疡。随着人口老龄化的到来,老年消化性溃疡的发病率有逐年升高趋势,但由于老年人自身独特的生理特点,其临床症状并不明显,所以临床上容易漏诊或误诊。

1. 病因 老年消化性溃疡病因尚未完全明确,一般认为是多种因素作用的结果。Hp感染和非甾体抗炎药的长期应用是老年消化性溃疡的主要病因。老年消化性溃疡患者Hp感染率明显高于中青年患者,提示Hp感染在老年消化性溃疡中的重要作用。非甾体抗炎药主要通过抑制前列腺素合成,削弱胃黏膜保护作用,已经成为消化性溃疡的主要发病原因之一,并且非甾体抗炎药使溃疡出血、穿孔等并发症发生的危险性增加。此外,老年患者胃黏膜防御能力减弱、黏膜血运差、合并多种慢性病及精神心理因素也是造成老年消化性溃疡的原因。

2. 临床表现 老年消化性溃疡病的症状不典型,与中青年相比,老年消化性溃疡患者腹痛尤其是节律性腹痛的发生率低,以非节律性腹痛为主,伴反酸嗳气、食欲缺乏、头晕乏力、体重减轻等非特异性症状。此外,随着老年人全身器官的退行性改变,其对疼痛刺激的敏感度下降,老年消化性溃疡无症状患者增多,可达老年消化性溃疡患者的1/4。

老年消化性溃疡以胃溃疡为主,复合性溃疡的发生率高于中青年患者。高位溃疡和巨大溃疡在老年人较常见。随着年龄增长,Hp向胃体移行,胃体Hp检出率明显增加且幽门腺区黏膜因假幽门腺化生和(或)肠化生而扩大,使其与胃体的泌酸腺区的交界线上移,导致老年患者高位溃疡发生率增加,患者可伴有胸痛、胸闷、胸部压迫感等症状,容易误诊为冠心病。此外,随着年龄的增长,胃黏膜发生萎缩,黏膜上皮更新率降低,从而导致抗溃疡愈合能力下降。同时,老年患者胃蠕动功能减退,容易造成食物淤积,刺激幽门管,导致胃泌素分泌增加,故巨大溃疡较为常见。

老年消化性溃疡的并发症多,病死率高。上消化道出血是老年消化性溃疡最常见的并发症,可达43%,由于溃疡常常为无痛性溃疡,上消化道出血可成为首发表现。老年消化性溃疡患者出血量相对大,病程持续时间长,易反复出血,病死率高。其次是消化道穿孔,随着年龄增长,消化道穿孔发生率逐渐升高,老年患者穿孔发生率是青年人的10倍。老年患者穿孔时症状较轻,体征不明显,容易延误诊治。研究显示,年龄>60岁是消化性溃疡穿孔术后远期病死率的独立危险因素。老年患者溃疡癌变率也显著增加,可达5.36%,认为与胃黏膜上皮反复破坏,导致异型增生向癌细胞转化相关,因此对老年胃溃疡患者应定期随访。

3. 诊断 老年消化性溃疡具有其自身特点,临床表现多不典型,上腹痛尤其是规律痛较少见,在诊断中不能过于依赖症状和主诉,而应该以胃镜检查等客观指标为主。对疑似消化性溃疡并可耐受内镜检查的患者,应及时行胃镜检查,在检查时除了观察胃窦、胃角等溃疡的常见部位外,对胃体及以上部位也要仔细检查,并行活检组织病理学检查,减少漏诊、误诊的发生。

4. 治疗 对无严重并发症的老年消化性溃疡患者宜采用内科治疗,以缓解症状、促进愈合、预防复发、防止并发症为目的。应用抑酸药维持治疗以预防溃疡复发尚存在较多争议,但老年人胃黏膜细胞代谢更新速度下降,黏膜血液灌注不足,上皮修复功能差,且常常服用非甾体抗炎药等损伤消化道黏膜的药物,至少一半的老年消化性溃疡患者在停药后复发。因此,对于老年患者,尤其是有长期溃疡病史、服用非甾体抗炎药的患者,溃疡愈合后的维持治疗有助于减少溃疡的复发及并发症的发生。其次,Hp 感染是老年消化性溃疡发生和复发的主要原因,治疗消化性溃疡需注意根除 Hp。对并发大出血、穿孔、幽门梗阻、癌变的患者,在患者身体状况允许的条件下,给予外科手术治疗。治疗过程中,应兼顾治疗并发症及伴随疾病,全面评估患者病情及预后。

第三节 应激性溃疡

应激性溃疡(stress ulcer,SU)是指机体在各类严重创伤、危重疾病或严重心理疾病等应激状态下,发生的急性胃肠道黏膜糜烂、溃疡等病变,严重者可并发消化道出血、甚至穿孔,可使原有疾病的程度加重及恶化,增加病死率。因而,预防 SU 是救治危重症患者不可忽视的环节。SU 在内镜下可表现为急性胃黏膜病变、急性糜烂性胃炎、急性出血性胃炎、消化道溃疡等。重症监护病房(intensive care unit,ICU)中的危重症患者在发病后的 24 小时内即可发生应激相关的胃肠道黏膜损伤,发病后的 1~3 天胃镜检查发现 75%~100% 的危重症患者出现胃黏膜损伤,SU 并发出血的发生率为 1%~17%,平均为 8%,SU 并发穿孔的发生率约为 1%,但出血、穿孔一旦发生,病死率将明显升高,可达 50%~80%,为 ICU 患者常见死亡原因之一。

一、病因与发病机制

1. 应激源和危险因素

(1)诱发 SU 的基础疾病称为应激源,以下为最常见的应激源:①严重颅脑、颈脊髓外伤(又称 Cushing 溃疡);②严重烧伤,烧伤面积>30%(又称 Curling 溃疡);③严重创伤、多发伤;④各种困难、复杂的手术;⑤脓毒症;⑥多脏器功能障碍综合征(multiple organ dysfunction syndrome,MODS);⑦休克;心、肺、脑复苏后;⑧严重心理应激,如精神创伤等;⑨心脑血管意外等,脑出血量大,出血部位在脑室、丘脑或脑干,收缩压高者发生 SU 的风险更高。

(2)在上述应激源存在的情况下,以下危险因素会增加 SU 并发出血的风险:①机械通气超过 48 小时或接受体外生命支持;②凝血机制障碍或使用抗凝或抗血小板药;③原有消化道溃疡或出血病史;④大剂量使用糖皮质激素或合并使用非甾体抗炎药;⑤急性肾衰竭或肾脏替代治疗;⑥急性肝衰竭或慢性肝病;⑦急性呼吸窘迫综合征(acute respiratory distress syndrome,ARDS);⑧器官移植等;⑨存在 3 种及以上危险因素者出血风险更高。其中,机械通气超过 48 小时和凝血机制障碍是最重要的两个独立危险因素。

2. 发病机制 在原发病早期发生的应激性溃疡,常位于胃的近端(胃底、胃体部),而在原发病的后期,应激性溃疡常位于胃的远端和十二指肠。尚不清楚两者的病理生理机制是否有区别,但目前认为胃黏膜防御功能降低与胃黏膜损伤因子作用相对增强是 SU 发病的主要机制。

(1)胃黏膜防御功能降低

1)胃黏膜缺血、缺氧:胃黏膜血流量是黏膜防御的重要机制,可为黏膜提供氧、营养物质及胃肠肽类激素等以维持其正常功能,还可及时清除代谢产物和反向弥散至黏膜内的氢离子(H^+),以维持局部微环境的相对稳定。在应激状态下,胃黏膜局部发生微循环障碍,胃黏膜缺血、缺氧致使上皮细胞不能产生足够的碳酸氢盐和黏液,反流入黏膜内的 H^+ 总量不断增加,由于黏膜血流量减少,不能将其带走,使黏膜内 pH 显著下降,从而导致 SU 的形成。

2)碳酸氢盐和黏液的屏障功能障碍:正常情况下,胃黏膜表面上皮细胞分泌的黏液和碳酸氢盐形成一层保护膜,对胃黏膜屏障起着重要的保护作用。在应激状态下,机体处于高代谢状态,其分解代谢明显高于合成代谢,特别是低蛋白血症时,胃黏膜的表面上皮细胞不能获得足够的营养物质,导致黏膜损伤后难以修复,且较长时间的禁食状态使黏膜结构出现萎缩性改变,也削弱了黏膜的屏障功能。

3)前列腺素(prostaglandin,PG)分泌减少:正常胃黏膜上存在着大量的 PG,具有抑制胃酸-胃蛋白酶原分泌、调节碳酸氢盐和黏液分泌和增加胃黏膜血流量等作用。在应激状态下,PG 分泌量明显减少,这促进了 SU 的发生及发展。

(2)胃黏膜损伤因子作用相对增强

1)胃酸的存在:是 SU 发生的必要条件。在胃黏膜血流灌注良好的情况下,反向弥散至黏膜内的 H^+ 可被碳酸氢盐中和,从而防止 H^+ 对细胞造成损害。危重症患者在应激状态下,胃肠血流量减少,黏液层及蛋白合成量减少,碳酸氢盐和 PG 的分泌量减少,胃黏膜屏障遭到破坏,胃腔内的 H^+ 顺浓度梯度差进入黏膜。

2)胆盐的作用:除阿司匹林和乙醇以外,胆盐也是造成胃黏膜损害的常见物质。胆盐可降低胃黏膜的电位差,增加胃黏膜的通透性,对黏膜上皮细胞膜的脂质有溶解作用。SU 发生时出现胆汁反流可能有以下原因:①肝脏在应激过程中胆汁分泌量增加;②应激过程中由于神经内分泌系统紊乱,造成各种激素的异常分泌;③幽门括约肌松弛。

3)胃黏膜内脂质过氧化物含量的升高和氧自由基产生量的增加:当机体遭遇严重应激事件时,氧自由基生成增加和清除减弱,导致胃黏膜内氧自由基的大量产生,还原型谷胱甘肽水平明显下降,而脂质过氧化反应增强,对黏膜造成损害。

(3)神经内分泌失调:下丘脑、室旁核和边缘系统是应对应激的整合中枢,神经中枢及神经肽主要通过自主神经系统及垂体-肾上腺素轴作用于胃肠道,引起胃肠道病理生理改变,从而导致 SU 的发生。应激状态下,中枢促甲状腺激素释放激素(thyrotropin releasing hormone,TRH)释放量增加,促进胃酸与胃蛋白酶分泌,增强了胃平滑肌的收缩能力,进而参与了 SU 的发生。5-羟色胺、儿茶酚胺等中枢递质也可能参与并介导了 SU 的发生。近期研究认为,心理应激诱导的糖皮质激素释放在 SU 的发病过程中也起到一定作用。

二、临床表现

应激性溃疡的临床表现特点如下。

1. 原发病的程度越重,并发症越多,SU 的发生率也越高,病情越加凶险,病死率越高。

2. 患者常无明显的前驱症状(如上腹痛、反酸等),主要临床表现为上消化道出血(咯血或黑便)与失血性休克的症状。对无显性出血的患者,若出现胃液或粪便潜血试验阳性、不明原因血红蛋白浓度降低≥20g/L,应考虑有 SU 伴出血的可能。

3. SU 发生穿孔时,可出现急腹症的症状与体征。

4. SU 的发生大多集中在原发疾病发生的 3~5 天,少数可发生在 2 周左右。

三、辅助检查

1. 实验室检查 常用项目包括胃液、呕吐物或粪便隐血试验、外周血 RBC 计数、Hb 浓度、血细胞比容等。

2. 内镜检查 内镜检查是确诊应激性溃疡的主要方法。其内镜下特征包括：①病变以胃底、胃体部最多，也可见于胃窦、食管、十二指肠及空肠；②病变形态以多发性糜烂、溃疡为主，前者表现为多发性出血点、出血斑或斑片状血痂，溃疡深度可至黏膜下层、固有肌层，甚至达浆膜层。

四、诊断

有应激源相关病史及相关危险因素、在原发病后 2 周内出现上消化道出血症状、体征及实验室检查异常，即可拟诊 SU；如内镜检查发现糜烂、溃疡等病变存在，即可确诊 SU。

五、治疗

一旦发现咯血或黑便等消化道出血症状及体征，提示 SU 已发生，此时除继续治疗原发病外，还必须立即采取各种止血措施治疗 SU。

1. 立即补液，维持正常的血液循环；必要时输血。

2. 迅速提高胃内 pH，使之≥6，以促进血小板聚集和防止血栓溶解，创造胃内止血必要的条件。可选用质子泵抑制剂（proton-pump inhibitor，PPI）或 H_2 受体拮抗剂（histamine-2 receptor antagonist，H_2RA）抑酸治疗，但首选 PPI 针剂，建议大剂量 PPI。

3. 对合并有凝血机制障碍的患者，可输注血小板悬液、凝血酶原复合物等，以及其他纠正凝血机制障碍的药物。

4. 药物治疗后，仍不能控制病情者，若条件许可，应立即进行紧急内镜检查，以明确诊断，并进行内镜下止血治疗。

5. 经药物、内镜治疗、放射介入等治疗措施仍不能有效止血者，在条件许可的情况下，可考虑外科手术治疗。

6. 在出血停止后，应继续使用抗溃疡药物，直至溃疡愈合。推荐使用 PPI，疗程为 4～6 周。

六、预防

应激性溃疡诊疗关键在于预防应激性溃疡相关出血等并发症，应对合并有危险因素的危重症患者进行重点预防。

1. 应激性溃疡预防（stress ulcer prophylaxis，SUP）的策略和措施

（1）积极处理基础疾病和危险因素，消除应激源抗感染、抗休克，纠正低蛋白血症、电解质和酸碱平衡紊乱，防治颅内压增高，保护心、脑、肾等重要器官功能。对原有溃疡病史者，在非急诊重大手术前可进行胃镜检查，以明确是否合并溃疡。

（2）加强胃肠道监护可插入胃管，定期定时监测胃液 pH，必要时进行 24 小时胃内 pH 监测，并定期监测血红蛋白水平及粪便隐血试验。

（3）肠内营养数项观察性临床研究发现，早期肠内营养对于危重症患者不仅具有营养支持作用，持续的食物刺激有助于维持胃肠黏膜的完整性、增强黏膜屏障功能；可能对预防 SU 有重要作用，因此，当患者病情许可时，应尽快恢复肠内营养。

2. SUP 的药物使用指征

（1）对于危重症患者，具有以下一项高危情况者应使用预防药物：①机械通气超过 48 小时或接受体外生命支持；②凝血机制障碍[国际标准化比值（INR）>1.5，血小板<$50×10^9$/L 或部分凝血酶原时间>正常值 2 倍]或服用抗凝或抗血小板药物；③原有消化道溃疡或出血病史；④严重颅脑、颈脊髓外伤；⑤严重烧伤（烧伤面积>30%）；⑥严重创伤、多发伤；⑦各种困难、复杂的手术；⑧急性肾衰竭或接受肾脏替代治疗；⑨慢性肝脏疾病或急性肝衰竭；⑩ARDS；⑪休克或持续低血压；⑫脓毒症；⑬心脑血管意外；⑭严重心理应激，如精神创伤等。

（2）若同时具有以下任意两项危险因素时也应考虑使用预防药物：①ICU 住院时间>1 周；②粪便隐血持续时间>3 天；③大剂量使用糖皮质激素（如氢化可的松 250mg/d）；④合并使用非甾体抗炎药。

3. SUP 药物的选择　临床常用的预防 SU 的药物包括 PPI、H_2RA、胃黏膜保护剂、抗酸药等。

（1）抑酸药：SU 发病早期胃酸及胃蛋白酶原等分泌增加，抑制胃酸并提高胃内 pH 对预防 SU 有重要作用，运用抑酸药预防 SU 后消化道出血率明显下降。抑酸药主要包括 PPI 和 H_2RA，PPI 比 H_2RA 更能持续稳定的升高胃内 pH，降低 SU 相关出血风险的效果明显优于 H_2RA。因此，PPI 是预防 SU 的首选药物，推荐在原发病发生后以标准剂量 PPI 静脉滴注，12 小时 1 次，至少连续 3 天。

（2）胃黏膜保护剂：可增加胃黏膜的防御功能，但是不能中和胃酸和提高胃内 pH。其降低 SU 相关出血风险的效果可能不及 PPI。但一项纳入 21 项随机对照研究的荟萃分析显示，与 H_2RA 相比，硫糖铝能够明显降低 ICU 患者发生获得性肺炎的风险，并且对出血和死亡风险的影响无明显差异。

（3）抗酸药：氢氧化铝、铝碳酸镁、5%碳酸氢钠溶液等，可从胃管内注入，使胃内 pH 升高，但其降低 SU 相关出血风险的效果不及 PPI 和 H_2RA 针剂。

（4）药物的成本效益比：基于成本效益的决策分析显示，与 PPI 相比，ICU 患者使用 H_2RA 预防应激性溃疡可能降低患者的整体诊疗费用，但研究的结果受统计模型及 SU 出血率等因素的影响较大。

4. SUP 药物停药指征　当患者病情稳定可耐受肠内营养或已进食、临床症状开始好转或转入普通病房后应将静脉用药改为口服用药并逐渐停药，以尽量减少 SUP 不良反应。一项纳入 889 名肠内营养患者的荟萃分析显示，对于已经耐受肠内营养的患者继续使用药物预防应激性溃疡并不能降低出血和总体病死率，且可能会增加感染医院获得性肺炎的风险。

5. SUP 药物不良反应　SUP 药物是否会增加机会性感染的发生率，目前并无明确结论。有研究证据表明，PPI 等 SUP 药物可能会增加危重患者出现医院获得性肺炎和艰难梭菌感染等不良事件的风险，但发生机会性感染者多为同时接受长期抗生素治疗或合并免疫力低下的患者。近期也有研究认为，SUP 药物并不会增加危重患者发生医院获得性感染的风险。

因此，SUP 药物使用应严格把握用药和停药指征。用药应限于有高危因素的危重患者，对无指征患者应避免使用 SUP 药物；一旦危重症患者病情好转或进食，应及时停用 SUP 药物；严格按照药品说明书选择具有应激性溃疡适应证的药物。实际运用时，临床医师应综合考虑患者出血与不良事件的风险，避免 PPI 等 SUP 药物的过度使用。

6. SUP 药物的规范化使用　国际多中心调查显示,超过 30% 的 ICU 没有明确的 SUP 用药规范,高达 19%~80% 的 ICU 患者接受了不当的 SUP 治疗,超过 50% 的非重症患者也接受了 SUP 药物治疗。

为进一步规范 SUP 药物运用,医院可通过建立院内用药指南及计算机辅助决策系统、对处方医师进行定期培训和临床药师审核监督处方等多种机制有效地规范 SUP 药物的使用。

第五章　炎症性肠病

炎症性肠病(Inflammatory bowel disease,IBD)是一种病因不明的慢性肠道炎症性疾病,主要包括溃疡性结肠炎(Ulcerative colitis,UC)和克罗恩病(Crohn's disease,CD)两种类型。UC 的特点是炎症局限于结肠黏膜层和黏膜下层,而 CD 是可能累及整个消化道(GI)的节段性、透壁性炎症。CD 在组织学上的重要特征之一是非干酪性肉芽肿。

第一节　流行病学和发病机制

炎症性肠病是一组慢性非特异性肠道炎症性疾病,主要包括溃疡性结肠炎(UC)和克罗恩病(CD)。还有一部分患者难以区分 UC 或 CD,即仅有结肠病变,但内镜及活检缺乏 UC 或 CD 的特征,临床可诊断为 IBD 类型待定(inflammatory bowel disease unclassified,IBDU)。而未定型结肠炎(indeterminate colitis,IC)则指结肠切除术后病理检查仍无法区分 UC 利 CD 者,对于初始诊断为 IBDU 和(或)IC 的患者均需随访。IBD 呈慢性病程,多反复发作,迁延不愈,严重影响患者预后和生活质量,带来沉重经济负担。因此,研究 IBD 的发病机制和流行病学特征,对于认识和治疗该病具有极其重要的作用。

一、流行病学

IBD 是世界范围内的疾病,但不同国家、地区、种族人群的发病率差异很大,目前世界各地的 UC、CD 发病率分别在(0.5~24.5)/10 万和(0.1~16)/10 万。这种明显的地域和种族差异原因至今尚未完全阐明,可能与不同的饮食、生活习惯及生活环境、遗传背景相关。

1. 流行特征

(1)地理分布:18 世纪工业革命期间,UC 始出现于西欧,而 19 世纪早期 UC 发病率呈缓慢增长趋势。1932 年西方报道了第一例 CD。19 世纪 50 年代人类文明进入快速发展阶段,随着经济增长、自动化、饮食结构改变等,IBD 的发病率也呈迅速增长。近年来,西方国家 IBD 发病趋势已趋于稳定。目前北美、北欧、西欧、英国报道的 IBD 发病率较高,其发病率和患病率如表所示。20 世纪 80 年代亚洲地区 IBD 报道少,近 40 年来呈逐年增长趋势,但较西方国家仍偏低。1956 年我国报道了第一例 UC,之后陆续有病例报告和病例总结。基于人群基础研究显示我国广州地区 IBD 发病率最高,其次为香港和澳门,这三个城市化地区的发病率由过去的 0.54/10 万升至 3.44/10 万。其他地区方面,武汉发病率达 1.96/10 万[UC(1.16~1.75)/10 万,CD(0.33~0.68)/10 万],黑龙江省大庆市发病率 1.77/10 万(95% 置信区间 1.16~2.59)。我国一项患病率报告结果显示,2018 年 24 省城镇医保职工克罗恩病粗患病率达 3.2/10 万。总体而言,我国 IBD 发病率低于韩国、印度等亚洲国家。

(2)人群分布

1)年龄:西方国家的研究显示 IBD 发病年龄多呈双峰状分布,第一高峰 CD 为 20~30 岁,UC 为 30~40 岁,第二个较小的高峰为 60~70 岁。我国报道 CD 最常发生于青年期,发病高峰年龄为18~35岁,UC发病高峰年龄则多集中分布在20~49岁,第二高峰较少出现。而儿童IBD占IBD患病总数的7%~20%,并呈现增长趋势。

2)性别:根据我国统计资料,在第一发病高峰UC男女发病率差异不明显[(1.0~1.3):1],而CD患者男性略多于女性,男女比约为1.5:1。国外流行病学研究表明在第二发病高峰(年龄>60岁)UC的男性患病率更高(男性 vs. 女性:52%~62% vs. 38%~48%),而CD则女性患病率更高(男性 vs. 女性:27%~52% vs. 48%~73%),我国缺乏第二发病高峰相应资料。

3)种族:白种人较黑种人、黄种人更易发病。我国属于多民族国家,目前已有来自汉族、维吾尔族与藏族罹患IBD的病例报道,但尚无确切各民族间发病差异的研究。

(3)危险因素:包括遗传(见"发病机制")与环境(吸烟、饮食、感染、社会心理因素)等。吸烟与IBD的关系已得到证实,吸烟能促进CD的发展,但对UC却具有一定保护作用。烟草中的尼古丁可以影响细胞和体液免疫,增加肠黏液分泌、减少肠蠕动,故对UC有保护作用,但可特异性影响CD的自噬及增加血凝机制、促进血栓形成等促进CD发展。口服避孕药、高脂饮食、少果蔬饮食、少母乳喂养史、沙门氏菌和弯曲杆菌感染、抑郁焦虑、工作和生活压力太大等也会增加罹患IBD的概率。我国一项较大样本的IBD病例对照研究,纳入745例UC患者和745例无消化系统疾病并暴露在相似环境因素下的同事、邻居、朋友作为对照,结果显示IBD家族史、感染性肠病为UC的危险因素,吸烟、饮茶、母乳喂养为UC保护的因素。

环境危险因素分析结果为预防疾病提供了一些参考指标,如适当吃些水果、牛奶等有益食品,尽量少食冰箱储存3天以上的食物,保证充足的睡眠时间等。但这些研究均为病例对照研究,尚不能明确因果关联,仍需多中心、多地域、多种族队列研究探讨我国疾病人群重要的危险因素,以利于宣教和预防。

2.疾病病程史

(1)病变部位与临床分型

1)UC:按病变部位可分为直肠炎、左半结肠炎、广泛性结肠炎或全结肠炎,如全结肠炎逆行累及末端回肠炎,称为倒灌性回肠炎。按临床分型可分为初发型、慢性复发型。西方国家研究显示,病变位于直肠、左半结肠(包括直乙型)全结肠的患者各占1/3。约50%UC患者为慢性复发型。

2)CD:可累及胃肠道的任一或多个肠段,以回肠末段和近端结肠多见。关于CD临床分型国内外主要采用蒙特利尔分型标准。不同人种间疾病表型有所差异,但总体而言,结肠CD通常比回肠末端CD临床症状重,2%~8% CD患者合并上消化道CD。2019年我国一项多中心登记研究结果显示小肠型CD占27.8%,结肠型占14.4%,回结肠型占56.2%;非狭窄非穿透型、狭窄型、穿透型CD分别占49.9%、29.9%、20.2%。该研究结果和之前一项系统综述研究中亚洲人种的疾病表型分布基本一致。

(2)病程:非活动性IBD患者临床缓解后1年内的缓解率为80%~90%,复发风险仅20%,而活动性患者缓解后随1年复发率高达70%。约1/3的UC患者可维持10年不复发,但妊娠期UC易于复发,妊娠对CD发病率和复发率影响较小。CD复发率较高,15%~30%的CD患者病程中会出现肛瘘或肛周病变。70%~80%的CD患者在20年内需要行肠道手术,一般术后2~3年会出现肠道病变及临床症状。UC手术率较CD低,20%~30%的患者 25 年内需要手术治疗,结肠切除术为最常见的手术方式。一部分 UC 患者接受全结直肠切除术或回肠储袋肛管吻合术数年后可发生诊断向 CD 的转变。

二、病因与发病机制

IBD 的病因与发病机制至今尚未完全明确,目前普遍认为 IBD 发生是环境、遗传和免疫等多因素相互作用的结果,即在遗传易感性与环境因素基础上,肠道菌群驱动的肠黏膜免疫失衡,进而引起一系列的肠道慢性炎症反应。

1. 遗传易感性   IBD 具有遗传易感性,其主要证据来源于不同人种的 IBD 发病率、家族聚集现象及双胞胎的研究。白人发病率较高,黑人、亚洲人和拉丁美洲人发病率较低,而犹太人发病危险比非犹太人高 2~4 倍。IBD 有家族聚集现象,其阳性家族史为 5%~20%。IBD 患者一级亲属的发病率是普通人群的 7~10 倍,家族成员患 IBD 的临床特征也呈高度一致。双胞胎同患 IBD 则更有力地说明 IBD 发病可能与遗传相关。丹麦一项纳入 29 421 对双胞胎的研究发现,单卵双生双胞胎的 CD 共同发病率为 58.3%,UC 共同发病率为 18.2%,而双卵双胞胎的 CD、UC 发病率分别为 0 和 4.5%。

早期基因研究发现 HIADR2、DR9 和 DRB1 * 0301 与 UC 相关,而 DR7、DRB3 * 0301 和 DQ4 则与 CD 相关。随着人类基因组学研究进展,采用遗传连锁分析方法,发现了 CD 的第一个易感基因 NOD2(现命名为 CARD15),全基因组关联研究(Genome Wide Association Studies,GWAS)推动了 IBD 易感基因和发病机制的研究。至今 GWAS 共发现了至少 200 个易感基因。IBD 易感位点分布于 1 号、3 号、4 号、5 号、6 号、7 号、10 号、12 号、14 号、16 号、19 号和 X 号染色体,其中 16 号、12 号、6 号、14 号、5 号、19 号、1 号和 3 号染色体分别被命名为 IBD1~9(IBD1 和 IBD8 同为 16 号染色体),提示 IBD 是多基因参与的复杂疾病,且 CD 的遗传易感度高于 UC。超过 60 个已知的 IBD 易感基因已经得到了重复,其中多种基因同时与 UC 和 CD 相关。对于直接参与 IBD 发病的易感基因功能学研究中,NOD2、ATGI6L1/IRGM 及 IL23/TH17 基因的遗传多态性研究得到证实。另外研究显示近 70%IBD 与其他免疫相关疾病如 1 型糖尿病、乳糜泻、类风湿关节炎等有相同易感位点,提示这些疾病有共患病的基础。

(1) NOD2/CARD15 基因:核苷酸寡聚结构域 2(nucleotide oligomerization domain 2,NOD2)是天然免疫中重要的模式识别受体(pattern recognition receptor,PRR)之一,其编码的 NOD2 蛋白由 2 个氨基端 caspase 补充区域(caspase activating recruitment domains,CARDs)、1 个核苷酸结合区域(NOD)和 1 个羧基端富含亮氨酸重复单位区域(leucine-rich region,LRR)组成。NOD2 主要表达于单核细胞、巨噬细胞与树突状细胞,主要功能有:①通过 LRR 识别细菌的胞壁酰二肽(muramyl dipeptides,MDP),诱导 NF-κB 活化;②诱导防御素和反应活性氧的产生;③参与自噬作用,协助抗感染及清除受损或衰老的细胞结构。NOD2 702W、G908R 和 L10076insC 3 个基因变异与 CD 的相关性最高。NOD2 突变后防御素的表达水平下降,NF-κB 及 NF-κB 依赖的促炎介质均减少而导致抗菌能力下降,大量细菌的入侵诱发肠黏膜过度的免疫反应。30%以上的高加索人 CD 患者有 NOD2 基因的突变。但中国、日本、韩国等亚洲国家人群中并未发现 NOD2 基因的相关变异,提示 IBD 的易感基因可能存在地域及种族的差异。

(2) ATGI6L1 基因和 IRGM 基因:自噬在维持细胞质内环境稳定和细胞自主抵御胞内微

生物的过程中起着重要作用,抑制自噬就会导致炎症和组织损伤。ATGI6L1 是自噬体形成过程中不可缺少的一种蛋白质。ATGI6L1 基因单核苷酸多态性(SNP)rs2241880 位点发生 T300A 变异后,阻断了吞噬泡转变成自噬体的过程,抵御细菌入侵能力降低,该过程参与 CD 的发生。这种变异已在高加索人中证实,且 NOD2 基因与 ATGI6L1 基因存在相互作用。但目前我国、韩国和日本人群的研究均未发现 ATGI6L1 与 IBD 的易感性相关。IRCM 为调控自噬作用的另一基因,该基因位于 5 号染色体的 p33.1,编码自噬诱导蛋白。IRGM rs1336118 位点多态性与 CD 有较强关联,触发 IRGM 蛋白的异常表达可影响肠组织胞内抗原菌的及时清除。然而我国汉族人群的相关研究同样未发现 IRGM 与 CD 的相关性。

(3)IL-23/TH17:2006 年国外学者利用 GWAS 对 567 例回肠型 CD 及 571 例对照组进行检测,找出 CD 患者 IL-23R 的 3 个 SNP 位点 rs11209026、rs2066843、rs2076756 显著高于正常对照组。之后发现 IL-23 R391Q SNP 与 UC 相关。我国虽在汉族 CD 患者中检测到 IL-23R 的 rs11465788 多态性位点,但并不导致氨基酸序列改变,对于 CD 的影响还需进一步研究。近年来利用 GWAS 发现 IL-23/Th17 通路中的更多易感性基因,如 IL-12B、STAT3、JAK2、IL-10、IL-22、IL-26、TNFSF15 等。TNFSF15 在东西方人中存在相同的遗传变异,但亚洲的变异频率更高。

此外,对我国汉族人群的研究显示 CTLA-4 基因 A+49G 和 C-318T、MICA 与 MICB 多态性与 UC 易感性相关。

2. 肠道菌群　人体肠道内的细菌总数大于 10^{10},菌种有 500 余种。肠道正常菌群中,10~20 种细菌含量较高,包括拟杆菌、乳酸杆菌、双歧杆菌、粪球菌、粪链球菌、大肠埃希菌等。正常菌群发挥着重要的生理功能,包括:①营养作用;②防御作用;③免疫调节作用;④促进生长、抗衰老及抑制肿瘤作用;⑤改变药物治疗有效性。由此可知,胃肠道菌群参与人体的生理、生化、病理和药理等多个代谢过程。

目前认为 IBD 发病和肠道菌群失调有关,相关证据有以下几项。

(1)IBD 的发病部位:直肠、结肠、回肠等是肠道接触细菌最多的部位,使用广谱抗生素和益生菌可改善肠道炎症。

(2)IBD 患者和正常对照组相比有肠道菌群丰度差异,炎症部位和没有炎症部位也存在菌群丰度差异。IBD 患者肠道内的正常菌群种类和数量减少,而致病菌、条件致病菌明显增多。16SRNA 技术检测显示厌氧菌和大肠埃希菌数量增加,双歧杆菌、拟杆菌或乳酸杆菌数量减少,梭状芽孢杆菌部分菌种消失。正常菌群减少导致提供肠上皮细胞的丁酸盐等能源产量降低;致病菌与条件菌群可分泌肠毒素或直接破坏肠上皮而致肠黏膜通透性增加,进一步激活免疫系统。

(3)动物在无菌环境中饲养不产生炎症,重新输入肠菌后,很快诱发肠炎。而自幼居住更清洁的环境、城市化和儿童时期过早过多使用抗生素,这种缺乏早期微生物暴露情况可能会减弱负性调节途径,影响免疫系统建立和完善,使具有遗传易感性的宿主对肠道共生微生物免疫反应过度活跃,引起 IBD 发病。

(4)对特定细菌的研究:近年来发现毛螺菌科的 Blautia 菌属、粪杆菌属和瘤胃球菌属可能是影响 IBD 的关键菌属。其中 CD 患者粪便样本中菌类减少最多是毛螺菌科和瘤胃菌科,而增加最多的是肠杆菌科;UC 中主要减少的是拟杆菌科,增加的则是毛螺菌科。其中特定有害菌种包括黏膜黏附侵袭型大肠埃希菌(adhesion invasive Escherichia Coli,AIEC),其在

CD 患者回肠末端浓度较高。AIEC 可通过黏附于肠上皮细胞表面,分泌 α-溶血素破坏肠黏膜屏障,也可侵入肠上皮细胞和巨噬细胞内,刺激 IL-8 和 TNF-α 分泌及肉芽肿形成。弯曲菌属是与 UC 发病及病情加重相关的一种致病菌,其能破坏上皮紧密连接,为非侵袭性的肠道共生菌穿透上皮层提供便利。而粪杆菌属的柔韧梭菌的减少与回肠型 CD 关系密切,但目前该菌种丰度和疾病的相关性仍未完全确定。研究表明柔韧梭菌除减少丁酸盐生成外,还跟 IL-10 表达下降与 IL-12 表达升高有关。在 Caco2 细胞、外周血单核细胞及肠组织培养液中,均验证了柔韧梭菌属能促进 IL-10、抑制 IL-12 表达。此外与 IBD 发病相关的病原菌还有艰难梭菌、耶尔森菌、鼠伤寒沙门氏菌、幽门螺杆菌、李斯特菌、肠毒素脆弱类杆菌、产酸克雷伯菌、假单胞菌等,但迄今仍未发现导致 IBD 的特异性病原菌。

肠道微生态环境是近年来学者探索 IBD 发病机制及治疗的重点。研究显示肠道微生态改变与遗传因素密切相关,NOD2/CARD15 基因突变个体的肠道菌群有异常强的黏附肠细胞的能力,ATGI6L1 基因突变与肠道潘氏细胞失去清除细胞内病原体感染的能力有关,另外 RGM、IL-23R、TNFSF15 等与肠道菌群有关。除肠道菌群外,肠道中也存在多种真菌和病毒,它们(如噬菌体)可能通过影响肠道菌群分布而直接或间接地影响宿主,在 IBD 发病机制中发挥作用。

3. 免疫机制　自 1997 年提出免疫调节异常在 IBD 发病中占有中心地位的假说,随后越来越多的学者认为 IBD 是一种与肠黏膜有关的免疫性疾病。

(1)肠黏膜屏障:是指将肠腔内细菌、抗原等物质与肠黏膜固有层免疫细胞隔离开,避免固有层免疫激活的肠黏膜结构,主要由肠上皮细胞层、紧密连接及其肠表面的黏液层所构成。肠黏膜上皮细胞中潘氏细胞可分泌防御素,IBD 中防御素分泌含量减少,且潘氏细胞受内质网压力影响,产生未折叠蛋白反应(unfolded protein response,UPR),可诱导细胞凋亡,调节 UPR 的 X-盒结合蛋白 1(X-box binding protein 1,XBP1)变异也被证实与 IBD 相关。而对结肠上皮进行单细胞转录组测序的研究也发现以前未知的细胞亚型,包括肠隐窝内不同分化程度的祖细胞、结肠细胞和杯状细胞。该研究还在 IBD 患者样本中观察到杯状细胞的位置重构,这和杯状细胞表达的抑制细菌生长的抗蛋白酶分子 WFDC2 的下调相一致。在体内,WFDC2 保持上皮细胞之间紧密连接的完整性,防止共生细菌入侵和黏膜炎症。构成上皮细胞间紧密连接的结构性蛋白表达谱发生变化,Occludin、Claudin-1 和 Claudin-4 表达减少,Claudin-2 表达增加,也可导致肠黏膜通透性增加。有研究显示维生素 D 受体(vitamin D receptor,VDR)对小鼠结肠炎的黏膜屏障功能有重要保护作用。而研究也表明,VDR 可调节低氧状态下结肠细胞系 DLD-1 肠上皮屏障蛋白的表达,提示 VDR 通路可能为低氧环境下保护肠黏膜屏障的另一重要机制。

(2)免疫细胞:肠道天然免疫系统细胞由单核吞噬细胞、树突状细胞(dendritic cell,DC)、中性粒细胞、淋巴细胞、NK 细胞、NKT 细胞、M 细胞等组成。这些细胞中表达天然免疫重要的两类 PRR,即 NOD2 与 Toll 样受体(toll-like receptors,TLR),成为识别、吞噬、清除病原体,维持肠道内环境稳定的重要免疫防线。存在炎症时,内皮细胞表达黏附分子,招募上述细胞聚集在炎症局部,产生大量的细胞因子如 TNF-α、IL-8,进而招募更多炎症细胞,以增强、放大炎症连锁反应。而 IBD 由于存在易感性,PRR 的变异导致免疫细胞识别病原体的能力减弱,肠菌的入侵激活固有层内的免疫细胞,过度的炎症反应导致水肿,激活凝血系统,诱导肉芽肿生长,最终产生一系列组织黏膜的损伤坏死。

适应性免疫系统包括产生分泌型 IgA 和 IgG 的 B 细胞,以 Th1、Th2 或 Th17 反应为主的 T 细胞及调节性 TB 细胞。一直以来认为 IBD 发病与 Th1/Th2 失衡有关。CD 与 Th1 介导的免疫反应异常相关,而 UC 被认为是 Th2 作用的结果。Th1 型免疫反应中 Th1 细胞过度表达 IFN-γ、IL-2 和 TNF-α。Th2 型介导免疫反应中则以 IL-4、IL-5、IL-13 分泌升高为主。Th17 与调节性 T 细胞(Treg)的参与致病补充了 IBD 的 Th1/Th2 失衡学说。Th17/IL-23 轴在 CD 发病中具有重要作用。Th17 由 TGF-β、IL-6、IL-23、IL-13、STAT3 和 TNFSF15 等刺激生成,TGF-β 和 IL-6 的共同存在是 Th17 细胞分化启动的必要条件。Th17 细胞一旦分化便开始自分泌 IL-21 和 IL-23R,两者将进一步参与 Th17 细胞的发展。Th17 还可分泌 IL-17A、IL-17F、TNF-α、IL-6 和 IL-22 等促炎细胞因子,这些细胞因子可诱导其他细胞产生趋化因子和抗原肽等,介导炎症细胞局部浸润从而导致黏膜组织损伤。而 IL-23 与 IL-12 有共同组分 p40 亚单位(IL-12B),抗 IL-12 p40 抗体能一定程度上缓解肠道炎症。Treg 细胞可通过产生大量 IL-10 下调炎症反应,研究显示 IBD 患者中 Treg 细胞数量相对减少。

单细胞测序技术的发展也更进一步认识了免疫细胞在 IBD 疾病进展的作用。如有人在部分患者的炎症组织中发现由 IgG 浆细胞、单核-巨噬细胞、活化 T 细胞和基质细胞组成的细胞模块,并称之为 GIMATS 模块。而该模块也存在于抗 TNF 治疗抵抗的患者中,提示免疫细胞组成的细胞模块可能和药物疗效相关。

(3)细胞因子:促炎细胞因子(IL-1、IL-6、IL-8、TNF-α 和 IFN-γ)增多,抗炎细胞因子(IL-4、IL-10 和 TGF-β)减少,是引起肠黏膜免疫反应异常和慢性炎症的主要原因。NF-κB 是一种高度保守的转录因子,可与众多细胞基因的启动子或增强子转录序列特异性结合,从而参与炎症因子的转录调控,成为 IBD 病理生理过程中的枢纽。TNF-α 增高可促进内皮细胞和单核细胞分泌细胞因子,诱导基质细胞分泌基质金属蛋白酶(matrix metalloproteinase,MMP)造成组织损伤,并激活、动员未成熟的 DC 进入局部淋巴结,启动病理性的 Th1 型免疫反应。IL-6 也是一种 IBD 的致病因子,是决定 CD4$^+$T 细胞是分化为 Treg 细胞还是 Th17 细胞的关键因子。IL-6 存在时,CD$^+$CD25$^+$Foxp3T 细胞分化为 Th17 细胞,而 Th17 细胞可表达趋化因子受体 6(chemokine receptor 6,CCR6),CCR6 与配体 CCL20 相互作用,介导淋巴细胞归巢。IBD 患者 CCR6 与 CCL20 的高表达吸引淋巴细胞趋化至肠黏膜炎症部位而加重炎症反应。

近年来,遗传、环境、细菌及免疫等因素在 IBD 发病机制中的作用得到重视,并取得了长足的进展,各因素间可能存在内在联系和相互影响机制。但若将这些机制构成复杂的信号网络,找出信号转导的关键靶点,将能为 IBD 的病因和治疗提供重要线索。而近年来,由于我国 IBD 发病率呈进行性增长趋势,也需要更多学者们的关注和研究 IBD 流行病学趋势、危险因素和发病机制,探索适合我国疾病人群的防治措施。

第二节　诊断方法与困难

一、溃疡性结肠炎

(一)诊断方法

1.病史　注意询问有无近期旅游史、有无不洁饮食史及特殊用药史(特别是非甾体抗炎药）、有无炎症性肠病家族史等。

2. 临床表现 UC 的典型临床表现为持续或反复发作的黏液脓血便，可伴有腹痛；病变如果累及直肠，可能出现里急后重、大便失禁；病变如果主要累及远端结肠，则可能表现为便秘。重度 UC 患者还可能出现发热、疲劳及体重下降等全身症状。

3. 体征 应注意一般生命体征（心率、血压）、营养状态（身高、体重、体重指数）、腹部检查及有无肠外表现（口、皮肤、关节、眼）。

UC 患者尤其是轻度 UC 患者体格检查一般无阳性体征，中到重度 UC 患者可能有腹部压痛、低血压、心动过速等表现。

4. 实验室检查 尽管不能依靠实验室检查确诊，但有助于评估 UC 病情及排除其他肠炎。血常规、红细胞沉降率、C-反应蛋白、粪便钙卫蛋白等有助于评估疾病严重度。重度、难治性 UC 必须进行血清、DNA 或者免疫组化检查了解有无合并巨细胞病毒及二重感染。粪便常规检查和培养有助于排除艰难梭状芽孢杆菌感染、沙门菌、志贺菌、阿米巴肠病、血吸虫病等疾病。UC 患者抗中性粒细胞胞质抗体（antineutrophil cytoplasmic antibodies，ANCA）阳性有助于诊断。

5. 内镜检查

（1）结肠镜：UC 病变多累及直肠，向结肠近端扩展，呈连续性、弥漫性分布。UC 起病时，30%～50%UC 患者仅有直肠和乙状结肠受累，20%～30% 可能表现为左半结肠炎，仅有 20% UC 患者病变超过脾区乃至累及全结肠。极少数活动性全结肠炎 UC 患者可能出现倒灌性回肠炎。UC 患者的倒灌性回肠炎一般仅累及紧邻小段回肠，为连续、弥漫性病变，而 CD 患者的回肠炎一般呈局灶性分布，累及范围可能较广。

结肠镜下 UC 病变多表现为：①黏膜红斑；②黏膜充血、水肿，血管纹理模糊、紊乱，或消失；③质脆、自发或接触出血和脓性分泌物附着；④黏膜粗糙、呈细颗粒状；⑤病变明显处可见弥漫性、多发性糜烂或溃疡；⑥结肠袋变浅、变钝或消失，以及假息肉和桥黏膜等。

（2）小肠镜：UC 患者病变一般很少累及小肠。左半结肠炎伴有阑尾开口炎症改变或盲肠红斑改变在 UC 常见，无须进一步行小肠镜检查。全结肠炎 UC 患者可能出现倒灌性回肠炎，病变呈弥漫性分布。部分重度 UC 全结肠切除术后，会出现小肠炎，酌情考虑小肠镜检查。

6. 病理学检查 活检应多点、多部位（病变与非病变部位）。目的主要是明确肠道是否表现为慢性炎症，并排除其他感染性和非感染性炎症。

UC 病变一般限于黏膜和黏膜下层，主要表现为：①肠上皮坏死，黏膜表面糜烂，浅溃疡形成；②固有层弥漫性淋巴细胞、浆细胞浸润；③隐窝结构变形；④杯状细胞减少。

UC 患者无特异性病理学表现，但是如果能发现以上典型的病理学表现，再结合临床，可做出 UC 的诊断。UC 患者，尤其患结肠癌风险性高的 UC 患者，应注意其病理切片有无上皮细胞异型增生。

（二）完整的疾病评估有助于制订最佳治疗方案

UC 诊断成立后，需要对临床病型、病变范围、严重程度、有无肠外表现等进行评估，做出完整的诊断，以利于全面估计病情和预后，制订最佳治疗方案。

1. 临床类型 可分为初发型和慢性复发型。

（1）初发型：指无既往病史而首次发作，此型在鉴别诊断中要特别注意，也涉及缓解后病变如何发展、如何进行维持治疗的考虑。

（2）慢性复发型：指临床缓解期再次出现症状，临床最常见。

2. 病变范围　推荐采用 Montreal 分类（表5-1），该分型特别有助癌变危险度的估计及监测策略的制订，也有助于治疗方案的选择。

表5-1　Montreal UC 病变范围分类

	分布	结肠镜下所见炎症病变累及的最大范围
E1	直肠	局限于直肠，未达乙状结肠
E2	左半结肠	累及左半结肠（脾曲以远）
E3	广泛结肠	广泛病变累及脾曲以近乃至全结肠

3. 严重程度　UC 病情分为活动期和缓解期，活动期的疾病严重程度分轻、中、重度。大多数患者起病时都表现为轻度 UC，大约27%患者起病时可能表现为中度 UC，大约1%起病时表现为重度 UC。改良的 Truelove 和 Witts 疾病严重程度分类标准（表5-2）易于掌握、临床实用。改良 Mayo 评分（表5-3）也可用于 UC 病情分度，但更多用于临床研究的疗效评估。

表5-2　改良 Truelove 和 Witts 疾病严重程度分型

	轻度	重度
便次/天	<4	≥6
便血	轻或无	重
脉搏	正常	>90 次/分
体温	正常	>37.8℃
血红蛋白	正常	<75%正常值
ESR/(mm/h)	<20	>30

注：中度为介于轻、重度之间；缓解期为无症状。

表5-3　评估溃疡性结肠炎活动性的 Mayo 评分系统

排便次数[a]
　0=排便次数正常
　1=比正常排便次数增加 1~2 次
　2=比正常排便次数增加 3~4 次
　3=比正常排便次数增加 5 次或以上

便血[b]

  0＝未见出血

  1＝不到一半时间内出现便中混血

  2＝大部分时间内为便中混血

  3＝一直存在出血

内镜发现

  0＝正常或无活动性病变

  1＝轻度病变(红斑、血管纹理减少轻度脆性增加)

  2＝中度病变(明显红斑、血管纹理缺乏、脆性增加、糜烂)

  3＝重度病变(自发性出血,溃疡形成)

医师总体评价[c]

  0＝正常

  1＝轻度病变

  2＝中度病变

  3＝重度病变

    [a] 每位受试者作为自身对照,从而评价排便次数的异常程度。[b] 每天出血评分代表一天中最严重出血情况。[c] 医师总体评价包括其他3项标准:受试者对于腹部不适的回顾、总体幸福感及其他表现,如体格检查发现和受试者表现状态。

    注:评分≤2分,且无单个分项评分>1分,为临床缓解;3~5分轻度活动;6~10分中度活动,11~12分重度活动。评估疗效"有效"的定义是,Mayo评分相对于基线值的降幅≥30%及≥3分,而且便血的分项评分降幅≥1分或该分项评分为0分或1分。

4. 肠外表现和并发症

(1)肠外表现:尽管UC主要累及肠道,但是病变也可能同时累及全身其他器官。国外UC的肠外表现较常见,约占患者的30%,国内多中心研究显示占7.1%~20.9%,近年报道有增多趋势,可能与认识水平提高有关。

1)皮肤黏膜表现:UC患者最常见的皮肤黏膜损害为口腔溃疡、结节性红斑和坏疽性脓皮病。

2)眼部损害:在国外,5%~8%的活动性UC患者可发生巩膜外层炎或前葡萄膜炎。也可发生结膜炎、角膜炎、虹膜炎。眼病常伴随严重的结肠炎出现,可同时伴有关节炎及皮肤病变。UC患者最常见的眼部损害为巩膜炎和葡萄膜炎,也可表现为虹膜炎和结膜炎。

3)肝胆系统疾病:UC发生肝胆系统肠外表现较常见,国外为25%~50%,国内仅约10%。UC患者肝胆系统疾病可能表现为原发性硬化性胆管炎、脂肪肝及自身免疫性肝病。UC患者出现原发性硬化性胆管炎时一般无症状,通常在生化检查时有碱性磷酸酶增高而被发现。

4)骨与关节系统:为最常见的肠外表现之一,占UC所有肠外表现的7%~25%。分为外周性与中轴性关节病两大类,前者多为急性多关节炎,少有小关节炎;后者包括骶髂关节炎、强直性脊柱炎。

5）血栓栓塞性疾病：IBD 患者出现动静脉血栓的发生率约 5%，其危险性为正常人的 3 倍，与疾病活动性和严重度有关。发生部位可为腹腔、下肢或颅内。偶有浅表游走性血栓性静脉炎。发生机制可能与 UC 伴随的高凝状态、血小板增多、凝血因子增加有关。

（2）并发症：包括中毒性巨结肠、肠穿孔、消化道大出血和癌变。

1）中毒性巨结肠：典型的中毒性巨结肠表现为结肠肠腔明显扩张，≥6cm 或者盲肠肠腔>9cm，同时出现全身中毒症状，比如发热、腹痛、白细胞增多。UC 患者发生中毒性巨结肠时可能出现肠穿孔，且病死率高。对全结肠型及重度 UC 患者行肠镜检查可能诱发中毒性巨结肠。

2）肠穿孔：中毒性巨结肠 UC 患者容易出现肠穿孔，肠穿孔及腹膜炎是超过 50% UC 患者的死因。

3）消化道大出血：10% UC 患者可能出现消化道大出血，3% UC 患者可能因为严重的消化道大出血而需要进行肠切除。

4）癌变：有研究表明，病史超过 30 年的 UC 患者，患结肠癌的比例高达 20%~30%，而普通人群结肠癌的患病率仅为 2%。UC 患者患结肠癌的危险因素包括：病变范围广、病期长、发病年龄早、重度炎症、合并原发性硬化性胆管炎及有结肠癌家族史。

（三）鉴别诊断

1. CD　如果 CD 仅累及结肠则临床表现与 UC 相似，难以鉴别。CD 的以下特征有助于与 UC 相鉴别：出现肛周瘘管、溃疡、脓肿等肛周疾病，出血量不大，结肠镜下直肠未受累而末端回肠有局灶性炎症，小肠镜下发现空回肠局灶性病变，活检发现非干酪性肉芽肿。UC 患者可能出现抗中性粒细胞胞质抗体阳性，CD 患者可能出现抗酿酒酵母抗体（anti-saccharomyces cerevisiae antibody，ASCA）阳性，但是二者用来鉴别 UC 和 CD 实用性不大。

2. 急性感染性肠炎　各种细菌感染，如志贺菌、肠弯曲菌、沙门菌、产气单孢菌、大肠埃希菌、耶尔森菌等。常有流行病学特点（如不洁食物史或疫区接触史），急性起病常伴发热和腹痛，具自限性（病程一般数天至 1 周，不超过 6 周）；抗生素治疗有效；粪便检出病原体可确诊。

3. 阿米巴肠病　流行病学特征，果酱样大便，结肠镜下溃疡较深、边缘潜行、间以外观正常黏膜，确诊有赖于粪便或组织中找到病原体，非流行区患者血清抗阿米巴抗体阳性有助诊断。高度疑诊病例抗阿米巴治疗有效。

4. 肠道血吸虫病　疫水接触史，常有肝脾大。确诊有赖粪便检查见血吸虫卵或孵化毛蚴阳性；急性期肠镜直乙结肠见黏膜黄褐色颗粒，活检黏膜压片或组织病理见血吸虫卵。免疫学检查有助鉴别。

5. 药物相关性肠炎　非甾体抗炎药可能引起腹泻及出血，表现为与 UC 相似的临床症状，其肠镜下表现也与 UC 相似，仔细询问用药史有助于鉴别。

克罗恩病的诊断必须依靠综合分析和动态观察。CD 临床表现复杂、疾病过程中病情多变，病变无特异性，需要鉴别的疾病很多，且由活检发现特异性的病理组织学改变的检出率很低。因此，要对临床表现、影像学检查、内镜检查、活检病理组织学所见进行全面分析，从各种检查中将能够反映的 CD 特征综合起来进行诊断。

二、克罗恩病

(一)诊断方法

1. 病史　详细的病史询问应包括从首发症状开始的各项细节,特别注意询问大便有无带血及黏液;还要注意近期旅游史、有无不洁饮食史及用药史(特别是非甾体抗炎药)、阑尾手术切除史、吸烟史、有无炎症性肠病家族史。

2. 临床症状

(1)腹痛:CD 患者腹痛一般为中等度腹部疼挛性疼痛,部位以右下腹多见,与末端回肠病变有关,其次为脐周或全腹痛。

(2)腹泻:常为超过 6 周的慢性腹泻,大便一般为糊状或水样便,无脓血或黏液。腹泻主要由病变肠段炎症渗出、蠕动增加及继发性吸收不良所引起。

(3)便血:仅 40%~50%CD 患者可能出现血便,明显低于溃疡性结肠炎出现血便的频率,且便血量一般较少。

(4)腹部包块:部分 CD 患者可能出现腹部包块,以右下腹和脐周多见,肠粘连、肠壁和肠系膜增厚、肠系膜淋巴结肿大,内瘘或者腹内脓肿为网膜所包裹等均可引起腹块。

(5)发热:CD 活动性肠道炎症、组织破坏后毒素吸收及继发感染等均能引起发热。1/3CD 患者表现为间歇性低热或中等度发热。

(6)营养不良:营养不良的 CD 患者可表现为消瘦、贫血、低白蛋白血症、维生素缺乏、电解质紊乱等,可由食欲减退、慢性腹泻、肠道吸收障碍或消耗过多所引起。

3. 体征　体格检查应特别注意一般生命体征(心率、血压)、营养状态(身高、体重、体重指数)、腹部检查(压痛、有无腹部包块、瘘管等)、肛周检查(有无肛周皮赘、包块、脓肿、溃疡、瘘管等)、直肠指诊及注意有无肠外表现(口、皮肤、关节、眼)。

(1)瘘管形成:瘘管是 CD 的特征性临床表现,因透壁性炎性病变穿透肠壁全程至肠外组织或空腔脏器而成,分内瘘和外瘘 2 种,前者多通向其他肠段,后者多通向阴道、膀胱、腹壁或肛周皮肤。14%~26%CD 患者会在其病程中出现各种瘘管,其中肛周瘘管占 50%以上,肠段之间瘘管约占 25%,直肠阴道瘘约占 10%,其他瘘管占 10%~15%。

(2)肛周病变:20%~30%CD 患者可能出现肛周病变,伴有结肠病变特别是直肠炎的 CD 患者出现肛周病变的概率更高,因此对 CD 患者尤其是有结肠受累的 CD 患者进行肛周检查非常重要。CD 可能出现各种肛周病变,包括肛周瘘管与脓肿、直肠肛门病变(肛周溃疡、肛裂、肛门直肠狭窄)、直肠肛门皮肤黏膜病变(皮赘和痔疮)及肿瘤。

4. 实验室检查　常规检查血常规、血肝肾功能、红细胞沉降率、C-反应蛋白、粪便钙卫蛋白等,还应检查血清铁、转铁蛋白、维生素 B_2、叶酸等。粪便常规检查和培养不少于 3 次,以排除艰难梭状芽孢杆菌感染、阿米巴肠病、血吸虫病等疾病。γ-干扰素释放试验(如 T-SPOT. TB)等排除结核。

5. 内镜检查

(1)结肠镜:肠镜检查和活检应列为 CD 诊断的常规首选检查,镜检应达末段回肠并活检。CD 最具特征性的内镜表现为纵行溃疡和卵石样外观。其他非特异性但支持 CD 诊断的内镜下表现包括直肠未受累,病变肠段周围黏膜和血管网正常,孤立的末端回肠病变。

(2)小肠胶囊内镜:与 CTE 及 MRE 相比,胶囊内镜敏感性更高,但特异性较差,且不能对病变进行活检。对怀疑合并消化道狭窄的 CD 患者不能进行胶囊内镜检查,因为可能出现胶囊滞留危险。

（3）小肠镜:目前我国常用的是气囊辅助式小肠镜（BAE）。该检查可直视下观察病变、取活检及进行内镜下治疗,但为侵入性检查有一定并发症的风险。当临床高度怀疑小肠病变,可行小肠镜检查并活检,小肠镜下 CD 病变特征与结肠镜所见相同。

6. 病理组织学检查　需多段（包括病变部位和非病变部位）多点取材,活检部位一定要包括末端回肠和直肠。

注意有无支持 CD 诊断的病理学表现:①隐窝变形;②固有层单核细胞浸润;③基底部淋巴浆细胞增多;④黏膜肌层增生;⑤幽门腺化生或潘氏细胞化生;⑥非干酪样坏死性肉芽肿。

非干酪样坏死性肉芽肿是 CD 的特异性表现,对诊断 CD 具有很高的特异性,但是只有 15%~36% 的 CD 患者行黏膜活检时能发现非干酪样坏死性肉芽肿,而且非干酪样坏死性肉芽肿也能见于其他病变,比如贝赫切特综合征或者淋巴瘤。

7 影像学检查

（1）X 线片:怀疑有肺部结核时应行胸部 X 线检查。CD 并发肠穿孔为慢性过程,因周围组织的包块,一般不会形成膈下游离气体,但是怀疑有因内镜操作诱发的急性穿孔时会有膈下游离气体形成,可行腹部 X 线检查明确诊断。

（2）CT 或 MR 肠道显像（CT/MR enterography,CTE/MRE）:小肠镜只能发现肠黏膜病变,并且作为一项侵入性检查有一定风险性,费用较高,CTE 或 MRE 有助于协助诊断 CD。活动期 CD 典型的 CTE 表现为肠壁明显增厚（>3mm）;肠黏膜明显强化伴有肠壁分层改变,黏膜内环和浆膜外环明显强化,呈"靶征";肠系膜血管增多、扩张、扭曲,呈"木梳征";相应系膜脂肪密度增高、模糊;肠系膜淋巴结肿大等。CTE 或 MRE 还能反映狭窄的存在及其可能性质（炎症活动性或纤维性狭窄）肠腔外并发症如窦道、瘘管形成、腹腔脓肿等。

（3）钡剂灌肠及小肠钡剂造影:钡剂灌肠已被结肠镜检查所代替,但遇肠腔狭窄无法继续进镜者仍有诊断价值。小肠钡剂造影敏感性低,已被 CTE 或 MRE 代替,但对无条件行 CTE 检查的单位则仍是小肠病变检查的重要技术。CD 消化道钡剂造影检查的特征为多发性、跳跃性病变,病变处见裂隙状溃疡、卵石样改变、假息肉、肠腔狭窄、僵硬,可见瘘管。

（二）完整的疾病评估有助于制订最佳诊治方案

CD 诊断成立后,需要根据蒙特利尔标准对患者分型,根据 CD 活动指数对疾病活动度进行评分,并注意有无肠外表现、并发症及其他自身免疫疾病。完整的疾病评估有助于医师制订最佳治疗方案,判断疾病预后。

1. 临床类型　推荐按蒙特利尔 CD 表型分类法进行分型（表 5-4）。在 CD 病程中,病变部位相对稳定,但是大多数患者的病型都随着病情进展而发生了变化。一项对法国 CD 患者的长期随访研究表明,最初诊断时 70% CD 患者为炎症型,17% 为狭窄型,13% 为穿透型,但是 10 年后再次随访时,27% 的炎症型 CD 患者变成狭窄型,29% 的炎症型 CD 患者变成了穿透型。

表 5-4 CD 的蒙特利尔分型

确诊年龄（A）

A1 ≤16 岁

A2 17~40 岁

A3 >40 岁

病变部位（L）

L1 回肠末段 L1+L4*

L2 结肠 L2+L4

L3 回结肠 L3+L4

L4 上消化道

疾病行为（B）

B1** 非狭窄非穿透型 B1p***

B2 狭窄型 B2p

B3 穿透型 B3p

P 肛周病变

注：*L4 可与 L1 至 L3 同时存在；**B1 随时间推移可发展为 B2 或 B3；***p 为肛周病变，可与 B1 至 B3 同时存在。

2. 疾病活动性评估　临床上用 CD 活动指数（CDAI）评估疾病活动性的严重程度及进行疗效评价。Harvey 和 Bradshow 的简化 CDAI 计算法（表 5-5）较为简便。Best 的 CDAI 计算法更多应用于临床科学研究。

表 5-5 简化 CDAI 计算法

项目	分数
一般情况	0:良好;1:稍差;2:差;3:不良;4:极差
腹痛	0:无;1:轻;2:中;3:重
腹泻	稀便每天 1 次记 1 分
腹部肿块	0:无;1:可疑;2:确定;3:伴触痛
伴随疾病(关节痛、虹膜炎、结节性红斑、坏疽性脓皮病、阿弗他溃疡、裂沟、新瘘管及脓肿等)每种症状记 1 分	

注：≤4 分为缓解期;5~8 分为中度活动期;≥9 分为重度活动期。

3. 肠外表现与并发症

（1）肠外表现：10%~35% 的 CD 患者可能出现各种肠外表现，包括关节痛（炎）、疱疹性溃疡、结节性红斑、坏疽性脓皮病、炎症性眼病、慢性活动性肝炎、脂肪肝、胆石症、硬化性胆管炎和胆管周围炎、肾结石、血栓性静脉炎、强直性脊椎炎、血管炎、淀粉样变性、骨质疏松和杵状指等。

（2）并发症：因CD病变可累及全肠道，容易出现各种急性（肠穿孔、梗阻）及慢性（狭窄、瘘管、脓肿、癌变等）并发症。

1）肠狭窄与梗阻：狭窄型CD较常见，一项美国的研究显示初次发病时狭窄型CD占4.6%，诊断后1年、5年、10年、20年累计CD狭窄的发生率分别为7.2%、12.4%、15.2%、21.6%。合并狭窄的CD患者通常表现为肠梗阻，据西方报道，CD患者合并肠梗阻发生率为10.5%~39.1%。

2）瘘管：是CD常见表现之一，具体见CD临床表现。

3）脓肿：是CD的常见并发症，如腹腔脓肿、肛周脓肿等。CD合并腹腔脓肿的发生率为10%~30%，CD合并肛周脓肿的发生率为11.2%~62%。

4）癌变：与UC相比，CD癌变率相对较低，其发生结肠癌的风险性大约是正常人群的2.5倍，发生小肠癌的风险性大约是正常人的60倍。

（三）鉴别诊断

1. 肠结核　CD与肠结核的鉴别常会相当困难，尤其是在印度、中国等肠结核的高发区。

（1）下列特征倾向于诊断CD：肛周病变（尤其是肛瘘/肛周脓肿），并发瘘管、腹腔脓肿，疑为CD的肠外表现如反复发作口腔溃疡、皮肤结节性红斑等；结肠镜下见典型的纵行溃疡、典型的卵石样外观；小肠镜下有空回肠节段性病变，活检发现非干酪样坏死性肉芽肿。

（2）下列特征倾向于诊断肠结核：伴活动性肺结核；结肠镜下见典型的环形溃疡、回盲瓣口固定开放；活检见肉芽肿分布在黏膜固有层且数目多、直径大（长径>400μm）、特别是有融合；活检组织抗酸染色，阳性结核分枝杆菌DNA检测阳性，结核菌素试验强阳性或者血清γ-干扰素释放试验（如T-SPOT. TB）阳性。

（3）鉴别困难者，可给予诊断性抗结核治疗，治疗数周内（4~8周）症状明显改善，并于2~3个月后肠镜复查病变痊愈或明显好转，可初步做出肠结核的临床诊断，但要注意进一步随访观察，部分CD患者抗结核治疗后也有可能出现症状缓解、肠镜下肠黏膜完全愈合。

2. 溃疡性结肠炎　见溃疡性结肠炎的鉴别诊断。

3. 肠易激综合征　某些CD患者因初次发病时症状较轻，也容易被误诊为肠易激综合征，当病变进展时才诊断为CD，为了避免在CD初期将其误诊为肠易激综合征，在诊断时需要密切注意患者是否同时存在以下报警症状，比如夜间腹泻、里急后重、大便带血、大便失禁或者体重下降等。

4. 贝赫切特综合征　可表现为肠道单个或多个溃疡，但贝赫切特综合征必须有反复发作的口腔溃疡，并同时具备复发性生殖器溃疡、眼损伤、皮肤损伤、针刺试验阳性中的2项即可诊断。

5. 肠淋巴瘤　原发性肠淋巴瘤与CD均以肠道溃疡为主要表现且病变部位并无明显差异，有时不易鉴别，特别是肠道T淋巴细胞瘤可表现为全肠道的多发性病变。病程短、单个部位受累、明显隆起性病变要注意原发性肠道淋巴瘤。活检是确诊依据，原发性肠道淋巴瘤起源于肠黏膜，理论上检出率应更高，因此疑为该病时，反复、多块、深取活检至关重要。

第三节　传统分类和临床角度的重新分类

狭义上，经典的炎症性肠病（IBD）由克罗恩病（CD）和溃疡性结肠炎（UC）组成，是一种在临床过程中会反复发作和缓解的慢性疾病。IBD 的表型多种多样。有许多免疫介导的疾病与 IBD 合并存在,但这些疾病尚未被认为是 IBD 的一部分。可将典型 IBD 的传统概念拓宽到更广义范围的免疫介导的肠道疾病和重叠综合征。IBD 可进一步二元化为经典的 IBD 或 IBD 变体,以及原发性 IBD 或继发性 IBD。继发性 IBD 可能因机体免疫系统的"恒温器"被药物、器官移植和手术等因素触发而发病。各种因素如基因组、环境暴露组、微生物组和免疫组等共同相互作用形成了疾病谱中的不同疾病表现。

一、简介

经典的炎症性肠病(IBD)由克罗恩病(CD)和溃疡性结肠炎(UC)组成,是一种在临床过程中会经历复发和缓解的慢性疾病。IBD 的诊断是通过炎症和结构改变的组织学证据,结合临床学,内镜学和放射学特征来确定的。IBD 的确切"诱因"并不完全清楚,但普遍认为该病是由遗传易感性、免疫异常和环境暴露相结合的因素导致的。一般来说,经典的 IBD 被认为是特发性的。

正如临床实践中所见,IBD 的表型千差万别。一名患者可能患有严重的 CD 合并严重的关节病,而另一名患者可能患有坏疽性脓皮病合并轻度 UC。有 10% ~ 15% 的患者因诊断不能明确而被考虑为 IBD 类型待定(IBD-U)。更让人捉摸不透的还有感染性疾病的症状往往和 IBD 症状相似,如肠结核(ITB)与 CD 往往很难区分。

IBD 往往合并有传统定义的肠外表现(EIM),如原发性硬化性胆管炎(PSC)和坏疽性脓皮病(PG)。而很多自身免疫性疾病和自身炎症性疾病也伴随 IBD 发生,但不被认为是典型的 IBD 相关的肠外表现(EIM)。例如,IBD 患者可能伴发银屑病、自身免疫性肝炎或乳糜泻。这些免疫介导的疾病通常被视为与 IBD 不同的独立疾病。然而,这些免疫介导的疾病,包括经典的特发性 IBD,可能有共同的发病机制。

除了 CD 和 UC 的蒙特利尔分型以外,学者们还曾提出过多种不同的分类。有学者主张根据分子类型重新分类,并指出基于遗传的亚组与临床表型之间经常存在较差的相关性。还有学者提出肠道和肝脏的重叠综合征。国外学者报道了基于 IBD 定位进行分类的基因证据,例如,回肠炎、结肠炎、回结肠炎和直肠炎。有人详细阐述了蒙特利尔分型法,主张将 10 岁前后的儿童 IBD 也进行细分诊断。可以将 IBD 从一个独立领域的传统概念调整至将其视为一大类免疫介导的肠道疾病和重叠综合征中的一部分。IBD 可以进一步分为原发性(经典)IBD 和继发性 IBD。基因、环境暴露、微生物和免疫状态等对疾病表现、疾病过程和临床结局中均有一定的影响。

二、IBD 发病机制的传统理论

传统的发病机制假说认为,UC 和 CD 发病是遗传易感性宿主出现菌群失调后继发的一系列固有免疫及适应性免疫紊乱。在 IBD 患者中,细菌菌群的变化是显而易见的,选择性细菌分类群过多,而细菌群落总体多样性降低。这种菌群失调会导致炎症反应。另外,遗传变异,如 NOD2 的突变,可导致宿主固有免疫的改变,乃至细菌识别缺陷,以及抗微生物多肽产生减少。固有免疫缺陷也会导致适应性免疫系统 T 细胞失调、慢性炎症和肠细胞凋亡。UC 和 CD 的发病机制在前述章节中也有阐述。遗传因素,如 IL-10/IL-10R 突变可能在婴儿或儿童 IBD 的发病中发挥更重要的作用。

三、经典 IBD 的特征

传统上 IBD 的定义仅包括 CD 和 UC。在某些情况下,尽管有内镜、影像学、临床学和病理学评估,但诊断仍不清楚,通常在这些情况下做出未定型结肠炎(IBD-U)的诊断。蒙特利尔分类通常将 CD 在年龄、疾病行为(炎症性、狭窄性、穿透性)和受累部位(回肠、结肠、回结肠、上消化道和肛周)方面进行分类。在 UC 中,根据疾病的病变范围(直肠炎、左半结肠炎、广泛性结肠炎)和疾病严重程度对患者进行分类。

数十年来,一些传统的疾病特征被用于区分 UC 与 CD。CD 可能涉及胃肠道的任何部分,而 UC 局限于结肠、直肠及某些情况下远端肠(倒灌性回肠炎)。CD 中的炎症(伴或不伴肉芽肿)可以透壁发展,导致多种并发症,包括狭窄、瘘和脓肿,而 UC 中的炎症一般局限于黏膜、黏膜肌层和黏膜下层浅层。此外,具有跳跃性病灶和直肠豁免是 CD 的特征,而直肠累及往往见于 UC。有趣的是,在回结肠切除术后,CD 的疾病部位和范围仍然相对稳定,而 UC 的病变范围往往由远端向近端蔓延。这些现象提示 CD 和 UC 的发病机制并不完全重叠。

IBD 的治疗包括使用抗感染药物,例如美沙拉嗪、皮质类固醇、免疫调节剂(如硫唑嘌呤和氨甲蝶呤)、抗肿瘤坏死因子 α(如英夫利西单抗、阿达木单抗、戈利木单抗和赛妥珠单抗 pegol)、抗整合素(如维多珠单抗,那他珠单抗)、抗白细胞介素(IL 如 ustekinumab)和通路靶向的小分子(如 ozanimod)。以靶向治疗 IBD 为目的的各种致病通路的药物正在被不断地研制和开发。

四、IBD 的传统分类

IBD 在传统上可分为 UC 和 CD。消化病理学家已经使用了未定型肠炎来描述严重结肠炎症中的透壁性炎症,因这种情况无法做出 UC 或 CD 的诊断。具有不完全符合 UC 或 CD 诊断的临床,内镜和组织学特征的患者可能被诊断为 IBD 类型待定。

然后根据发病年龄、疾病位置/范围、疾病表型和严重程度对 UC 和 CD 进行进一步分类。最常用的是蒙特利尔分类法。

然而,目前的分类系统不能涵盖所有免疫介导的 IBD 和 IBD 样病症,这类疾病具有广泛的发病机制、疾病过程、表型、组织病理学特征。

五、IBD 的遗传学研究进展

UC 和 CD 之间的界限常常比较模糊。高达 9% 的被诊断为 UC 或 CD 的患者可能在诊断后的头 2 年内诊断发生改变。23%~35% 的 CD 患者的疾病局限于大肠,即克罗恩结肠炎。准确区分克罗恩结肠炎与 UC 是比较困难的,特别是当结肠具有严重的炎症,具有 IC 的组织病理学诊断表现时。据报道,一些 UC 患者可能有十二指肠受累,特别是同时伴有 PSC 的患者。这些不明确的"灰色地带"对临床医师诊断和治疗 IBD 形成了巨大挑战。

有学者尝试从遗传学进一步定义这些"灰色地带"。众所周知,在 163 个确诊的 IBD 易感基因位点中,有许多与 UC 和 CD 都有关联,这说明大多数 IBD 都是多基因遗传的。此外,最近的遗传-表型分析研究将 IBD 重新定义为 3 组,即回肠型 CD、结肠型 CD 及 UC,指出疾病位置与遗传有很强的关联性。相比之下,传统的诊断(UC 和 CD)或疾病行为(穿透,狭窄、炎症)与遗传风险的预测模型并不匹配。

单基因突变,而不是基因图谱,可以决定儿童 IBD 的表型。IL-10RA 和 IL-10RB 的单基因突变决定了一种非常早发的 IBD 表型。在早发型 IBD 中,婴儿在出生后的第 1 年里即出现肛周瘘管、腹泻、口腔溃疡、毛囊炎。IL-10 信号的缺陷在这种具有孟德尔遗传模式的 IBD 患者中可以显性遗传。由于独特的遗传缺陷疾病,早期的 IBD 患者通常不会对传统的 IBD 治疗有反应,而需要其他的治疗,如异体干细胞移植。因此,许多 IBD 类型存在基因驱动的(单基因和多基因)疾病表型。

六、IBD 的肠外表现

IBD 经常出现肠外表现(EIM),累及皮肤、眼睛、关节、肝脏、肺或胰腺。典型的 EIM 包括结节性红斑、坏疽性脓皮病、葡萄膜炎、巩膜外层炎、虹膜炎、强直性脊柱炎、骶髂关节炎和 PSC。IBD 的肠道疾病活动性可能与 EIM 的存在及其严重程度有关,也可能不相关。治疗潜伏期的 IBD 是控制很多 EIM 的关键。然而,也有一些 EIM 的严重程度并非由潜在的肠道炎症所驱动。例如,坏疽性脓皮病、强直性脊柱炎和 PSC 的病程与肠道炎症相对独立。这在结肠切除术后 UC 患者的 PSC 疾病过程中尤其明显。

目前尚不清楚为什么某些疾病被认为是 IBD 的 EIM,而其他常见的 IBD 相关疾病被称为单独的疾病实体。例如,强直性脊柱炎被认为是 IBD 的 EIM,而类风湿性关节炎被认为是并发的自身免疫性疾病。事实上,IBD 患者合并患强直性脊柱炎(比值比为 5.1)较合并患类风湿性关节炎(比值比为 3.5)有相对较高的比值比 28。又例如,尽管已发现银屑病和 IBD 之间存在关联,却不被认为银屑病是 IBD 的皮肤 EIM,这不同于结节性红斑或坏疽性脓皮病。事实上,"乌司奴单抗(ustekinumab)"(一种治疗银屑病药物名)最近在美国已被批准用于治疗 CD。其他免疫介导的疾病,例如与 IBD 同时发生的自身免疫性甲状腺炎和自身免疫性肝炎,被认为是同时伴发的自身免疫性疾病,而不是 IBD 的典型 EIM。到目前为止,已经基本接受这种传统的分类系统,但这给临床实践造成了混乱。这也促使我们提出关于重新进行 IBD 分类及其相关疾病的建议。

七、IBD 和自身免疫性疾病的重叠

IBD 和其他自身免疫性疾病(AimD)可并存于一部分患者中。与 IBD 重叠的 AimD 疾病种类广泛,包括乳糜泻、显微镜下结肠炎、桥本甲状腺炎、银屑病、类风湿性关节炎和自身免疫性肝炎。例如,两种常见的免疫介导的肠道疾病,如乳糜泻和 IBD,可以同时发生。乳糜泻患者的 CD 和 UC 的患病率分别为 4.0% 和 3.2%,高于普通人群 2.0% 的患病率。有趣的是,乳糜泻和 UC 并存的患者更可能存在广泛的结肠炎。这种更广泛的临床表型表明乳糜泻和 UC 的重叠可能代表 IBD 的不同表型。另外,IBD 患者也可能存在淋巴细胞性结肠炎和胶原性结肠炎。在大多数报道的病例中,患有显微镜下结肠炎的老年患者,通常患有胶原性结肠炎,后来可能会发展为 UC。IBD 和 AimD 之间重叠的一种解释是遗传关联。在全基因组关联研究(GWAS)中,AimD 如银屑病、系统性红斑狼疮、1 型糖尿病、多发性硬化和白癜风,在临床上和遗传上均与 IBD 关联。GWAS 强调了遗传在 IBD 与 AimD 重叠中发挥了重要作用。遗传学研究是进行免疫介导疾病谱分子分类的第一步。

八、IBD 和自身炎症性疾病的重叠

自身炎症性疾病(AinD)是一种没有已知的高滴度抗体或抗原特异性 T 细胞就无故出现的炎症性疾病。CD 和其他 AinD 之间的重叠部分是通过基因测序研究来阐明的。

2001 年发现 CD 和 NOD2 基因之间的关联,当时正寻找其他与 NOD2 变异体相关的 AimD,如 NOD2 相关的自身炎症性疾病(NAID)、Blau 综合征和家族性地中海热(FMF)。例如,一名 CD 患者曾报道合并 FMF 和慢性特发性荨麻疹伴血管性水肿,而未发现 NOD2 突变。

NAID 是一类最近描述的伴有一系列炎症症状,包括周期性发热、皮炎、关节炎、腹痛、非血性腹泻、下肢肿胀和干燥症症状的自身炎症性疾病。有学者描述了由 54 位成年患者组成的队列,这些患者明确存在 NOD2 变体和低滴度的 ANA,而无合并的 AimD、AinD 和经典 IBD。虽然 NAID 和 IBD 可能代表不同的疾病实体,但其有共同的临床表现,如关节炎和结肠炎。NAID 中的结肠炎通常并不严重,并且没有经典 IBD 的组织学改变。与 UC 和 CD 一样,遗传关联可能在一定程度上决定了 IBD 和 AinD 之间的重叠。

九、肠道的免疫介导疾病谱

不同于 CD 和 UC 的蒙特利尔分类,IBD 的临床表型可根据新的研究数据重新进行分类。免疫介导的疾病谱可根据临床病理特征进行分类。

1. 疾病范围类型——小肠和大肠　从肠炎到回肠克罗恩病。国外学者最近发表了 35 000 例 IBD 患者相应表型遗传风险评分的数据。与蒙特利尔分类比较,该作者使用免疫芯片阵列对患者样品进行基因分型以评估与 IBD 相关的 195 806 个多态性。作者指出,基于遗传的亚组和临床亚表型之间存在不一致。发现 CD 与 UC 之间的关系与疾病分类没有相关性,而疾病的受累部位具有最强的遗传相关性。IBD 的基因亚结构可分为 UC、结肠 IBD-U、结肠 CD、回结肠 CD 和回肠 CD。狭窄性 CD 这种疾病行为分类,也没有很强的遗传关联。将 CD 明确地分为结肠和回肠亚类时,相应的基因表达和调控的研究也有类似的发现。这些发现指出,在疾病的基本生物学特征中,相比疾病行为,发病部位更可能是一种疾病进展的标志物。

2. 疾病扩展模式——外源性和内源性　免疫介导的肠道疾病具有一系列广泛的组织病理学特征。典型的黏膜疾病,如淋巴细胞性结肠炎、胶原性结肠炎和乳糜泻,仅累及上皮、腺体和固有层。UC 可以累及黏膜、黏膜肌层和浅层黏膜下层。然而,重症或暴发性 UC 可表现为深部裂隙样溃疡伴淋巴聚集的透壁炎症。这些疾病是外源性或"由外向内"理论支持的免疫介导肠道疾病的典型例子,即从黏膜到肠壁的更深层(图 5-1)。微生态失调作为 IBD 触发因素的理论符合疾病进程的临床和组织病理学图像。从逻辑上讲,肠道微生物组的变化可能是疾病从外部向内部传播的主要事件。支持这一理论的依据有:患有 CD 或 UC 的患者可能在早期患过病毒性或细菌性胃肠炎,并且一些 CD 患者可能对肠道内的抗菌药有反应。

相反,IBD 的"由内向外"理论或内源性致病通路认为疾病起源于肠系膜、浆膜或肠壁深处,随后发展到黏膜。在这些疾病中,炎症并不总是遵循从管腔到浆膜的路径;黏膜溃疡可能是终末事件,而不是首发事件。CD 和贝赫切特综合征是肠道的透壁、节段性炎症性疾病的典型例子。NOD2、ATG16L1 和 IRGM 等 CD 相关基因突变导致患者对细胞内细菌有免疫应答缺陷,细菌不会从肠腔侵入。在临床实践中,黏膜活性药物如美沙拉嗪,不能有效治疗透壁性 CD 患者。此外,肠系膜被认为是慢性肠道炎症的来源,可能在内源性 IBD 的发展中起关键作用。

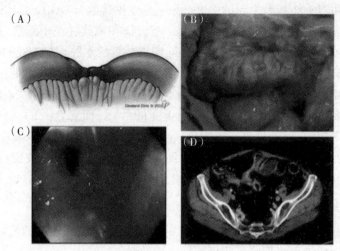

图 5-1　克罗恩病内源性理论依据

（A）与（B）为脂肪包裹；（C）为瘘管开口最小临近范围黏膜炎；（D）为广泛瘘与增厚的肠系膜脂肪组织

　　从十二指肠到直肠，肠系膜由一整套淋巴管、神经、脉管系统、结缔组织和脂肪组织组成。由于其解剖复杂性和调节局部及全身稳态的作用，有人推测肠系膜是一个独特的器官，在各种疾病的发病机制中发挥重要作用。肠系膜淋巴和脂肪组织已经被证实参与了 CD 的早期发病机制，在任何明显的黏膜病理学变化出现之前，细菌侵入淋巴结后导致淋巴管炎、淋巴管扩张和肠系膜淋巴腺炎发展。CD 的线形深溃疡特征见于肠系膜一侧，支持黏膜炎症中的肠系膜淋巴腺炎和淋巴管炎模型理论。事实上，肠系膜（包括淋巴管、血管和神经系统）可能有助于解释 CD 炎症片状、"跳跃-病变"分布的特点。

　　另外，现有的证据表明，肠系膜脂肪组织在 CD 和 IBD 中起重要作用。肠系膜脂肪组织产生促炎细胞因子，包括 TNFI。肥胖和 CD 人群中可见肠系膜肥厚。以炎症肠段的"脂肪包裹"为特征的肠脂肪组织增生是 CD 的标志。在术后 CD 患者中，内脏脂肪面积增加与 CD 的内镜复发有关。如果确实如此，则术后 CD 复发与否可能取决于肠系膜的手术处理。

　　在临床实践中，注意到越来越多的肥胖 CD 患者与更典型的体重不足的营养不良的 CD 患者有明显不同。肥胖的肠系膜脂肪增多的 CD 患者，特别是非洲裔美国人或西班牙裔美国人，往往伴有严重的肛周疾病。肥胖型 CD 患者术后并发症和术后疾病复发的风险更高。营养不良的 CD 患者常有严重的黏膜炎症，合并狭窄或瘘，而肥胖的 CD 患者可有严重的肠瘘或肛周病变，而黏膜病变较轻。由于内脏脂肪的增加也与胰岛素抵抗和代谢综合征相关，另一种解释为由于肥胖疾病的流行，存在一种独特的肥胖型 CD 表型，这种更严重的炎性病变是由肠系膜向黏膜发展的外向型介导，而不是由黏膜向深层肠壁发展的内向型介导。CD 甚至可以被视为代谢综合征的一部分。

　　因此，存在两种 CD 发展模型：外源性或"由外向内"和内源性或"由内向外"。目前公认的"由外向内"模型并不能解释所有 CD 患者的临床表现。"由内向外"的理论提示，来自于肠系膜脂肪组织、淋巴系统和可能的血管与神经系统的信号因子可能参与了 CD 的启动或 CD 的恶化。

3. 免疫介导疾病的重叠综合征 重叠综合征的定义为多种疾病状态以各自的临床表型和疾病行为共同存在于体内,这超出经典的 IBD 和经典的 EIM 范畴。类似于 GI 系统的局部重叠综合征在肝胰胆系统疾病中也存在。PSC 既能以独立疾病的形式存在,也能以原发性胆汁性胆管炎和(或)自身免疫性肝炎形式与 CD 同时发生。事实上,PSC 本身代表了一系列疾病,从典型的 PSC 到 IgG4 相关性硬化性胆管炎,到临床表现、自然病程和疾病过程,均为不同的自身免疫性硬化性胆管炎。

有时候,多种疾病的临床、组织学和免疫学特征重叠导致诊断不能明确。明确诊断至关重要,这样才能有的放矢地治疗多种疾病或共同的"分母"。由于重叠综合征的发展机制尚未明确,因此重叠综合征的最佳治疗方法也不明确。进一步了解与 IBD 相关的系统性重叠综合征有助于找到针对这些独特表型的更有效的治疗选择。

4. 肠道的重叠综合征 与肝脏疾病类似,IBD 患者的一个亚群可能存在免疫介导疾病的重叠综合征。一个典型的例子是与 UC 或 CD 合并存在的显微镜下结肠炎、乳糜泻或自身免疫性肠炎。

5. 系统性重叠综合征 IBD 的炎症和自身免疫性特征使其易与肠外疾病重叠。累及肠道的疾病并不总是局限于肠道。肠道-机体重叠综合征的典型例子是 UC 和 PSC。约 5% 的 UC 患者同时患有 PSC,而 60%~80% 的 PSC 患者同时患有 UC 或克罗恩结肠炎。这两种疾病之间存在明确的重叠,但也可以独立存在。有趣的是,并发 PSC 可能对 UC 的疾病部位和病程(如结肠炎相关瘤变)产生不利影响,但 UC 的疾病严重程度对 PSC 疾病进程的影响较小[例如胆管癌发生风险或需要原位肝移植(OLT)风险]。PSC 和 UC 重叠的患者的结肠肿瘤发生风险与单独 UC 患者相比增加 5 倍;合并 PSC 患者若进行了 IPAA 治疗,其发生抗生素难治性储袋炎(CARP)的风险增加。因此,PSC-UC 患者可被认为是系统性重叠综合征谱中的一种独特表型。

将储袋炎作为另一种模型,发现储袋炎可以与 AimD 重叠。具有更复杂、更严重表型(例如 CARP)的储袋病患者更易出现与 AimD(例如 PSC、银屑病、特发性血小板减少性紫癜或 1 型糖尿病)等重叠的情况。另外,CARP 患者更易具有阳性自身抗体,包括抗核抗体、抗微粒体抗体和乳糜泻血清学标志物、IBD 的经典 EIM,以及表达 IgG4 的浆细胞的组织浸润。目前正在研究 IBD 中的这个模型。

6. 慢性肠道感染性疾病与炎症的重叠 宿主免疫系统深受它们所接触的微生物的影响。慢性炎症性疾病与肠道慢性感染之间存在密切关联。肠道菌群对慢性肠道疾病可能存在以下几方面的作用:①微生态失调,即共生细菌或真菌的数量和质量改变;②致病性细菌、病毒或真菌感染。比如,早期的急性感染性胃肠炎增加了 2~3 倍患 IBD 的风险,特别是在患胃肠炎后的第 1 年内。暴露于弯曲杆菌属和沙门氏菌属可能会增加发生 CD 或 UC 的风险。

分枝杆菌感染、麻风和结核病与 IBD 之间存在相当大的重叠。研究发现通过在临床、组织学及放射影像学方面进行鉴别回肠结核与克罗恩回肠炎通常很困难,而这种鉴别对于治疗至关重要。临床实践中常见到已接受抗 TB 治疗的 CD 患者的结核皮肤试验或血清试验仍持续呈阳性。针对这一类不能完全排除潜伏性结核病的情况,临床医师对是否采用抗 TNF 治疗犹豫不决。长期潜伏性结核可能是 CD 的致病原因,这个观点得到了基因研究证据的支持。已经显示 CD 和分枝杆菌感染共有遗传易感性位点。在靠近 16 号染色体的

NOD2 基因中,有一组 IBD 基因与结核分枝杆菌反应相关。同样,与麻风分枝杆菌相关的四个基因位点也与 IBD 相关。尽管有关鸟型副结核分枝杆菌(MAP)感染的治疗可诱导 CD 缓解的结果报道不一,但是 MAP 感染已被认为可能导致 CD。目前仍需遗传学和微生物组研究来进一步阐明 IBD 与可能的感染机制之间的关系。

十、新发炎症性肠病的诱因:继发性炎症性肠病概念

除了经典的微生态失调理论,其他诱因也可能改变机体免疫系统内稳态。可以比喻为在诱因刺激下,机体将免疫系统的"恒温器"重启或打开。某种介入条件,比如粪菌移植(FMT)可能使某个患者从这种免疫系统"恒温调节"中获益,也可相反地诱发其他患者炎症性肠病的急性发作,其中原因未明。其他治疗或干预手段,包括药物、器官移植及腹部手术均改变了免疫系统的"恒温器",这种改变可能是改善,也可能是恶化。

1. 粪菌移植　临床及实验数据均为溃疡性结肠炎及克罗恩病患者存在微生态失衡的理论提供依据。粪菌移植(FMT)可逆转微生态失衡,从而缓解或治疗感染性肠病如难辨梭菌感染或溃疡性结肠炎这类疾病。粪菌移植对炎症性肠病的治疗作用目前仍有较大争议。国外报道溃疡性结肠炎活动期患者使用粪菌移植治疗 6 周后的缓解率较安慰剂组高。国外的一项小规模试验结果显示,通过十二指肠予以粪菌移植的溃疡性结肠炎患者有更高的临床及内镜缓解率。一项包括 18 项临床研究的 Meta 分析(共纳入 122 名炎症性肠病患者)发现45% 的患者得到临床缓解。在这些研究中,粪菌移植可能重新平衡了微生态,从而减弱异常免疫应答。然而,在其他患者中,粪菌移植可诱使炎症性肠病的发生或急性发作。微生态的改变可能是把双刃剑。由于目前粪菌移植治疗炎症性肠病的病例数不多,需要更多关于粪菌移植如何改变肠道微生态及宿主免疫系统机制的研究。

2. 免疫抑制剂　众所周知,治疗自身免疫性疾病的药物反而会诱发自身免疫性炎症或者是自身免疫状态。肿瘤坏死因子 α 拮抗剂(TNF-α inhibitors)就是很好的例子。该药是治疗炎症性肠病及其肠外表现(如关节炎、坏疽性脓皮病及结节性红斑)的主流药物。但是,抗肿瘤坏死因子如英夫利西单抗,可通过形成相应的自身抗体而导致自身免疫性肝炎或药物性狼疮。由于肿瘤坏死因子在脑组织中过表达与脱髓鞘综合征相关,因此肿瘤坏死因子拮抗剂可增加多发性硬化的发生风险。此外,肿瘤坏死因子拮抗剂多数可改善炎症性肠病患者的关节痛。然而,这些药物也可能导致令人痛苦的关节病。而且,肿瘤坏死因子拮抗剂常规用于治疗银屑病,但是 20%~25% 使用抗肿瘤坏死因子治疗的患者可出现皮肤损害的不良反应,其中多数为银屑病样皮疹。出现这种皮疹的患者对抗肿瘤坏死因子多为治疗应答;约有 70% 炎症性肠病患者在发生皮疹时,并没有肠道活动性炎症。目前,这种矛盾性银屑病样皮疹的发生原因不明,但已知炎症性肠病与银屑病有共同的基因位点,即 IL-23R 及 IL-12B。有高风险基因位点的患者更容易产生抗体,如抗核抗体(ANA)及抗双链 DNA 抗体(dsDNA)。对于使用肿瘤坏死因子拮抗剂前无银屑病病史但具有遗传倾向的患者,这类药物可能作为环境诱因而触发免疫改变。

最典型的药物诱导炎症性肠病的例子为吗替麦考酚酯相关性肠炎。基于多项小样本临床试验结果,吗替麦考酚酯无论是否联合糖皮质激素,对克罗恩病,包括其肛周病变,都有较好的短期临床疗效。另外,特别在器官移植后患者中使用吗替麦考酚酯,可引起与炎症性肠病或移植物抗宿主病组织学相似的肠炎。无独有偶,钙调神经磷酸酶抑制剂,如环孢素及他

克莫司,临床用于治疗溃疡性结肠炎,而他克莫司在肾移植患者中可能会导致新发炎症性肠病样肠炎的产生。

新一代抗白介素制剂正在进行治疗炎症性肠病的临床试验。美国食品监督管理局(FDA)批准优特克单抗(一种抗 IL-12/23 抗体)用于治疗克罗恩病及银屑病。治疗银屑病的苏金单抗(一种抗 IL-17A 抗体)相反会加重克罗恩病。

3. 免疫增强剂　虽然免疫抑制剂是治疗炎症性肠病及其他免疫相关疾病的主流药物,但有学派主张关注增强固有免疫及适应性免疫系统。有研究者认为克罗恩病的发生是由免疫缺陷而非免疫系统过度激活或失调导致。比如,曾有学者报道,粒细胞集落刺激因子治疗使一例顽固性肠瘘、肛瘘的成人克罗恩病患者瘘管愈合;该患者曾尝试过硫嘌呤、甲硝唑、泼尼松,甚至粪便转流,这些疗法对其均无效。沙格司亭为一种粒细胞集落刺激因子,相比安慰剂可显著增加克罗恩病患者临床治疗的应答率。粒细胞集落刺激因子被认为与增强克罗恩病患者中性粒细胞功能相关。

多种自身免疫疾病在抗感染和免疫调节治疗无应答或获益后,可考虑静脉注射免疫球蛋白治疗(IVIG)。部分小样本队列研究发现,静脉注射免疫球蛋白可临床改善炎症性肠病、多发性硬化、系统性硬化及慢性炎性脱髓鞘性多发性神经病。静脉注射免疫球蛋白可能通过"重启"免疫系统的"恒温器"来治疗免疫性疾病,特别是曾经积极进行免疫抑制治疗的顽固性炎症性肠病患者。

4. 干细胞及实体器官移植　器官移植或许可使免疫系统的"恒温器"重置,因而可临床用于治疗炎症性肠病。干细胞和器官移植是难治性炎症性肠病的"终线"治疗。对于难治性克罗恩病而言,移植后的理想结果是重置或重塑克罗恩病患者丧失的外周 T 细胞免疫耐受性。临床实践中,自体造血干细胞移植(ASCT)用作难治性重症克罗恩病的挽救治疗。除了自体造血干细胞移植,脂源性干细胞用于治疗克罗恩病患者的肛瘘及直肠阴道瘘也显示出良好的临床疗效。最后,小肠移植可作为克罗恩病小肠功能衰竭的挽救生命的治疗。在最大宗临床队列研究中,65 名克罗恩病患者接受小肠移植治疗,移植后的复发率非常低,仅为7.7%。虽然治疗过程中会存在许多移植相关问题,但该结果提示小肠移植可能能够重置机体免疫系统的"恒温器"以根治疾病。

另外,器官移植也可导致"炎症性肠病样"病变,如干细胞移植后新发的肠炎综合征。脐带结肠炎综合征,即为脐带血移植后出现的不同于移植物抗宿主病(GVHD)的迟发型、培养阴性的腹泻疾病。脐带结肠炎综合征在组织学上可以出现肉芽肿样或淋巴细胞浸润性炎、潘氏细胞化生、隐窝结构扭曲等改变,与克罗恩病的典型病理改变相似。脐带结肠炎综合征将会出现一种有别于移植物抗宿主病、吗替麦考酚酯相关性肠炎或是经典的原发性炎症性肠病的新型继发性炎症性肠病。与经典炎症性肠病和移植物抗宿主病不同,对短程抗生素脐带结肠炎综合征有反应。

偶见新发炎症性肠病在实体器官移植后发生。原位肝移植(OLT)后的炎症性肠病10 年累积风险高达 30%。虽然如同理论预期一样,多数原位肝移植后新发炎症性肠病的患者合并有原发性硬化性胆管炎,但也有案例报道移植后发生自身免疫性肝炎、酒精性肝病、原发性胆汁性胆管炎及其他与炎症性肠病不相关的疾病。有意思的是,尽管移植术后使用了免疫抑制剂,仍然可发生炎症性肠病。在某些病例中,移植改变了免疫平衡从而导致继发性炎症性肠病的发生。

5. 肠改道手术 腹部手术可以在某种程度"治愈"部分溃疡性结肠炎或克罗恩病患者，但同时相同的手术可激发或加重炎症性肠病。比如，通过回肠造口术达到近端粪转流也许可以在不需要进一步药物治疗情况下，"治愈"部分累及远端小肠、大肠或肛周病变的克罗恩病患者，以及多数溃疡性结肠炎患者。此外，在一项纳入 11 名术前确诊为克罗恩病结肠炎（活检病理提示肉芽肿或存在肛瘘）患者的队列研究中，给予这些患者回肠储袋肛门吻合术（IPAA）和全结直肠切除术，其中 4 位患者在中位随访期 7 年内未见克罗恩病复发。手术可以"治愈"克罗恩病，但肠改道手术可以激发炎症性肠病样改变或是新发炎症性肠病。

不同层面的证据提示手术可能触发炎症性肠病样疾病的发生。例如，结肠切除术后肠炎综合征是指溃疡性结肠炎患者进行结肠切除术后数月内发生的慢性弥漫性、活动性小肠炎，特点与克罗恩病的节段性病变不同。此外，也有案例报道发现减肥手术后（Roux-en-Y 胃旁路术）发生初发克罗恩病或是克罗恩病样病症。而且，另一种免疫相关疾病——乳糜泻出现在胰十二指肠切除术、毕 II 术、幽门成形术甚至回肠储袋肛管吻合术（IPAA）术后。最后，初发型溃疡性结肠炎进行全结直肠切除术联合回肠储袋肛管吻合术后可能出现新发克罗恩病，这种情况可发生在溃疡性结肠炎或未定型结肠炎的回肠储袋肛管吻合后数周至数年，发病率为 2.7% ~ 13%。

术后还可以发生其他类型的炎症性肠病样病症。储袋炎，特别是慢性抗生素难治性储袋炎（CARP）可以理解成一种溃疡性结肠炎全结直肠切除术后特殊形式的炎症性肠病。CARP 患者对炎症性肠病标准的免疫抑制治疗（如抗肿瘤坏死因子及抗整合素）应答良好。同时，在溃疡性结肠炎行全结直肠切除术后，回肠造口术的粪转流常导致被转流的肠道发生炎症，称为"转流性储袋炎"。此类疾病对短链脂肪酸治疗应答有效，该现象提示转流性储袋炎、结肠炎及直肠炎可能是经典炎症性肠病的变异类型。

由手术引起的免疫系统的"恒温器"变化的机制尚不清楚，而结肠切除术后微生态组成发生改变是已知的。微生态的变化可能会在手术切除肠段后诱发炎症。例如，在接受回肠储袋肛管吻合术治疗的患者中，某些细菌如瘤胃球菌、普通拟杆菌及产气荚膜梭菌的术前高含量使术后储袋炎发生风险增加。虽然目前未解析回肠储袋肛管吻合术后为什么会发生克罗恩病，但有学者推测：手术形成了一种有利于克罗恩病的环境，即与手术相关的缺血、小肠中的粪便淤滞及随后的共生细菌组成发生变化。回肠储袋肛管吻合术后发生克罗恩病的其他潜在因素还包括环境因素（吸烟）和遗传易感性（CD 的家族史或与 CD 相关的单核苷酸多态性）因素。当然，有争论认为这些环境和遗传诱因在手术前即存在，并非储袋出现 CD 的关键性决定因素。这些示例中，手术可能是导致随后激活慢性炎症的触发因素。

十一、"二次打击"学说

人体内存在一种微妙的稳态平衡，受遗传信息、环境因素、感染状态和免疫条件的影响。多种因素都可以重启或重置免疫系统的"恒温器"。

我们应当如何理解感染、炎症和自身免疫性疾病与炎症性肠病之间的那么多的重叠部分呢？炎症性肠病应当被视为由多种疾病交叠组成的一部分，而不是将其看作是一种孤立的疾病状态。为了解释其发病机制，提出了"二次打击"学说。诸如基因组、暴露（环境暴露总和）微生态和免疫系统（免疫调节及应答）等变量使机体出现与炎症性肠病相关的各种疾病谱及状态。第一次"打击"来自个人遗传信息。第二次"打击"来自一个或多个暴露组分

(如吸烟、药物、毒素和食物)微生物和免疫系统。

直观来说,遗传基因是第一次"打击"。全基因组学扫描发现与 IBD 相关的 163 个位点,当中不少是克罗恩病和溃疡性结肠炎共有的基因位点。炎症性肠病与其他免疫相关疾病之间也存在一些基因相关性。炎症性肠病和银屑病均与白介素 12(IL-12)及白介素 23(IL-23)基因密切相关。贝赫切特综合征与炎症性肠病共有 IL-23 及 IL-10 位点。克罗恩病和分枝杆菌感染共享遗传易感性基因位点。列举的基因交叠条目阐明第一次"打击"在致病机制中的重要性。

对疾病的遗传易感性并不等同于个体一定会发生疾病。在炎症性肠病的同胞研究中,尽管患病的相对风险升高,但并非完全外显。作为必要条件的第二次"打击"可促进疾病的发生。微生物组可能通过肠道菌群的变化而改变肠腔内环境稳态,从而导致免疫功能变化,在遗传易感个体中表现为异常过度的免疫反应。而手术、抗生素及益生菌均可能改变肠道菌群。服用益生菌诱导的微生物组的变化可导致炎症性细胞因子水平的调整。有时,炎症的免疫调节会取决于基因组分。例如,结肠炎小鼠模型中,益生菌唾液乳杆菌仅在 NOD2 阳性小鼠中具有对抗结肠炎的保护作用。这种唾液乳杆菌的抗感染作用与抗炎细胞因子 IL-10 的局部浓度相关。该实验证明了基因组(第一次"打击")是如何与微生物组(第二次"打击")共同作用从而导致免疫系统变化。

进行综合评估时,需要考虑一系列免疫介导肠道疾病与 IBD 存在诸多的共同途径。临床表现、内镜检查、影像学和组织病理学之间的巨大差异可归因于在微生物组、免疫系统和环境暴露因素的各种加权作用下与遗传因素之前复杂的相互作用。例如,基因组可能在有较多家族遗传的德系犹太人群体中扮演更重要的角色。相反,由于亚洲人群常暴露于分枝杆菌的环境中,微生物组在致病机制中发挥更强的作用,而遗传因子可能发挥的作用较小。最后,随着世界肥胖症的蔓延,肥胖这一暴露因子可能在某些种族群体(西班牙裔或非裔美国人)中更具影响力;肠系膜脂肪组织的增加可能会导致严重克罗恩病的发生。因此,传统地将 IBD 作为一种具有统一发病机制的特定疾病的理论,应该转向新型观念——IBD 是一系列在多种发病机制、多个基因共同作用途径下免疫介导的肠道疾病谱。

十二、IBD 及 IBD 样病症再分类

疾病谱理想的分类,是根据已知的病因学分类(如肠结核、缺血性结肠炎、乳糜泻及 NSAIDs 肠病);也可根据病理特征分类(如淋巴细胞性结肠炎和胶原性结肠炎)。然而,由于疾病过程的复杂性,以及基因、环境、微生物、免疫和血管因素在不同年龄和不同疾病阶段的相互作用,与免疫相关的疾病很难进行分类。基于临床观察和现有文献,我们希望对 IBD 和 IBD 样病症的病谱进行重新分类。当然,对大范围的疾病谱进行分类并非易事。

传统分类主要基于发病年龄、疾病部位、范围和疾病行为。根据疾病的部位和在致病通路、致病因子和疾病过程方面对 IBD 进行分类。研究认为遗传、环境、免疫和血管因素在婴儿或极早发 IBD、早发 IBD、老年 IBD 三组人群间的发病机制中发挥不同的作用。基于肠外器官受累程度和致病机制,对经典 IBD(溃疡性结肠炎和克罗恩病)与 IBD 变异型(IBD-V)进行分类。在 IBD-V 类别中,有 IBD(并发典型的肠外表现,如 IBD 并发原发性硬化性胆管炎和坏疽性脓皮病);IBD[++](同时合并有自身免疫性疾病或自身炎症性疾病,伴或不伴典型的肠外表现,例如经典炎症性肠病合并强直性脊柱炎及乳糜泻);IBD[+/-](具有 IBD、IBD[+] 或

IBD[++]的一些临床表现、组织病理学特征和致病机制,如结肠炎和贝赫切特综合征)。

不同类型的 IBD 具有相似的临床表现、组织病理学特征和治疗策略。以黏膜病变为主的疾病,如显微镜下结肠炎、乳糜泻和溃疡性结肠炎,多出现腹泻的症状。以透壁性病变为主的疾病,如克罗恩病和贝赫切特综合征,常出现腹痛、恶心、呕吐、腹腔瘘或脓肿等症状。IBD 和 IBD-V 的诊断,应满足以下至少 2 个组织病理学标准:①固有层或上皮层浸润单核细胞(包括淋巴细胞、浆细胞、单核细胞、巨噬细胞);②基底淋巴浆细胞病变;③隐窝扭曲;④潘氏细胞和(或)幽门腺化生;⑤黏蛋白减少或隐窝细胞凋亡增加。其他特征性改变,如非干酪样肉芽肿、神经元增生及淋巴细胞全层浸润等,可进一步支持 IBD 和 IBD-V 的诊断。IBD 和 IBD-V 可能存在一定程度的组织内嗜酸性粒细胞增多、淋巴管炎和血管病变。它们的药物主要是抗感染药物及免疫抑制剂。

在相关的分类中,也提出了继发性炎症性肠病的概念,其不同于原发性或特发性炎症性肠病。在原发性炎症性肠病中,可能没有明确的诱因或确认的致病因子。而对于继发性炎症性肠病,我们可以明确指出其触发因素,如药物、手术及移植。最后,IBD 分为内源性 IBD 及外源性 IBD,对应理论分别为"由内向外(内源性)"机制及"由外向内(外源性)"机制。以上提出的新型分类系统主要根据临床、基因及组织学依据。由于 IBD 分子研究,包括基因和血清学研究在不断进展更新,必须设法阐明不同分类(IBD 与 IBD-V 之间、原发性与继发性IBD 之间、内源性与外源性 IBD 之间)的常见临床和病理特点,从而为临床医师和研究人员在对这些疾病的临床调查、诊断及治疗处理时提供指导。

十三、总结

总而言之,IBD 的临床分型多种多样。经典 IBD 或特发性炎症性肠病已发展为一组含有多种肠道的临床、内镜、影像学、组织学表现及各类肠外表现的疾病谱。继发性炎症性肠病是一组可以提出明确触发因子的炎症性肠病亚型。对 IBD 或 IBD 样病症的准确诊断及分类无疑可指导制订合适的治疗处理方案(药物、内镜或是手术,甚至多者联合)以改善预后。当然,对疾病过程的理解与技术的发展是紧密相关的。因此,一组广泛疾病谱的分类并非一成不变,期待不远的将来有更新的分类方法出现。

第四节　传统治疗策略

随着对炎症性肠病(IBD)治疗效果的监测和随访,逐渐认识到 IBD 是一种慢性致残性疾病。传统药物治疗的"升阶治疗"方案以控制炎症、缓解症状、改善生活质量为主要目标。但在临床实践过程中,传统治疗方案面临着缓解率有限、激素无效、激素依赖、复发率高、不能避免手术等诸多问题。如何准确地评价 IBD 的病情,制订合理的治疗方案;监测治疗效果,适时地调整治疗方案,使患者尽快达到黏膜愈合和深度缓解,恢复肠道功能是 IBD 治疗中亟待解决的问题。

IBD 治疗传统药物包括氨基水杨酸制剂、糖皮质激素及免疫抑制剂三大类,随着对 IBD 病因与发病机制研究的不断深入,针对炎症新的靶点的生物制剂逐渐增多,IBD 治疗的理念和治疗方案也在不断更新,回顾传统治疗策略的得与失,对 IBD 治疗的实施十分必要。

一、溃疡性结肠炎的治疗

(一)治疗目标

UC 的治疗目标是诱导并维持临床缓解及黏膜愈合(mucosal healing,MH),防治并发症,改善患者生存质量,加强对患者的长期管理。研究表明达到黏膜愈合的患者的复发率、手术率和住院率均降低,有可能改变 IBD 的自然病程,基于此 IBD 的治疗已经超越了以往的缓解临床症状的目标而以黏膜愈合为目标。关于 UC 患者黏膜愈合的定义尚未达成共识,但多数人认为黏膜必须无活动性溃疡。

(二)活动期的治疗

治疗方案的选择建立在对病情进行全面评估的基础上,主要根据病情活动性的严重程度、病变累及的范围和疾病类型(复发频率、既往对治疗药物的反应、肠外表现等)制订治疗方案。对于疾病活动度及严重程度的评价需结合临床症状、实验室检查及内镜检查(改良的 Mayo 评分)。

治疗过程中根据患者对治疗的反应及对药物的耐受情况随时调整治疗方案。疗效的评价不仅是症状的消失或改善,更重要的是内镜下表现的改善,是否达到黏膜愈合。决定治疗方案前应向患者详细解释方案的效益与风险,与患者充分交流并取得合作之后实施。

1. 轻、中度溃疡性结肠炎

(1)氨基水杨酸制剂:轻、中度 UC 用 5-氨基水杨酸(5-aminosalicylic acid,5-ASA)治疗,有近 50% 患者可以达到黏膜愈合。因此,氨基水杨酸制剂仍是治疗轻、中度 UC 的首选药物,包括传统的柳氮磺胺吡啶(sulfasalazine,SASP)和各种不同类型 5-ASA 制剂(表 5-6)。SASP 疗效与 5-ASA 制剂相似,但不良反应远较 5-ASA 制剂多见。尚缺乏证据显示不同类型 5-ASA 制剂在疗效上有差别。每天 1 次顿服美沙拉嗪和分次服用等效。

表 5-6　UC 氨基水杨酸制剂用药方案

药品名称		结构特点	释放特点	制剂	推荐剂量
SASP		5-ASA 与磺胺吡啶的偶氮化合物	结肠释放	口服:片剂	3~4g/d,口服
5-ASA 前体药	巴柳氮	5-ASA 与 P-氨基苯甲酰 β 丙氨酸偶氮化合物	结肠释放	口服:片剂、胶囊剂、颗粒剂	4~6g/d,口服
	奥沙拉嗪	两分子 5-ASA 的偶氮化合物	结肠释放	口服:片剂、胶囊剂	2~4g/d,口服
5-ASA	美沙拉嗪	a.甲基丙烯酸酯控释 pH 依赖;b.乙基纤维素半透膜控释时间依赖	回肠末端和结肠　远端空肠、回肠、结肠	口服:颗粒剂、片剂局部:栓剂、灌肠剂、泡沫剂、凝胶剂	2~4g/d,分次口服或顿服局部用药:栓剂,0.5~ 1g/次,1~2次/天;灌肠剂,1~2g/次,1~2 次/天

（2）糖皮质激素：UC 应用激素治疗的指征主要包括①中、重度 UC；②病变较广泛，如全结肠炎；③对氨基水杨酸类制剂无效或无反应；④疾病呈急性暴发过程，出现水和电解质紊乱、频繁便血、发热、中毒性巨结肠等；⑤伴有肠外表现，如关节炎、关节痛、虹膜炎、结节性红斑、坏疽性脓皮病、阿弗他溃疡等；⑥合并有慢性活动性肝炎；⑦其他因素，如维生素 D 缺乏相比维生素 D 充足的 UC 患者更需要激素治疗（47% vs. 7%）。轻、中度 UC 在足量氨基水杨酸类制剂治疗（一般 2～4 周），症状控制不佳，尤其是病变较广泛者，应及时改用糖皮质激素。按泼尼松 0.75～1mg/（kg·d）（其他类型全身作用糖皮质激素的剂量按相当于上述泼尼松剂量折算）给药，达到症状缓解开始逐渐缓慢减量至停药，注意快速减量会导致早期复发。

（3）硫嘌呤类药物：包括硫唑嘌呤（azathioprine，AZA）和 6-巯基嘌呤（6-mercaptopurine，6-MP），适用于激素无效或依赖患者。欧美推荐硫唑嘌呤的目标剂量为 1.5～2.5mg/（kg·d）；我国的数据显示，低剂量硫唑嘌呤[（1.23±0.23）mg/（kg·d）]对难治性 UC 患者有较好的疗效和安全性。另外对激素依赖 UC 患者，低剂量硫唑嘌呤[1.3mg/（kg·d）]可有效维持疾病缓解。UC 的临床治疗中有时会将氨基水杨酸制剂与硫嘌呤类药物合用，但氨基水杨酸制剂会增加硫嘌呤类药物骨髓抑制的毒性，需要严密监测。

（4）沙利度胺：一般应用于难治性 UC 的治疗，但因为国内外均为小样本临床研究，故不作为首选治疗药物。

（5）英夫利西单抗（infliximab，IFX）：当激素和免疫抑制剂治疗无效时，可考虑 IFX 治疗。国外研究已肯定其疗效，我国 IFX Ⅲ期临床试验也肯定了其对中重度 UC 的疗效，其 8 周临床应答率为 64%，黏膜愈合率为 34%。

（6）选择性白细胞吸附疗法：其主要机制是减低活化或升高的粒细胞和单核细胞。我国多中心初步研究显示其治疗轻、中度 UC 有一定疗效。对于轻、中度 UC 患者，特别是合并机会感染者可考虑应用。

2. 重度 UC　是病情变化迅速，常规治疗效果欠佳，临床处理棘手，手术率和病死率较高的急危重疾病。该病需要临床医师利用客观的评分标准及各种检查方法进行快速全面诊断，推荐将静脉激素治疗作为一线治疗方案，激素抵抗患者可使用环孢素或 IFX 作为二线治疗，一旦发生严重并发症或内科治疗无效时应及时选择外科手术治疗。

（1）一般治疗

1）补液、补充电解质、防治水、电解质、酸碱平衡紊乱，特别是注意补钾。便血多、血红蛋白过低者适当输红细胞。病情严重者暂禁食，改肠外营养。

2）粪便及外周血检查是否合并艰难梭菌（Clostridium difficile，C. diff）或 CMV 感染，粪便培养排除肠道细菌感染，如有需做相应处理。

3）注意忌用止泻药、抗胆碱能药物、阿片类制剂、NSAIDs 等，以免诱发结肠扩张。

4）对中毒症状明显者可考虑静脉使用广谱抗生素。

（2）静脉使用糖皮质激素：为首选治疗措施，重症 UC 应首先采用静脉糖皮质激素冲击治疗 3～5 天，甲基泼尼松龙 40～60mg/d，或氢化可的松 300～400mg/d，剂量加大不会增加疗效，但剂量不足会降低疗效，再根据患者应答情况决定下一步治疗策略。约 2/3 的重度 UC 患者对激素冲击治疗应答良好，然而约 1/3 的患者存在激素抵抗现象，这些患者需要及时采取二线药物治疗或行手术切除结肠。

（3）转换治疗：在静脉使用足量激素治疗 3 天仍然无效时，应转换治疗方案。所谓"无效"除了看排便频率和血便量外，宜参考全身状况、腹部体格检查及血清炎症指标进行判断。判断的时间点定为"约 3 天"是欧洲克罗恩病和结肠炎组织（European Crohn's and Colitis Organization，ECCO）和亚太共识的推荐，也宜视病情之严重程度和恶化倾向，可适当延迟（7 天）。但应注意，不恰当的拖延势必增大手术风险。

1）环孢素（cyclosporine，CsA）：2~4mg/（kg·d），静脉滴注。该药起效快，短期有效率可达 60%~80%，可有效减少急诊手术率。使用期间需定期监测血药浓度（有效浓度 100~200ng/mL），严密监测不良反应。有效者待症状缓解，改为继续口服一段时间（不超过 6 个月），逐渐过渡到硫嘌呤类药物维持治疗。研究表明，以往服用过硫嘌呤类药物者的环孢素短期和长期疗效均显著差于未使用硫嘌呤类药物者。

2）他克莫司：作用机制与环孢素类似，属于钙调磷酸酶抑制剂。研究显示，他克莫司治疗重度 UC 短期疗效基本与环孢素相同。

3）IFX：是重度 UC 患者较为有效的挽救治疗措施，C-反应蛋白增高、低血清白蛋白等是 IFX 临床应答差的预测指标。

4）手术治疗：对于重度 UC 患者来说外科手术不应作为最后的选择方案，因为这类患者一旦延误手术时机往往会导致病死率增加。外科手术的绝对指征是肠穿孔、肠梗阻、腹腔脓肿及癌变等严重并发症。相对手术指征则包括重症患者伴中毒性巨结肠及内科"拯救"治疗（环孢素或 IFX 治疗）连续使用 7 天无应答。应与外科医师和患者密切沟通，与视具体情况决定立即手术治疗。

（4）血栓预防和治疗：研究显示中国 IBD 患者静脉血栓发生率为 41.45/10 万，重度 UC 患者活动期时静脉血栓形成的风险大大提高，故建议可预防性使用低分子量肝素以降低血栓形成风险。

（5）合并机会感染的治疗：重度 UC 患者特别是发生激素无效时要警惕机会性感染的可能，一旦合并 C. diff 感染和 CMV 结肠炎，应尽快给予积极的药物治疗。治疗 C. diff 感染的药物有甲硝唑和万古霉素等。治疗 CMV 结肠炎的药物有更昔洛韦和膦甲酸钠等。

3. 远端结肠炎的治疗　UC 往往累及远端结肠，远端 UC（distal colitis，DC）占初诊 UC 的 60%~85%。远端 UC 的定义尚不完全统一，多指病变局限于直肠和乙状结肠，也有人认为是病变局限于距肛门 30~50cm 范围内的结肠（累及直肠、乙状结肠和降结肠），未越过结肠脾曲。远端结肠炎症累及的部位往往是局部制剂治疗可以达到的部位，强调局部治疗（病变局限在直肠用栓剂、局限在直肠乙状结肠用灌肠剂），口服与局部用药联合疗效更佳。轻度远端结肠炎可视情况单独局部用药或口服和局部联合用药；中度远端结肠炎应口服和局部联合用药；对病变广泛者口服与局部用药联合应用也可提高疗效。局部用药有美沙拉嗪栓剂每次 0.5~1g，1~2 次/天；美沙拉嗪灌肠剂每次 1~2g，1~2 次/天。糖皮质激素如氢化可的松琥珀酸钠盐（禁用酒石酸制剂）每晚 100~200mg。布地奈德泡沫剂每次 2mg，1~2 次/天，适用于病变局限在直肠者，该药糖皮质激素的全身不良反应少。据报道不少中药灌肠剂如锡类散也有效，但缺乏多中心临床试验资料。

对于重度和 5-ASA 无效或不能耐受的远端结肠炎患者可考虑激素局部和口服治疗。大部分患者经治疗后可取得临床缓解，但仍有少部分患者经治疗 4~8 周仍不能取得临床缓解，这部分患者被称为难治性远端 UC，其活动期的处理包括：静脉激素治疗，剂量为 40~

60mg/d,取得临床缓解后可考虑减量。AZA 和 6-MP 对那些激素无效或撤退困难的患者有效,大量证据显示 AZA/6-MP 能够使 40%~70%的激素抵抗或对 5-ASA 无效的 UC 患者诱导缓解和维持缓解,在激素依赖的患者中可以使 70%患者减少激素使用。因为 AZA/6-MP 起效慢,因此对大部分难治性远端结肠炎患者推荐使用起效快的静脉激素,联合 AZA 或 6-MP 进行维持治疗。

4. 难治性直肠炎的治疗　发生的原因主要有患者依从性不佳、药物黏膜浓度不足、局部并发症认识不足(感染等)、诊断有误(IBS、CD、黏膜脱垂、肿瘤等)常规治疗疗效欠佳。此时需要临床医师全面评估患者诊断、患者用药依从性和药物使用充分性。必要时可考虑全身使用糖皮质激素、免疫抑制剂及生物制剂治疗。

5. 抗生素在 UC 中的应用　细菌感染可能是 IBD 的启动因子,因此,抗生素在 IBD 中的合理使用将对疾病的发展起到重要作用。大量研究已经证实在 CD 患者中使用抗生素有明确疗效,而对 UC 患者是否应使用抗生素及如何使用抗生素还存在争议。2012 年国内有 Meta 分析研究了 626 名 UC 患者使用抗生素的治疗情况,结果表明抗生素对 UC 的诱导缓解有效。目前,重症、暴发型 UC 及合并有感染或中毒性巨结肠的患者应使用抗生素,而对于轻、中度 UC 患者不提倡常规使用抗生素。抗生素使用前应尽量行血培养、大便培养等检查以明确病原体,并行药敏试验,根据药敏结果选取最敏感药物进行对应治疗。如各种手段无法明确病原体,可考虑使用广谱抗生素治疗。

(三)缓解期的维持治疗

UC 维持治疗的目标是维持临床和内镜的无激素缓解。除轻度初发病例、很少复发且复发时为轻度而易于控制者外,均应接受维持治疗。糖皮质激素不能作为维持治疗的药物。维持治疗药物的选择视诱导缓解时用药情况而定。

1. 氨基水杨酸制剂　由氨基水杨酸制剂或糖皮质激素诱导缓解后以氨基水杨酸制剂维持,用原诱导缓解剂量的全量或半量;如用 SASP 维持,剂量一般为 2~3g/d,并补充叶酸;远段结肠炎以美沙拉嗪局部用药为主(直肠炎用栓剂每晚 1 次;直乙结肠炎灌肠剂隔天至数天 1 次),加上口服氨基水杨酸制剂疗效更好。

2. 巯嘌呤类药物　激素依赖者、氨基水杨酸制剂不耐受者可选用巯嘌呤类药物,剂量与诱导缓解时相同。

3. 其他　肠道益生菌和中药治疗维持缓解的作用尚待进一步研究。

氨基水杨酸制剂维持治疗的疗程为 3~5 年或更长。巯嘌呤类药物维持治疗的疗程未有共识,视患者具体情况而定。

二、克罗恩病的治疗

(一)治疗目标

目前我国以诱导缓解和维持缓解,内镜下黏膜愈合,防治并发症,改善生存质量为 CD 的治疗目标。传统药物治疗起到十分重要的作用。

(二)活动期治疗

治疗方案的选择应建立在对病情进行全面评估的基础上。开始治疗前应认真检查有无全身或局部感染,特别是使用全身作用激素、免疫抑制剂或生物制剂者。临床上用 CDAI 评估疾病活动性的严重程度,内镜下病变的严重程度及炎症标志物,如血清C-反应蛋白、粪钙卫蛋白水平也是疾病活动性评估的重要参考指标。结核分枝杆菌、假单胞菌、大肠埃希菌、脆弱拟杆菌等都被报道与CD有密切关系。肠道细菌被认为是参与CD的始动和持续因素,而目前治疗CD主要集中在抗感染药物及免疫抑制剂。决定治疗方案前应向患者详细解释方案的效益和风险,在与患者充分交流并取得合作后实施。同时,在治疗过程中根据对治疗的反应及对药物的耐受情况随时调整治疗方案,确定治疗方案前应向患者详细解释方案的效益与风险。

1. 一般治疗

(1)必须要求患者戒烟:继续吸烟会明显降低药物疗效、增加手术率及术后复发率。

(2)营养支持:CD患者营养不良常见,注意检查患者的体重及体重指数(body mass index,BMI)、铁、钙等物质及维生素(特别是维生素D、维生素B_{12})缺乏,并作相应处理。对重症患者可给予营养支持治疗,首选肠内营养,不足时辅以肠外营养。

2. 根据对病情预后评估制订治疗方案 近年研究提示,CD患者早期积极治疗有可能提高缓解率及减少缓解期复发率。而对哪些患者需要早期积极治疗,取决于对患者预后的评估,需要预测"病情难以控制"的高危因素。所谓"病情难以控制",一般指患者在短时间内出现复发而需要重复激素治疗或发生激素依赖,或在较短时间内需行肠切除术等预后不良的表现。目前,较为认同的预测"病情难以控制"的高危因素包括合并肛周病变、广泛性病变(病变累及肠段累计>100cm)食管胃十二指肠病变、发病年龄小、首次发病即需要激素治疗等。对于有2个或以上高危因素的患者宜在开始治疗时就考虑给予早期积极治疗;从以往治疗经验看,接受过激素治疗而复发频繁(一般指每年复发≥2次)的患者也应考虑给予更积极的治疗。所谓早期积极治疗是指不必经过"升阶治疗"阶段,活动期诱导缓解的治疗的初始就给予更强的药物。主要包括两种选择:激素联合免疫抑制剂或直接给予抗TNF-α单克隆抗体。

3. 活动期CD的治疗

(1)轻度活动性CD的治疗

1)氨基水杨酸类制剂:SASP或5-ASA制剂可用于结肠型,美沙拉嗪可用于末段回肠型和回结肠型。

2)布地奈德:病变局限在回肠末段、回盲部或升结肠者,布地奈德疗效优于美沙拉嗪。对上述治疗无效的轻度活动性CD患者视为中度活动性CD,按中度活动性CD处理。

(2)中度活动性CD的治疗

1)糖皮质激素:是最常用的治疗药物。病变局限在回盲部者,为减少全身作用糖皮质激素相关不良反应,可考虑选用布地奈德,但该药对中度活动性CD的疗效不如全身作用糖皮质激素。

2)免疫抑制剂:激素无效或激素依赖时加用巯嘌呤类药物或氨甲蝶呤。有研究证明这类免疫抑制剂对诱导活动性CD缓解与激素有协同作用,但起效慢(硫唑嘌呤要在用药达12~16周才达到最大疗效),因此其作用主要是在激素诱导症状缓解后,继续维持无激素缓解。

硫唑嘌呤(AZA)与6-巯基嘌呤(6-MP)同为巯嘌呤类药物,两药疗效相似,初始使选用AZA或是6-MP,主要是用药习惯问题,我国医师使用AZA的经验较多,部分使用AZA出现不良反应的患者转用 6-MP 后可以耐受。硫嘌呤类药物无效或不能耐受者,可考虑换用氨甲蝶呤(MTX)。

3)生物制剂:抗 TNF-α 单克隆抗体用于激素或上述免疫抑制剂治疗无效、激素依赖者或不能耐受上述药物治疗者。

4)其他:氨基水杨酸类制剂对中度以上活动性 CD 疗效不明确。环丙沙星和甲硝唑仅用于有合并感染者。其他免疫抑制剂、益生菌、外周血干细胞或骨髓移植等治疗 CD 的价值尚待进一步研究。

(3)重度活动性 CD 的治疗:重度 CD 患者病情严重、并发症多、手术率及病死率高,应及早采取积极有效的措施处理。

1)确定是否存在并发症:局部并发症如脓肿或肠梗阻,全身并发症如机会性感染。强调通过细致检查尽早发现并作相应处理。

2)全身作用糖皮质激素:口服或静脉给药,剂量为相当于泼尼松 $0.75 \sim 1 mg/(kg \cdot d)$。

3)IFX:视情况,可在激素无效时应用,也可早期就应用。

4)手术治疗:激素或传统治疗无效者可考虑手术治疗,手术指征和手术时机的掌握应从治疗开始就与外科医师密切配合共同商讨。

5)综合治疗:合并感染者给予广谱抗生素或环丙沙星和(或)甲硝唑。视病情给予输液、输血及输白蛋白。视营养状况及进食情况给予肠外或肠内营养支持。

(4)难治性 CD 的治疗:目前,难治性 CD 尚无统一定义,ECCO 共识意见提出难治性 CD 应该包括激素抵抗或激素依赖 CD、免疫抑制剂难治性 CD、生物制剂难治性 CD;此外,对于合并狭窄、瘘管、脓肿、重度感染及营养不良等并发症或伴随长期慢性活动与反复发作、病情不愈者也应划为难治性 CD。与预后不良的难治性 CD 有关的危险因素包括回肠病变、上消化道受累、吸烟、复杂的疾病行为(狭窄或穿孔)年轻时发病和肛周病变。此外,与巨细胞病毒感染、艰难梭菌感染、低蛋白血症及重度营养不良等有关。对存在这些危险因素的患者应予积极治疗以改变其病程,如早期应用免疫抑制剂(AZA、6-MP、MTX),对病情重或复发者早期考虑予以 IFX。营养治疗应作为重要辅助手段,轻度患者可考虑试用全肠内营养作为一线治疗。同时应注意处理各种复杂的并发症。

在排除影响治疗效果的因素,如饮食不当、吸烟、合并感染、使用非甾体抗炎药等,以及胆盐吸收障碍、局部并发症(脓肿形成、肠腔狭窄或梗阻)以后,难治性 CD 的治疗首先考虑巯嘌呤类似物(硫唑嘌呤、6-巯基嘌呤)和氨甲蝶呤。抗 TNF-α 抗体及手术可以作为免疫抑制剂无效时的选择,适当条件下可考虑免疫抑制剂与生物制剂联合用药。其他药物包括环孢素、他克莫司、麦考酚酸酯等也有临床应用的循证医学证据。根据患者的个体情况,也可以考虑造血干细胞移植术、白细胞吸附血浆分离置换术及体外光分离置换疗法。一旦具有手术指征,或权衡药物治疗利弊与手术利弊后认为手术对患者更受益,则可早期行手术治疗。营养支持也是重要的辅助治疗方法。

(5)抗生素在 CD 治疗中的合理应用:活动性 CD 的治疗中最常使用的抗生素是甲硝唑、环丙沙星和利福昔明。甲硝唑对诱导 CD 缓解有重要作用,机制可能包括:①抗微生物作用;②免疫抑制作用;③对组织愈合的直接作用。相对于小肠型 CD,甲硝唑治疗结肠型和回-结肠型 CD 更为有效,小肠和结肠之间肠道菌群差异可能有助于解释不同的甲硝唑疗效。环丙沙星能有效地抑制肠道细菌的生长,并有免疫调节的作用。口服环丙沙星(500mg,

2 次/天)对活动期回结肠型 CD 最有效,短期疗效堪比美沙拉嗪,并对美沙拉嗪耐药者有很好疗效。适量的应用环丙沙星或甲硝唑联合环丙沙星作为辅助性治疗结肠型 CD 有效,但对于单纯性小肠型 CD 疗效较差。两者与布地奈德(9mg/d)联合使用对活动期结肠 CD 有明显疗效。

抗生素用于肠切除术后防止复发、治疗肛周疾病和感染并发症时疗效获得肯定。而使用奥硝唑(1g/d)也能显著降低肠道切除术后的复发率,但有 32% 的患者因不能耐受而终止治疗。甲硝唑和环丙沙星已经被多项研究证实能有效减少瘘管的流量,促进瘘管愈合。当 CD 患者临床症状恶化时,应考虑合并艰难梭菌感染的可能。此时应尽快检验大便并尽早进行经验性治疗,不必等到粪检结果。治疗的主要药物是抗生素,最常用的是甲硝唑和万古霉素。

有学者提出使用抗生素后再使用益生菌改变肠道菌群环境,以治疗活动期 CD 并维持其缓解。联合治疗多采用肠道不吸收的广谱抗生素治疗急性期症状,再选择益生菌维持治疗。

(6)并发症的治疗:由于 CD 的肠道病变为透壁性炎症,肠道损伤远高于 UC,如狭窄、瘘、穿孔等。CD 患者由于长期反复腹泻、肠道功能障碍,导致营养不良,而治疗以激素和免疫抑制剂为主,使患者免疫功能处于低水平,更容易并发各种感染,或难以避免手术。CD 并发症的治疗,首先是控制活动性 CD,对于已经出现并发症的患者,应该早期使用免疫抑制剂或 IFX,再配合抗生素或手术治疗。

1)肠梗阻:由纤维狭窄所致的肠梗阻视病变部位和范围行肠段切除术或狭窄成形术。短段狭窄肠管(一般指<4cm)可行内镜下球囊扩张术。炎症性狭窄引起的梗阻如药物治疗无效可考虑手术治疗。

2)腹腔脓肿:先行经皮脓肿引流及抗感染,必要时再行手术处理病变肠段。

3)瘘管形成:首先要通过症状和体格检查,尤其是麻醉下肛门指检(EUA),并结合影像学检查(如 MRI 或及超声内镜或经皮肛周超声检查)等了解是否合并感染,以及瘘管的解剖结构(一般将肛瘘分为单纯性和复杂性两大类),在此基础上确定治疗方案。结肠镜检查了解直肠乙状结肠病变的存在及严重程度有助指导治疗。

存在活动性肠道 CD 者必须积极治疗活动性 CD。如有脓肿形成必须先行外科充分引流,并给予抗生素治疗。无症状的单纯性肛瘘无须处理。有症状的单纯性肛瘘及复杂性肛瘘首选抗生素如环丙沙星和(或)甲硝唑治疗,并以 AZA 或 6-MP 维持治疗。对复杂性肛瘘,IFX 与外科及抗感染药物联合治疗,疗效较好。

应由肛肠外科医师根据病情决定是否需要手术及术式的选择(如单纯性肛瘘瘘管切除术、复杂性肛瘘挂线疗法,乃至肠道转流术或直肠切除术)。

非肛周瘘管(包括肠皮瘘及各种内瘘)的处理是一个复杂的难题,应由内外科密切配合进行个体化处理。

4)急性穿孔:需急诊手术。

5)大出血:内科治疗(包括内镜止血)无效出血不止危及生命者,需急诊手术。

6)癌变:需手术治疗。

(三)缓解期的维持治疗

应用糖皮质激素诱导缓解的 CD 患者往往需要继续长期使用药物,以维持撤离激素的临床缓解。激素依赖的 CD 是维持治疗的绝对指征。其他情况宜考虑维持治疗,包括重度 CD 药物诱导缓解后、复发频繁 CD、临床上有被视为导致"病情难以控制"的高危因素等。糖皮质激素不应用于维持缓解,用于维持缓解的主要药物如下。

1. 氨基水杨酸制剂 使用氨基水杨酸制剂缓解后仍以氨基水杨酸制剂作为缓解期的维持治疗。但氨基水杨酸制剂对激素诱导缓解后维持缓解的疗效不确定。

2. 硫嘌呤类药物或氨甲蝶呤 硫唑嘌呤是激素诱导缓解后用于维持缓解最常用的药物,能有效维持撤离激素的临床缓解或在维持症状缓解下减少激素用量。硫唑嘌呤不能耐受者可试换用 6-MP。硫嘌呤类药物无效或不能耐受者,可考虑换用 MTX。上述免疫抑制剂维持治疗期间复发者,首先要检查药物依从性及药物剂量是否足够,以及其他影响因素。

3. 抗 TNF-α 单克隆抗体 使用抗 TNF-α 单克隆抗体诱导缓解后应以抗 TNF-α 单克隆抗体维持治疗。

三、回顾与展望

随着对 IBD 传统治疗方法疗效的监测和总结,逐渐已认识到 IBD 的治疗需要超越简单控制症状,黏膜愈合及改善 IBD 患者预后将成为 IBD 基本的治疗目标。在不久的将来,UC 达到组织学愈合、CD 达到全层愈合可能成为 IBD 治疗的最终目标,以达到改变导致 IBD 慢性丧失功能化的疾病过程。传统治疗仍然是 IBD 的基本治疗方法,其规范化治疗仍然可达到临床缓解及黏膜愈合,从而改变 IBD 的病程和预后。纵观国际进展,各类新型药物不断涌现,为治疗 IBD 带来更多新前景。生物制剂的进展最为迅速,IFX 作为最早的抗 TNF-α 单克隆抗体,是鼠源性序列嵌合人源性序列,之后全人源化单克隆抗体阿达木单克隆抗体(adalimumab,ADA)和戈利木单克隆抗体(golimumab)相继问世,阿达木单克隆抗体在我国目前已经完成临床注册研究。美国 FDA 分别在 2012 年和 2013 年批准了阿达木单克隆抗体和戈利木单克隆抗体用于治疗中度至重度 UC 的治疗。另外,干细胞移植和菌群移植在 IBD 治疗中也显示了较好的疗效。相信将来也必将有更多符合成本-效益的临床治疗方案和更适合中国疾病人群的治疗手段供临床应用。

第六章　感染性肠道疾病

第一节　肠结核

肠结核是结核分枝杆菌侵犯肠道引起的慢性特异性感染,分为原发性与继发性,临床上以继发性肠结核最为多见,绝大多数继发于肺结核,特别是开放性肺结核。近年来,因人类免疫缺陷病毒感染的增高、免疫抑制剂的广泛使用等原因,部分人群免疫力低下,导致该病发病率有所增加。

一、流行病学

肠结核的流行病学差异很大,巴基斯坦、土耳其和西非等地年轻成人(主要是女性)的发病率最高,而来自中国、新加坡、印度和英国的研究显示该病的发病率较低,男女患者人数相近或男性更多。但近20年来,随着免疫抑制剂的应用、人类免疫缺陷病毒感染率的上升及结核菌耐药情况的发生,肠结核的发病率在发达国家及发展中国家,呈现逐年上升的趋势。

肠结核发病与机体自然抵抗能力关系密切,老年人、艾滋病病毒(human immunodeficiency virus, HIV)感染者、免疫抑制剂使用者、慢性疾病患者等免疫功能低下者,都是结核病的易感人群。获得性特异性抵抗力来源于自然或接种结核分枝杆菌疫苗,山区及农村居民结核分枝杆菌自然感染率低,移居到城市后则成为结核病的易感人群;新生儿也可发生肠道结肠分枝杆菌的感染。肠结核同时伴有肺结核或者结核性腹膜炎者约占50%,合并中度以上活动性肺结核及空洞性肺结核者占25%。国外统计,肠结核合并肺结核占28%~90%。肺结核伴有增生型肠结核者为5.1%~85.0%,伴有溃疡型肠结核者为10%~90%。

二、病因与发病机制

肠结核由人型结核分枝杆菌和牛型结核分枝杆菌引起,其中90%以上肠结核由人型结核分枝杆菌引起。开放性肺结核或喉结核患者,因经常吞下含有结核分枝杆菌的痰液而感染,或者经常和开放性肺结核患者共餐而忽视了餐具的消毒,使结核菌进入消化道而致病。由于该菌为抗酸菌,很少受到胃酸影响,到达小肠后依次在回肠、阑尾、结肠、乙状结肠、直肠引起病变。在肠道结核中,回盲部结核所占的比例高达75%,其他受累部位(按发生率递减排列)为升结肠、空肠、阑尾、十二指肠、胃、食管、乙状结肠、结肠和直肠。

回盲部结核发生率高的原因可能与以下因素有关:①生理状态下,肠内容物在经过回盲瓣前停留的时间较长,同时结肠近端的逆蠕动使回盲部的肠道内容物停留时间更长,且这部分肠管蠕动和逆蠕动较强烈,容易引起局部组织机械性损伤,使得肠道内的结核分枝杆菌有充分的时间接触肠黏膜,从而增加了局部感染的机会;②回盲部的淋巴组织比较丰富,结核分枝杆菌对淋巴组织有比较强的结合力。结核分枝杆菌到达回盲部后沿肠管的淋巴系统进入绒毛内的中央淋巴管,隐藏在黏膜的深面,从而发生炎症;侵犯到固有层、黏膜下层、肌层的结核菌进入Peyer集合淋巴结形成含有上皮和淋巴组织的结核结节,再进一步由浆膜下沿着肠管的肠系膜附着部位连接到肠系膜淋巴结,所以回盲部是肠结核最主要的侵犯部位。

此外,少数肠结核的患者是由牛型结核分枝杆菌所致,是饮用未经消毒的带菌牛奶或乳制品而感染。同时本病也可由血行播散引起,见于粟粒性结核;或由腹(盆)腔内结核病灶直接蔓延引起,如女性的生殖器结核和肾结核可直接侵犯引起肠结核,但只有当入侵的结核菌数量较多,毒力较大,而人体免疫功能异常、肠道功能紊乱导致局部抵抗力削弱后才会发病。

三、病理

由于入侵结核分枝杆菌的数量、毒力,以及患者机体的抵抗力和过敏反应程度不同可导致不同的病理类型,临床上多将肠结核分为溃疡型、增生型和混合型。

1. 溃疡型肠结核 溃疡型较多见,大部分为继发性肠结核。结核分枝杆菌侵犯肠壁及集合淋巴小结和孤立淋巴小结,形成特异性结核小结节。因病变组织存在闭塞性小动脉内膜炎,内腔狭窄,局部供血差,结节中心发生干酪样坏死,肠道黏膜坏死形成小溃疡,并逐渐融合增大。溃疡可单发或者多发,深浅不一,边缘常常不规则,呈鼠咬状。溃疡沿淋巴管走行呈环状分布,修复时瘢痕收缩引起环形狭窄,且狭窄环半数以上为多发。肠结核因病变发展较慢,并且常与周围组织粘连,故较少发生穿孔。因闭塞性内膜炎,溃疡大出血也少见。慢性穿孔多形成腹腔脓肿或肠瘘,还可累及周围腹膜或邻近肠系膜淋巴结,导致局限性腹膜炎或肠系膜淋巴结核。

2. 增生型肠结核 多见于免疫力强、感染菌量少而毒力低的患者。病变初期,受累肠段黏膜充血、水肿、糜烂、渗出或有霜斑样白苔等一般性炎症的改变。后期大量的结核肉芽肿和纤维组织增生,导致肠壁局限性增厚和变硬,有息肉或瘤样肿块突入肠腔使肠腔变窄,引起肠梗阻。

3. 混合型 混合型肠结核占肠结核的 30% 左右,肠道黏膜既有溃疡又有结核肉芽肿及瘢痕形成,增生性狭窄和溃疡瘢痕狭窄同时并存。

四、临床表现

肠结核无特异性的临床表现,起病缓慢,但随着疾病的进展可逐渐出现症状,患病后期可发生肠梗阻、肠间瘘、肠穿孔,甚至肠道出血等症状。

1. 腹痛 是本病的主要症状,可由肠腔狭窄、肠系膜炎症和(或)腹膜受累引起,多在进食后诱发,疼痛部位因病变部位、病理改变及有无外科手术并发症而异。回盲部结核疼痛位于右下腹,而小肠的结核多位于脐周,增生性肠结核可有不完全肠梗阻的表现,往往表现为持续性疼痛,阵发性加重,伴有肠鸣音活跃、排气后缓解等特点。腹痛发作时可伴有腹泻。

2. 大便习惯改变 由于病变肠段的炎症和溃疡,肠道蠕动加速,肠道排空快而引起腹泻。大便每天数次至数十次不等,半成形或水样,常常带有黏液,但广泛溃疡的重症患者可有脓血便,量多,有恶臭味。小肠结核如果病变广泛,可引起吸收不良而发生脂肪泻。溃疡型肠结核多表现为腹泻,也可腹泻与便秘交替发生,这种情况可能与肠功能紊乱有关,单纯便秘者略少。增生型肠结核可以便秘为主要表现,也可出现腹泻与便秘交替的情况。

3. 腹部包块 多位于右下腹,以回盲部居多,一般较固定,中等质地,伴有轻度或中度压痛。合并肠梗阻、肠穿孔、局限性腹膜炎时可出现相关体征,如肠鸣音亢进、肠型、腹部压痛及反跳痛等。继发结核性腹膜炎时可有腹腔积液。

4. 全身症状 本病常有结核毒血症,尤其是以溃疡型肠结核多见,轻重不一,可表现为发热、盗汗、消瘦、贫血和全身乏力等全身中毒症状。发热多呈不规则热或低热;病变活动期或同时有活动性肠外结核者,可呈现弛张热或稽留热;增生型肠结核病程较长,全身情况一般较好,无发热或有时低热。女性患者可出现月经紊乱。可有恶心、呕吐、腹胀、食欲减退等消化道症状。

5. 腹部体征　腹部体征依病变的范围、程度及部位不同而表现各异,轻症患者无特殊体征,常表现为右下腹压痛,并可触及肿块。如并发肠梗阻、肠穿孔及局限性腹膜炎患者,可有肠鸣音亢进、肠型、蠕动波、局限性压痛、反跳痛,甚至全腹压痛、反跳痛等体征。如病变累及腹膜,可出现结核性腹膜炎的体征,触诊时有揉面感,这是其特有的腹部体征。

6. 并发症

(1)肠梗阻:肠梗阻是肠结核最常见的并发症,主要发生于增生型肠结核,文献报道有12%~60%肠结核的患者可出现肠梗阻的症状。造成肠梗阻的原因有以下几个方面:①环形溃疡愈合后出现瘢痕收缩,肠壁增厚;②结核性腹膜炎,造成腹腔内严重粘连,使肠管扭曲、变形;③肠系膜病变愈合后发生瘢痕收缩,牵拉右半结肠,造成回盲部的扭曲。虽然肠结核造成狭窄段长度常常在2~3cm,但也可出现长度超过10cm狭窄性病变。上述病变对药物治疗效果较差,更容易出现肠道梗阻的情况。

(2)肠穿孔:发生率<10%,多见于溃疡型肠结核。主要为亚急性和慢性穿孔,可在右下腹形成局限性脓肿,脓肿破溃后形成肠瘘,少数患者可在溃疡型肠结核或者完全性肠梗阻病变的近端发生穿孔,偶有急性肠穿孔,严重者可因肠穿孔合并腹膜炎或感染性休克致死。

(3)瘘管形成:肠结核的慢性穿孔可在肠与肠之间或者肠与器官之间形成瘘管。瘘管一旦形成,很难愈合,甚至可引起严重的营养不良。

(4)肠道出血:由于结核病灶内闭塞性动脉炎症、供血不全,很少发生出血。但当慢性息肉或肠道结核侵蚀到大的血管时,可出现消化道大出血。临床上肠结核的病变广泛且合并肠道出血的患者,往往提示预后不良,需要外科干预治疗。

五、辅助检查

1. 实验室检查　血常规中血红蛋白下降,血沉及腺苷酸脱氨酶明显升高,伴有肺结核患者痰结核分枝杆菌可为阳性;便潜血试验可为阳性,便涂片可见抗酸杆菌;同时可出现一项或者多项结核相关检测项目的阳性。

(1)结核菌素试验:结核菌素是结核分枝杆菌的菌体成分,包括纯蛋白衍生物(purified protein derivative,PPD)和旧结核菌素(old tuberculin,OT)。结核菌素试验又称PPD试验,是指通过皮内注射结核菌素,并根据注射部位的皮肤状况诊断结核分枝杆菌感染所致Ⅳ型超敏反应的皮内试验。该试验对诊断结核病和测定机体非特异性细胞免疫功能有参考意义,常用于结核病流行病学调查、结核菌感染情况监测、卡介苗接种前试验、结核病辅助诊断,但特异性及灵敏性均不高,PPD的阳性率波动于24%~100%,平均为53%,可能检测方式、抗原强度和干预方法学不同,造成结果波动范围较大。结核病早期或机体免疫力低下时PPD试验可以为阴性,故PPD试验阴性也不能完全排除肠结核的可能。同时PPD的假阳性在广泛接种卡介苗的人群中更高,我国卡介苗预防接种率高,故PPD假阳性率高。

结果判读:硬结长径≤4mm为阴性;5~9mm为弱阳性,10~19mm为阳性,≥20mm或者虽然<20mm,但局部出现水疱或淋巴管炎为强阳性。

(2)结核分枝杆菌抗体的检测:结核病是一种细胞免疫反应,阿拉伯甘露聚糖是结核分枝杆菌细胞壁的主要组成成分之一,具有较强的免疫原性,特异性较强,可作为结核病抗体检测的特异性抗原。临床中检测结核分枝杆菌特异性膜蛋白抗体(tubercle bacillus antibody, TB-Ab)作为诊断结核的一个特异性的病因学检测指标,在结核病的诊断中具有一定的临床价值,其阳性率较高,在未对样本进行选择的情况下阳性率仍高达 52.45%。文献显示,结核患者血清结核抗体敏感性为 71.5%,特异性为 90.5%,其不仅在血清中存在,在病变的胸腔积液、腹腔积液、尿液、脑脊液中阳性率更高,特异性更强,是肺外结核诊断的重要辅助指标。

(3)结核-PCR 技术:聚合酶链式反应(polymerase chain reaction, PCR)作为一种较先进的分子生物学诊断方法,具有快速、高效、准确等优点,其诊断肠结核的特异度接近 100%,但灵敏度欠佳(研究报道为 20%~80%),使之未能发挥较好的作用。

目前临床上常用消化道内镜取活检样本提取核酸进行 TB-PCR 检测,其优点是在一次检查过程中可以同时进行内镜诊断、病理诊断和活检组织 TB-PCR 检测及抗酸染色等多种检查,有助于肠结核的综合诊断。但因活检组织的差异,国内外研究中采用内镜活检标本进行的 TB-PCR 灵敏度差异较大,解决的办法是尽量多点取样、使用手术标本和新鲜标本提取核酸,而后进行 TB-PCR 检测。粪便样本较传统内镜活检样本的 TB-PCR 灵敏度更高,而特异度差别不大。这也许是由于粪便提取的核酸样本理论上来自整个肠道的结核分枝杆菌。并且,相较于内镜活检样本,粪便样本收集方便,是一种非侵入性检测,减轻患者经济负担和痛苦,更容易被患者选择接受,很有临床应用前景。肠道抽吸液以内镜抽吸液进行 TB-PCR 检测的灵敏度不高,这可能是由于患者在行结肠镜检查前均要求进行肠道准备,会影响核酸物质的提取,但因为部分结核分枝杆菌没有 IS 6110 序列而造成结果出现假阴性,或肠镜取材样本量少且部位表浅等原因造成检测结果差异较大。

(4)腺苷脱氨酶检测:腺苷脱氨酶(adenosine deaminase, ADA)是一种核酸分解的代谢酶类,可特异性催化腺嘌呤核苷产生不可逆脱氨反应,参与前 T 细胞分化为淋巴细胞的过程,与淋巴细胞激活与分化有关,故肺外结核时相应部位的积液中 ADA 含量更高。研究显示,结核性胸腔积液进行 ADA 检测,其敏感性为 88.7%,特异性为 93.3%,准确性为 90.2%。重症肺结核患者血清 ADA 活性升高,但血液病、肝硬化、SLE、糖尿病肾病,ADA 的活性也升高,且试验易受溶血等因素的影响,其特异性不强。但胸腔积液、腹腔积液等的 ADA 检测可作为结核性胸膜炎等肺外结核病的辅助诊断指标之一。因为检测血、积液中的结核菌抗体、ADA 的生化指标简单、经济、快速,一些研究显示将这些指标进行计算、联合能提高疾病诊断的敏感性及特异性。

(5)γ-干扰素释放试验:该试验包括 T 细胞酶联免疫吸附技术和 T 细胞酶联免疫斑点技术 2 种方法,由于不受卡介苗接种和非结核分枝杆菌的影响,其筛查结核分枝杆菌敏感度和特异度均高于传统的 PPD,尤其是 T-SPOT. TB 对结核分枝杆菌的阴性预测值超过 90%。T-SPOT. TB 基于 2 种结核分枝杆菌特异性抗原,即早期分泌的抗原靶点 6(early secretory antigenic target-6, ESAT-6)和培养滤过蛋白 10(culture filtrate protein 10, CFP-10)刺激 γ-干扰素(Interferon-γ, IFN-γ)释放的检测来判断是否有结核感染。

2.影像学检查

(1)X 线检查:钡餐造影或结肠双对比造影表现为多发大小不等溃疡、黏膜集中、肠腔狭窄、结肠袋变浅消失及肠道痉挛激惹征象,呈多段肠管破坏,呈"跳跃征",盲升结肠变形缩短、回盲瓣增厚、回肠末端狭窄、黏膜破坏,并与盲肠排列成一直线,呈"一字征"。溃疡型肠结核肠道 X 线造影有诊断价值的表现有盲升结肠肠腔狭窄、多发溃疡、黏膜破坏及跳跃征、回盲瓣和回肠末端受累;增生型则显示盲肠、升结肠变形缩短、回盲瓣增厚、回肠末端狭窄、黏膜破坏,并与盲肠排列成一直线。十二指肠结核并非少见,以降部多见,造影显示肠腔不规则狭窄及息肉样充盈缺损。空回肠结核不多见,表现为多段肠黏膜跳跃性破坏、多发性溃疡、肠腔不规则狭窄。传统的 X 线小肠造影检查作为计算机体层扫描小肠造影(computer tomography enterography,CTE)的补充,可动态观察小肠蠕动,能较好显示黏膜病变。

(2)腹部 CT、MRI 检查:CT 检查受扫描方向、肠道活动、肠道准备等因素影响,不易判断十二指肠水平段及空回肠病灶及较小的肠结核病变。表现多为肠壁环形增厚,少数见盲肠内侧偏心性增厚,回盲瓣增厚,可呈肠道跳跃性改变,增强后呈均匀强化为主。CT 也可发现合并腹内肠外结核,特别是淋巴结结核,表现为环形或多环状强化的肿大淋巴结,少数见钙化性淋巴结,有助于肠结核的诊断。

近年随着诊疗技术的发展,计算机体层扫描小肠造影(computer tomography enterography,CTE)已成为小肠疾病的首要检查方法。对克罗恩病(Crohn's disease,CD)和肠结核的鉴别诊断取得了长足的进展,如传统的小肠钡剂造影已让位于 CTE 和磁共振小肠造影(magnetic resonance enterography,MRE);某些典型征象如小肠节段性病变、靶征、梳状征对 CD 的诊断特异度超过 90%,大大提高了影像技术在诊断中的地位;同时也存在与内镜检查同样的问题,即仅有 50% 左右的病例具有典型的 CTE/MRE 征象。CTE 诊断 CD 的 5 个主要标准:小肠受累程度、小肠壁厚、邻近系膜淋巴结肿大、腹膜变化(腹部增厚、腹腔积液、梳状征、纤维脂肪增生等)。对于肠结核来说,其典型表现可有:①肠管环形增厚伴黏膜溃疡:增厚肠壁呈环形对称性增厚,即增厚肠管的系膜缘和游离缘均增厚。这与肠结核的典型溃疡特点有关,肠结核多为环绕肠壁一周的环形溃疡,因此肠壁表现为环形对称性增厚。增厚肠壁黏膜欠光整,可见凹凸不平,提示溃疡;有的黏膜呈结节状改变,提示增生性肉芽肿;②肠壁分层或均匀一致强化急性期由于黏膜下水肿,因此肠壁呈分层强化,可以分为 2 层,也可分为 3 层,表现为黏膜层伴或不伴浆膜层异常强化,呈高密度,黏膜下层由于水肿而呈现低密度。慢性期黏膜下层由于纤维脂肪增生,肠管趋于均匀一致强化,分层征象不显著;③回盲瓣挛缩变形和固定开口:回盲瓣挛缩变形表现为回盲瓣位置抬高上提,这与病变修复过程中的纤维组织增生和瘢痕收缩有关。回盲瓣固定开口表现为受累回盲瓣呈“鱼嘴样”张开,并持续开放,形态固定不动;④伴周边环形强化和钙化:为肠系膜淋巴结炎性增生的表现。增大的淋巴结主要分布在右结肠动脉旁,长径肿胀程度高于短径,因此肿大的淋巴结呈椭圆形,淋巴结也可呈环形强化,也可伴钙化,环形强化提示淋巴结干酪样坏死。其中,淋巴结环形强化诊断肠结核的特异度高达 100%;⑤饼状、结节状伴有周边环形强化和钙化:为结核分枝杆菌播散至腹膜的表现,常提示结核性腹膜炎,并伴有腹腔积液。增厚的腹膜和肠系膜增强扫描异常强化,伴有干酪样坏死时,呈环形强化改变。肠系膜增厚常导致肠管互相粘连,形成“团状”改变;不累及腹膜时,慢性期肠管周围可由于纤维增生而使肠管间距增宽;⑥肠管周围脓肿、瘘管形成和肠梗阻:当溃疡穿透至浆膜层时,可形成肠管周围脓肿,表现为肠管周围环形异常强化灶,中央呈液化坏死改变,并可见气泡。瘘管表现为肠管与邻近肌组织形成的管道样结构,管道内壁通常异常强化,并可见气体、液体等肠道内容物影。肠腔狭窄时,可引起肠梗阻,表现为狭窄近端肠管积气、积液扩张,伴有气液平面。肠外并发症在肠结核中较为少见,当出现肠外并发症时,在排除 CD 后,要考虑是否为肠结核。

MRE 与 CTE 原理相同,同时 MRI 检查的无创、无辐射、软组织对比分辨率高、多层面成像、造影剂安全等优点,有助于小肠 MRE 检查的普及,特别是可作为儿童小肠检查的首选。肠结核的 MRE 表现与 CTE 表现类似,但由于磁共振较高的软组织分辨率,对黏膜溃疡和干酪样坏死淋巴结的显示较好。

3.内镜检查及病理

(1)结肠镜检查:结肠镜可以对全结肠和末端回肠进行直观全面的观察,并可行病理组织学检查,对肠结核的诊断具有非常重要的作用。肠结核早期主要表现为肠道炎症性改变,包括黏膜充血水肿、血管纹理模糊,可见到点状或片状糜烂灶,表面附黄白色黏稠渗出物或霜样白苔;如果病变进一步进展,肠结核内镜下多呈现为跳跃式病变,表现为黏膜充血水肿,黏膜糜烂或溃疡形成,溃疡可单发或多发,多不规则,呈椭圆形或类圆形,溃疡呈环形分布,甚至可出现环周性巨大溃疡,病变与肠轴垂直,底部覆黄白色苔,部分可见肉芽组织生长,溃疡界限多不分明,呈鼠咬状改变,周围黏膜呈炎症性改变。同时,由于结核肉芽肿和纤维组织增生,可导致局部肠腔的增厚、僵硬、表面糜烂、小溃疡和大小不等的假性息肉或隆起结节,严重者可形成不规则肿物样隆起,质地脆、色红、触之易出血,需要与结直肠癌鉴别。有文献证实,回盲部变形、回盲瓣的持续开放对诊断肠结核具有较重要的意义。

(2)病理学:肠壁全层的慢性炎症、溃疡形成且较深、肠壁或肠淋巴结干酪样坏死、黏膜下层闭锁及黏膜肌层的破坏,部分可见结核结节(干酪样肉芽肿)。

也有报道肠镜下活检病理干酪样坏死少见,考虑与活检标本较小,取材有限及活检部位和深度不恰当有关。抗酸染色可找到阳性杆菌,有助于结核的诊断。

4.腹腔镜探查　腹腔镜检查是诊断腹腔内结核的重要手段之一,对于不明原因的腹痛、腹腔积液及诊断困难的腹部包块可采用腹腔镜探查进行诊断。腹腔镜下受累的肠段浆膜面可见结节,浅黄色,大小 3~10mm,肠系膜淋巴结受累肿大,可见腹腔的粘连,可直视下进行病灶的活检。此外,腹腔镜下还可以进行肠道结核的治疗。

5.诊断性抗结核治疗　肠结核、克罗恩病、阿米巴原虫感染、耶尔森菌感染等均可累及回盲部形成回盲部溃疡,在临床工作中,如果患者结肠镜发现回盲部溃疡,同时其临床表现及其他相关检查均提示肠结核可能,即使肠道病理组织学、抗酸杆菌涂片及培养结果均未能明确结核感染,仍考虑进行抗结核治疗。目前诊断性抗结核的疗程尚未确定,亚太胃肠病学建议进行 2~3 个月诊断性抗结核治疗,多数的肠结核患者临床及内镜表现均较前好转;而 CD 患者无明显疗效,鉴别两种疾病的准确性、敏感性、特异性可高达 92.19%、93.94% 和 90.32%。而对于诊断性抗结核治疗效果差的患者,除应该考虑 CD 的诊断外,还应考虑结核耐药的问题,只有这样才能为下一步诊断做出准确的判断。

六、诊断与鉴别诊断

1.诊断　典型的病例诊断并不困难,诊断可根据以下特点:①青壮年患者,同时存在肠外结核,特别是开放性肺结核,或者原发性病变好转而结核中毒症状加重者;②有典型的肠道结核临床表现:腹痛、腹泻、腹部包块等消化道症状,并同时伴有发热、盗汗等结核中毒症状;③腹部体格检查有右下腹压痛,伴或者不伴有肿块,或者存在原因不明的肠梗阻;④结肠镜检查符合肠结核的内镜下表现,内镜具有环形溃疡,溃疡周边呈鼠咬状改变,回盲瓣变形;病理组织学检查见结核结节,抗酸染色发现结核分枝杆菌;⑤X 线钡剂检测有典型肠结核征象;⑥发现结核相关检查如结核菌素皮试、结核分枝杆菌抗体的检测及 γ-干扰素释放试验阳性。但对于肠结核不能确诊的患者,可给予诊断性抗结核治疗,观察临床症状有无好转,以明确诊断;如临床可疑结核,但不能与 CD、结直肠癌、淋巴瘤等相关疾病鉴别时,应进一步行剖腹探查以明确诊断。

2. 鉴别诊断

(1)克罗恩病:CD 与肠结核在临床及内镜下表现存在很大相似性,而特异或相对特异的鉴别指标仅存在于小部分患者中,故对两者的鉴别是个难题。鉴别要点包括:①病史:有肺外结核的病史,特别是开放性肺结核的病史,有利于肠结核的诊断;②CD 一般病程较长,并且缓解与复发交替;而肠结核经治疗后复发不多;③肠瘘、腹腔脓肿、肛门直肠周围病变、活动性便血、肠穿孔等并发症或病变切除后仍复发的应考虑 CD 诊断;④CD 的病变常常呈现阶段性分布,而肠结核阶段性分布较少见。X 线检查,病变以回肠末端为主,有节段性肠曲受累,病变间肠曲正常。典型 X 线片表现是回肠末端肠腔狭窄,肠壁僵硬,黏膜皱襞消失,多是一细条阴影,称为线样征,另外可见肠间瘘管形成;⑥结肠镜检查,肠结核的溃疡常呈环状,可在肠壁或肠系膜淋巴结找到干酪样坏死或结核菌,而 CD 为非干酪样肉芽肿,溃疡呈裂隙样改变。

(2)结肠癌:多见于 40 岁以上,无肠外结核证据。病程呈进行性发展,一般无发热、盗汗等结核中毒症状,但消瘦、贫血、乏力等全身症状明显。腹部肿块往往可推动,无压痛,表面不光滑,有结节感,质硬。大便潜血一旦出现,往往是持续阳性。有的以肿块、肠梗阻为首发症状。X 线气钡双重造影有充盈缺损、肠腔狭窄、黏膜破坏等征象。病变范围较局限,不累及回肠。血清癌胚抗原测定可升高。结肠镜检查和病理是明确诊断的关键。

(3)溃疡性结肠炎:主要症状为排黏液脓血便,可伴腹痛,有腹痛-排便-便后缓解的规律,两者鉴别一般无困难,如溃疡性结肠炎累及回肠,则病变必累及全结肠,并且以左半结肠,尤其是乙状结肠及直肠为重。黏膜表现为由直肠逆行发展的弥漫性炎症和浅表溃疡,可见水肿、充血与灶状出血;病理可见隐窝炎及隐窝脓肿。

(4)肠道淋巴瘤:回盲部是恶性淋巴瘤的好发部位,患者可出现发热、消瘦、腹痛、腹泻、贫血、血沉增快等全身表现。淋巴瘤在内镜下形态可分为 3 类:肿块型、息肉型和溃疡型。T 细胞淋巴瘤多呈现溃疡型,B 细胞淋巴瘤多呈现肿块型或者息肉型;超声内镜在诊断原发性淋巴瘤方面更具有优势,超声内镜下原发性淋巴瘤可表现为肠壁增厚、肠壁层次结构消失和弥漫性低回声,多次黏膜活检可提高原发性淋巴瘤病理诊断率;如两者在临床上无法鉴别者可考虑手术探查。

(5)阿米巴肠炎及血吸虫性肉芽肿:病变涉及回盲部,常与肠结核相似,但既往相应的病史与感染史,脓血便多见,粪便常规和孵化检查可发现相关病原体。结肠镜检查并活检可证实诊断,相应的特效治疗有明显疗效。

(6)其他:还应与肠贝赫切特综合征、慢性痢疾、过敏性结肠炎、消化性溃疡、伤寒、副伤寒或其他感染性疾病鉴别。食管结核需与食管癌相鉴别。

七、治疗

1. 治疗目标 治愈患者,提高生活质量;防止结核病或其晚期效应致死;防止结核病复发;减少结核病的传播;防止耐药菌的产生和传播。

2. 基础治疗

(1)营养支持疗法:给予充分的休息和合理的营养以增强机体的抵抗力,重者也可行肠外或肠内营养疗法,补足热量、氨基酸及脂肪乳,并注意补充多种维生素;对于长期、大量腹泻的患者,除给予止泻药物治疗外,还应给予补充液体,纠正酸碱失衡及水、电解质紊乱等治疗。

(2)对症治疗:腹痛者给予解痉、镇痛治疗。对于长期、大量腹泻的患者,除给予止泻药物治疗外,还应给予补充液体,维持水、电解质平衡和酸碱平衡治疗。

3. 抗结核治疗

(1)抗结核治疗的原则:抗结核治疗的原则是早期、规律、全程、适量、联合用药。整个治疗方案分强化和巩固两个阶段。

(2)抗结核治疗的主要作用:抗结核治疗的主要作用分为三个方面。①杀菌作用:迅速杀死病灶中大量繁殖的结核分枝杆菌,是患者由传染性转为非传染性疾病,减轻组织破坏,缩短治疗时间;②防治耐药菌的产生:防治耐药菌的产生是保证治疗效果的关键,耐药菌不仅能够造成治疗的失败和复发,更重要的会造成耐药菌的传播;③灭菌:彻底的杀灭结核病变中的半静止或者代谢缓慢的结核分枝杆菌是抗结核治疗的最终目的,使完成规定疗程治疗后无复发或复发率很低。

(3)抗结核治疗的生物学机制

1)抗结核治疗对不同代谢和不同部位结核分枝杆菌的作用:结核分枝杆菌为根据其代谢状态分为 A、B、C、D 4 个菌落。A 菌落快速繁殖,大量的 A 菌落多位于巨噬细胞外和肺空洞干酪液化部分,占结核分枝杆菌的绝大部分;B 菌落处于半静止状态,多位于巨噬细胞内酸性环境和空洞壁坏死组织中;C 菌群处于半静止状态,可突然间歇性短暂的生长繁殖,许多生物学特点尚不十分清楚;D 菌群处于休眠状态,不繁殖,数量很少。

抗结核药物对不同菌群的作用各异。抗结核药物对 A 菌群作用强弱依次为异烟肼>链霉素>利福平>乙胺丁醇;对 B 菌群依次为吡嗪酰胺>利福平>异烟肼;对 C 菌群依次为利福平>异烟肼。随着药物治疗作用的发挥和病情变化,各菌群之间也相互变化。通常大多数抗结核药物可以作用于 A 菌群,异烟肼和利福平具有早期杀菌的作用,即在治疗的 48 小时内迅速杀菌,使菌群数量明显减少,传染性减少或消失,这显然对防止获得性耐药的产生有重要的作用;B 菌群和 C 菌群对由于处于半静止状态,抗结核药物的作用较差,有"顽固菌"之称;杀灭 B 和 C 菌群可以防止复发,任何抗结核药物对 D 菌群无作用。

2)耐药性:耐药性是基因突变引起的药物对突变菌的效力降低。治疗过程中如单用一种敏感药,菌群中大量敏感菌被杀死,但少量的自然耐药变异菌仍存活并不断繁殖,最后逐渐完全替代敏感菌而成为优势菌群。结核病变中结核菌群数量越大,则存在的自然耐药变异菌也越多。现代化学治疗多采用联合用药,通过交叉杀菌作用防止耐药性产生。联合用药后中断治疗或不规律用药仍可产生耐药性。其产生机制是各种药物开始早期杀菌作用速度的差异,某些菌群只有一种药物起灭菌作用,而在菌群再生长期间和菌群延缓生长期药物抑菌浓度存在差异所造成的结果。因此,强调在联合用药的条件下,也不能中断治疗,短程疗法最好应用全程督导化疗。

3)间歇化学治疗:治疗间歇化学治疗的主要理论基础是结核分枝杆菌的延缓生长期。结核分枝杆菌接触不同的抗结核药物后产生不同时间的延缓生长期。如接触异烟肼和利福平 24 小时后分别可有 6~9 天和 2~3 天的延缓生长期。药物使结核分枝杆菌产生延缓生长期,就有间歇用药的可能性,而氨硫脲没有延缓生长期,就不适于间歇应用。

4)顿服:抗结核药物血中高峰浓度的杀菌作用要优于经常性维持较低药物浓度水平的情况。每天剂量一次顿服要比每天 2 次或每天 3 次分服所产生的高峰血药浓度高 3 倍左右。临床研究已经证实顿服的效果优于分次口服。

(4)常用的抗结核药物

1)异烟肼(isoniazid,INH,H):异烟肼是单一抗结核药物中杀菌力,特别是早期杀菌力最强者。INH 对巨噬细胞内外的结核分枝杆菌均具有杀菌作用。最低抑菌浓度为 0.025~0.05μg/mL。口服后迅速吸收,血中药物浓度可达最低抑菌浓度的 20~100 余倍。脑脊液中药物浓度也很高。用药后经乙酰化而灭活,乙酰化的速度决定于遗传因素。成人剂量每天300mg,顿服;儿童为每天 5~10mg/kg,最大剂量每天不超过 300mg。结核性脑膜炎和血行播散型肺结核的用药剂量可加大,儿童 20~30mg/kg,成人 10~20mg/kg。偶可发生药物性肝炎,肝功能异常者慎用,需注意观察。如果发生周围神经炎可服用维生素 B_6(吡哆醇)。

2)利福平(rifampicin,RFP,P):最低抑菌浓度为 0.06~0.25μg/mL,对巨噬细胞内外的结核分枝杆菌均有快速杀菌作用,特别是对 C 菌群有独特的杀菌作用。INH 与 RFP 联用可显著缩短疗程。口服 1~2 小时后达血高峰浓度,半衰期为 3~8 小时,有效血浓度可持续 6~12 小时,药量加大持续时间更长。口服后药物集中在肝脏,主要经胆汁排泄,胆汁药物浓度可达 200μg/mL。未经变化的药物可再经肠吸收,形成肠肝循环,能保持较长时间的高峰血浓度,故推荐早晨空腹或早饭前半小时服用。利福平及其代谢物为橘红色,服后大小便、眼泪等为橘红色。成人剂量为每天 8~10mg/kg,体重在 50kg 及以下者为 450mg,50kg 以上者为 600mg,顿服。儿童每天 10~20mg/kg。间歇用药为 600~900mg,每周 2 次或 3 次。用药后如出现一过性转氨酶上升可继续用药,加保肝治疗观察,如出现黄疸应立即停药。流感样症状、皮肤综合征、血小板减少多在间歇疗法出现。妊娠 3 个月以内者忌用,超过 3 个月者要慎用。其他常用利福霉素类药物有利福喷丁(rifapentine,RFT),该药血清峰浓度(C_{max})和半衰期分别为 10~30μg/mL 和 12~15 小时。RFT 的最低抑菌浓度为 0.015~0.06μg/mL,比RFP 低很多。上述特点说明 RFT 适于间歇使用。使用剂量为 450~600mg,每周 2 次。RFT与 RFP 之间完全交叉耐药。

3)吡嗪酰胺(pyrazinamide,PZA,Z):吡嗪酰胺具有独特的杀菌作用,主要是杀灭巨噬细胞内酸性环境中的 B 菌群。在 6 个月标准短程化疗中,PZA 与 INH 和 RFP 联合用药是 3 个不可或缺的重要药物。对于新发现初治涂阳患者,PZA 仅在前 2 个月使用,因为使用 2 个月的效果与使用 4 个月和 6 个月的效果相似。成人用药为 1.5g/d,每周 3 次,用药为 1.5~2.0g/d,儿童每天为 30~40mg/kg。常见不良反应为高尿酸血症、肝损害、食欲缺乏、关节痛和恶心。

4)乙胺丁醇(ethambutol,EMB,E):乙胺丁醇对结核分枝杆菌的最低抑菌浓度为 0.95~7.5μg/mL,口服易吸收,成人剂量为 0.75~1.0g/d,每周 3 次用药为 1.0~1.25g/d。不良反应为视神经炎,应在治疗前测定视力与视野,治疗中密切观察,提醒患者发现视力异常应及时就医。鉴于儿童无症状判断能力,故不用。

5)链霉素(streptomycin,SM,S):链霉素对巨噬细胞外碱性环境中的结核分枝杆菌有杀菌作用。肌内注射,每天量为 0.75g,每周 5 次;间歇用药每次为 0.75~1.0g,每周 2~3 次。

不良反应主要为耳毒性、前庭功能损害和肾毒性等,严格掌握使用剂量,儿童、老人、妊娠妇女、听力障碍和肾功能不良等要慎用或不用。

6)抗结核药品固定剂量复合制剂的应用:抗结核药品固定剂量复合制剂(fixed-dose combination,FDC)由多种抗结核药品按照一定的剂量比例合理组成,由于 FDC 能够有效防止患者漏服某一药品,而且每次服药片数明显减少,对提高患者治疗依从性、充分发挥联合用药的优势具有重要意义,成为预防耐药结核病发生的重要手段。目前 FDC 的主要使用对象为初治活动性肺结核患者。复治肺结核患者、结核性胸膜炎及其他肺外结核也可以用 FDC 组成治疗方案。

(5)抗结核药物联合应用方案:肠结核治疗的关键是抗结核治疗,早期病变是可逆的,因此强调早期治疗。

在临床上,有条件的医院,抗结核治疗药物应根据药敏结果进行选择。在强化阶段,一般 3~4 种药联合应用;维持阶段,一般采用 2~3 种药物联合应用,以减少耐药的产生。在用药的过程中,应复查药敏试验,根据药敏的结果及时停药。目前抗结核治疗的疗程尚无统一标准,但疗程不得小于 6 个月,单纯的肠结核,药量要充分,全程用药时间为 1~2 年,而合并结核性腹膜炎则要增加至 2 年,因此,有学者主张肠结核治疗应给予维持治疗至 2 年左右,以减少复发。

抗结核药物联合应用常用的方案:①异烟肼、利福平或利福平、乙胺丁醇、链霉素,2~3 个月停用链霉素;②异烟肼、利福平或利福平、吡嗪酰胺、链霉素,2~3 个月停用链霉素;③异烟肼、利福平或利福平、吡嗪酰胺、乙胺丁醇;④异烟肼、利福平或利福平、吡嗪酰胺或乙胺丁醇。在用药的过程中一定监测用药的不良反应及肠结核并发症的出现,及时有效治疗是成功的关键。

4. 手术治疗　手术适应证:①完全性肠梗阻;②急性肠穿孔或慢性肠穿孔瘘管形成经内科治疗而未能闭合者;③肠道大量出血经积极抢救不能有效止血者;④诊断困难须剖腹探查者;⑤反复发作的慢性肠梗阻,严重影响患者的工作、生活,伴营养障碍。手术方式需根据腹腔探查结果来决定,主要有肠粘连松解术、病变肠段切除术、病灶清除术、腹腔引流术等。术后仍需严格按照抗结核治疗原则进行规范化的抗结核治疗。

八、预后

早期诊断、及时治疗对预后起决定性作用。另外,合理选择抗结核药物、足剂量、足疗程也是预后的关键。大多数肠结核患者经过非手术治疗可治愈。

第二节　抗生素相关性肠炎

抗生素相关性肠炎(antibiotics-associated colitis,AAC)是使用大量广谱抗生素治疗导致肠道菌群失调,尤其是艰难梭状芽孢杆菌(Clostridium difficile,CD)、耐甲氧西林金黄葡萄球菌、克雷伯菌等大量致病性细菌繁殖,并释放各种内毒素导致肠道黏膜炎症反应发生,其中最主要的致病菌是 CD,极少数病例是由耐甲氧西林金黄葡萄球菌或克雷伯菌感染引起 AAC。AAC 表现为腹痛、腹泻、发热、低蛋白血症、内镜下可见肠黏膜充血水肿,肠黏膜组织内有大量炎性细胞浸润,严重者可见假膜性肠炎。

一、流行病学

流行病学研究提示,自 2000 年以来,全球艰难梭状芽孢杆菌感染(Clostridium difficile infection,CDI)比率一直在上升,特别是近期住院或长期在护理机构居住的老年人。美国全国医疗保健费用和利用项目分析了 2001—2013 年院内 CDI,提示院内感染率为 1.5%。国外学者调查分析了美国 8 个州社区获得性 CDI,发病率为 20/10 万。2012 年,美国以家庭护理为基础发生 CDI,约有 113 000 例感染,约占所有美国院内 CDI 病例的 1/4,并且复发率为 19%,30 天病死率为 8%。在拉丁美洲,社区获得性 CDI 患病率在 18.7% ~ 30.0%。在 2010—2012 年对日本三级区域转诊中心的回顾性研究中发现,CDI 发生率为 3.31/1 万,低于北美洲和欧洲。2014—2018 年,在韩国的三级医院中,CDI 的发生率从 0.17% 增加到 0.27%。中国台湾住院患者中发生 CDI 为 42.6/10 万,与北美的流行病学数据类似。南非 CDI 的报道较多,2018 年的一项报告显示住院的腹泻患者中有 17.2% 检测出 CDI。澳大利亚一项综合调查发现,53.8% 的 CDI 是院内发病,28.8% 是社区发病和卫生保健设施相关疾病,只有 7.5% 是社区相关疾病。

2018 年上海一项针对住院患者研究数据表明,CDI 发生率为 9.54%(56/587),其中 35.7%(20 例)为普通病房,外科患者占 28.6%(16 例),35.7% 为重症监护室(20 例),且 58.9%(33 例)CDI 患者年龄 >65 岁。2016 年武汉的一项研究发现,住院患者中 CDI 达到 28%(31/111)。流行病学研究显示,CDI 最大的风险因素时使用抗生素,特别是广谱抗生素。

二、发病机制

AAC 中引起 CDI 的主要危险因素是高龄、长期住院、大量应用抗生素,特别是青霉素、克林霉素、喹诺酮类和头孢菌素类等。

AAC 的主要致病菌 CD 是一种革兰阳性厌氧菌,在肠道微生态稳定的情况下,该菌含量很少,当使用大量广谱抗生素抑制肠道内大多数细菌生长,破坏了肠道菌群的平衡,耐药的 CD 出现大量繁殖。

CD 主要定植于结肠黏膜表面,可分泌两种内毒素 TcdA 和 TcdB,TcdA 破坏肠道上皮屏障功能,TcdB 与 TcdA 协同发挥作用,导致鸟苷三磷酸酶 Rho 家族成员(Rho GTPases)失活,使肌动蛋白凝结、细胞骨架变化、凋亡和死亡。此外,这两种内毒素可引起强烈的炎症反应,以中性粒细胞浸润为特点;同时,细菌毒素可以激活黏膜下神经元,促进细胞因子、趋化因子和花生四烯酸代谢产物的分泌。除了内毒素 TcdA 和 TcdB 以外,美国疾病控制和预防中心(CDC)发现新的毒素 BI/NAP1/027,其特点是高水平的喹诺酮耐药、形成有效的孢子、显著的高毒素产量,病死率是低毒性菌株(如 001 或 014 核糖体)的 3 倍。

三、病理

CDI 相关的结肠炎组织学表现为肠黏膜破坏,大量炎性细胞浸润,严重者可见大量纤维蛋白渗出物(假膜性肠炎的标志)。克雷伯菌感染引起的结肠炎表现为红斑、水肿、溃疡、紫癜、弥漫性充血黏膜伴黏膜下出血和纤维蛋白脓性损伤。

四、临床表现

AAC 临床表现分为三型,轻度、中度和重度。

1. 轻度　腹部轻度不适或压痛,无发热,腹泻 3~5 次/天,呈水样便,实验室检查未见明显异常。

2. 中度　非血性腹泻,腹部中度不适或压痛,偶尔呕吐恶心,脱水,白细胞计数>1.5× 10^{10}/L,血尿素氮或肌酐水平增高。

3. 重度　严重腹泻或带血,水样便上漂浮着成片假膜,腹部绞痛、腹胀,可伴有恶心、呕吐、肠麻痹,发热(体温>38.9℃),脱水、电解质紊乱,可出现假膜性肠炎、重症肠炎、中毒性休克、中毒性巨结肠,肠穿孔,低血压,肾衰竭,全身炎症反应综合征,脓毒症甚至死亡。实验室检查,白细胞计数>2×10^{10}/L,白蛋白<2.5mg/dL。

五、辅助检查

酶联免疫法(EIA)检测粪便艰难梭状芽孢杆菌毒素是目前诊断 CDI 的主要检测方法,快速且易行,但灵敏度低。核酸扩增试验检测粪便中产毒菌株基因,灵敏度和特异性均高。粪便检测谷氨酸脱氢酶灵敏度高,但是特异性低,可用于筛选。血常规见白细胞增多,C-反应蛋白(CRP)升高,血尿素氮增高,肌酐水平增高。

六、诊断

目前 AAC 的诊断主要依靠患者临床表现和实验室检查,对于大量使用抗生素并出现腹泻、腹痛、发热等症状的患者,应使用 EIA 检测粪便 CD 毒素和核酸扩增试验检测产毒菌株的基因,阳性结果即可确诊。

七、治疗

1. 抗生素　停药恢复正常肠道菌群是治疗 CDI 的理想方法。然而,在感染存在的情况下针对 CD 的抗菌治疗,可能进一步破坏肠道菌群,并易新发 CDI。研究表明,甲硝唑、万古霉素和非达霉素适用于治疗 CDI。

(1)甲硝唑:甲硝唑口服制剂在 20 世纪 90 年代被广泛用于 CDI 治疗,甲硝唑与万古霉素疗效相当,且具有价格优势,同时减少了对万古霉素耐药肠球菌的传播,故推荐使用甲硝唑治疗 CDI。万古霉素可用于严重的可能危及生命的感染、对甲硝唑无反应或无法口服甲硝唑的患者。随着艰难梭菌 BI/NAP1/027/Ⅲ流行菌株的出现,甲硝唑治疗失败的报道越来越多。最近的临床试验数据显示对于病情严重的患者,万古霉素的疗效优于甲硝唑。静脉注射甲硝唑通常根据经验添加到口服或直肠万古霉素中以治疗复杂的严重疾病。回顾性观察研究表明,重症监护病房的患者中,接受静脉注射甲硝唑与口服或直肠万古霉素联合治疗与病死率改善显著相关,联合治疗的患者更容易出现肾脏疾病、低蛋白血症、白细胞增多症和发热。此外,国外的前瞻性队列研究,比较口服甲硝唑、静脉注射甲硝唑和口服万古霉素治疗轻度 CDI,发现单独静脉注射甲硝唑治疗与病死率增加有关,故不推荐单独给予静脉注射甲硝唑。对于轻度患者,推荐甲硝唑用法为 500mg,3 次/天。

(2)万古霉素:万古霉素是美国 FDA 批准的第一种 CDI 药物。研究表明,口服万古霉素 125mg 和 500mg 同样有效解决继发于抗生素相关的 CDI 引起的腹泻。实际上,粪便中每 6 小时含有 125mg 万古霉素就高于艰难梭菌的最小抑制浓度 90(MIC90)。对于症状严重的患者万古霉素优于甲硝唑,并且大多数专家推荐它作为严重感染的首选药物。虽然没有足够的疗效证据,但万古霉素通过直肠灌肠或结肠内给药可用于无法口服和无复杂严重伴随疾病的情况。万古霉素冲击或逐渐减量已被推荐用于治疗复发的 CDI。对于中度 CDI、甲硝唑耐药或出现不良反应的患者建议口服万古霉素 125mg,4 次/天,连续服用 14 天,重度患者可给予 500mg 万古霉素。

(3)非达霉素:非达霉素是 FDA 批准另一种 CDI 药物,对来自欧洲、加拿大和美国共1164 名患者进行了两项多中心、随机试验,以比较非达霉素和万古霉素的疗效。两项三期试验均显示,与万古霉素(4 次/天,每次 200mg)相比,每天 2 次服用 200mg 非达霉素在治疗急性 CDI 方面也可起到很好的疗效,在预防复发性 CDI 方面也更胜一筹。然而,感染 BI/NAP1/027 菌株的患者同时使用非达霉素和万古霉素反而降低了治愈率,增加了复发率,非达霉素在预防复发方面的优势在流行毒株 BI/NAP1/027 引起的感染中丧失了。在动物研究中表明,与万古霉素一样,提前使用非达霉素会增加初始感染的易感性,并可能在小鼠中引起复发性疾病。虽然非达霉素在重症 CDI 患者中是万古霉素的替代药物,但其在重症复杂或危及生命疾病中的疗效尚不清楚。其一般用法为 200mg,2 次/天,连续服用 10 天。

2. 单克隆抗体 研究表明,针对艰难梭菌毒素 B 单克隆抗体 bezlotoxumab(单次剂量10mg/kg,1 小时以上)可显著降低 CDI 复发,被 FDA 批准用于预防 18 岁以上接受抗菌药物治疗 CDI 后复发的患者。

3. 重建肠道正常微生态

(1)微生态制剂:临床上常用的微生态制剂包括乳杆菌和双歧杆菌,荟萃分析和系统性综述显示益生菌的使用在预防艰难梭菌相关性腹泻有一定作用。2013 年一项多中心、随机、对照、双盲研究表明,乳杆菌和双歧杆菌对抗生素相关性腹泻并无预防作用。目前微生态制剂仅作为临床辅助治疗。

(2)粪菌移植(fecal microbiota transplantation,FMT):FMT 是将健康供体的粪便悬液转移至 CDI 患者以恢复肠道菌群稳态。目前临床上越来越多地将 FMT 应用于治疗 CDI。根据2018 年英国胃肠病学会和医疗感染学会指南,FMT 适用于治疗反复和难治性 CDI,不推荐用于 CDI 的首次治疗。在抗生素治疗至少 10 天后症状复发的 CDI 患者才考虑 FMT 治疗。对于有食物过敏的患者不适合 FMT,免疫抑制的患者应谨慎使用;对于复发性 CDI 患者,无论其是否合并其他疾病,都建议进行 FMT。

对于供体的选择,最好来源于一个集中的粪菌库,捐赠者年龄在 18~60 岁,BMI 18~30kg/m²,并定期体格检查。粪便收集应遵循一个标准方法,供体的粪便应在排出后 6 小时内处理;制备 FMT 悬液,选用无菌的 0.9% 生理盐水作为稀释剂,需要冷冻保存的 FMT 悬液应添加甘油等冷冻保鲜剂;每次制备 FMT 悬液至少使用 50g 粪便,并与稀释剂按 1∶5 混合制成;冷冻保存的 FMT 悬液(保质期为 6 个月,室温解冻,6 小时内用完)与新鲜 FMT 悬液相比治疗 CDI 没有明显差别,考虑成本和物流方面,冷冻优于新鲜 FMT 悬液。

FMT 治疗前应使用聚乙二醇制剂进行胃肠道灌洗,通过上消化道进行 FMT 的患者建议提前服用质子泵抑制剂和甲氧氯普胺,通过下消化道 FMT 的患者建议服用洛哌丁胺等抑制肠道蠕动的药物。向 CDI 的患者进行 FMT 时,应采取措施防止 CDI 进一步传播,例如肠内预防、内镜设备消毒杀灭 CD 孢子等。上消化道(鼻胃管、鼻十二指肠管、鼻腔肠管、上消化道内镜)进行 FMT,一次用量不超过 100mL,对于反胃或吞咽障碍的患者应谨慎考虑。下消化 FMT 可通过结直肠镜或灌肠。

胶囊化 FMT 有望成为复发性 CDI 的治疗选择,建议将其作为一种潜在的治疗方式。胶囊制剂应遵循标准规程,但其最佳剂量和配方还需进一步评估。

为了尽量减少抗生素对 FMT 的影响,建议最后一剂抗生素与 FMT 治疗之间的最小冲洗时间应为 24 小时。在第一次 FMT 治疗失败后应再次进行 FMT;所有 FMT 接受者应定期接受随访,至少随访 8 周,以充分确定疗效/不良事件。

4. 手术治疗　手术适用于少数重症和难治性假膜性结肠炎患者。

八、预防

1. AAC 早期,实验室检查监测病情。

2. 药物预防,加强抗生素使用管理,服用益生菌。

3. 切断病菌传播途径,减少和 CDI 患者的接触,尽量使用一次性设备治疗 CDI 患者,彻底消毒用具。

第三节　旅行者腹泻

旅行者腹泻(travelers′ diarrhea,TD)是指在旅行过程中 24 小时内出现 3 次以上不成形排便的症状或伴有腹痛、里急后重、恶心、呕吐、发热、排便紧迫感等不适症状。该病是发生于国际旅行者中最常见的疾病,常发生于旅客前往低收入国家或地区旅行时。尽管卫生水平的提升使世界上大部分地区发生 TD 的概率降低,但仍有一些地区存在发生该病的高危险性。

一、流行病学

TD 常发生于从经济发达地区到经济欠发达地区旅行的旅行者中。多项研究表明,这种旅行者肠道感染的发生率与他们所旅行国家的经济水平密切相关。但随着经济水平和旅游及卫生基础设施的改善,既往高发的目的地发生 TD 的病例显著下降。根据发病率的高低,将全球区域划分为>20%的高危地区(拉丁美洲、南亚、中东、西非及中非地区)、8%~20%的中危地区(东欧各国、南美、南非、东亚及东南亚地区)及<8%的低危地区(北美地区、澳大利亚、北欧、西欧各国)。近年来,TD 的发病率已经从 65%降至 10%~40%,其中南美、东亚及东南亚地区的发病率显著下降,南亚及西非、中非地区仍有较高的发病率,而北非的发病率从过去的中等提升到了高危水平。

近年来研究发现,我国 TD 渐有增高的趋势,国内大城市发病率在 10%左右,而东南亚旅行返国的发病率超过 15%。

TD 在四季均有可能发生,但秋冬季发病率较低,这可能与气温降低、饮食变质可能性降低相关。

二、发病机制

TD 一般是因患者摄入受污染的食品引起。微生物检测时发现 50%~94%的患者均有病原体感染。感染有多方面因素共同作用,包括致病因素、传播途径和易感人群等。

1. 致病因素　TD 属于感染性腹泻的一种特殊类型,绝大多数由肠道致病微生物引起的,包括细菌、病毒、真菌、寄生虫等,偶尔可见原虫和蠕虫。病原体进入肠道可以释放特殊毒素,引发肠道黏膜充血水肿,进而引起腹泻。

(1)细菌:细菌所致的 TD 占可识别病因病例的 80%~90%,在全球范围内,每个区域致病菌的比例略有不同。其中在拉丁美洲和加勒比地区、非洲及南亚,大肠埃希菌(包括产肠毒性大肠埃希菌、肠聚集型大肠埃希菌)为首要致病菌,可高达 70%;而在东南亚地区,弯曲杆菌致病较多,达 25%~35%。此外,沙门菌、志贺菌、气单胞菌、脆弱性肠毒素类杆菌也有一定的致病概率;副溶血弧菌多见于东南亚沿海地区。近年来,弓形杆菌和出芽相关产志贺毒素的大肠埃希菌的发现进一步扩大了致病的细菌谱。

(2)病毒:随着检测技术水平的提升,病毒性病原体所致的 TD 开始引起人们的重视。常见的病毒包括诺如病毒、轮状病毒、星状病毒等,尤其以婴幼儿旅行者腹泻多见。

(3)寄生虫:包括十二指肠贾第鞭毛虫、隐孢子虫、环孢子原虫、溶组织阿米巴、痢疾内变形虫和微孢子虫等多种寄生虫,其中以贾第鞭毛虫为主,而阿米巴原虫和隐孢子虫不常见。

2.传播途径　TD 的传播途径主要是由受污染的食品经口感染的。通常在旅行当地卫生设施较差或食用的饮食品质不受保障的时候容易发生。一般来说,喜欢在街头小摊购买小吃的背包客们更容易被感染,而经 100℃ 加热煮熟的食物更安全,因为高温能消灭肠毒素。但是,并非高级酒店就能避免使食客患上 TD,这与厨房卫生条件有关。许多餐厅的食物往往没有达到足够杀死病原体的高温,或是在烹饪完成后被放置在一个温暖开放的环境中,既没有防苍蝇的幕罩,也没有提供工作人员如厕后洗手的水槽,增加了食品被污染的可能性。一项关于牙买加 8 家五星级酒店的研究发现,住客 TD 的发病率在 14%~30%,与厨房的卫生条件有关,但酒店加强了对食物安全性生产的监控后,腹泻发生率减少了 72%。

3.易感人群　从卫生设施良好、经济较发达的国家或地区到卫生设施不健全、经济欠发达的国家或地区旅行的人群更容易患 TD,且发生率与年龄相关,年轻人因其更具有冒险精神且进食更多从而摄入更多病原菌,而婴幼儿、老人、妊娠妇女和免疫力低下者因其抵抗力较低,一旦发病,病情严重,且有更高的概率需要住院治疗。大量研究表明,TD 的发病率没有性别差异。生活于 TD 高发地区且暴露于大肠埃希菌环境中的人群对 TD 部分免疫,但患有炎症性肠病(IBD)的患者更容易患上该病,且病程更长。

三、临床表现与并发症

1.临床表现　在旅行期间或旅行刚结束后突然出现 24 小时内 3 次以上不成形排便的症状或伴有腹痛、里急后重、恶心、呕吐、发热、排便紧迫感等,常表现为自限性,病程 3~5 天,有 3% 患者在 24 小时内腹泻次数>10 次。当病原菌入侵肠黏膜组织时,可导致全身性疾病。

细菌性感染腹泻常表现为突发的不适症状,轻者可能仅有轻微的痉挛性腹痛,伴有急性稀薄便;重者则有严重腹痛、发热、呕吐,伴有血性腹泻。肠道病毒性感染腹泻表现与细菌性腹泻类似,但诺如病毒引起的腹泻以呕吐症状最为突出。寄生虫导致的腹泻,如肠贾第鞭毛虫或肠道阿米巴,通常起病较缓慢,症状较轻,每天 2~5 次稀薄便。

各种病原体的潜伏期各有不同,这可以为 TD 的诊断提供病原学线索。细菌和病毒类病原体的潜伏期为 6~48 小时;寄生虫类病原体的潜伏期为 1~2 周,环孢子虫病在高风险地区发病更快。未经治疗的细菌性腹泻可持续 3~5 天;病毒性腹泻则持续 2~3 天;寄生虫性腹泻如果不及时治疗,可能持续数周至数月。

2.并发症 TD引起持续胃肠道症状时,可能伴随长期并发症。3%~17%患者之后会发生感染后肠易激综合征等慢性胃肠道症状,HLA-B27相关反应性关节炎和格兰巴雷综合征也可出现。

多种因素与并发症的发生相关,包括重症TD、发作频次、旅行前腹泻病史、旅行前不良生活事件及感染不耐热产毒大肠埃希菌等。

四、辅助检查

1.实验室检查

(1)粪便常规检查:粪便可分为稀便、水样便、黏液便、血便或脓血便。镜检可有多量红白细胞,也可有少量或无细胞。

(2)粪便培养及病原学检查:大便培养检查明确粪便菌群是否以大肠埃希菌为主,否则为菌群失调。在菌群失调时进一步开展病原学筛查,分析是否有沙门菌、轮状病毒或阿米巴、贾第鞭毛虫等感染,必要时检测是否有特异性病原微生物抗原或DNA,以及检测血清特异性抗体等。

(3)血液培养:当出现全身中毒症状时,考虑包括伤寒在内的细菌性沙门菌感染,应进行血液培养和大便培养。

2.短期诊断性治疗 当上述实验室检查无法发现大肠埃希菌、大肠埃希菌、病毒或寄生虫感染时,医师通过抗生素短期诊断性治疗的疗效来明确这是病原菌引起的腹泻。

五、诊断与鉴别诊断

1.诊断原则 引起TD的病因较复杂,除细菌、病毒、寄生虫等病原体所引起的感染性腹泻之外,还有其他诸如化学药品、饮食不当所引起的非感染性腹泻。因此需要依据流行病学资料、临床表现和辅助检查来综合诊断。

2.诊断标准

(1)流行病学资料:一年四季均可发病,但在夏季高发。旅行目的地多为经济欠发达地区,且在旅行途中有不洁的饮食史。其中细菌和病毒类病原体的潜伏期为6~48小时;寄生虫类病原体的潜伏期为1~2周。

(2)临床表现:在旅行期间或旅行刚结束后突然出现24小时内3次以上不成形排便的症状,伴或不伴有腹痛、里急后重、恶心、呕吐、发热、排便紧迫感等。

(3)辅助检查:粪便常规镜检发现寄生虫虫卵或虫体,病原学检查检出特异性抗体,粪便培养明确病原菌。

3.鉴别诊断

(1)结直肠肿瘤:流行病学资料与TD不相符,好发于50岁以上中老年男性;腹泻常伴有便血;内镜检查或可见病灶,病理检查可明确诊断;血液检查及粪便常规检查无感染指征;癌胚抗原(CEA)可显著升高。

(2)炎症性肠病:病史较长,慢性反复发作,腹泻常为黏液脓血便,内镜表现可见大量溃疡或鹅卵石样隆起,病理检查可明确诊断;可伴有贫血,慢性病程可有营养不良等全身表现。

六、治疗

1.抗生素 对于中重度TD患者来说,抗生素能将腹泻总时长缩短约一天半。对于大多数目的地,喹诺酮(环丙沙星或左氧氟沙星)是首选药物。然而,在弯曲杆菌感染率较高的地区如东南亚地区,阿奇霉素是更好的选择,因为大多数弯曲杆菌对喹诺酮类耐药。因而评估弯曲杆菌对大环内酯类药物的敏感性,以确保其持续敏感性是很重要的。对于所有的抗生素,单剂量治疗或治疗多达3天通常足以治愈疾病。大多数人对阿奇霉素耐受良好,可适应于妊娠妇女和儿童,但有可能会引起短暂的恶心,在心血管疾病患者中应谨慎使用,因为可引起少见的心血管意外死亡事件。

利福昔明在治疗非侵袭性肠道细菌时不亚于环丙沙星,但在有侵袭性疾病伴发热的迹象和怀疑有志贺菌、弯曲杆菌或侵袭性沙门菌时不应使用,因为弯曲杆菌属通常对利福昔明耐药。

2. 解痉药在适当补液及抗生素治疗的前提下,如患者水样泻症状依然明显,可考虑使用洛哌丁胺。洛哌丁胺能迅速减少排便次数,但体温>38.5℃或排血便时不宜使用。对腹痛明显的患者,可使用抗胆碱能制剂对症治疗。

3. 口服补液 口服补液盐可用于补充液体丢失,对婴幼儿、老人和慢性病的患者尤为适用,必要时可进行静脉补液。

4. 寄生虫性腹泻的治疗 常见感染的寄生虫是肠道贾第鞭毛虫,可选择甲硝唑、替硝唑和硝噻醋柳胺;而有正常免疫力的人群中,隐孢子菌感染常为自限性疾病,也可以使用硝噻醋柳胺进行治疗;环孢子菌感染可选择磺胺甲基异噁唑治疗;阿米巴感染可选择甲硝唑或替硝唑辅以巴龙霉素治疗。

七、预防

1. 注意饮食 一项前瞻性队列研究发现,TD发生风险随着不洁饮食的次数增加而增加。因此旅行途中应谨慎选择饮食,严格遵守所有限制性的建议,减少选择自助餐中的沙拉或饮料中的冰块。但旅客可能很难一直遵守这些建议,且饮食安全的保障有时并非旅行者所能控制。

2. 预防性用药 一般来说,抗生素预防只宜推荐给少数旅行者包括高危易患复杂腹泻人群、必须避免脱水的人群,以及有回肠造口术或辅助性肾衰竭的患者,且使用时间不超过3周。

利福昔明是一种难以吸收的肠道选择性抗生素,多项研究表明能显著降低非侵袭性TD的发生率。

第七章　儿童肠道寄生虫感染

第一节　阿米巴病

阿米巴病是溶组织内阿米巴原虫侵入人体引起的疾病,主要累及结肠,但肝、肺、脑及其他多种组织器官也可受到侵犯。如为肠道受累称为阿米巴肠病。阿米巴肠病的基本病变是肠道组织溶解性坏死,形成口小底大的烧瓶状溃疡,好发部位依次为盲肠、升结肠。病情轻重悬殊,其发病机制与阿米巴原虫的毒力、侵袭力、数量和寄生环境的理化、生物因素及宿主的防御功能有关。

一、病原

阿米巴原虫属肉足鞭毛门、叶足纲、阿米巴目。由于生活环境不同可分为内阿米巴和自由生活阿米巴。现已知内阿米巴属的溶组织内阿米巴会引发阿米巴痢疾和肝脓肿,耐格里属和棘阿米巴属主要引起脑膜脑炎、角膜炎、口腔感染和皮肤损伤等。临床上,溶组织内阿米巴引发的病例多,感染面广,危害大。

溶组织内阿米巴有滋养体和包囊两种存在形式。滋养体时期是摄食、活动和增生的生活时期。滋养体有大小两种,大滋养体为致病型,小滋养体为无害寄生型。大滋养体大小为 $10\sim60\mu m$,在活体时,不易见到,大滋养体可吞噬红细胞,胞质内有含红细胞、组织碎屑和细胞碎片的食物泡,是识别滋养体的重要标志。包囊多呈球形,直径为 $10\sim16\mu m$。滋养体可借助伪足的机械运动和水解酶作用入侵肠壁组织,或经血液循环移至肝脏和其他器官,吞噬红细胞和组织细胞,破坏和溶解组织,并在组织内增生形成包囊。未成熟包囊,有 $1\sim2$ 个核,成熟包囊具有 4 个核,随粪便排出体外。肠蠕动加快时,未成熟的包囊也可排出体外。感染性包囊被宿主吞食后,会在组织中继续发育形成滋养体。包囊具有保护性外壁,对外界环境抵抗力较强,在适宜条件下可保持感染性数天至一个月,并能在不同 pH 和渗透压下生存,60℃时仅能存活 10 分钟。

二、流行病学

1. 流行概况　本病分布遍及全球,据美国疾病控制中心估计,全世界人口中至少有 10% 的人感染了溶组织内阿米巴,其中有 4 万~11 万人死于该病。感染该病的人群中,90% 的不出现临床症状,10% 的发生侵袭性病变,其中以热带和亚热带的发展中国家为高发区。<14 岁和>40 岁是感染高峰年龄,发病人群多是新生儿、儿童、妊娠妇女、哺乳期妇女、低能儿、免疫力低下的患者、同性恋患者、营养不良或长期使用肾上腺皮质激素的患者。

2. 流行环节

(1)传染源:人是溶组织内阿米巴的主要宿主和贮存宿主。慢性患者、恢复期患者及无症状包囊携带者是重要传染源,其中带包囊的饮食业工作者在流行病学上有重要意义。此外,灵长类动物和鼠类也是该原虫的重要储藏宿主,也是该病重要的传染源。

(2)传播途径:阿米巴主要经口传播,大多数由吞入污染包囊的食物和水引起。一旦被感染,它就会以二分裂体方式迅速增生。在一些经济不发达,卫生条件差,饮水被污染,粪便管理不严的地区,水和食物是重要的传播源,加上大量灵长类动物、鼠类和一些昆虫等带囊者的媒介作用,阿米巴原虫很容易在人和动物中自然传播。

(3)易感者:各年龄组人群普遍易感,重复感染常见,高滴度抗体也无保护作用。

三、发病机制与病理

溶组织内阿米巴滋养体具有侵入机体、适应宿主免疫应答和表达致病因子的能力。常见的影响溶组织内阿米巴致病性的因子有260ku半乳糖/乙酰氨基半乳糖凝集素、阿米巴穿孔素和半胱氨酸蛋白酶。凝集素能介导滋养体吸附于宿主结肠上皮细胞、中性粒细胞和红细胞等表面,滋养体与靶细胞吸附后,该凝集素就会对靶细胞产生溶解作用;滋养体在与靶细胞接触时或侵入组织时可注入穿孔素,使靶细胞形成损伤性离子通道,从而破坏细胞的结构。半胱氨酸蛋白酶是虫体最丰富的蛋白酶,它可使靶细胞溶解或降解补体C3为C3a,从而抵抗补体介导的炎性反应。虫体要侵入组织,需要适宜的有氧环境和抵抗补体作用的能力,当虫体侵入机体组织或进入血液循环后,破坏胞外间质和溶解宿主组织;当虫体接触到机体的补体系统时,虫体才会产生抗补休作用,同时吞噬细菌和红细胞,快速侵吞和杀伤巨噬细胞、T细胞和中性粒细胞。溶组织内阿米巴可以产生一种单核细胞移动抑制因子,该肽能抑制单核细胞、多形核白细胞的移动。滋养体通过产生该抗炎多肽,影响细胞因子分泌,限制炎症的发生,逃避宿主免疫。

基本病理病变是组织溶解性坏死。主要累及盲肠、升结肠、直肠、乙状结肠、其余结肠、阑尾和回肠末端。急性期病变肉眼观,早期在黏膜表面形成灰黄色略凸的针头大小的点状坏死或浅溃疡,有时有出血。进而组织明显液化性坏死,形成口窄底宽、具有诊断价值的"烧瓶状溃疡",内充满明胶状的坏死组织。溃疡边缘不规则,周围黏膜肿胀,但溃疡间黏膜组织尚属正常。溃疡继续扩展,黏膜下层组织坏死相互贯通,形成隧道样病变。表面黏膜层组织剥脱,如絮片状悬挂于肠腔表面,或坏死脱落融合形成边缘潜行的巨大溃疡。少数溃疡严重者可深及浆膜层造成肠穿孔,引起局限性腹膜炎。镜下,溃疡处可见大片液化性坏死,表现为无结构的淡红染色区,切面可见口小底大。溃疡边缘或附近组织有充血、出血和少量淋巴细胞、浆细胞和巨噬细胞浸润,缺乏中性粒细胞浸润。如合并其他细菌感染,则可见多量中性粒细胞浸润。溃疡边缘与正常组织交界处和肠壁小静脉腔内,可见核小而圆,胞质含有糖原空泡或吞有红细胞的圆形大滋养体。

慢性期溃疡边缘可见多量纤维组织增生,可延至黏膜下层或肌层,有时围绕溃疡的底部形成一个相对坚实的壁。肠壁组织因反复坏死及修复作用而引起肉芽组织增生和瘢痕形成,发生瘢痕性狭窄、肠息肉或肉芽肿等病变。肠壁普遍增厚时,可引起肠腔套状狭窄。偶尔因肉芽组织过度增生而形成局限性包块称为阿米巴肿,多见于盲肠,可引起肠梗阻,并易误诊为肠癌。

四、临床表现

阿米巴肠病潜伏期长短不一,自1~2周至数月以上,虽然患者早已受到溶组织内阿米巴包囊感染,仅以共栖生存,当宿主抵抗力减弱及肠道内感染等临床上才出现症状。根据临床表现不同,分为以下类型。

1. 无症状肠腔内阿米巴 是最常见的阿米巴感染类型。患者虽然受到溶组织内阿米巴的感染,而阿米巴原虫仅作共栖存在,超过80%的人不产生症状而成为包囊携带者。在适当条件下即可侵袭组织,引起病变,出现症状。

2. 普通型　缺乏典型的痢疾样粪便,是最常见的阿米巴肠病。若局限于盲肠、升结肠或溃疡较小时,患者仅有大便习惯改变,或偶有便血。阿米巴痢疾或结肠炎是阿米巴肠病的典型表现,起病往往缓慢,感染后3~4周起病,以腹痛腹泻开始,大便次数逐渐增加,每天可达10~15次之多,便时有不同程度的腹痛与里急后重,间歇期大便基本正常。典型的阿米巴痢疾大便带血和黏液,呈果酱样,具有腥臭味,病情轻者可为血便或白色黏液上覆盖有少许鲜红色血液。患者全身症状一般较轻,在早期体温和白细胞计数可有升高,粪便中可查到滋养体。

3. 暴发型　即中毒型阿米巴肠病,少见,但病情较重,病死率超过40%。起病急剧,全身营养状况差,重病容,中毒症状显著,高热、寒战、谵妄、腹痛、里急后重明显,大便为脓血便,有恶臭,也可呈水样或泔水样便,每天可达20次以上,排便前有较长时间的剧烈肠绞痛,伴呕吐、虚脱,有不同程度的脱水与电解质紊乱。体格检查见腹胀明显,有弥漫性腹部压痛。血液检查中性粒细胞增多。易并发肠出血或肠穿孔,如不及时处理可于1~2周因毒血症而死亡。

五、并发症

1. 肠道并发症

(1)肠穿孔:急性肠穿孔多发生于严重的阿米巴肠病患者,穿孔部位多见于盲肠、阑尾和升结肠。慢性穿孔先形成肠粘连,然后常形成局部脓肿或穿入附近器官形成内瘘。

(2)肠出血:发生率少于1%,一般可发生于阿米巴痢疾或肉芽肿患者,因溃疡侵及肠壁血管所致。大量出血虽少见,但一旦发生,病情危急,常因出血而致休克。小量出血多由于浅表溃疡渗血所致。

(3)阑尾炎:因阿米巴肠病好发于盲肠部位,故累及阑尾的机会较多。其症状与细菌性阑尾炎相似,也有急慢性等表现。

(4)阿米巴瘤:肠壁产生大量肉芽组织,形成可触及的肿块。多发生在盲肠,也见于横结肠、直肠及肛门,常伴疼痛,极似肿瘤,不易与肠癌区别。瘤体增大时可引起肠梗阻。

(5)肠腔狭窄:慢性患者,肠道溃疡的纤维组织修复,可形成瘢痕性狭窄,并出现腹部绞痛、呕吐、腹胀及梗阻症状。

2. 肠外并发症　阿米巴滋养体可自肠道经血流-淋巴蔓延远处器官而引起各种肠外并发症,其中以肝脓肿最为常见,其次如肺、胸膜、心包、脑、腹膜、胃、胆囊、皮肤、泌尿系统、女性生殖系统等均可侵及。

六、辅助检查

1. 血常规　暴发型和有继发细菌感染时白细胞总数和中性粒细胞比例增高,慢性患者有轻度贫血。

2. 粪便检查

(1)活滋养体检查法:常用生理盐水直接涂片法检查活动的滋养体。新鲜粪便见到吞噬红细胞的滋养体或在活检组织中见到滋养体是确诊的最可靠依据。典型的阿米巴痢疾粪便为酱红色黏液样,有特殊的腥臭味。镜检可见黏液中含较多黏集成团的红细胞和较少的白细胞。

(2)包囊检查法:以竹签粘取少量粪样,在碘液中涂成薄片加盖玻片,然后置于显微镜下检查,鉴别细胞核的特征和数目。

3. 免疫检查 近年来国内外陆续报告了多种血清学诊断方法,其中以间接血凝(IHA)、间接荧光抗体(IFAT)和酶联免疫吸附试验(ELISA)研究较多,但敏感性对各型病例不同。IHA 的敏感较高,对阿米巴肠病的阳性率达 98%,肠外阿米巴病的阳性率达 95%,而无症状的带虫者仅 10%~40%,IFA 敏感度稍逊于 IHA。EALSA 敏感性强,特异性高,有发展前途。近年来,已有报道应用敏感的免疫学技术在粪便及脓液中检测阿米巴特异性抗原获得成功。特别是抗阿米巴杂交瘤单克隆抗体的应用为免疫学技术探测宿主排泄物中病原物质提供了可靠、灵敏和抗干扰的示踪数据。

4. 分子生物学检查 固定粪便标本,抽提 RNA,通过 PCR 方法扩增到溶组织内阿米巴特异性 DNA 可作为确诊依据。

5. 结肠镜检查 肠镜可见大小不等的散在溃疡,中心区有渗出,边缘整齐,周围有时可见一圈红晕,溃疡间黏膜正常,溃疡边缘部分涂片及活检可见滋养体。

七、诊断与鉴别诊断

1. 诊断 对阿米巴病的诊断,因症状缺乏特异性,故对慢性腹泻或有不典型腹部症状而病因未明确者,均应怀疑本病。除根据患者的主诉、病史和临床表现作为诊断依据外,重要的是病原学诊断,粪便中检查到阿米巴病原体为唯一可靠的诊断依据。通常以查到大滋养体者作为现症患者,而查到小滋养体或包囊者只作为感染者。

2. 鉴别诊断 阿米巴肠病需与细菌性痢疾、血吸虫病、肠结核、结肠癌、溃疡性结肠炎等鉴别。

(1)细菌性痢疾:起病急,全身中毒症状严重,抗生素治疗有效,粪便镜检和细菌培养有助于诊断。

(2)血吸虫病:起病较缓,病程长,有疫水接触史,肝脾大,血中嗜酸性粒细胞增多,粪便中可发现血吸虫卵或孵化出毛蚴,肠黏膜活组织中可查到虫卵。

(3)肠结核:大多有原发结核病灶存在,患者有消耗性热、盗汗、营养障碍等;粪便多呈黄色稀粥状,带黏液而少脓血,腹泻与便秘交替出现。胃肠道 X 线检查有助于诊断。

(4)结肠癌:患者年龄较大,多有排便习惯的改变,大便变细,有进行性贫血,消瘦。晚期大多可扪及腹块,X 线钡剂灌肠检查和纤维结肠镜检查有助于诊断。

(5)溃疡性结肠炎:临床症状与慢性阿米巴病不易区别,但大便检查不能发现阿米巴,且经抗阿米巴治疗仍不见效时可考虑本病。

八、治疗

治疗阿米巴痢疾有 3 个基本原则,其一是治愈肠内外的侵入性病变,其二是清除肠腔中的包囊和滋养体,其三是防止继发感染。因此,临床上多采用抗阿米巴药物同抗生素联合治疗的方法。在对侵入性滋养体治疗时,多选择肠道易吸收的药物,而在对带包囊者治疗时,则选择肠壁不易吸收、不良反应小的药物。在治疗阿米巴病时还应注意该病的复发,特别要重视复发性的诱因处理,应避免使用免疫抑制剂或激素等药物,在给予适当抗阿米巴药物时,可适量加用免疫增强剂,对体质较差的机体应注意补充营养,加强支持疗法。

1.一般治疗　急性期必须卧床休息,必要时给予输液。根据病情给予流质或半流质饮食。慢性患者应加强营养,以增强体质。

2.病原治疗

(1)组织内杀阿米巴药:对侵入组织的阿米巴有杀灭作用,如依米丁、去氢依米丁、氯喹、四环素等。

(2)肠内抗阿米巴药:对肠腔内阿米巴有作用,如巴龙霉素、二氯尼特等。

(3)硝基咪唑类药物:对肠内、外阿米巴病变均有作用,如甲硝咪唑对阿米巴滋养体有较强的杀灭作用且较安全,适用于肠内肠外各型的阿米巴病,为目前抗阿米巴病的首选药物。替硝唑是硝基咪唑类化合物的衍生物,疗效与甲硝唑相似或更佳。

(4)依米丁:对组织内滋养体有较高的杀灭作用,但对肠腔内阿米巴无效。本药控制急性症状极有效,但根治率低,需要与卤化喹啉类药物等合量用药。本药毒性较大,幼儿、妊娠妇女,有心血管及肾脏病者禁用。如需重复治疗,至少间隔6周。

(5)卤化喹啉类:主要作用于肠腔内而不是组织内阿米巴滋养体。对轻型、排包囊者有效,对重型或慢性患者常与依米丁或甲硝唑联合应用。

往往需要2种或2种以上药物的联合应用,方能获得较好效果。

3.并发症的治疗　在积极有效的甲硝唑或依米丁治疗下,肠道并发症可得到缓解。暴发型患者有细菌混合感染,应加用抗生素。大量肠出血可输血。肠穿孔、腹膜炎等必须手术治疗者,应在甲硝唑和抗生素治疗下进行。

4.诊断性治疗　如临床上高度怀疑而经上述检查仍不能确诊时,可给予足量依米丁注射或口服泛喹酮、甲硝唑等治疗,如效果明显,也可初步做出诊断。

阿米巴肠病若及时治疗预后良好。如并发肠出血、肠穿孔和弥漫性腹膜炎,以及有肝、肺、脑部转移性脓肿者,则预后较差。治疗后粪检原虫应持续6个月左右,以便及早发现可能的复发。

九、预防

治疗患者及携带包囊者。讲究饮水卫生,加强粪便管理,防止饮食、饮水被污染。防止苍蝇滋生和灭蝇。检查和治疗从事饮食业的排包囊及慢性患者,平时注意饭前便后洗手等个人卫生。

第二节　贾第虫病

蓝氏贾第鞭毛虫病现通称贾第虫病,是由蓝氏贾第鞭毛虫寄生在人体小肠引起的一种以腹泻为主要症状的肠道疾病,也有人称为蓝氏鞭毛虫病。在世界各地发生了本病的流行或暴发流行,贾第虫病已被列为危害人类健康的10种主要寄生虫病之一。临床上以腹泻、腹痛及腹胀等为主要表现,并可引起胆囊炎、胆管炎及肝脏损害。本病除地方性流行外,还可导致水源性暴发性流行。因贾第虫病曾在国际旅游者中流行,故又称为"旅游者腹泻"。近年来,贾第虫已被认为是一种机会致病性原虫,发现艾滋病患者常可合并本虫感染。

一、病原

蓝氏贾第虫也称小肠贾第虫或十二指肠贾第虫,寄生于人及某些哺乳动物的小肠内,以十二指肠为多见。蓝氏贾第鞭毛虫为单细胞原虫,本虫生活史中有滋养体和包囊两个不同的发育阶段。滋养体呈倒置梨形,大小长 $9.5 \sim 21.0 \mu m$,宽 $5 \sim 15 \mu m$,厚 $2 \sim 4 \mu m$。两侧对称,背面隆起,腹面扁平。腹面前半部向内凹陷成吸盘状陷窝,借此吸附在宿主肠黏膜上。有 4 对鞭毛,依靠鞭毛的摆动,可活泼运动。经铁苏木素染色后可见有 1 对并列在吸盘状陷窝的底部卵形的泡状细胞核。滋养体期无胞口,胞质内也无食物泡,以渗透方式从体表吸收营养物质。包囊为椭圆形,囊壁较厚,大小为 $(10 \sim 14) \mu m \times (7.5 \sim 9.0) \mu m$。对外界抵抗力强,在冷水、温水中可存活 $1 \sim 3$ 个月,但加热至 $50 ℃$ 则立即死亡,在含氯 0.5% 的水中可存活 $2 \sim 3$ 天。包囊可随粪便排出体外。碘液染色后呈黄绿色,囊壁与虫体之间有明显的空隙,未成熟的包囊有 2 个核,成熟的包囊有 4 个核,多偏于一端。囊内可见到鞭毛、丝状物、轴柱等。

二、流行病学

1. 流行概况　贾第虫病呈全球性分布,多见于温带和热带地区,据 WHO 估计全世界本虫感染率 $1\% \sim 20\%$,但与当地的经济条件和卫生状况密切相关。经济落后、卫生状况差、缺乏清洁饮用水的地区发病率较高,达 $10\% \sim 20\%$。在苏联流行特别严重,在其他发达国家如美国、加拿大及澳大利亚等国也均有流行,发病人数也有增加趋势。贾第虫在我国呈全国性分布,估计全国的感染人数为 2850 万人。以涝坝水为饮用水的感染率最高(13.94%)。

2. 流行环节

(1)传染源:本病的传染源为粪便中含有贾第虫包囊的带虫者、患者及动物宿主,后者包括野生动物(如河狸、狼、美洲驼等)和家养动物(如猫、犬、牛、马、羊、鹿、猪等)。贾第虫包囊对人具有高度感染性,人在食入 10 个具有活力的包囊后即可获得感染。带虫者在一次粪便中可排出 4 亿个包囊,一昼夜排出的包囊数量可达 9 亿个。

(2)传播途径:贾第虫是通过"粪-口"途径传播的,主要有水源传播、食物传播、人-人接触直接传染、性传播等。

(3)易感者:任何年龄的人群对贾第虫均易感,尤其是儿童、年老体弱者、免疫功能缺陷者、旅游者、男性同性恋者、胃酸缺乏及胃切除的患者对本虫更易感。

三、发病机制与病理

1. 发病机制　贾第虫的致病机制还未完全明晰,可能与下列因素有关。虫体覆盖了大片肠黏膜表面,对宿主肠上皮细胞的损害,妨碍宿主营养物吸收。此外,宿主的特殊因素,如胃酸缺乏或不足、免疫缺陷者(如无或低球蛋白血症患者)等感染率较高。

2. 病理　滋养体主要寄生在小肠上段,借吸盘吸附于小肠黏膜上,在上皮细胞的微绒毛之间,偶尔可在绒毛刷缘,一般不侵入组织或上皮细胞,但在肠活检中偶可发现虫体侵入肠黏膜和上皮细胞在吸附部位可见上皮细胞的微绒毛缘有环状损害微绒毛移位、变形空泡形成和表层衰退等,这些病变是表浅的、可逆的。若寄生虫数多,时间长,吸附范围大,可导致绒毛缩短、增厚,固有层中性粒细胞浸润,它的特征是肠腺上皮局灶性急性炎症反应,有中性粒细胞和嗜酸性粒细胞浸润,有时也波及绒毛。病变部位上皮细胞内淋巴细胞和浆细胞数目增多,上皮细胞空泡形成压缩。重度感染可致部分绒毛萎缩,固有层大量浆细胞浸润。

四、临床表现

贾第虫感染以无症状带虫者居多。发病者潜伏期一般 $1 \sim 3$ 周,平均 $9 \sim 15$ 天,临床表现以胃肠道症状为主。急性期典型症状为暴发性腹泻,水样大便并有恶臭,可有少量黏液,但多无脓血,患者常伴有恶心、呕吐、腹胀、嗳气,腹痛常见,多在中上腹绞痛,部分患者有低热、发冷、头痛、乏力、食欲减退等全身症状。

急性期持续数天,如治疗不及时,即可能转为亚急性感染,主要表现为间歇性腹泻、腹痛、食欲减退等,可持续数月,慢性期主要表现为反复发作或持续稀便,多为周期性短时间腹泻,大便为表面漂浮黄色泡沫的稀便、恶臭,多在 10 次/天以下,腹胀、嗳气、畏食、恶心,但腹部绞痛少见,病程常可长达数年。儿童病例和严重感染者因长期吸收不良可导致消瘦、体重减轻、发育障碍、贫血等。此外,贾第虫寄生于胆道可表现为胆囊炎和胆管炎症状。

五、辅助检查

1. 粪便检查　检测粪便中滋养体或包囊。用直接涂片和醛醚浓集法查粪便,隔天检查粪便的阳性机会大于连续 3 天检查。水样或稀薄便常含活泼的滋养体,容易识别但滋养体在排出后数小时内即崩解,因此必须立即检查新鲜粪便,或把粪便放入保存液中备查。半成形或成形粪便中常可查到包囊,可用碘液染色涂片法和硫酸锌浓集法检查。

2. 十二指肠引流液检查　此法效果优于粪检,怀疑贾第虫感染而多次粪检阴性者,可采用本法。引流液做直接涂片镜检或离心浓集法检查。

3. 肠检胶囊法　受检者吞下装有尼龙线的胶囊,线的游离端留在口外,胶囊溶解后,尼龙线松开伸展,3~4 小时后达到十二指肠和空肠,滋养体可黏附于尼龙线上,然后缓慢地抽出尼龙线,镜检。

4. 小肠活检　上述方法失败时可考虑采用做切片标本或黏膜压片来染色镜检。

5. 免疫学试验　可分为检测血清内抗体和粪抗原两类。

(1)检测抗体:自从蓝氏贾第鞭毛虫纯培养成功后,由于高纯度抗原制备已成可能,故大大提高了免疫诊断的灵敏性与特异性,我国已建立两株蓝氏贾第鞭毛虫培养,为国内开展免疫诊断提供了条件,酶联免疫吸附试验(ELISA)和间接荧光抗体试验(IFA)检查患者血清抗体。

(2)检测抗原:可用酶联免疫试验(双夹心法)、斑点酶联免疫吸附试验(Dot-ELISA)、对流免疫电泳(CIE)等检测粪稀释液中的抗原,检测粪抗原不但可用于诊断,也可以观察疗效。

6. 分子生物学诊断　近年有用聚合酶链反应(PCR)检测蓝氏贾第鞭毛虫核糖体 RNA(rRNA)基因产物,可检测出相当于一个滋养体基因组 DNA 量的扩增拷贝,也可用放射性标记的染色体 DNA 探针检测滋养体和包囊,分子生物学方法具有高特异性灵敏性。

7. 其他检查　腹部 B 超了解肝、胆情况,尚应做胸部 X 线和心电图检查。

六、诊断与鉴别诊断

本病根据患者有腹泻、腹胀、上腹部疼痛或不适感、粪便恶臭,并可发现蓝氏贾第鞭毛虫等一般诊断不困难。由于贾第虫病的症状是非特异性的,故临床症状不能作为确诊依据。对持续性腹泻,粪便内无黏液和血,恶心、呕吐或不明原因的吸收不良者,尤其是有旅行史者可怀疑本病,而确诊依据是在粪便或小肠上段找到虫体。在粪中发现具有特征性的滋养体或包囊可做出诊断。这些虫体在急性期很易找到,但在慢性感染期则以低水平间歇性排出虫体,因此需反复多次粪检或用尼龙线法或内镜法获取上段小肠内容物检查虫体。

鉴别诊断应考虑阿米巴痢疾、细菌性痢疾或其他原因引起的感染性腹泻,慢性期可与溃痢病或胆囊炎相似。反复查找蓝氏贾第鞭毛虫是鉴别的重要步骤。

七、治疗

常用的药物有替硝唑、甲硝唑和呋喃唑酮。

1. 替硝唑　成人剂量 150mg，每天 2 次，连服 7 天为 1 个疗程，或者一次顿服 2g（疗效也可超过 90%）；儿童 60mg/kg，一次顿服，治愈率为 89%～97%。不良反应较甲硝唑轻，耐受性好。

2. 甲硝唑　成人 250mg，日服 3 次，连服 7 天；儿童每天 15mg/kg，分 3 次服，连服 5～7 天，疗效也超过 90%。不良反应包括金属味感、恶心、倦怠、嗜睡等，若服药时同时饮酒可出现神经症状，故服药时和停药后 24 小时内应禁酒。对啮齿动物有致畸与致突变作用，其致癌性可能与剂量有关。妊娠妇女或哺乳者忌用。

3. 呋喃唑酮　成人剂量为 100mg，每天 4 次，7～10 天为 1 个疗程；儿童每天 5～6mg/kg，分 4 次口服，疗程为 10 天。

八、预防

彻底治疗患者和无症状包囊携带者，加强水源卫生管理，注意饮食卫生。消灭蟑螂、苍蝇等传播媒介，做好粪便无害化处理，保持正常免疫功能等，都是预防本病发生或流行的重要措施。对旅游者个人防护宜将水煮沸或加热到 70℃ 保持 10 分钟可达到消毒的目的。

第三节　隐孢子虫病

隐孢子虫病是由一种叫微小隐孢子虫所引起的人兽共患肠道寄生虫病，而其他品种的隐孢子虫也偶尔会引起此病。症状包括腹痛、水泻、呕吐及发热。免疫功能低下患者病情可能非常严重，甚至威胁生命。

隐孢子虫是细胞内寄生原虫，主要感染宿主小肠上皮细胞。隐孢子虫病的临床症状常为霍乱样腹泻，免疫功能正常的宿主表现为肠胃不适、腹泻、腹痛、体液大量丢失及发热等，一般发病后 7～14 天可自愈。但是对于免疫功能低下的宿主，尤其是未断奶的动物和营养不良的儿童，此病可能引起持续性腹泻，甚至导致死亡。隐孢子虫病的治疗方法有限，目前尚无可用于预防的疫苗，发病率在世界范围内呈逐年上升态势，大规模隐孢子虫病的暴发也引起了公众对该病的广泛关注。随着艾滋病的广泛流行，人隐孢子虫等成为艾滋病患者最常见的肠道寄生虫。隐孢子虫所致腹泻占艾滋病患者合并腹泻者的 15% 以上。

一、病原

隐孢子虫为体积微小的球虫类寄生虫。广泛存在于多种脊椎动物体内，寄生于人和大多数哺乳动物的主要为微小隐孢子虫。卵囊呈圆形或椭圆形，直径 4～6μm，成熟卵囊内含 4 个裸露的子孢子和残留体。子孢子呈"月牙"形，残留体由颗粒状物和一空泡组成。在改良抗酸染色标本中，卵囊为玫瑰红色，背景为蓝绿色，对比性很强，囊内子孢子排列不规则，形态多样，残留体为暗黑（棕）色颗粒。

隐孢子虫完成整个生活史只需一个宿主，可分为无性生殖（裂殖增生和孢子增生）和有性生殖（配子生殖）两个阶段。虫体在宿主体内的发育时期称为内生阶段。随宿主粪便排出的成熟卵囊为感染阶段。人吞食成熟卵囊后,子孢子在小肠消化液的作用下脱囊而出,先附着于肠上皮细胞,侵入胞膜下与胞质之间形成带虫空泡,随即虫体在空泡内先发育为滋养体,经3次核分裂发育为Ⅰ型裂殖体。成熟的Ⅰ型裂殖体含有8个裂殖子。裂殖子被释出后侵入其他上皮细胞,发育为第二代滋养体。第二代滋养体经2次核分裂发育为Ⅱ型裂殖体。成熟的Ⅱ型裂殖体含4个裂殖子,释出后侵入肠上皮发育为雌、雄配子体,进入有性生殖阶段,雌配子体进一步发育为雌配子,雌雄配子结合形成合子,进入孢子生殖阶段。合子发育为卵囊。卵囊有薄壁和厚壁两种类型,薄壁卵囊约占20%,仅有一层单位膜,其子孢子逸出后直接侵入宿主肠上皮细胞,继续无性繁殖,形成宿主自身体内重复感染;厚壁卵囊约占80%,在宿主细胞内或肠腔内孢子化(形成子孢子)。孢子化的卵囊随宿主粪便排出体外,即具感染性。完成生活史需5~11天。

二、流行病学

1. 流行概况 隐孢子虫病呈世界性分布。迄今已有74个国家,至少300个地区有报道。各地感染率高低不一,一般发达国家或地区感染率低于发展中国家或地区。隐孢子虫病流行具备下列特点:2岁以下的婴幼儿发病率较高,男女间无明显差异;温暖潮湿季节发病率较高;农村多于城市,沿海港口多于内地;经济落后、卫生状况差的地区多于发达地区;畜牧地区多于非牧区;旅游者多于非旅游者。同性恋并发艾滋病患者近半数感染隐孢子虫。在与患者、病牛接触的人群和在幼儿集中的单位,隐孢子虫腹泻暴发流行时有发生。近年来,英、美等国均有水源污染引起暴发流行的报道,如只有6万人口的佐治亚州,有13 000人发生了胃肠炎,其中39%粪检卵囊阳性。旅游者也常通过饮用污染的水源而造成暴发流行。

2. 流行环节

(1)传染源:感染了隐孢子虫的人和动物都是传染源,已知40多种动物,包括哺乳类动物,如牛、羊、犬、猫等均可作为该虫的宿主。隐孢子虫患者和带虫者的粪便和呕吐物中均含有卵囊,都是重要的传染源。

(2)传播途径:本病为人兽共患性疾病,人与动物可以相互传播,但人际的相互接触是人体隐孢子虫病最重要的传播途径。该病主要在隐孢子虫的卵囊阶段通过粪-口途径传播,饮用受污染的水、食入不干净的食物或是直接接触感染的人或动物均能导致感染。此外,同性恋者之间的肛交也可导致本虫传播,痰中有卵囊者可通过飞沫传播。

(3)易感人群:人对隐孢子虫普遍易感。婴幼儿、免疫功能受损人群(艾滋病患者、接受免疫抑制剂治疗的患者或者甾体类激素治疗的患者)更易感染。

三、发病机制与病理

隐孢子虫的致病机制尚未完全澄清,很可能与多种因素有关。小肠黏膜的广泛受损,肠黏膜表面积减少,导致小肠消化不良和吸收障碍,特别是脂肪和碳水化合物吸收功能严重障碍,导致患者严重持久的腹泻,大量水及电解质从肠道丢失。此外,由于隐孢子虫感染缩小了肠黏膜表面积,使得多种黏膜酶(如乳糖酶等)明显减少,引起顽固性腹泻。

本虫主要寄生于小肠上皮细胞的刷状缘纳虫空泡内。空肠近端是虫体寄生数量最多的部位,严重者可扩散到整个消化道。寄生于肠黏膜的虫体,使黏膜表面出现凹陷萎缩,或呈火山口状。进而可导致广泛的肠上皮细胞的绒毛萎缩、变短、变粗、融合、移位和脱落,上皮细胞老化和脱落速度加快。病理检查可见固有层多形核白细胞、淋巴细胞和浆细胞浸润。

早期可检出 IgA、IgM,后期可检出 IgG,但是滴度较低。

四、临床表现

该病潜伏期为 2~28 天,通常于感染后 7 天左右出现,大部分患者的病症持续 6~10 天,但也有可能会持续数周。临床症状的严重程度与病程长短也取决于宿主的免疫功能状况。免疫功能正常患者的症状可呈自限性,潜伏期一般为 3~8 天,水样腹泻为主要症状,一般无脓血,日排便 2~20 次。严重感染的幼儿可出现大量喷射性水样便,体液丢失严重。常伴有痉挛性腹痛、腹胀、恶心、呕吐、食欲减退或畏食、口渴和发热。病程多为自限性,持续 7~14 天,但症状消失后数周,粪便中仍可带有卵囊。免疫缺陷宿主的症状重,常为持续性霍乱样水泻或喷射性水样泻,每天腹泻数次至数十次,量多。病程可迁延数月至 1 年。在艾滋病患者中尤为严重,隐孢子虫感染常为 AIDS 患者并发腹泻而死亡的原因。

五、并发症

除胃肠道症状外,患者常并发肠外器官隐孢子虫病,累及呼吸道和胆道感染,使得病情更为严重复杂。累及呼吸系统时可表现为呼吸急促、咳嗽、声音嘶哑、哮喘等非特异性的临床症状;关节累及可表现为手、膝、踝和足部关节在内的反应性关节炎。

六、辅助检查

1. 粪便(水样或糊状便为好) 直接涂片染色检出卵囊即可确诊,有时呕吐物和痰也可作为受检标本。检查方法有金胺–酚染色法、改良抗酸染色法、金胺–酚染色法改良抗酸染色法。

2. DFA 即隐孢子虫卵囊与荧光标记的单克隆抗体反应后用荧光显微镜观察。与抗酸染色法相比,具有很高的灵敏度和特异度,被很多实验室认为是诊断的"金标准"。

3. ELISA 该方法不需要在检测前富集样本,灵敏度高于抗酸染色法,自动化程度高,可在短时间内对大量样本进行筛查,而且对操作人员的技术要求低。用该方法检测,必须设立对照。

4. 基因检测 采用 PCR 和 DNA 探针技术检测隐孢子虫特异 DNA,具有特异性强、敏感性高的特点。在 PCR 中使用相应的引物,可扩增出隐孢子虫 DNA 特异的 452bp 片段,其敏感性可达 0.1pg 水平。

七、诊断与鉴别诊断

根据流行病学资料、临床表现及实验室检查进行确诊。早期诊断主要检查卵囊或内生发育阶段虫体。组织切片染色,黏膜涂片,粪便集卵法或新鲜黏膜涂片染色直接观察各发育阶段的虫体,由此可做出确切的诊断。诊断不明确的患者可行肠道活检,在肠道的上皮细胞中发现隐孢子虫。

任何引起急慢性腹泻的疾病都应与之鉴别,特别是细菌感染性胃肠炎。在隐孢子虫病诊断过程中容易与致病特点相似的圆孢子虫病和微孢子虫病相混淆。这 3 种肠道原虫病的鉴别特点是圆孢子虫卵囊刚排出时没有孢子化,而隐孢子虫卵囊在体内已孢子化。

八、治疗

隐孢子虫病至今尚无特效治疗药。一般认为对免疫功能正常患者,应用对症疗法和支持疗法,纠正水、电解质紊乱可取得良好的效果。对免疫功能受损者,恢复其免疫功能、及时停用免疫抑制剂药物则是主要措施,否则治疗大多无效。对于免疫缺陷患者,治疗目的在于减轻症状和免疫系统重建。治疗手段主要包括如下几个方面。

1. 支持治疗　按肠道传染病隔离,症状严重者应住院治疗,轻症采取口服补液即可。患者因严重腹泻可引起电解质平衡紊乱,必须注意纠正。免疫功能低下者应加强支持治疗。发作期间避免食用含脂肪及乳糖较多的食物,有助于缓解症状。对营养不良、低蛋白血症者也应予以对症治疗。

2. 抗虫化学药物治疗

(1)硝唑尼特:该药已被美国食品药品监督管理局批准用于免疫功能正常的人群,它能够影响隐孢子虫的代谢过程。已证实该药对感染隐孢子虫的儿童腹泻有效,但对于 AIDS 患者来说,该药的疗效不确切。

(2)阿奇霉素:可作为免疫缺陷患者的辅助治疗药物。

(3)乙酰螺旋霉素联合大蒜素:用于吸毒者的隐孢子虫感染,有效率可达 90%以上。

(4)减少肠蠕动的药物:这一类药物能够通过降低肠蠕动,促进小肠吸收从而减轻腹泻,包括洛哌丁胺及其衍生物。

九、预防

养好良好的个人卫生习惯是最好的预防手段。注意粪便管理和个人卫生,保护免疫功能缺陷或低下的人,增强其免疫力,避免与患者病畜接触。凡接触患者病畜者,应及时洗手消毒。应防止患者、病畜及带虫者的粪便污染食物和饮水,因卵囊的抵抗力强,患者用过的便盆等必须在 3%漂白粉中浸泡 30 分钟后,才能予以清洗。10%甲醛溶液、5%氨水可灭活卵囊。

第八章　肠吸收不良综合征

第一节　乳糜泻

乳糜泻(celiac disease,CD)又称麦胶性肠病、非热带性脂肪泻,是一种发生在遗传易感儿童和成人的慢性免疫相关性小肠疾病,以多种营养物质吸收不良、小肠绒毛萎缩和食物中去除含麦胶成分后临床症状改善为特征。本病发病率地域差异较大,北美、北欧和澳大利亚发病率较高,东南亚地区发病率最低,我国属低流行区。男女比例为1:(2~4),任何年龄均可发病,发病高峰主要是儿童与青年。

一、病因与发病机制

其发病机制复杂,尚未完全阐明。目前认为遗传、免疫和小麦蛋白饮食三者相互作用是本病的主要发病机制。摄入含小麦蛋白类食物是本病的重要诱发因素。另有研究表明,胃肠道感染、药物、干扰素α和手术等也可诱发本病。

1. 遗传因素　本病几乎只发生在表达 MHC-II HLA-DQ2 和 HLA-DQ8 分子的人群中,家族和同卵双胞胎之间发病具有高度一致性,揭示了基因在本病发生中的重要性。本病具有遗传倾向,一级亲属及二级亲属(较小程度上)患乳糜泻的风险增加。

几乎 100% 的患者具有 HLA-II 类基因 HLA-DQA1 和 HLA-DQB1 的特异性变体,它们一起编码了抗原递呈细胞表面表达的异二聚体蛋白 DQ2 和 DQ8 的两条链(α 和 β)。超过 90% 的患者为 DQ2 阳性,其余大多数是 DQ8 阳性。这两种基因表型的表达具有显著的地域差异。本病的发生也与包含 HLA-I 类、II 类分子(A、B、DR、DQ)的遗传单倍型相关。研究表明,HLA 单倍型仅占遗传易感性的 35%~40%。近年来基因组学研究也发现了 39 个与本病相关的非 HLA 基因区,在全球范围内,这些区域仅能解释约 5% 的遗传特性。

2. 饮食与免疫因素　小麦蛋白即面团清洗除去淀粉后残留的胶样蛋白,由多种谷物中的醇溶蛋白和麦胶蛋白互相粘连形成,存在于小麦、大麦、黑麦、燕麦等谷物及其制品(如面包和麦芽)中。小麦蛋白中的醇溶蛋白是本病的主要自身抗原,能被组织型谷氨酰胺转移酶(tissue transglutaminase,tTG)脱酰胺形成多肽,这些多肽通过跨细胞或细胞旁途径进入小肠固有层,被携带 HLA-DQ2 和 HLA-DQ8 的抗原递呈细胞识别,递呈给 CD4$^+$T 细胞,CD4$^+$T 细胞又通过 Th1 途径产生 IFN-γ,进而诱导肌动蛋白重新分布,肠上皮细胞骨架改变,介导炎症反应。在这一反应过程中,能同时产生抗 tTG、醇溶蛋白和肌动蛋白的抗体,目前对这些抗体的产生机制仍不明确,它们可能与本病的肠道外症状相关,如疱疹性皮炎等。

3. 微生态因素　近来研究表明,遗传、饮食和微生物群之间的复杂相互作用对于本病的发生可能起着重要作用。一项基于对表达 HLA-DQ8 小鼠的研究表明,肠道微生物群可增强或减轻小麦蛋白引起的免疫反应。未经治疗的患者,粪便中双歧杆菌丰度明显高于健康成人,并且在儿童患者中发现十二指肠革兰阴性菌和潜在的促炎细菌比例增高。经阴道分娩和母乳喂养的脂肪泻高危婴儿,粪便中细菌的特异性变化与 HLA-DQ2 有关,表明 HLA 类型可能在决定出生后肠道微生物特征方面发挥作用。

二、病理

乳糜泻的主要病理变化在小肠黏膜,出现小肠黏膜损伤,可同时伴有肠外系统性病变,病变的程度和范围有很大的差异。其主要累及近端小肠黏膜,可延伸至远端小肠但病变程度逐渐减轻,有些病例中也可以延伸至更远端肠段。主要病理表现为小肠绒毛萎缩及绒毛上部淋巴细胞数量增加。黏膜扁平甚至消失,表层杯状细胞减少,柱状上皮细胞变低平,胞质有空泡,核大小不一,微绒毛模糊不清。疾病进展时会伴有隐窝腺体增生。有些病例中黏膜粗厚,呈慢性炎症性改变,绒毛仍存在但杂乱无章,肠腔可有不同程度扩大。

Marsh 对乳糜泻从正常黏膜到绒毛完全萎缩的组织学变化进行了分类。修订版的 Marsh 分类被临床广泛采用,但为了使不同病理医师读片时的差异最小化,目前提出了另一种更简单的分类(表 8-1)。

表 8-1 小麦蛋白相关小肠病变的改良 Marsh 分类

0 期	黏膜浸润前期。约有 30% 有疱疹性皮炎或小麦蛋白共济失调患者小肠活检标本显示正常(说明:小麦蛋白共济失调是小麦蛋白相关失调中的一种,乳糜泻相关指南中提出的小麦蛋白相关失调包括:①乳糜泻;②非乳糜泻的小麦蛋白敏感;③小麦蛋白共济失调;④疱疹样皮炎及小麦过敏)
1 期	正常隐窝/绒毛比正常,上皮内淋巴细胞(IEL)的数量增加到超过 25/100 肠细胞
2 期	隐窝增生。除了 IEL 增加外,在绒毛高度不变的情况下,隐窝深度也有所增加
3 期	绒毛消失。这是典型的乳糜泻病理改变,可发生在 40% 的疱疹性皮炎患者。尽管有显著的黏膜改变,但许多患者没有症状,所以被诊断为亚临床或静止型病例

三、临床表现

本病的临床表现实质上是由营养物质消化吸收障碍而致的营养不良综合征。临床表现差异很大,非常多患者症状很轻,不易察觉。既往认为典型的儿童吸收不良症状是本病的常见表现,但随着人们对本病的认识加深,发现更多的患者表现为非典型的症状,这些症状在儿童期或成人期均可出现。

1. 典型症状 主要为胃肠道症状,如慢性腹泻、体重减轻、发育不良、脂肪泻,以及低蛋白血症继发的水肿。临床实践中有典型症状的患者非常罕见。

2. 非典型症状 常见的非特异性消化道症状包括胃食管反流症状、呕吐、腹胀、腹痛、便秘、肠易激综合征样症状。消化道外表现包括缺铁性贫血、疱疹性皮炎、慢性疲劳、头痛、骨质疏松、牙釉质萎缩、关节炎和关节痛、慢性肝炎和高转氨酶血症、神经障碍、身材矮小、青春期延迟、反复流产和生育力降低等。

3. 无症状 这类患者有典型的肠黏膜损伤客观证据但确无任何临床症状。

四、辅助检查

1. 血液检查 贫血较常见,可表现为巨幼红细胞性贫血或小细胞低色素性贫血。血清钾、钠、钙、镁等浓度下降,血浆白蛋白、胆固醇和磷脂等降低,凝血酶原时间延长。

2. 血清学检测 根据靶抗原的不同,乳糜泻的血清学检测可分为两类:自身抗体和靶向致病抗原的抗体,前者包括抗平滑肌肌内膜抗体(endomysial antibody,EMA)、抗组织谷氨酰胺转移酶(anti-tissue transglutaminase,抗 tTG)抗体,后者包括传统的抗麦胶蛋白抗体(anti-gliadin antibodies,AGAs)和脱酰胺基麦胶蛋白肽抗体(antibodies against synthetic deamidated gliadin peptides,DGPs)。所有这些抗体均是 IgA 或 IgG,IgG 检测在一些 IgA 缺陷的乳糜泻患者中有较大价值。

(1)IgA EMA:IgA EMA 对未治疗的活动性乳糜泻诊断具有中度敏感性和较高特异性。即使低滴度的血清 IgA EMA 阳性,对乳糜泻诊断也具有特异性。该检测较昂贵,需要专业人士的正确解读。

(2)IgA tTG:抗 tTG 抗体对诊断乳糜泻具有高度敏感性和特异性。IgA tTG 的酶联免疫吸附法检测应用广泛且操作简单,比 IgA EMA 更客观且廉价。

(3)IgA 和 IgG DGP:已证实 DGPs 自身抗体在高危和低危人群中均有很高的准确性。IgG DGP 检测对 tTG 血清学阴性及 IgA 缺陷的疑诊乳糜泻病例有较高的敏感性和特异性,并优于 IgA DGP。

3. 基因学检测 HLA 分型检测具有很高的阴性预测值,HLA-DQ2/DQ8 缺失可以排除易感个体存在乳糜泻的可能。对于临床高度怀疑乳糜泻且存在特异性乳糜泻抗体的病例,英国胃肠病学会指南建议进行 HLA-DQ2/DQ8 分析。对于血清学阴性但组织病理学检查怀疑乳糜泻的病例,只有 HLA 分型检测阴性时对鉴别诊断有帮助。

4. 吸收不良相关实验 包括粪便脂肪测定、脂肪吸收试验、蛋白质吸收试验、碳水化合物吸收试验、乳糖耐量试验、右旋木糖吸收试验、维生素 B_2 吸收试验、胰腺功能试验等,用于判断吸收不良的性质。

5. 内镜检查 虽然内镜检查对乳糜泻的诊断不够敏感也不具有特异性,但在内镜检查中发现以下情况应当引起怀疑:十二指肠/空肠皱襞呈扇贝样或马赛克图案、皱襞平坦及大量充气时皱襞数量变少甚至消失等。当观察到上述任何一种内镜特征时,都应进行肠黏膜活检。对于临床疑诊病例,即使内镜下皱襞外观正常也需进行活检。每次活检至少需要 4 个部位,3 处来自乳头远端的降部黏膜,1 处取自球部。病变主要位于十二指肠和上段空肠且可呈灶性分布,活检取样不足时可能导致漏诊。对于组织学检查阴性但自身抗体阳性的患者应考虑进行再次活检。

6. 小麦蛋白激发试验 近来有研究提出,每天给予小麦蛋白饮食 300g,持续 2~4 周,即可造成肠道黏膜损害,可用于初筛可疑患者。初次肠道黏膜活检结果可疑和无小麦蛋白饮食后活检结果为阴性的患者,该检查有助于确诊。

五、诊断与鉴别诊断

对长期腹泻、体重减轻的病例应警惕小肠吸收不良的存在。诊断乳糜泻首先要与其他肠道器质性疾病、胰腺疾病所致的吸收不良进行鉴别。根据粪便脂肪、胃肠 X 线检查,各项小肠吸收试验可以对吸收不良的性质有初步判断,并与其他原因的吸收不良病因鉴别。EMA、tTG、DPGs 等抗体阳性是诊断的重要依据。小肠黏膜活检联合血清学检测阳性是乳糜泻诊断的"金标准"。

临床高度疑诊病例可行小肠黏膜活检及血清学筛查确定。一般疑诊病例可先行血清学筛查,若所有检测均阴性即可排除诊断,任一抗体阳性则应进一步行小肠活检。血清学阳性但活检阴性的患者,建议 1~2 年后随访或者重复活检。高度疑诊病例若血清学阴性但组织学阳性,应考虑其他原因引起的肠炎;如未能找到其他病因,则按乳糜泻治疗。即使经内镜小肠黏膜活组织病理检查诊断的病例,仍需要试验性治疗以明确小麦蛋白饮食的关系并做出最终诊断。

六、治疗

确定诊断后,针对病因进行综合治疗,以饮食疗法最为重要。

1. 饮食疗法　当前治疗乳糜泻的唯一有效方法是严格的终生无小麦蛋白饮食。对于大部分乳糜泻患者,完全无小麦蛋白饮食能得到症状、血清学和组织学缓解。坚持无小麦蛋白饮食的儿童生长发育可以恢复正常,并可避免许多成年之后的并发症。推荐就诊营养专家进行营养状况评估,并通过就诊咨询、饮食日记和规律随访坚持无小麦蛋白饮食。

2. 对症治疗及支持治疗　补充各种维生素及其他营养物质,注意监测骨质疏松情况并及时纠正。重症患者应住院治疗,纠正电解质平衡失调,必要时可输入人血白蛋白或成分输血。

3. 肺炎球菌接种　乳糜泻患者常伴有免疫功能低下,成人患者患肺炎球菌败血症的风险可能增加,应预防性接种肺炎球菌疫苗。

4. 肾上腺皮质激素治疗　能改善小肠吸收功能,缓解临床症状,适应于对无小麦蛋白饮食反应不好或不能耐受无小麦蛋白饮食的患者。但停药后经常复发,并有水钠潴留、加重低钾血症和骨质疏松等不良反应。

5. 非饮食疗法　随着乳糜泻的发病机制逐步被认识,目前有多个替代/辅助治疗性药物已经进入临床试验阶段,主要针对小麦蛋白的腔内消化、肠黏膜屏障功能改善和免疫调节等。

七、预后

大多数乳糜泻患者在严格无小麦蛋白饮食后,预后良好。若饮食控制不严格或饮食治疗欠佳时,病情可持续进展,甚至发生骨质疏松症和恶性肿瘤。乳糜泻患者最常见的恶性肿瘤是非霍奇金淋巴瘤,大多为 T 细胞来源,其他肿瘤还有口咽部和食管鳞状细胞癌、小肠腺癌。有证据显示,无小麦蛋白饮食可以降低乳糜泻患者恶性肿瘤的发生风险。

八、预防

目前尚无明确的预防方法。随着对乳糜泻认识的深入,发现目前确诊病例仅为冰山一角,多数患者仍未被及时发现和治疗。早期发现和治疗是乳糜泻最有效的二级预防。

第二节　乳糖吸收不良

当人体小肠黏膜刷状缘乳糖酶缺乏或活性较低时,乳糖在小肠消化和吸收障碍而引起腹胀、腹泻及腹痛等一系列临床症状称为乳糖不耐受症(lactose intolerance,LI)。当乳糖酶缺乏只引起乳糖吸收障碍而无明显临床症状时,称为乳糖吸收不良(lactose malabsorption,LM)。

一、流行病学

全世界约70%的人口存在不同程度的乳糖酶缺乏。乳糖吸收不良的发病率与种族、年龄、遗传、地理环境有关。北欧人乳糖吸收不良发病率最低,仅为2%,黑种人和犹太人为60%~80%,亚洲人和美洲印第安人发病率几乎达100%。中国是乳糖吸收不良和乳糖不耐受的高发区,乳糖酶缺乏的发生率为75%~95%。国内一项对4个城市1168例3~13岁儿童的研究显示,乳糖酶活性降低或缺失发生的年龄在7~8岁,11~13岁乳糖酶缺乏发生率高达87.8%,乳糖不耐受发生率为29.0%。国内有报道乳糖吸收不良占婴儿腹泻病因的46.9%~70.0%。自20世纪80年代起,乳糖吸收不良导致的婴儿腹泻引起广泛关注。

二、发病机制

乳糖是哺乳动物乳汁中一种重要的营养成分,母乳中的乳糖是婴幼儿最重要的能量来源,乳糖在成年人中也是人体新陈代谢和生长发育的能量物质,其在小肠经乳糖酶分解为葡萄糖和半乳糖。乳糖酶缺乏或活性减低可引起乳糖吸收不良,属常染色体隐性遗传病。

乳糖酶又称β-半乳糖苷酶,基因位于2号染色体长臂,由5万个碱基对组成,包含17个外显子。乳糖酶至少妊娠34周才开始有活性,出生后伴随肠黏膜上皮发育活性逐渐增高,于断乳后再次降低并随着乳糖酶基因关闭最终完全失活。乳糖酶为一条多肽链,包含乳糖酶-根皮苷水解酶作用位点,并通过羧基端的一段疏水氨基酸序列连接在小肠绒毛刷状缘表面。小肠发育异常,多种因素致黏膜受损造成绒毛顶部含双糖酶(包括乳糖酶)的上皮细胞丢失,以及乳糖酶分泌不足均可导致乳糖吸收不良。小肠内未被消化吸收的乳糖增加了肠腔内渗透压,致小肠水分吸收减少,产生渗透性腹泻。乳糖到达末端回肠和结肠被细菌发酵而产生短链脂肪酸(乙酸、丙酸和丁酸)和气体(氢气、甲烷和二氧化碳),进一步增加肠内渗透压,从而导致腹泻、腹胀、肠鸣和排气增多等症状。

根据乳糖酶缺乏的原因可分为先天性乳糖酶缺乏、原发性(成人型)乳糖酶缺乏、继发性乳糖酶缺乏3种。

1. 先天性乳糖酶缺乏 是指患儿出生时体内就缺乏乳糖酶或酶活性低下,属常染色体隐性遗传病,此型很少见。小肠组织活检表明其组织特征皆正常。此类患儿一旦食用母乳或者其他含乳糖的食物即会出现频繁呕吐、腹泻,粪便呈泡沫状且含有乳糖和乳酸,严重时会发生黄疸、智力障碍、营养不良等,甚至危及生命。

2. 原发性乳糖酶缺乏 又称成人型乳糖不耐受,是由于停止哺乳后小肠乳糖酶活性随年龄增加逐渐降低或消失引起,与乳糖酶基因表达降低有关。这是最常见的一种类型,发生率随不同地区、不同种族人群的不同而变化。

3. 继发性乳糖酶缺乏 是指多种原因导致小肠上皮损伤继发乳糖酶活性暂时性下降,多发生于感染性腹泻、炎症性肠病、手术及药物(大剂量服用头孢类或β内酰胺类抗生素等)导致的小肠黏膜损伤后。婴幼儿继发性乳糖吸收不良更为常见,其中轮状病毒肠炎发生率最高,该病毒不仅破坏肠黏膜,减少乳糖酶的分泌,还直接作用乳糖酶使其分解,引起继发性乳糖吸收不良。

三、临床表现

乳糖不耐受的症状个体差异很大,症状和严重程度与小肠黏膜乳糖酶活性、摄入的乳糖量、胃排空速率、肠乳糖转运时间、肠道细菌发酵乳糖的能力及大肠对肠腔渗透压改变后的代偿作用等有关。严重的乳糖吸收不良多于摄入一定量乳糖后 30 分钟至数小时内发生。食物中的乳糖在小肠内不能被乳糖酶完全消化吸收而滞留于肠腔内,使肠内容物的渗透压增高、体积膨胀,胃肠排空速度加快,导致恶心、呕吐、腹胀、腹泻、肠鸣和腹痛等胃肠道症状,某些患者还可出现头痛、注意力不集中、记忆力下降、疲乏无力、肌肉和关节疼痛、心律失常、口腔溃疡、瘙痒等症状。此外,乳糖吸收不良可影响钙和铁的吸收并引起相关临床症状。婴幼儿典型症状是腹泻,常表现为带泡沫及酸臭味的黄色稀便,同时伴有尿布疹、呕吐、生长发育迟缓等。年长儿则以腹痛、腹胀为主要表现。严重的乳糖吸收不良可导致营养不良及水、电解质紊乱,甚至危及生命。

四、辅助检查

1. 粪便还原糖及 pH 测定　肠道内未分解的乳糖随粪便排出,同时粪便因含有酸性代谢产物呈酸性,粪便还原糖测定和 pH 改变可反映乳糖分解情况。醋酸铅法还原糖≥(++)为阳性,同时粪便 pH<5.5,提示乳糖吸收不良。该法操作简便,具有较高的灵敏度,可以鉴别原发性乳糖吸收不良和继发性乳糖吸收不良。班氏试剂法原理相同,评定标准为还原糖≥(++)为阳性,不需配合 pH 测定,操作更加简便。

2. 尿半乳糖检测　尿中半乳糖在半乳糖氧化酶的作用下生成己二醛糖和过氧化氢,后者使 3,5-二氯-2-羟基苯磺酸氧化呈红色,不变色提示乳糖吸收不良。半乳糖在人体内代谢后 80% 经尿排出,测定尿中半乳糖水平可以间接反映乳糖的消化吸收状况,从而判断受检者是否存在乳糖吸收不良。

3. 氢气呼气试验　其原理是未分解乳糖在肠道可生成一定量的氢气,经吸收入血后随呼吸排出,测定呼出氢气的水平可以间接反映乳糖的消化吸收状况。方法为口服 1~2g/kg 乳糖,3 小时后测定呼气中氢气浓度,与空腹腔积液平比较升高>2×10^{-5}mol/L 判定为吸收不良。本方法操作简便,灵敏性和准确性高,但操作时间长达数小时,并需要受试者良好的配合,幼儿无法适用。

4. 乳糖耐量试验　是传统的检测方法,口服乳糖后取不同的时间点检测血糖水平,低于 200mg/L 为阳性。该法需反复多次采血,假阳性率高,特异性差。

5. 单核苷酸多态性(single nucleotide poly-morphism,SNP)检测　患有 LI 的高加索人种中几乎均存在 SNPC/T-13910 单核苷酸变异,该位点突变检测诊断 LI 的敏感性、特异性分别为 97% 和 95%,适用于高加索人种原发性 LI 与继发性 LI 的鉴别诊断。

6. 小肠黏膜活检组织乳糖酶活性检测　少数无法通过实验室检测确诊的 LI 可通过小肠镜行空肠黏膜活检,检测空肠黏膜刷状缘乳糖酶活性以明确诊断,乳糖酶活性<20IU/g 支持 LI 诊断。

五、诊断与鉴别诊断

对于摄入乳制品后出现腹痛、腹胀、腹泻、肠鸣等消化道症状的病例,根据症状出现频率及程度可做出 LM 或 LI 初步诊断。疑似 LI 时可先尝试去乳糖饮食,通常 2 周内临床症状消失,而再次摄食后症状复发。小肠黏膜活检乳糖酶活性检测为诊断该病的"金标准",因其为有创性操作且费用高难以临床推广。氢呼气试验被视为其重要的替代性诊断标准,有研究表明氢气呼气试验诊断 LI 敏感性与特异性分别达到 76%~100% 和 90%~100%。

确诊 LI 应与其他肠道吸收不良症进行鉴别诊断。粪便脂肪检测、小肠吸收试验和消化道影像学检查有助于吸收不良的病因鉴别。继发性 LI 常发生于感染性腹泻、炎症性肠病、手术及药物性小肠黏膜损伤,多可随原发病的控制得以缓解。

六、治疗

乳糖不耐受的治疗与其临床类型密切相关。先天性乳糖酶缺乏应终身禁食乳糖及相关制品,而继发性乳糖吸收不良应首先治疗原发病。对于先天性和继发性乳糖吸收不良导致的难治性腹泻和营养不良,应及时纠正水、电解质紊乱,同时避免滥用抗生素。

1. 饮食治疗　饮食治疗是乳糖不耐受的主要治疗方法。避免食用乳糖及含乳糖食物可以有效控制或减轻乳糖不耐受症状。原发性乳糖吸收不良患儿临床症状与进食乳糖的量密切相关,可采用少量多次摄入乳制品,以增强肠道对乳糖的耐受性,还可选用发酵乳以减少乳糖摄入。目前市售无乳糖奶粉或水解蛋白牛奶均不含乳糖,能确保蛋白质的足量供应和利用,但价格昂贵。也可使用大豆奶粉或米、面制品作为替代。

2. 益生菌制剂　研究表明多种益生菌与乳糖酶有关。乳酸菌可产生乳糖酶,同时可延缓胃肠排空速率,减慢肠道转运时间。在牛奶中加入保加利亚乳杆菌、嗜热链球菌等益生菌制成发酵乳,可使乳糖含量明显减少。双歧杆菌和乳酸杆菌能酵解乳糖,且在酵解时只产酸不产气,不增加肠内渗透压,同时增加肠道短链脂肪酸的吸收,有利于减轻乳糖吸收不良症状。

3. 补充乳糖酶制剂　乳酸菌、大肠埃希菌、芽孢杆菌及酵母菌等真菌均可产生乳糖酶,其中后者是商品化乳糖酶的主要来源。乳糖酶制剂的临床效果与乳糖酶剂量、肠内乳糖含量及酶在胃肠道内维持的活性有关。因口服时易被胃酸破坏而降低效价,并且价格昂贵,现阶段难以在临床推广使用。

第三节　Whipple 病

Whipple 病又称惠普尔病,即肠源性脂肪代谢障碍,是一种罕见的慢性感染性疾病,其与 Whipple 杆菌(Tropheryma whippleii, T. whippleii)感染有关。该病在 1907 年由 George Hoyt Whipple 第一次描述,是一种以胃肠道损害为突出表现的疾病,主要引起吸收不良,但可能会影响消化系统外器官包括心脏、大脑、肺、关节、皮肤和眼睛。主要临床表现包括腹泻、体重下降、关节痛、关节炎,但其临床表现多样,大约15%的患者没有典型的症状和体征。明确诊断后,通常可以采用长程使用抗生素治疗。严重者可危及生命。

一、流行病学

Whipple 病属于罕见病,发病率为 1/100 万。患者以男性为主,在美国患者中男性占86%。近几年,在一些国家女性发病率有所增加。该病具有一定遗传易感性,主要发生在白种人。T. whippleii(Whipple 杆菌)是一种存在于消化道的微生物。被感染人群通常并无症状,遗传缺陷或免疫缺陷个体容易发病。这种免疫缺陷可能是特异性的 Whipple 杆菌的免疫缺陷,因为这种疾病并不会增加其他感染的风险。该病的中位诊断年龄为 49 岁。

二、发病机制

Whipple 病与 Whipple 杆菌(Tropheryma whippleii)感染有关。T. whippleii 是一种放线

菌,与 MAI(Mycoba-cterium avium-intracellulare,一种非典型的分枝杆菌)和副结核分枝杆菌(Mycobacterium paratuberculosis)归类于同一种属。因此,Whipple 病与这些细菌引起的疾病表现类似。这种疾病在农民和密切接触土壤和动物的人群中很常见,表明感染可能来源于土壤及动物。

被 Whipple 杆菌感染的患者仅有部分发病,易感人群对病原体进行细胞内降解的能力下降,特别是在巨噬细胞中降解的能力下降。一些研究表明,T 淋巴细胞(特别是 Th1 亚群)功能缺陷可能是该疾病的重要诱发因素。尤其是表达 CD11b(也称为整联蛋白 α)的循环细胞在易感个体中减少会诱发该疾病。CD11b 在激活巨噬细胞以破坏细胞内摄入的 T. whippleii 细菌中起着至关重要的作用。固有层的细胞增生与"泡沫巨噬细胞",以及同时降低的淋巴细胞和浆细胞数量是该病的病理学特征。

三、临床表现

该病最常见的临床表现包括腹泻、腹痛、体重减轻和关节疼痛。关节疼痛可能是由于迁移性非变形性关节炎引起的。这种关节炎可能在消化道症状出现之前多年发生,常常损害大关节,导致关节变形,且往往不会损伤关节面。部分患者可存在发热和畏寒。

1. 消化系统症状　消化系统症状多表现为腹泻、腹痛。慢性吸收不良的腹泻导致脂肪吸收不良,出现腹泻、胃肠胀气、腹胀等临床表现。蛋白质丢失可能出现低蛋白血症相关的外周性水肿。

2. 消化系统外症状　约50%患者会出现皮肤色素沉着,部分有皮下结节,常常伴有各种眼病,如葡萄膜炎、虹膜炎等,通常出现视力减退和受累眼部疼痛。少数病例还可出现心脏瓣膜感染所致的心内膜炎。这些患者常常由于呼吸困难、双下肢水肿而就诊。

在 Whipple 患者中,10%~40%的患者有神经系统受累,病损区域不同,临床症状也不尽相同。最常见的表现是痴呆、记忆丧失、意识水平下降。眼运动障碍和面部的肌律失常(肌肉的快速重复运动)是 Whipple 病的重要特征。身体协调性减弱、头痛、癫痫发作及一些更罕见的神经系统症状也可出现。神经系统的临床表现较为复杂多样,如痴呆、眼球运动障碍、不随意运动、下丘脑功能障碍、脊髓病、共济失调及精神症状等。典型神经系统症状包括以下几方面。

(1)痴呆-核上性眼肌麻痹-肌阵挛三联征:缓慢进行性痴呆、核上性眼肌麻痹、肌阵挛的发生率较高,以上三联征的存在提示患 Whipple 病的可能性极大。眼肌麻痹以核上性多见,核间性眼肌麻痹也可见,单纯的动眼神经麻痹罕见。

(2)小脑损害表现:为小脑性共济失调、意向性震颤、眼震及构音障碍等小脑综合征。

(3)眼-咀嚼肌节律性运动:眼-咀嚼肌节律性运动是 Whipple 病中枢神经系统受累的特征性体征,表现为不间断不自主节律性眼球会聚样运动,频率约为 1 次/秒,伴舌和咀嚼肌的刺激性收缩。

(4)下丘脑垂体损害:产生多尿、烦渴、易饥饿、性欲减退及失眠等症状。

(5)卒中综合征:Whipple 病表现为卒中综合征的患者如能早期诊断和使用抗生素,可能呈现良性的病程,不出现偏瘫、失语等严重后遗症。

(6)眼征:主要有眼葡萄膜炎、玻璃体炎、视网膜炎、球后视神经炎、视盘水肿,可导致视物模糊或失明。眼征通常伴发于 Whipple 病出现中枢神经系统受累的患者,单纯的出现眼征比较罕见。

(7)脊髓病:表现为脊髓半切综合征或横贯性损害,神经系统 Whipple 病所致的脊髓病较为罕见。

(8)其他:如癫痫、精神障碍、无菌性脑膜炎、局灶性神经体征及周围神经损害等。

四、诊断与鉴别诊断

Whipple 病的常见临床症状和体征包括腹痛、脂肪泻、体重减轻、迁移性关节病、发热和神经系统症状。体重减轻和腹泻是最常见的症状,同时伴有慢性、不明原因、反复发作的非破坏性大关节炎。

1.十二指肠镜活检　通过十二指肠镜活组织检查是确诊该病的方法。十二指肠和空肠的内镜检查可以显示经典肠道 Whipple 病患者的浅黄色粗糙黏膜和红斑性侵蚀斑块。病理活检该病的组织学特征是肠黏膜固有层中存在吞噬非酸性革兰阳性杆菌的 PAS(高碘酸希夫染色)阳性巨噬细胞。针对 T. whippleii 的免疫组化染色是诊断 Whipple 病的重要手段。

2.PCR 检测　采用 PCR 检测 T. whippleii 细菌也是诊断该病的重要方法。采用 PCR 方法在血液、玻璃体液、滑液、心脏瓣膜或脑脊液中检测到该细菌,也可确诊此病。唾液、胃液或肠液和粪便样本的 PCR 敏感性高,但特异性较差,这提示健康个体也可能携带致病细菌而没有 Whipple 病的表现,当然 PCR 阴性表明被检测的个体没有 T. whippleii 细菌感染。

3.鉴别诊断　本病主要发生于白人老年男性,但女性和所有各种族均易感染。大部分患者有腹泻或吸收不良的胃肠道症状,但一些人仅表现为关节或神经系统症状。肠道外的症状包括发热、咳嗽、头痛、痴呆和关节炎、肌肉无力的表现很常见,可掩盖胃肠道症状,也可发生显著的或隐匿性胃肠道出血,这不同于其他大多数肠道吸收不良疾病。由于淋巴结肿大引起淋巴管引流受阻,可发生蛋白丢失性肠病,引起低蛋白血症和水肿。

当胃肠症状明显时,诊断依赖于对临床综合征的认识、吸收不良的证据和小肠活组织检查。如果患者以关节炎、发热或神经系统症状的表现而无肠道的症状,诊断较为困难。必须仔细将 Whipple 病的活检与 AIDS 患者感染 MAI 的活检区分开来。两种病均是固有膜 PAS 阳性巨噬细胞的浸润。然而,MAI 是一种耐酸的细菌,而 Whipple 菌则不是。也可用电镜区别这两种疾病。此外,须与其他相关疾病相鉴别。

(1)小肠淋巴管扩张症:是原发或继发原因导致的肠道淋巴管压力增高和淋巴回流受阻,引起淋巴液从小肠黏膜或淋巴管渗漏,造成低蛋白血症、乳糜泻、乳糜性腹腔积液、外周淋巴细胞减少的临床综合征,是一种较少见的消化系疾病,也是引起蛋白质丢失性肠病的经典疾病。该病淋巴管造影可见肠系膜淋巴管扭曲、狭窄、曲张,造影剂滞留或反流入肠系膜淋巴管,如存在淋巴管小肠瘘,造影剂可漏入小肠。病理检查可见黏膜和黏膜下层扩张淋巴管,以绒毛顶端最明显,周围炎症不明显,可见充满脂肪的巨噬细胞,浆膜下可见脂褐素沉积。Whipple 病的特征性病理检查可见 PAS 阳性的泡沫状巨噬细胞,可与该病鉴别。

(2)显微镜下结肠炎:是一种以慢性水样腹泻、体重下降、营养不良、结肠镜下结肠黏膜正常而病理学检查在显微镜下可见特异性改变的一组临床病理综合征,包括胶原性结肠炎(collagen colitis,CC)和淋巴细胞性结肠炎(lymphocytic colitis,LC)2 个亚型。其均有上皮内淋巴细胞增生,黏膜固有层内急、慢性炎性细胞浸润,胶原性结肠炎的上皮还有增厚的胶原层。病理组织学检查是鉴别该病与 Whipple 病的重要方法。

五、治疗

治疗手段主要是长期使用抗生素治疗。Whipple 病复发较为常见，以中枢神经系统复发为主。因此选用抗生素必须能通过血-脑屏障，包括用青霉素、氨苄西林、四环素或磺胺甲噁唑，疗程是 1~2 年。任何持续不到 1 年的治疗的复发率为 40%。最近有专家认为，Whipple 病推荐使用多西环素和羟氯喹治疗 12~18 个月。磺胺类药物（磺胺嘧啶或磺胺甲噁唑）可用于治疗神经症状。对于抗生素使用时间，目前推荐 1~2 年。停药时间也可通过应用高分辨率光镜和电镜或 PCR 方法检测病菌是否存在来评估停药时间。

1. 静脉注射　第三代头孢菌素 2 周后改用甲氧苄啶-磺胺甲基异噁唑（TMP-SMZ），该疗法可明显降低复发率。

2. 联合用药　联合应用普鲁卡因、青霉素 G 和链霉素，后改用 TMP-SMZ，用法同前。其他抗菌药物如利福平、氯霉素、氨苄西林及多西环素等也可选用。经充分抗菌药物长期治疗的 Whipple 病患者仍可能有一定的复发率，但用 TMP-SMZ 长期治疗可明显降低复发率。对于难治性 Whipple 病患者，可加 γ-干扰素等免疫抑制剂治疗。在停止抗菌药物治疗之前须行 PCR 检查，只有 PCR 结果为阴性时，才能终止治疗。此外，对于不同症状予以对症治疗，如癫痫发作加用抗癫痫药物；促进脑细胞代谢、营养神经的药物也可应用。

再次活组织检查来证实细菌是否从肠道中清除的意义目前尚有争议，但在停用抗生素之前应该进行此项检查。值得注意的是，细菌清除后，PAS 阳性的巨噬细胞可存在多年。

长期使用抗生素有肠道菌群失调、细菌耐药等风险。由于本疾病发病罕见，关于细菌耐药的尚无高质量文献报道。长期使用抗生素导致的肠道菌群失调可通过补充益生菌、粪菌移植等手段进行纠正。由于该病发病率低，在治疗方案的优化上尚缺乏指南或共识意见指导，需进一步深入研究。

第九章 胃肠道淋巴瘤

第一节 胃原发性淋巴瘤

1961 年 Dawson 首次提出原发性胃淋巴瘤（primary gastric lymphoma，PGL）的定义，即指原发于胃部、起源于胃黏膜下层淋巴组织的恶性肿瘤，有别于全身其他部位起源转移或扩展到胃部的继发性胃淋巴瘤。PGL 可伴有胃引流区域的淋巴结转移，进展期病例可累及肝、脾及远处淋巴结、外周血及骨髓。PGL 占胃部肿瘤的 3%~6%；发病年龄常见于 50 岁以上患者；男性较女性发病率高，儿童罕见。PGL 多呈低度恶性，主要病理类型为弥漫性大 B 细胞淋巴瘤（diffuse large B-cell lymphoma，DLBCL）和黏膜相关淋巴组织淋巴瘤（mucosa associatedlymphoid tissue lymphoma，MALT lymphoma）。由于近年研究显示，PGL 发病与幽门螺杆菌（Helicobacter pylori，Hp）感染密切相关，该病引起消化科医师高度关注。本病发病率较低，缺乏特异性的临床表现，内镜下形态与胃癌难以鉴别，需要依赖活组织病理学检查才能确诊，临床极易误诊和漏诊。目前 PGL 尚无统一的治疗指导原则，其治疗主要包括根除幽门螺杆菌、局部放疗、全身化疗、免疫学治疗及手术治疗。

一、流行病学

PGL 几乎均为非霍奇金淋巴瘤（non-Hodgkin lymphoma，NHL），而霍奇金淋巴瘤（Hodgkin lymphoma，HL）罕见。根据美国国立癌症研究所（National Cancer Institute，NCI）2018 年发布的基于 2015 年数据的癌症报告，美国 NHL 的发病率为 19.4/10 万，在各种恶性肿瘤中占第 7 位，其中男性发病率为 23.6/10 万，明显高于女性的 15.9/10 万，发病年龄常见于 50 岁以上。不同地区淋巴瘤的发病存在差异，根据我国国家癌症中心 2018 年发布的基于 2014 年数据的癌症报告，淋巴瘤的发病率为 5.9/10 万，在各种恶性肿瘤中居第 11 位，其中男性发病率为 6.8/10 万，明显高于女性的 5.1/10 万，但未具体报告 HL 和 NHL 的发病率。PGL 在人群中的发病率尚缺乏报道。国外研究显示，意大利 Feltre 地区 PGL 发病率为 13.2/10 万，英国部分地区发病率为 1/10 万。国内尚无 PGL 发病率的统计。

淋巴瘤大部分起源于淋巴结，小部分起源于结外淋巴组织。PGL 占全部 NHL 的 4%~20%，占全部结外淋巴瘤的 30%~40%，占消化道淋巴瘤的 55%~65%，占胃部肿瘤的 3%~6%。2018 年韩国一项 105 194 例胃镜体格检查患者的研究显示，PGL 占胃部肿瘤的 12%，可能与韩国 Hp 高感染有关。PGL 发病年龄常见于 50 岁以上，男性发病率高于女性。2017 年南亚的一项包括 394 例胃部肿瘤患者的回顾性研究显示，在 18~45 岁年龄组及 61~88 岁年龄组中，PGL 占全部胃部肿瘤的构成比相似，分别为 12% 及 15%，提示在 Hp 高感染地区，PGL 可能有年轻化趋势。

二、病因

PGL 起源于黏膜下或黏膜固有层的淋巴组织，该处组织不暴露于胃腔，不直接与食物中的致癌物质接触，故其发病原因与胃癌不同，更可能与全身性因素引起的胃部局部淋巴组织的异型增生有关。到目前为止,PGL 的病因学尚未阐明,可能与以下因素有关。

1. 感染因素 1991 年首次发现,PGL 患者 Hp 的感染率为 90.9%。此后部分研究显示,Hp 感染率并未达到 90%,可能胃内淋巴瘤改变导致 Hp 负荷量减少,影响 Hp 的检出率。Meta 分析结果显示,PGL 患者 Hp 感染率为 77.7%,明显高于对照组的 61.0%(OR 3.91,95%CI:2.19~7.00),提示 PGL 与 Hp 感染密切相关。体外研究中,将 MALT 淋巴瘤原代细胞与 Hp 共培养后,Hp 特异性 T 细胞能刺激 MALT 淋巴瘤细胞增生。动物实验也显示,螺杆菌属细菌可诱导小鼠胃黏膜发生类 MALT 样病变。日本一项纳入 420 例患者的多中心研究显示,在 Hp 根除治疗后,77% 低度胃 MALT 淋巴瘤患者达到完全缓解。一项纳入 32 篇文献的系统综述显示,Hp 根除后,78% 低度胃 MALT 淋巴瘤患者达到完全缓解。以上研究均提示,胃 MALT 淋巴瘤的发生发展与 Hp 感染密切相关。

除 Hp 感染以外,人类免疫缺陷病毒(human immunodeficiency virus,HIV)、EB 病毒(Epstein-Barr virus,EB virus)及丙型肝炎病毒(hepatitis C virus,HCV)等感染也可能与 PGL 发生相关。

2. 遗传因素 MALT 淋巴瘤的发生与 3 种染色体易位有关,即 t(11;18)(q21;q21)、t(14;18)(q32;q21)和 t(1;14)(p22;q32)易位。t(11;18)(q21;q21)是胃 MALT 淋巴瘤中最常见的染色体易位,该染色体易位与 Hp 根除治疗的疗效相关。

3. 免疫因素 机体免疫功能低下可能与淋巴瘤的发病有关。遗传性或获得性免疫缺陷患者易伴发淋巴瘤,器官移植后长期应用免疫抑制剂发生的恶性肿瘤患者中,NHL 约占 1/3。干燥综合征患者淋巴瘤发病率高于一般人群。有研究显示,Hp 阴性的胃 MALT 淋巴瘤患者可伴有干燥综合征。

4. 环境因素 某些环境因素可能增加淋巴瘤的发病风险,如使用杀虫剂、除草剂、长期接触皮革、染料及放射线等都与 NHL 的发生有关。意大利的一项研究显示,长期接触溶剂和杀虫剂与某些 PGL 发病有关。

三、发病机制

PGL 的发病机制目前尚未明确,已知的可能发病机制主要与 Hp 感染和分子遗传学异常有关。

1. Hp 感染 Hp 感染与 MALT 淋巴瘤的发生密切相关。目前认为,可能是 Hp 感染→慢性胃炎→黏膜下淋巴细胞浸润→淋巴滤泡形成→MALT 增生→MALT 淋巴瘤的疾病模型。疾病发生的早期阶段是 Hp 依赖性的,随着疾病进展,患者出现染色体异常,淋巴瘤增生不再依赖于 Hp,也可转化为高度恶性的 DLBCL。值得注意的是,除 MALT 淋巴瘤转化外,部分 DLBCL 可为原发型,表达 CD10 抗原,提示其与 MALT 淋巴瘤无关。

正常的胃黏膜不含或仅有少量淋巴组织,其淋巴滤泡的检出率仅为 0~5.7%,Hp 感染后胃黏膜内出现淋巴滤泡为 PGL 的发生提供了组织学背景。有研究显示,慢性浅表胃炎患者(Hp 感染率为 65.5%)淋巴滤泡检出率为 26.4%,慢性萎缩性胃炎患者(Hp 感染率 81.8%)淋巴滤泡检出率为 63.6%;有淋巴滤泡形成者较无淋巴滤泡形成者 Hp 感染率高(81.5% vs. 65.5%),肠上皮化生检出率高(22.9% vs. 11.6%);淋巴滤泡的检出率与慢性胃炎的活动度及肠上皮化生的检出率呈正相关。因此,长期慢性 Hp 感染患者胃黏膜出现慢性炎症,在此基础上淋巴滤泡的形成成为 PGL 发生的基础。

近年的研究显示,PGL 发生之前的慢性胃炎组织即可检出单克隆 B 淋巴细胞,PGL 发生后 Hp 负荷量减低,提示 Hp 感染主要与胃 MALT 淋巴瘤早期阶段相关。将低度胃 MALT 淋巴瘤原代细胞与 Hp 共培养后,B 淋巴细胞增生,IL-2 受体表达增加,且该效应依赖于 Hp 特异性 T 细胞,提示 Hp 刺激 B 淋巴细胞增生依赖 Hp 特异性 T 淋巴细胞参与。以上结果均支持 Hp 感染与 B 淋巴细胞增生密切相关。

2. 分子遗传学异常　Hp 感染刺激 B 淋巴细胞增生,并在 Hp 特异性 T 淋巴细胞的辅助下持续增生,在此过程中会产生遗传学异常。同时,Hp 感染可趋化中性粒细胞浸润,中性粒细胞激活后,释放氧自由基,引起遗传学异常。出现遗传学异常的淋巴细胞不依赖于 Hp 生长,倾向于向高度恶性的 DLBCL 转化。分子生物学研究发现,许多基因异常与 PGL 发病相关,主要包括 t(11;18)(q21;q21)易位、t(1;14)(p22;q32)易位、t(14;18)(q32;q21)易位及 Bcl-6 基因异常等。

(1)t(11;18)(q21;q21)/API2-MALT1 易位:t(11;18)(q21;q21)是胃 MALT 淋巴瘤最常见的染色体易位,在胃 MALT 淋巴瘤中的检出率为 30%~40%。t(11;18)(q21;q21)易位导致位于 18q21 染色体的 MALT1(MALT lymphoma associated translocation gene 1,MALT1)基因易位到 11q21 染色体的 API2(apoptosis inhibitor 2,API2)基因旁,重组为新的融合基因 API2-MALT1。API2-MALT1 融合蛋白可激活 NF-κB 通路,使下游某些凋亡抑制蛋白表达失调控,从而使淋巴瘤细胞发生生存优势及抗原非依赖性生长。发生 t(11;18)(q21;q21)染色体易位的胃 MALT 淋巴瘤对 Hp 根除治疗不反应。胃 DLBCL 未检出该易位,说明携带 t(11;18)(q21;q21)易位的胃 MALTL 淋巴瘤极少向高度恶性转化。在 Hp 阴性的胃 MALT 淋巴瘤中,t(11;18)(q21;q21)染色体易位检出率较高。

(2)t(1;14×p22;q32)/Bcl-10-IgH 易位:t(1;14)(p22;q32)易位在 MALT 淋巴瘤的检出率较低,约为 5%。t(1;14)(p22;q32)易位导致位于 1p22 染色体的 Bcl-10 基因与 14q32 染色体的免疫球蛋白重链(IgH)基因相邻,使 Bcl-10 基因过表达,导致 Bcl-10 蛋白核内及胞质高表达。Bcl-10 蛋白可通过影响 MALT1,进而激活 NF-κB 通路,导致细胞凋亡失调控。Bcl-10 核表达与病程进展相关,与 Hp 根除治疗不反应相关。t(14;18)(q32;q21)易位可伴有其他染色体易位,如 3 号、12 号、18 号染色体三体等,可发生 DLBCL 转化。

(3)t(14;18×q32;q21)/IgH-MALT1 易位:t(14;18)(q32;q21)易位在胃 MALT 淋巴瘤的检出率低,为 2%~3%。t(14;18)(q32;q21)易位导致位于 18q21 染色体的 MALT1 基因与 14q32 染色体的 IgH 基因相邻,使 MALT1 基因过表达。t(14;18)(q32;q21)易位常伴有其他染色体易位,如 3 号、7 号、12 号、18 号染色体三体等。

(4)Bcl-6 基因异常:Bcl-6 基因位于 3q27 染色体,在 Hp 阴性的胃 MALT 淋巴瘤、胃 DLBCL 均可发现 Bcl-6 蛋白高表达。Bcl-6 基因异常可能与 MALT 淋巴瘤向 DLBCL 转化有关。

四、病理

PGL 是起源于胃黏膜下层的淋巴组织,可累及黏膜层,也可向深部累及肌层和浆膜层。PGL 多见于胃窦,其次为胃体,贲门部少见。

PGL 根据大体形态主要分为 4 个类型:①隆起型:肿瘤向胃腔内隆起,可表现胃结节状、肿块状或息肉状;②溃疡型:可表现为巨大的单发溃疡或多发表浅小溃疡,应注意与胃癌及胃溃疡相鉴别;③浸润型:局限性浸润表现为粗大皱襞,弥漫性浸润表现为广泛胃壁增厚;④结节型:表现为多发或弥漫性结节。

淋巴结转移是 PGL 主要的转移途径,也可直接浸润或血行转移。

除少数"器官特异性"淋巴瘤外,2016 年世界卫生组织(WHO)淋巴瘤分类标准中的大多数淋巴瘤的病理类型均可发生于胃部。PGL 几乎均为 NHL,其中 90% 为 B 细胞淋巴瘤,约 8% 为 T 细胞淋巴瘤。PGL 最常见的病理类型是 DLBCL,约占 55%;MALT 淋巴瘤,约占 40%;其他少见类型有套细胞淋巴瘤、滤泡性淋巴瘤、Burkitt 淋巴瘤等。

2016 年 WHO 淋巴瘤分类中,MALT 淋巴瘤的正式名称为"黏膜相关淋巴组织结外边缘带淋巴瘤",其对应的正常细胞是边缘带 B 细胞。MALT 淋巴瘤的典型组织学特征是小的、比较成熟的淋巴细胞密集浸润,破坏黏膜层,形成淋巴上皮病变。淋巴上皮病变是指在腺上皮内出现 3 个或 3 个以上的肿瘤性边缘带细胞聚集,并常伴有上皮破坏或坏死。MALT 淋巴瘤的免疫表型是边缘带 B 细胞的特征,CD5 和 CD10 阴性,CD20、CD21 和 CD35 阳性。肿瘤细胞表达免疫球蛋白,通常为 IgM。采用反转录 PCR 检测 t(11;18)(q21;q21)染色体易位,阳性的 MALT 淋巴瘤通常对 Hp 根除治疗不反应,但极少向 DLBCL 转化,预后较好。

胃 DLBCL 的形态学表现与淋巴结内 DLBCL 相似,为弥漫增生的大淋巴细胞,而淋巴结结构基本被破坏,间质纤维化。MALT 淋巴瘤可向 DLBCL 转化,表现为 MALT 淋巴瘤内有少量的大淋巴细胞,也可表现为 DLBCL 组织中有少量残留 MALT 淋巴瘤。DLBCL 可表达成熟 B 细胞的免疫标志物,如 CD19、CD20、CD79a 等。由 MALT 淋巴瘤转化而来的 DLBCL 常为 Bcl-6、Bcl-2 阳性和 CD10 阴性。目前尚无免疫表型或遗传学特征能区分原发 DLBCL 和 MALT 转化的 DLBCL。

五、临床表现

PGL 早期多无临床症状,随着疾病进展,患者可出现多种消化道症状,但通常并无特异性,与慢性胃炎、消化性溃疡、胰腺疾病、功能性胃肠病等疾病临床表现相似。

腹痛和上腹部不适是最常见的消化系统症状,78%~90% 的患者因此就诊。此外,食欲减退、恶心、呕吐、消化道出血也是常见症状。同时,约 10% 的患者可出现发热、体重减轻、盗汗等全身表现。

55%~60% 的患者体格检查无阳性体征,部分患者可发现上腹部压痛、上腹部肿块等。肝脾转移者可触及肝脾大。

PGL 常见的并发症包括消化道出血和恶性淋巴瘤转化。消化道出血多见于淋巴瘤进展期患者,保守治疗效果差。低度胃 MALT 淋巴瘤可向高度恶性胃 DLBCL 转化。胃穿孔、幽门梗阻等并发症的发生率低。

六、辅助检查

1.胃镜 胃镜联合胃黏膜活组织病理学检查是确诊 PGL 并进行病理分型的主要手段。PGL 在内镜下的表现多样,无特异性,与胃癌不易鉴别。PGL 在胃镜下的形态(图 9-1)可表现为:①溃疡型:可为单发或多发,常较表浅,直径可数厘米至十余厘米,溃疡底部不平整,表面被覆灰黄色坏死物,边缘凸起且较硬,周围皱襞增厚变粗,呈放射状;②浸润型:表现为胃壁局限性或弥漫性增厚,皱襞粗大隆起,黏膜颗粒感;③结节型:胃黏膜多数散在小结节,黏膜表面可伴浅表或较深的溃疡,结节间胃黏膜皱襞粗大;④息肉型:较少见,病变呈息肉样向胃腔突起,或呈扁平盘,病变质地较软,黏膜表面常有溃疡形成;⑤混合型:同时有以上 2~3 种类型的病变表现。胃窦受累多见,其次为胃体和胃底受累,也可呈散在分布或全胃累及。由于 PGL 病变起源于胃黏膜固有层和黏膜下层的淋巴组织,病变可不侵犯胃黏膜层,而胃镜下常规活检的取材部位较表浅,很难取到病变组织而造成漏诊,因此,建议在病变部位深挖多取,欧洲胃肠道淋巴瘤学组(European Gastro-Intestinal Lymphoma Study,EGILS)共识建议在病患处至少取 10 处活检;同时,对可疑病例,在胃镜下显示正常的胃黏膜也需要取活组织行病理检查。

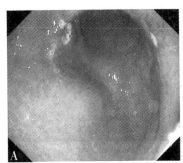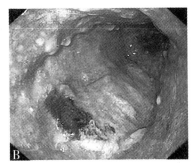

图 9-1　胃淋巴瘤胃镜表现

A. 胃窦前壁 1.0cm 溃疡,后壁 0.5cm×0.3cm 溃疡,周边黏膜不平整、红肿、糜烂;病理诊断为胃 MALT 淋巴瘤;B. 胃窦黏膜弥漫隆起,大弯侧溃疡形成,僵硬、胃腔狭窄;病理诊断为胃弥漫大 B 细胞淋巴瘤

2. 组织病理学检查及免疫表型　胃 MALT 淋巴瘤的典型组织学特征是小的、比较成熟的淋巴细胞,CD5 和 CD10 阴性,CD20、CD21 和 CD35 阳性。观察到细胞异型性及 Dutcher 小体,有助于区分 MALT 淋巴瘤与反应性淋巴细胞浸润。淋巴滤泡向外出现大量成片的肿瘤性大细胞、边界不清,应考虑 DLBCL 的诊断,肿瘤细胞表达成熟 B 细胞的免疫标志物,如 CD19、CD20、CD79a 等。

3. 影像学检查

(1)超声内镜(endoscopic ultrasound,EUS):EUS 是目前用于评估胃浸润性病变最准确的影像学方法,它能够准确评价 PGL 的肿块大小、胃壁浸润深度和胃周器官和淋巴结受累情况,有助于疾病分期。同时,EUS 引导下的深层、大块活组织检查可提高 PGL 诊断率。EUS 的缺点是对经化疗或放疗后随访的患者,不易区分肿瘤浸润和治疗后的炎症反应,可能过度评估病情。

(2)电子计算机体层扫描(computed tomography,CT):PGL 的 CT 表现最突出的是胃壁局限或弥漫性增厚,密度多均匀,胃壁的外边界一般光滑,而胃壁内侧轮廓随着增厚的褶皱扭曲变形不规则。检查前饮水 600~800mL 作对比剂有助于准确评估胃壁厚度。螺旋 CT 对胃癌与 PGL 的诊断与鉴别诊断有一定价值。PGL 常侵犯更广泛,更易侵犯全胃,胃窦及胃体胃壁广泛增厚,均匀强化,黏膜连续,可突破浆膜层向胃腔外侵犯,可见肝脏浸润;胃癌侵犯范围相对局限,更易出现胃壁坏死呈不均匀强化,胃腔梗阻性扩张,黏膜破坏不连续等表现(图 9-2)。确诊 PGL 的患者,应行胸部、腹部及盆腔 CT 检查,以明确胃周及远处淋巴结浸润受累情况,为 PGL 的分期提供依据,同时排除全身性疾病。

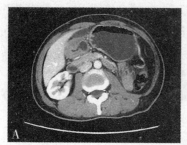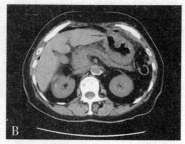

图 9-2　胃淋巴瘤的腹部 CT 表现

A. 腹部增强 CT 见胃窦部狭窄,胃窦壁不规则增厚,较厚处 2.0cm,以黏膜下增厚为主,增强扫描呈低强化,局部浆膜面及周围脂肪间隙清晰;病理诊断为胃 MALT 淋巴瘤;B. 腹部 CT 平扫见胃底、胃体壁不规则增厚,较厚处约 1.8cm,胃底小弯侧局部可见一团块状软组织密度(☆),范围约 3.6cm×3.2cm×3.6cm,胃小弯局部胃壁不连续(箭头),周围可见气体密度,胃周脂肪密度增高,上腹部胃周、肝周及脾周多发气体密度及少量液体密度,考虑胃穿孔;病理诊断为胃弥漫大 B 细胞淋巴瘤

(3)磁共振检查(nuclear magnetic resonance imaging,MRI):与 CT 类似,MRI 扫描可清楚地显示胃壁厚度,增厚的胃壁 T_1WI 呈较均匀的稍低信号,T_2WI 呈不均匀稍高信号,增强后有轻至中度强化。同时,MRI 可以显示原发病灶对胃周脂肪间隙、肝脾及淋巴结累及情况,为 PGL 分期提供依据。

(4)上消化道 X 线钡剂造影:PGL 的上消化道 X 线钡剂造影表现多种多样,可显示充盈缺损、不典型溃疡龛影等非特异性征象,还可以表现胃腔缩窄或皮革胃等浸润性病变改变,需与胃癌鉴别。

(5)氟-18-脱氧葡萄糖(^{18}F-FDG)PET-CT:PET 检查可对胃 ^{18}F-FDG 摄取进行半定量,评价肿瘤细胞的代谢水平。该项检查用于 PGL 临床分期的价值受到关注,其敏感性和特异性均优于 CT。但 ^{18}F-FDG 在 PGL 不同组织学亚型中的摄取程度不同,仅在 DLBCL 中显示出优势;而 MALT 淋巴瘤属惰性肿瘤,肿瘤细胞代谢活性较低,^{18}F-FDG 摄取水平较低,^{18}F-FDG PET-CT 检查的价值有待研究。

4.实验室检查

(1)Hp 检测:所有确诊 PGL 的患者均应首先检测 Hp 感染。检测 Hp 现症感染的方法包括 ^{13}C-或 ^{14}C-尿素呼气试验、粪便抗原检测、快速尿素酶试验和组织学染色方法。由于 PGL 病变导致胃内 Hp 负荷量降低,影响呼气试验及尿素酶试验的阳性率,因此,对上述检查方法 Hp 检测呈阴性的患者,应行血清学 Hp 抗体的检测。

(2)染色体易位检测:发生 t(11;18)染色体易位的 Hp 阳性 PGL 患者常对 Hp 根除治疗不反应,因此,对 Hp 根除治疗无反应的患者,可通过聚合酶链反应(polymerase chain reaction,PCR)或荧光原位杂交技术(fluorescence in situ hybridization,FISH)检测是否存在 t(11;18)染色体易位。

(3)乳酸脱氢酶(LDH):LDH 检测有助于评估 PGL 预后,LDH 升高的 PGL 患者总体生存率及无病生存率较 LDH 正常的 PGL 的患者降低。

(4)骨髓活检/穿刺:对 Hp 根除治疗无反应的 PGL 患者,骨髓活检有助于确定 PGL 患者的后续治疗方案。对骨髓等远处器官受累的患者,需进行全身化疗,或者可采取针对肿瘤的局部治疗(如局部放疗)。

(5)肝炎病毒检测:PGL 合并乙型肝炎病毒(HBV)和丙型肝炎病毒(HCV)感染的患者在接受化疗联合免疫抑制治疗(利妥昔单抗)时,可能会诱发肝炎病毒再激活。因此,应在化疗前筛查 HBV 和 HCV 感染。

七、诊断与鉴别诊断

1. 诊断　PGL 患者缺乏特异的临床症状和体征,常导致误诊和漏诊。因此,对于消化不良症状患者,特别是 50 岁以上、经验性治疗症状不缓解的患者,应及时做胃镜及活检组织病理学检查。

PGL 胃镜下表现缺乏特异性,对于胃镜下溃疡、结节、息肉样等多形性或多灶性损害、病变高度不规则或浸润型病灶应高度警惕 PGL。由于 PGL 诊断主要依靠病理学诊断,因此,胃镜黏膜活检取到病变组织至关重要。对可疑病灶,应多部位、深层、多点、甚至重复、大块取材,以提高诊断的阳性率。免疫组化染色检测 CD20、CD3、CD5、CD10、Bcl-2、CD21、CD23 等表达有助于 PGL 的病理分型。

在明确 PGL 的诊断和病理分型后,还需确定 PGL 的临床分期。目前国内外广泛使用的仍是 1971 年 Musshoff 改良的 Ann Arbor 临床分期标准(表9-1),但该分期主要针对 NHL 而制定,对于 PGL 的临床分期具有一定的局限性。1994 年针对胃肠道淋巴瘤制定了 Lugano 分期,目前美国国立综合癌症网络(National Comprehensive Cancer Network,NCCN)发布的 B 细胞淋巴瘤指南中,胃 MALT 淋巴瘤采用 Lugano 分期,但我国尚未推广使用。2003 年欧洲胃肠淋巴瘤学组依据超声内镜对病变部位的检测,提出巴黎胃肠道淋巴瘤 TNM 分期系统。TNM 分期系统和 Lugano 系统对 PGL 的生存率均有一定的预测价值,TNM 分期较 Lugano 分期更精细化,综合肿瘤浸润深度、淋巴结累及范围和播散范围等。

表9-1　结外淋巴瘤 Musshoff 改良 Ann Arbor 分期

ⅠE	肿瘤局限于胃肠道
ⅡE	肿瘤扩展到胃肠道外
Ⅱ1E	肿瘤累及胃肠道局部淋巴结
Ⅱ2E	肿瘤累及胃肠道远处淋巴结
ⅢE	肿瘤累及邻近器官和区域淋巴结,或膈肌两侧淋巴结
Ⅳ	肿瘤累及远处器官伴广泛转移,如肝、骨髓等

2. 鉴别诊断　PGL 发病率较低,临床表现和胃镜下表现缺乏特异性,诊断主要依靠胃镜下活检组织病理学检查。临床上应与胃癌、胃溃疡、慢性胃炎等相鉴别。

(1)胃癌:较 PGL 发病年龄大,后者病程较长。两者症状上无明显区别,PGL 少见梗阻症状,患者一般状况较好。胃癌的确诊也需胃镜及病理组织学检查,有时还需免疫组化染色检测淋巴细胞表面标志物和上皮来源的肿瘤标志物以明确诊断。

(2)胃溃疡:常见于年轻人,上腹痛具有慢性、周期性、节律性、季节性的特点。上腹痛通常有季节、精神紧张、药物、饮食不当等诱因,常于进食后出现,持续至下一餐前缓解。胃溃疡和 PGL 鉴别诊断仍需依赖胃镜及活检组织病理学检查。

(3)慢性胃炎:与早期 PGL 症状相似,PGL 起源于胃黏膜下层,病变未累及黏膜层时,胃镜下表现常与慢性胃炎难以区分,对于可疑患者,多部位、深层、重复活检取材可提高诊断的阳性率。必要时可做内镜下黏膜切除(endoscopic mucosal resection,EMR)活检以提高诊断率。

八、治疗

PGL 的传统治疗方案首选手术治疗,术后联合放化疗。近年的研究显示,Hp 根除治疗可作为低度 MALT 淋巴瘤的一线治疗。对于 Hp 根除治疗不反应的 PGL 患者,以放疗、化疗、免疫学治疗、手术治疗等综合治疗为主。

1. Hp 根除治疗 胃 MALT 淋巴瘤与 Hp 感染密切相关,是 Hp 感染根除治疗的绝对适应证,Hp 根除治疗可作为低度胃 MALT 淋巴瘤的一线治疗方案。Hp 根除后,78% 的低度胃 MALT 淋巴瘤患者达到完全缓解。

2017 年 NCCN 发布的 B 细胞淋巴瘤诊治指南中,胃 MALT 淋巴瘤治疗方案如下:①对于 Hp 阳性的 Lugano ⅠE 期和 ⅡE 期患者,首选 Hp 根除治疗,根除治疗后 3 个月应行胃镜检查,并取活检组织行病理学检查。若 Hp 及组织学检查均为阴性,患者进入随访阶段,每 3~6 个月行胃镜检查,5 年后可每年复查胃镜 1 次;对 Hp 阴性但组织学检查阳性者,患者如无症状,可随访或接受局部放疗,有症状者应接受局部放疗;对 Hp 阳性而组织学检查阴性者,应行 Hp 二线根除治疗;对 Hp 和组织学检查均为阳性,但疾病稳定的患者,可考虑 Hp 二线根除治疗,对疾病为进展期的患者,应考虑 Hp 二线治疗基础上联合放疗;②对于 Hp 阴性的 Lugano ⅠE 期和 ⅡE 期患者,首先推荐放疗,当存在放疗禁忌证时,应考虑利妥昔单抗治疗。放射治疗后 3~6 个月应行胃镜及 Hp 检查,并取活检组织行病理学检查。若 Hp 阳性,应行 Hp 根除治疗,若组织学检查阳性,应考虑化疗;③对于 Lugano ⅢE 期和 Ⅳ 期患者,治疗的适应证包括临床试验志愿者、有症状、消化道出血、终末器官功能障碍、肿块较大、疾病进展、患者意愿治疗。对符合治疗适应证者,应行化疗联合免疫治疗,或局部放疗;对无治疗适应证者,患者进入随访阶段,每 3~6 个月行胃镜检查。

需注意的是,部分 Hp 阴性的胃 MALT 淋巴瘤患者接受 Hp 根除治疗后也可获得疾病缓解。文献报道,36%~57% 的 Hp 阴性胃 MALT 淋巴瘤患者 Hp 根除治疗可获得完全缓解。来自中国台湾的研究显示,68.8% 的 Hp 阴性胃原发 DLBCL 患者和 56.3% 的 Hp 阴性胃 MALT 转化的 DLBCL 患者接受 Hp 根除治疗后可完全缓解。一项意大利的研究显示,Hp 根除治疗对 69% 的胃 DLBCL 患者有效,对 Hp 根除治疗无反应的患者行放疗联合化疗后,无患者死于淋巴瘤,5 年生存率为 94%。上述研究提示,除 Hp 阳性的轻度胃 MALT 淋巴瘤以外,Hp 阴性的胃 MALT 淋巴瘤和胃 DLBCL 患者仍可能从 Hp 根除治疗中获益。

Hp 根除治疗方案应参考我国第五次幽门螺杆菌感染诊治共识,推荐铋剂加质子泵抑制剂联合两种抗生素的四联方案,疗程为 14 天。7 种推荐的抗菌药物组合包括阿莫西林+克林霉素、阿莫西林+左氧氟沙星、阿莫西林+呋喃唑酮、四环素+甲硝唑、四环素+呋喃唑酮、阿莫西林+甲硝唑、阿莫西林+四环素。应于 Hp 根除方案停药 6 周、PPI 停药 2 周检测 Hp,以确认 Hp 根除。

部分 PGL 患者对 Hp 根除治疗不反应,可能与以下因素有关:①t(11;18)(q21;q21)或 t(1;14)(p22;q32)染色体易位;②Bcl-10 蛋白高表达,尤其是核内过表达;③NF-κB 核内高表达;④无 Hp 感染、病变不局限于黏膜层、累及胃周淋巴结等。

2. 放疗　胃 MALT 淋巴瘤对放射治疗敏感。经低剂量局部放疗后 5 年,胃 MALT 淋巴瘤的无病生存率达 80%,5 年总生存率达 90%。放射治疗常用于 Hp 阴性的早期(Lugano ⅠE 期和ⅡE 期)和有治疗适应证的 Lugano ⅢE 期和Ⅳ期胃 MALT 淋巴瘤患者。胃 DLBCL 患者的治疗主要参考结内 DLBCL 的治疗原则,放疗通常用于化疗后的辅助治疗。低剂量放疗(30~35Gy)的不良反应包括畏食、恶心、呕吐等。低剂量放射治疗对胃黏膜屏障结构和功能的影响目前尚不明确,暂未发现胃溃疡、消化道出血等延迟毒性报道。

3. 化疗和免疫治疗　化疗或化疗联合放疗能达到与手术治疗相同的效果,而就患者治疗中的并发症来说,化疗似乎优于手术治疗。PGL 患者经化疗后,约 5% 的患者出现胃穿孔或消化道出血;而接受手术治疗的 PGL 患者,38% 体重下降,17% 出现吸收不良综合征,13% 出现倾倒综合征。化疗目前常用于对 Hp 根除治疗和放射治疗不反应的 Lugano ⅠE 期和ⅠE 期和有治疗适应证的 Lugano ⅡE 期和Ⅳ期胃 MALT 淋巴瘤患者和各期胃 DLBCL 患者。

目前胃 MALT 淋巴瘤的化疗方案尚未达成共识。2017 年 NCCN 发布的 B 细胞淋巴瘤指南推荐参考边缘带淋巴瘤的化疗方案,主要包括苯达莫司汀+利妥昔单抗、R-CHOP(利妥昔单抗+环磷酰胺+多柔比星+长春新碱+泼尼松)、RCVP(利妥昔单抗+环磷酰胺+长春新碱+泼尼松)、单用利妥昔单抗。

原发性胃 DLBCL 的形态学表现与结内 DLBCL 相近,化疗方案仍参考结内 DLBCL 化疗方案。对于 Lugano ⅠE 期和ⅡE 期的局限性 DLBCL 患者,选择 R-CHOP 方案化疗 3~4 个周期和受累区域放疗;对于 Lugano ⅢE 期和Ⅳ期的 DLBCL 患者,选择 R-CHOP 方案化疗 6~8 个周期。

化疗的常见并发症为胃穿孔、消化道出血等。并发症的原因主要是由于胃淋巴瘤对化疗敏感,瘤体消退较快而组织尚未修复所致。

4. 手术治疗　早期 PGL 手术治疗的 5 年生存率可达 90%。但由于 PGL 起源于胃黏膜下层淋巴组织,浸润范围常较为广泛,胃部手术很难将肿瘤组织切除干净,常需辅助化疗或放疗。此外,胃部手术通常切除范围广泛,并发症常见,严重影响患者的生活质量,而内科治疗常可达到与手术相近的生存率。因此,目前手术治疗仅用于合并胃穿孔、消化道出血、幽门梗阻等严重并发症的 PGL 患者。

九、预后

PGL 的预后优于胃部其他恶性肿瘤及其他结内淋巴瘤,PGL 的 5 年生存率为 75%~80%。预后与 PGL 的临床分期、病理类型、遗传学异常和治疗方案等有关。目前国际上常用的 DLBCL 预后评估系统国际预后指数(international prognosis index,IPI)也常用于 PGL 的预后评估,5 个不良预后因素包括年龄>60 岁、Ann Arbor Ⅲ~Ⅳ期、结外累及部位数目>1、美国东部肿瘤协作组(Eastern Cooperative Oncology Group,ECOG)体能状态评分≥2 分、血清 LDH 水平升高。每个不良预后因素为 1 分,IPI 评分 0~1 分,属于低危组;IPI 评分 2 分,属于低中危组;IPI 评分 3 分,属于高中危组;IPI 评分 4~5 分,属于高危组。IPI 主要针对 NHL 制定,对于 PGL 预后的评估具有一定的局限性。2017 年一项欧洲 6 个国家参与的国际结外淋巴瘤学组 19(International Extranodal Lymphoma Study Group 19,IELSG-19)的随机对照临床研究(NCT 00210353),建立了 MALT 淋巴瘤的预后指数(MALT lymphoma-international prognosis index,MALT-IPI)。3 个不良预后因素包括年龄>70 岁、Ann Arbor Ⅰ~Ⅳ期、LDH 升高,每个不良预后因素为 1 分。MALT-IPI 评分 0 分,属于低危组;MALT-IPI 评分 1 分,属于中危组;MALT-IPI 评分>2 分,属于高危组。低危组、中危组和高危组的 5 年无病生存率分别为 70%、56%、29%。MALT-IPI 能有效预测胃 MALT 淋巴瘤患者的预后情况,但仍需大样本量的临床研究进一步验证。

十、预防

Hp 感染与 PGL 发病密切相关,根除 Hp 对部分 PGL 可完全缓解。因此,预防 Hp 感染在人群中的传播、对符合适应证的感染者行 Hp 根除治疗是预防和降低 PGL 发病风险的最有效的措施。除此以外,HIV 感染、EB 病毒感染、HCV 感染等也可能与 PGL 发生相关,应注意采取预防措施,避免这些病原体的感染。

第二节　原恶性肠道淋巴瘤

淋巴瘤是一组异质性的肿瘤性疾病,起源于发生突变的单个淋巴细胞,而突变后的淋巴细胞具有增生和生存优势,从而形成一类增生性疾病。根据组织病理学特征将淋巴瘤分为霍奇金淋巴瘤(Hodgkin's lymphoma, HL)和非霍奇金淋巴瘤(non-Hodgkin's Lymphoma,NHL)两大类,85%的淋巴瘤为 NHL。NHL 可以表现在任何器官从而引起相应症状。其中胃肠道 NHL 是最常见的结外淋巴瘤。原发性肠道淋巴瘤(primary intestinal lymphoma,PIL)是起源于肠道黏膜下淋巴组织的淋巴瘤,平均发病年龄为 42~72 岁,病理类型以弥漫大 B 细胞淋巴瘤和 T 细胞淋巴瘤为主。

一、流行病学

NHL 在美国、欧洲和澳大利亚发病率最高,近几年在亚洲其发病率也呈升高趋势。NHL 发病率升高的部分原因可能与老龄化、获得性免疫缺陷综合征、职业与环境等因素有关。此外,近几年来诊断技术水平的提高也有一定关系。近年来原发性胃肠道淋巴瘤发病率也有上升的趋势,西方国家发病率每年增长 5%,北美发病率达 1.73/10 万。原发性胃肠道淋巴瘤的发病率占消化道肿瘤的 1%~4%,约占结外非霍奇金淋巴瘤的 40%,其中原发性小肠和大肠淋巴瘤占 2%和 0.2%。

二、病因与发病机制

PIL 发病机制尚不明确。其危险因素包括乳糜泻、免疫抑制剂用药史、人类免疫缺陷病毒或 EB 病毒(Epstein-Barr virus,EBV)感染、炎症性肠病等。乳糜泻被认为与肠病相关性 T 细胞淋巴瘤相关。在乳糜泻高发病率地区(如北欧等发达地区),肠病相关性 T 细胞淋巴瘤(enteropathy-associated T cell lymphoma,EATL)发病率也升高,EATL 分为 2 型,与乳糜泻相关的是 EATL Ⅰ型,患者 HLA-DQ2/DQ8 阳性率>90%。在中东和地中海地区,PIL 可能与寄生虫感染、小儿传染性肠炎、卫生条件差等相关,且其病理类型多为免疫增生性小肠病淋巴瘤。遗传因素和空肠弯曲菌感染也被认为参与 PIL 发病。此外,克罗恩病(Crohn's disease,

CD)也是 PIL 的危险因素之一,但两者之间的关系是因果关系还是平行关系存在争议。

三、病理

WHO 淋巴肿瘤分类方案结合了形态学、免疫学、遗传学和临床的特征,将 NHL(包括原发性肠道淋巴瘤)分为 B 细胞肿瘤、T/NK 细胞肿瘤两大类。B 细胞淋巴瘤中有不同程度的 B 细胞抗原的表达,如 CD10、CD19、CD20、CD22、CD79 等。B 细胞来源最常见的类型是弥漫大 B 细胞型淋巴瘤,超过 1/3 小肠淋巴瘤和 1/2 结肠淋巴瘤是此类型。其他 B 细胞来源淋巴瘤病理类型尚有黏膜相关淋巴组织淋巴瘤(MALT 淋巴瘤)、滤泡型肠道淋巴瘤、套细胞淋巴瘤、Burkitt 淋巴瘤等。T/NK 淋巴瘤在亚洲国家较西方国家多见,其免疫表型可以提示恶性程度,但不是分型的依据。TCR 基因重排可评价细胞的克隆性,但与亚型无关。T/NK 细胞淋巴瘤包括:EATL、NK 细胞肠病、惰性 T 细胞增生疾病等。其中 EATL 是一类原发于肠道的可能来源于肠道上皮内 T 淋巴细胞(intraepithelial lymphocytes,IEL)的结外 T 细胞淋巴瘤。EATL 大体病理表现多发性、溃疡性病变,略突出于黏膜,也可表现为一个或多个大的外生性肿块。EATL 分为 Ⅰ 型和 Ⅱ 型,Ⅰ 型病理表现上皮内淋巴细胞增多,绒毛萎缩,隐窝增生,免疫分型为 $CD3^+$、$CD5^+$、$CD8^+$、$CD56^+$、$CD30^+$,Ⅱ 型病理表现为上皮内淋巴细胞增多,无绒毛萎缩,免疫分型为 $CD3^+$、$CD5^+$、$CD8^+$、$CD56^+$、$CD30^-$。

四、临床表现

原发性胃肠道 NHL 最常见的部位是胃(50%~60%),其次是小肠(20%~30%)。PIL 以单部位病变多见,最常见的受累部位是回盲部(37.2%),其次为回肠和结肠,空肠再次之。中位发病年龄为 56 岁,男女比例为 1.71:1,中位确诊时间 2 个月。PIL 临床表现随受累部位及组织病理学类型而不同,缺乏特异性临床表现,有小部分患者以并发症为首发表现就诊。

1. 消化系统表现

(1)腹痛:腹痛是最常见的临床表现,见于 59.3% 的 PIL 患者。

(2)腹泻:PIL 的腹泻症状多样,取决于 PIL 对肠道结构和功能的影响。PIL 患者腹泻一般较轻,然而溃疡型肠道淋巴瘤腹泻表现会相对严重,且出现肠瘘和肠系膜淋巴管堵塞患者腹泻症状可能会更突出。

(3)其他:如畏食、便血、恶心、呕吐、黄疸、腹部包块等。

2. 全身表现　约 28% 的患者可合并发热,一部分患者出现体重下降、贫血。

3. 并发症　常见消化道穿孔(15.2%)、消化道出血(43.5%),部分肿块型患者可继发肠梗阻(17.4%),11%~64% 的 PIL 患者需要急诊手术。

五、辅助检查

1. 血清学检查　目前临床上尚无 PIL 特异性血清标志物,部分患者可检测到血清乳酸脱氢酶的升高,研究显示其水平与 PIL 预后相关。有报道指出原发性肠道 T 细胞淋巴瘤常伴有嗜酸性粒细胞增多,可能与淋巴细胞产生过多的 IL-3 和粒细胞-巨噬细胞集落刺激因子,导致嗜酸性粒细胞前体的成熟和增生过多有关。此外,PIL 患者可伴有炎症指标的升高(如 C-反应蛋白、红细胞沉降率),但此改变非特异表现,且难以与其他疾病如炎症性肠病相鉴别。

2.影像学检查

（1）腹部超声：操作简便，超声可见实质性低回声包块或非对称性肠壁增厚间接征象（包括腹腔淋巴结肿大、腹腔积液和腹部包块等）。

（2）消化道造影：消化道造影因其操作便捷、技术简单，应用较为广泛，可用于病变的初步筛查。35%~40%的PIL患者可见充盈缺损、管壁僵硬，对诊断有提示意义。

（3）多层螺旋CT：小肠成像PIL的不同病理类型其影像学表现多变，国内外文献对于PIL影像学分型表现不统一。PIL以单发病变多见，小肠、回盲部是常见受累部位，其影像学表现包括：①浸润型：受累范围较长（>2cm），肠壁增厚，血供不丰富，增强后仅见轻度强化；②肿块型：可见肠腔内体积较大的肿块，较少侵犯邻近结构；③多发结节型：黏膜下多发结节，肠壁增厚，向腔内累及时可出现黏膜溃疡；④动脉瘤样扩张：肿瘤浸润破坏肠壁内自主神经，肠管扩张。此外，淋巴结转移的PIL患者在CT扫描中可见肠系膜或腹膜后淋巴结肿大，多发肿大的淋巴结形成肿块包绕肠系膜血管及周围脂肪可形成典型的"三明治征"。

（4）正电子发射断层显像/电子计算机体层扫描（positron-emission tomography/computed tomography，PET/CT）：PET/CT能够识别高代谢病灶，在恶性肿瘤的诊疗过程中起重要作用。对弥漫大B细胞性淋巴瘤、套细胞淋巴瘤和外周T细胞淋巴瘤PET均有较稳定的高摄取性，可用于疾病的评估，而MALT淋巴瘤、边缘区淋巴瘤等类型淋巴瘤则变异度较大，滤泡淋巴瘤相对惰性，诊断敏感性不高。有研究认为，大部分惰性淋巴瘤$SUV_{max} \leqslant 13$，而$SUV_{max} \geqslant 10$可用于侵袭性淋巴瘤与惰性淋巴瘤的鉴别，其特异性为81%。

（5）消化内镜检查：结合PIL的常见受累部位，可选择结肠镜和小肠镜进行病变评估，并通过活检明确诊断。中国医学科学院北京协和医院报道，PIL内镜下可表现为溃疡型、息肉型、肿块型，以肿块型多见，而浸润型更易并发肠穿孔。PIL在小肠镜下早期可看到白色绒毛、绒毛萎缩、红斑等改变，在病情进展期可看到结节、隆起型病变和溃疡改变。

胶囊内镜有助于小肠淋巴瘤的诊断，国外学者进行多中心胶囊内镜诊断研究，结果显示5129例患者中124例有小肠肿瘤，其中11%诊断淋巴瘤。

胃镜有助于滤泡淋巴瘤的筛查和诊断，因该类型主要累及十二指肠。镜下表现主要包括十二指肠降部或壶腹周围多发小息肉样或腺瘤样病变，其中15%的病例为单发病灶。

3.组织病理检查　组织病理是PIL诊断的"金标准"，但其为黏膜下病变，病变较深，故需多次、多部位、深凿样取材活检，一次活检阴性不能排除本病。PIL的内镜活检诊断率较低，对于多次活检不能诊断或用诊断性治疗效果较差，疾病进展快时，可考虑诊断性手术。

六、诊断与鉴别诊断

1.诊断　PIL诊断主要依靠内镜活检或手术标本的病理学检查，T/NK细胞肿瘤亚型的确定主要依据临床表现和病理组织细胞形态学。细胞遗传学和分子遗传学对于疑难病例的诊断有帮助。PIL诊断不能依靠临床推理。患者一旦病理确诊后，尚需要鉴别诊断是否为原发性胃肠道淋巴瘤，其诊断标准有2种：①Dawson标准：病变以胃肠道受累为主，可包括局部淋巴结转移，但不包外周或纵隔淋巴结、肝脾受累，白细胞计数正常；②Lewin标准：病变以胃肠道为主，但其他脏器或远隔淋巴结可同时受累。两者主要区别在于是否承认同时合并远隔部位受累的淋巴瘤，近年来国内外研究主要采用后者。

2.分期　传统的Ann Arbor分期系统仅对肿瘤累及范围做出分类，未涵盖肠道黏膜的浸润深度,而后者是影响 PIL 预后的重要因素,故 Ann Arbor 分期被认为不适用于 PIL。目前被广泛接受的 PIL 分期系统是 Lugano 分期系统(表9-2),依据有无局部淋巴结和(或)远隔部位受累分为Ⅳ期(该分期系统无Ⅲ期)。

表 9-2　原发性胃肠道淋巴瘤 Lugano 分期系统

分期	肿瘤累及范围
Ⅰ期	肿瘤局限于胃肠道,单发或多发
Ⅱ期	肿瘤侵入腹腔,依据淋巴结受累进一步分为:
Ⅱ1	仅胃旁或肠周淋巴结受累
Ⅱ2	腹腔远隔部位淋巴结受累,如主动脉旁、肠系膜淋巴结等
ⅡE	侵透浆膜,累及邻近组织或器官
Ⅲ期	该分期系统无Ⅲ期
Ⅳ期	非邻近部位其他节外器官受累,或膈肌上淋巴结受累

3. 鉴别诊断

(1)克罗恩病(Crohn's disease,CD):CD 与 PIL 在临床表现、内镜表现、影像学表现等方面常有重叠,且组织病理学皆不易获得明确诊断,故两者鉴别诊断非常重要。CD 和 PIL 都可以引起腹泻、腹痛等症状,两者最常受累部位回盲部和回肠末段,且 PIL 也可以表现为肠道溃疡,故临床两者难以鉴别。

有以下临床特点可帮助鉴别诊断 CD 和 PIL。文献报道 PIL 极少累及直肠、肛门,这与 CD 表现不同。中国医学科学院北京协和医院一项回顾性研究发现,CD 患者更易出现发热、瘘管、肛周病变等临床表现,肠梗阻多见而出血、穿孔相对少见。两者在影像学上均可出现肠黏膜增厚、异常强化、肠系膜淋巴结肿大等征象,但 PIL 肠壁增厚和肠系膜淋巴结肿大均较 CD 更为明显。侵袭性较高 PIL 患者的病灶最高 SUV 值往往高于 CD。

对于初发型 CD,有时鉴别两者较为困难,如患者合并穿孔、梗阻或消化道大出血,必要时可通过剖腹探查术明确病理诊断。

(2)胃肠道间质瘤(gastrointestinal stromal tumor,GIST):GIST 是较为常见累及胃肠道的非上皮源性肿瘤,起病隐匿,症状不特异。在肠道,GIST 受累部位以空肠和回肠多见,影像学上表现为实性、轮廓光滑的肿块,增强可见强化,与肿块型 PIL 难以鉴别。此外,部分肿瘤可见分叶、坏死、液化、瘤内出血或外向型生长,仅通过影像难以区分,需要内镜活检或手术明确诊断。

(3)结直肠癌:结肠 PIL 发病率远低于结直肠癌,但两者在临床表现、影像、内镜表现中均有重叠之处,可进行结肠镜及活检进行鉴别诊断,必要时可获得手术病理明确诊断。

七、治疗

PIL 的治疗手段包括手术治疗、放疗、化疗等。应用最广泛的是手术联合化疗(60.7%),文献报道该疗法能够延长患者的中位生存期。不同组织学类型的淋巴瘤生物学特征存在差异,肿瘤的生物学行为还与病变的部位、肿块大小及患者的体能状态等有关,比如有些类型的 PIL 只需要观察而无须治疗,有些类型需要急诊处理,具体治疗方案需要血液科医师及患者共同决策选择。

1. 手术治疗　小肠淋巴瘤易引起出血和穿孔,尤其化疗后肿瘤组织坏死,因此一般建议手术切除后再化疗。手术方式包括局限性的手术切除术,以及依据血管和淋巴结分布的广泛切除术,尚无文献证实广泛切除肠道有助于改善预后。亚组分析显示,病变局限者是该疗法获益的主要人群,而Ⅲ/Ⅳ期患者受益有限。

2. 化疗　在 PL 患者中应用也较为广泛(20.5%)。化疗药物方案依据组织病理类型不同而异,如弥漫大 B 细胞淋巴瘤选用 R-CHOP 方案(利妥昔单抗联合环磷酰胺+表柔比星+长春新碱+泼尼松)等。

3. 放疗　应用较少,但可与手术或化疗联合使用。

4. 生物制剂治疗　CD20 阳性的 B 细胞淋巴瘤可考虑用 CD20 单抗(利妥昔单抗)治疗。临床研究显示,CD20 单抗联合 CHOP 方案化疗治疗 NHL,可明显提高 CR 率和延长无病生存时间。

5. 造血干细胞移植　对于难治、易复发、缓解期短的侵袭性淋巴瘤患者,可考虑异基因或自身骨髓移植。

6. 其他　患者出现肠穿孔等并发症时,根据具体情况进行酌情处理。值得注意的是,10%~20%的患者在病程中因肠穿孔、出血或肠梗阻而接受急诊手术,其中 6.3%的患者在化疗期间中出现穿孔等并发症。

7. 不同病理类型 PIL 处理原则　滤泡淋巴瘤相对惰性,目前对 I 期患者推荐继续观察,Ⅰ~Ⅳ期患者建议手术切除,术后联合化疗预防复发、梗阻或穿孔。大部分患者可获得完全缓解,或至少数年的稳定。EALT 化疗有效,但很快复发,预后较差。

八、预后

文献报道 PIL 5 年生存率为 60%~86%,但不同病理类型差异较大。影响预后的主要因素包括分期、部位和组织病理类型,其中Ⅰ/Ⅱ期、回盲部受累和 B 细胞性淋巴瘤、乳酸脱氢酶正常的患者预后较好;年龄大于 60 岁、一般情况差、乳酸脱氢酶升高、Ⅳ期、B 组症状和 T 细胞性淋巴瘤患者预后较差。

第十章 病毒性肝炎

病毒性肝炎是由 5 种类型嗜肝病毒引起的以肝炎为主要表现的全身性疾病。可分为甲（A）型、乙（B）型、丙（C）型、丁（D）型及戊（E）型病毒。虽然其病原不同，但临床表现基本相似，故统称为病毒性肝炎。甲型和戊型表现为急性感染，乙型、丙型和丁型多呈慢性感染，少数病例可发展为肝硬化或肝细胞癌。其他病毒如巨细胞病毒、EB 病毒、黄热病毒、风疹病毒、单纯疱疹病毒、柯萨奇病毒、埃可病毒等，也可引起肝炎症状，但各有特点，故不包括在病毒性肝炎之内。近年来又发现了庚型肝炎病毒（HGV）及输血传播病毒（TTV），它们与病毒性肝炎的关系尚不清楚。

第一节 病毒性肝炎临床诊断与预后

一、急性病毒性肝炎

急性病毒性肝炎多由甲型和戊型肝炎病毒引起，一般经过良好，属于自限性疾病。乙型和丙型肝炎病毒引起的急性病毒性肝炎，临床上相对较少见。

（一）病原学及发病机制

1. 病毒性肝炎病原学　5 种类型嗜肝病毒的基因核酸，除乙型肝炎病毒（HBV）为双链 DNA 病毒之外，另 4 种类型的病毒均为单股 RNA 病毒。

（1）甲型肝炎病毒（HAV）：是单股正链微小 RNA 病毒，呈 27~28nm 的正 20 面体的球形颗粒，基因组全长 7478 个核苷酸，含有的开放读码框架（ORF），翻译编码大多为聚蛋白，可裂解成结构蛋白 P1 区和非结构蛋白 P2 区及 P3 区的 11 种病毒蛋白。

（2）乙型肝炎病毒（HBV）：长链（负链）固定长度为 3200 个核苷酸，短链（正链）是长链的 50%~80%，含有 S、C、P、X 4 个 ORF，编码 HBsAg（S、M、L 蛋白）、HBcAg 和 HBeAg、P 蛋白（含有 DNA 多聚酶等 4 个功能区）、HBxAg 等 7 种结构和非结构病毒蛋白。

（2）丙型肝炎病毒（HCV）：是单股正链 RNA 病毒，基因组全长 9500 个核苷酸，含有 1 个由 9400 核苷酸组成的大 ORF，自 5'至 3'端的结构区核基因编码核蛋白，结构区外膜基因编码外膜蛋白 1（E1）和外膜蛋白 2（E2/NS1）、非结构区基因编码 NS2、NS3、NS4A、NS4B、NS5A 和 NS5B 等病毒蛋白。

（3）丁型肝炎病毒（HDV）：为共价闭合环状单股负链 RNA 缺陷病毒，基因组全长仅 1674~1683 个核苷酸，含有许多的 ORF 位于反义基因组链，所编码的病毒蛋白尚有待于进一步研究。

（4）戊型肝炎病毒（HEV）：也是单股正链 RNA 病毒，基因组全长 7200~7600 个核苷酸，含有 3 个 ORF，编码 RNA 聚合酶、NTP 结合蛋白、核衣壳蛋白和病毒特异性免疫反应抗原等 4 种病毒蛋白。

2. 发病机制　HAV 和 HEV 经粪-口途径侵入人体，HBV、HCV 和 HDV 主要经血液、体液等胃肠道外途径侵入人体。HAV进入肠道后,侵入肠黏膜上皮细胞后,可能有一个"肠相"繁殖阶段,然后进入肝脏复制。HEV颗粒在胆汁中的检出率是粪便的10倍。

(1)病毒直接杀伤作用:嗜肝病毒直接的肝细胞毒性作用较弱,造成肝脏损害的主要因素是病毒诱导的细胞和体液免疫损伤。但是,对HCV直接杀伤肝细胞作用存在着争议。有学者根据黄病毒家族具有直接损伤靶细胞的作用、血清中HCV载量水平与肝细胞损伤有相关性、坏死肝细胞周围无炎症反应,认为HCV有直接杀伤作用。肝细胞是HCV复制的主要场所,HCV及其所表达产物直接对肝细胞产生的细胞毒性作用,提示HCV复制是导致肝损伤的重要因素。HCV直接杀伤作用,可能是HCV在肝细胞内干扰细胞内大分子合成,增加溶酶体膜通透性,导致细胞损伤。有人认为目前观察到的HCV及其表达的病毒蛋白直接导致肝细胞毒性损伤的证据均不典型。也有相当多的实验表明,HCV没有直接的细胞毒性。因此,肝细胞的损伤,可能当病毒水平超过一定限度时才引起肝细胞损伤,可能不仅取决于简单的病毒蛋白表达,还可能有其他因素参与。

(2)非特异性免疫应答:病毒侵入人体后主要通过病毒抗原提呈,T细胞激活和发生免疫应答引起免疫损伤和(或)病毒直接损伤肝脏而引起发病。宿主首先产生非特异性免疫应答反应,动员自然杀伤细胞(NK)、NK T细胞、巨噬细胞、肥大细胞、皮肤黏膜细胞等,以及肝内非特异性免疫反应通过分泌细胞因子,产生感染细胞的溶细胞作用,清除微量入侵的病毒,不发生病毒性肝炎。NK细胞不表达特异性抗原识别受体,无须抗原先致敏即可杀伤任何已与抗体结合的靶细胞。

(3)特异性免疫应答:突破非特异性免疫应答反应防线的嗜肝病毒,通过血液循环在肝细胞内定植和繁殖。产生的大量病毒蛋白抗原。这些抗原蛋白经抗原免疫提呈细胞提呈后,激活CD_4^+T细胞、CD_8^+T细和B细胞,产生细胞和体液免疫应答。通过细胞毒性T淋巴细胞(CTI)介导的免疫应答反应,通过溶细胞机制和非溶细胞机制造成肝细胞病理性损伤。

(4)辅助T细胞免疫应答:CD_4^+T细胞的主要亚群是辅助T细胞,少部分具有杀伤作用。可分为Th1、Th2、Treg和Th17等效应细胞,分泌不同的细胞因子,发挥不同的免疫效应。其主要的功能是辅助B细胞活化产生抗体;辅助CD_8^+T细胞活化增强其功能;辅助T细胞激活后,通过分泌多种细胞因子而发挥效应。

T细胞亚群中的Th1和Th2细胞,在T细胞经抗原激活后,大多数CD_4^+T细胞分泌细胞因子启动细胞免疫反应(Th1)或体液免疫反应(Th2)。

(5)其他细胞因子:细胞因子在急性病毒性肝炎的病毒清除的各个环节中起到重要作用,目前研究最多的是IFN-γ、TNF-β、IFN-α、TNF-α、IL-2、IL-18多能细胞因子。

(二)临床诊断

1.流行病学资料

(1)甲型肝炎及戊型肝炎有进食未煮熟海产品史或饮用不洁水、进食被污染食品等。

(2)乙型肝炎、丙型肝炎及丁型肝炎有输血、输注血制品、不洁注射、针刺、治牙洗牙、侵入性美容史或有生活密切接触史。乙型肝炎有家族成员聚集先后患病现象,如母亲对婴儿的垂直或水平传播。丙型肝炎除输血外也多见于静脉吸毒者、同性恋者。

在5个类型肝炎中,HBV感染者最多,一般人群的HBsAg阳性率为9.1%;其次为HCV感染,抗HCV阳性率以长江为界,北方(3.6%)高于南方(2.9%)。丁型肝炎在我国西南部感染率较高。

各型肝炎的潜伏期:甲型肝炎 2~6 周,平均 4 周;乙型肝炎 1~6 个月,平均 3 个月;丙型肝炎 2~6 个月,平均 40 天;丁型肝炎 4~20 周;戊型肝炎 2~9 周,平均 6 周。

2.诊断要点

(1)病史:起病较急,常有畏寒、发热(发病初数天)、乏力、厌油、食欲减退、恶心、呕吐等症状。肝可触及,质偏软。病程在半年以内。

(2)实验室检查:血清 TBil 明显升高,以 DBil(直接胆红素)为主,γ-谷氨酰转肽酶(γ-GT 或 GGT)、碱性磷酸酶(ALP 或 AKP)、总胆汁酸(TBA)、胆固醇(CHO)等升高。PTA 多数 >60%,ALT/AST 升高不明显,ALT 显著升高,一般 >20ULN。

(3)病原学检查

1)甲型肝炎:有急性肝炎临床表现,并具有下列任何一项均可确诊为甲肝:抗 HAV IgM 阳性;抗 HAV IgG 急性期阴性,恢复期阳性;粪便中检出 HAV 颗粒或抗原或 HAV RNA。

2)乙型肝炎:急性乙型肝炎目前较少见。HBsAg 是最先出现的血清学标志物,其后出现 HBeAg 及 HBV DNA 水平可达 $10^5 \sim 10^8$copies/mL,随着 HBsAg 水平下降,出现抗 HBe、抗 HBs。

3)丙型肝炎:急性丙型肝炎(AHC)常呈亚临床经过,不易被发现。血清 HCV RNA 阳性,而丙肝抗体常为阴性或抗 HCV IgM 阳性。

4)戊型肝炎:急性肝炎患者抗 HEV IgG 高滴度,或由阴性转为阳性,或由低滴度到高滴度,或由高滴度到低滴度甚至转阴,或血 HEV RNA 阳性,或粪便检出 HEV 颗粒或 HEV RNA 阳性。抗 HEV IgM 阳性可作为诊断参考,但须排除假阳性。

(4)临床类型

1)血清 TBil>1.0ULN(正常上限)者称为急性黄疸型肝炎,否则为急性无黄疸型肝炎。

2)淤胆型肝炎:①是以肝内淤胆为主要表现的一种特殊类型,又称毛细胆管炎型肝炎。急性淤胆型肝炎起病类似急性黄疸型肝炎,大多数可恢复。在慢性肝炎(多见于 CHB)或肝硬化基础上发生上述表现者,为慢性淤胆型肝炎;②有梗阻性黄疸的临床表现:黄疸深、皮肤瘙痒、粪色灰白、肝大,但消化道症状轻;③实验室检查中血清直接胆红素占总胆红素比例、碱性磷酸酶、γ-转肽酶增高。

二、慢性病毒性肝炎

慢性病毒性肝炎主要是慢性乙型肝炎,其次是慢性丙型肝炎,少数为慢性乙型肝炎和慢性丁型肝炎的双重感染。

(一)慢性病毒性肝炎慢性化发病机制

1.乙型肝炎的慢性化机制 乙型病毒性肝炎是免疫介导性疾病。HBV 复制水平和宿主免疫程度决定和制约疾病进程。慢性 HBV 感染的自然史主要以反复肝炎发作和缓解为特征。

(1)HBV 慢性携带:免疫耐受的发生和调节机制非常复杂,参与的细胞种类和细胞因子众多,相互间的级联递呈关系尚不十分清楚。人体感染 HBV 后,对 HBV 不产生或者是呈低水平的免疫应答状态,即成 HBV 免疫耐受。

HBV 慢性携带者多为母婴间垂直(围生期感染、子宫内感染、哺乳期感染)或幼儿时期的水平感染,常呈免疫耐受状态。在抗原刺激下,对抗原特异性应答的T细胞和B细胞不能被激活产生特异性免疫效应细胞,从而不能执行正常免疫应答的现象,称为免疫耐受。免疫系统发育越不成熟形成的HBV感染,越容易形成免疫耐受。而且,这种免疫耐受状态会长期持续,不会轻易被打破。

(2)乙型肝炎的慢性化:慢性HBV性肝炎的发病机制,受HBV经多种途径达到免疫逃逸和宿主免疫抑制或耐受状态的双重影响,造成HBV长期存在复制,引起肝脏损伤。所以,慢性持续性免疫损伤是肝细胞损害的主要机制。由于HBV基因组的遗传异质性和宿主HLA的遗传异质性,使得HBV感染结果错综复杂,而隐匿其间的HBV感染慢性化机制更显得异常复杂。

2.丙型肝炎的慢性化机制 急性肝炎可能是HCV直接作用所致,而80%的急性感染发展为慢性肝炎(HCV病毒血症),其中80%~90%为慢性肝炎。HCV感染发病机制受许多因素影响HCV与宿主之间的细胞作用。因此,不同的感染个体的表现和慢性化机制也各不相同,包括HCV复制效率、基因型和多样性、病毒多肽的免疫反应性及对肝细胞的直接损伤。宿主因素包括先天免疫应答能力、局部和全身细胞因子的产生,以及体液和细胞免疫应答。还有环境因素的影响,包括乙醇摄入量、外源性免疫抑制都可影响疾病的进程。

(1)大多数慢性HCV感染者,体液和细胞免疫应答都是积极的。由于HCV是RNA病毒,变异较多,容易逃脱机体免疫监视。

(2)HCV在血浆中水平较低,容易诱生免疫耐受。

(3)HCV具有肝外细胞的广嗜性,故不易被清除。

(4)免疫细胞可被HCV感染,从而产生免疫紊乱。半数以上的慢性感染者外周血中,$CD5^+B$淋巴细胞增多,可能与HCV和B细胞的CD81受体结合有关。

3.丁型肝炎的慢性化机制 HDV为缺陷病毒,其生活周期在许多环节需要HBV的辅助作用,主要在为其提供衣壳、装配、成熟和再感染等环节发挥作用。所以,在临床中HDV感染常与HBV感染同时发生。

(二)慢性病毒性肝炎诊断

1.临床诊断

(1)病程超过半年或发病日期不明确而有慢性肝炎症状、体征、实验室及B超等影像学检查异常者。症状基本同急性肝炎,体征可有肝病面容、肝掌、蜘蛛痣、胸前毛细血管扩张,肝可触及,质偏硬,脾大等体征。B超脾厚度≥4cm或测算脾面积≥25cm²,提示有脾大。

(2)慢性肝炎分类:根据肝功能损害程度可分为以下3度。

1)轻度:病情较轻,症状不明显或虽有症状、体征,但生化指标仅1~2项轻度异常者。

2)中度:症状、体征和检验处于轻度和重度之间者。

3)重度:有明显或持续的肝炎症状,如乏力、食欲减退、腹泻、便溏等可伴有肝病面容、肝掌、蜘蛛痣或肝脾大,无门脉高压症者。上述分类的检验值见表10-1。

(3)慢性HBV感染的自然病程:慢性HBV感染的自然病程是人为划分的,并不是每一个慢性肝炎患者必然经过的病程(表10-2)。

表 10-1　慢性肝炎实验室检验分度

项目	轻度	中度	重度
ALT(丙氨酸转氨酶)(U/L)	正常或<3ULN	3~10ULN	>10ULN
TBil(总胆红素)(μmol/L)	1~2ULN	2~5ULN	>5ULN
ALB(白蛋白)(g/L)	≥35	35~32	≤32
γ球蛋白(电泳丙种球蛋白)(%)	≤21	21~26	≥26
PTA(凝血酶原活动度)(%)	≥70	60~70	40~60
CHE(胆碱酯酶)(U/L)	≥5400	4500~5400	≤4500

注:凡 ALB≤32g/L,TBil>5ULN,PTA 60%~40%,CHE<2500U/L 这 4 项检测中,有一项达上述程度者即可诊断为重度慢性肝炎。

表 10-2　慢性 HBV 感染各阶段的免疫状态及其演变与临床的关系

检查项目	I 免疫耐受期[1]	II 免疫清除期(免疫反应期)	III 免疫控制期(免疫非活动期)	IV 免疫逃逸期(免疫再活动期)
1. 年龄	婴幼儿、儿童	青少年、成人	成人	成人,多>40 岁
2. T 细胞应答 CTL 活性[2]	活性低	活性增高	活性低	活性再度增高
3. 血清 HBV DNA(copies/mL)	10^6~10^8	10^4~10^6	低至检不出	10^5~10^6
4. 血清 HBeAg 抗 HBe	+-	+→-[3] -→+ (部分不出现抗HBe)	-+或-	-或+(少数)[5] 多-
5. 血清 ALT	正常轻微升高 (少数)	明显升高	正常 轻微升高(少数)	持续或反复升高
6. 肝活检	正常轻微炎症 (少数)	炎症坏死	正常 轻微炎症 轻度肝纤维化	炎症、坏死再现 不同程度肝纤维化 肝硬化
7. 疾病谱	慢性 HBV 携带者	HBeAg(+)CHB HBeAg(-)CHB (少数)	非活动性 HBsAg 携带者[4]	HBeAg(-)CHB HBeAg(+)CHB(少数) 活动性肝硬化
8. 临床肝炎症状	无	有	无	有
9. 抗病毒治疗指征	无	有	无	有

注:①在青少年、成人期感染(初染)者多无免疫耐受期;②T 淋巴细胞识别 HBV 抗原肽,在协同刺激分子参与下被激活为效应性 T 淋巴细胞;CD$_4$ 辅助性 T 淋巴细胞(Th)及 CD$_8$ 细胞毒性 T 淋巴细胞

(CTL),后者释放穿孔素,颗粒酶杀伤肝细胞,单核-巨噬细胞释放大量肿瘤坏死因子(TNF)、白细胞介素2(IL-2)及干扰素-γ等细胞因子,既清除病毒也损伤肝细胞;③经抗病毒治疗或未治疗而自发地发生HBeAg血清学转换,50%~70%患者中发生血清学转换,自发性HBeAg血清学转换率每年8%~10%,血清学转换后大多病变活动缓解,然而在20%~30%的个例血清学转换后选择了HBeAg(-)变异毒株,病毒继续复制,转为HBeAg(-)CHB;④非活动性HB8Ag携带者约80%以上保持稳定的携带状态,有5%~10%再活动为HBeAg(+)或(-)的CHB;⑤病毒发生前C1896或C启动子1762、1764点突变,不能表达HBeAg,病毒从宿主的免疫控制中得以逃逸,变异株病毒活跃复制,成为HBeAg(-)的CHB,易向肝硬化转化。

2.病原学诊断

(1)慢性乙型肝炎

1)慢性乙型肝炎分型:①HBeAg阳性CHB:血清HBsAg、HBV DNA和HBeAg阳性、抗HBe阴性,血清ALT持续或反复异常,或肝活检有肝炎病变;②HBeAg阴性CHB:血清HBsAg和HBV DNA阳性,HBeAg持续阴性,抗HBe阳性或阴性,血清ALT持续或反复异常,或肝活检有肝炎病变。根据生化检验及其他临床和辅助检查结果,上述两型CHB可进一步分为轻度、中度、重度。

2)HBV携带者分型:①慢性HBV携带者:血清HBsAg和HBV DNA阳性,HBeAg或抗HBe阳性,但1年内连续随访3次以上,血清ALT和AST均小于ULN,肝活检一般无明显异常;②非活动性HBsAg携带者:血清HBsAg阳性,HBeAg阴性,抗HBe阳性或阴性,HBV DNA检测不到(PCR法)或小于最低检测限,1年内连续随访3次以上,ALT均在正常范围。肝活检显示knodell肝炎活动指数(HAI)<4或其他的半定量积分系统病变轻微。HBeAg阳性CHB出现血清学转换后常成为此种情况。

3)隐匿性CHB:血清HBsAg阴性,但血清和(或)肝组织中HBV DNA阳性(多为低载量),并有CHB的临床表现。患者可伴有血清抗HBs、抗HBe和(或)抗HBc阳性。另约20%隐匿性CHB患者除HBV DNA阳性外,其余HBV血清学标志物均为阴性。诊断需排除其他病毒及非病毒因素引起的肝损伤。

(2)慢性丙型肝炎

1)慢性丙型肝炎:抗HCV IgG或抗HCV(总抗体)阳性,HCV RNA阳性,ALT持续或反复升高或肝活检有肝炎病变。

2)无症状HCV携带者:抗HCV阳性,HCV RNA阳性(多为低载量),无任何症状和体征和肝组织学正常者。

(3)慢性丁型肝炎:有现症HBV感染(至少HBsAg为阳性),同时血清HDVAg或抗HDV IgM或高滴度抗HDV IgG或HDV RNA阳性,或肝内HDVAg或HDV RNA阳性。

3.组织病理学诊断

(1)乙型肝炎组织病理学的主要改变

1)急性乙型肝炎:主要表现为明显的腺泡内炎症,细胞呈气球样变性、混浊肿胀,点灶状坏死,肝细胞凋亡,广泛的血窦内细胞浸润多为淋巴细胞,病变重点在小叶中央区。

2)慢性乙型肝炎:CHB的组织病理学表现比较复杂,主要以汇管区为基础的界面性肝炎由此向小叶内浸润,界面性炎症及点灶状坏死发展到各型桥接坏死,主动或被动增生的纤维组织向小叶内伸展。

（2）慢性肝炎组织病理分级、分期标准：慢性肝炎的组织学病变的活性（分级），取决于界面炎症和腺泡内炎的程度，以及有无桥接坏死和融合性坏死。国内常用的慢性肝炎组织病理病变的炎症活动度分级（G）和纤维化程度的分期（S）见表10-3。

表 10-3　慢性肝炎病变的分级、分期标准

分级	炎症活动度（G）	
0	汇管区及周围无炎症	小叶内无炎症
1	汇管区炎症	变性及少数点、灶状坏死灶
2	轻度碎屑坏死	变性，少数点、灶状坏死灶或嗜酸小体
3	中度碎屑坏死	变性，融合坏死或见桥接坏死
4	重度碎屑坏死	桥接坏死范围广，累及多个小叶（多小叶坏死）

分期	纤维化程度（S）
0	无
1	汇管区纤维化扩大，局限窦周及小叶内纤维化
2	汇管区周围纤维化，纤维间隔形成，小叶结构保留
3	纤维间隔伴小叶结构紊乱，无肝硬化
4	早期肝硬化

注：①碎屑坏死（PN）又称界面肝炎；②炎症活动度按汇管炎、汇管区周围炎症及小叶内炎症定级，当两种不一致时，总的炎症活动度（G）以高者为准。

国外则广泛使用 HAI 分级、分期。Knodell 提出 HAI（组织病变活动积分）系统，可对一份活体肝组织作半定量评估。由4种病变成分的分数累计。为使评估准确，须有2cm 以上的肝组织、6个以上汇管区。区分轻重按腺泡或汇管区病变的积分总数见表10-4。

表 10-4　肝活体组织的病变活动性和纤维化积分（Knodell）

积分	界面性肝炎/桥接坏死[1]	腺泡内炎症[2]	汇管区炎症[3]	纤维化[4]
1	轻	轻，≤1/3 小叶	轻，≤1/3 汇管区	汇管区纤维化
3	中−50%汇管区外周	中，1/3～2/3 小叶	中，1/3～2/3 汇管区	桥接纤维化
4	重	重，≥2/3 小叶	重，≥2/3 汇管区	肝硬化
5	界面性肝炎中等+桥接坏死			
6	界面性肝炎重度+桥接坏死			
10	多腺泡坏死			

注：HAI 积分的前三项的①②③反映炎症活动的3个方面，三者对预后的严重性不同，积分不是等价的。①②③是穿刺当时炎症病变的活动性；④是病变量积的结果，为准确判定病变的程度，应对4项分别积分。炎症3个方面合计18分：1～3分表示病变极轻（轻微病变），4～6分为轻度，9～12分为中度，13～18分为重度慢性肝炎。

Ishak 在 HAI 系统积分的基础上简化。将炎症分级和纤维化分期(表 10-5)。

表 10-5　慢性肝炎肝活体组织病变的分级和分期(Ishak)

积分	分级				
	界面性肝炎	融合性坏死	腺泡内炎症	汇管区炎症	纤维化
1	局部,少数汇管区	局限	1 灶/10 倍物镜或更少	轻度	少数管区纤维短间隔
2	局部,多数汇管区	少数区域 3 带	2~4 灶/10 倍物镜	中度	多数管区纤维间隔
3	< 50% 汇管区	多数区域 3 带	5~10 灶/10 倍物镜	中度,所有管区	上条+个别 P-P 桥
4	> 50% 汇管区	个别 P-C 桥	更多/10 倍物镜	重度,所有管区	上条多数,有 P-C 桥
5		多数 P-C 桥			少数结节形成
6		多腺泡坏死			肝硬化,可能或确定

注:P-C 桥为汇管区-中央区的连接。P-P 桥为汇管区-汇管区的连接。

三、病毒性肝炎的鉴别诊断

在做鉴别诊断时患者肝炎标志物阳性是诊断病毒性肝炎的重要指标,其他非病毒性肝炎疾病各有其特点,但偶有共病的可能。

1. ALT 或伴胆红素升高的疾病　有许多导致 ALT 升高或伴有 TBIL 升高的传染病需要鉴别:汉坦病毒、EB 病毒、巨细胞病毒感染;伤寒副伤寒、肝结核、败血症;支原体衣原体感染、钩端螺旋体病、阿米巴肝脓肿、华支睾吸虫病及恶性疟疾等。

2. 非病毒性肝病　其他病因的慢性肝病如药物性肝病、酒精性肝病、脂肪肝、自身免疫型肝炎、原发性硬化性胆管炎及原发性胆汁性肝硬化等。

3. 恶性肿瘤　如原发性肝癌、胰腺癌、恶性组织细胞增生症等。

4. 胆道系统疾病　如胆石症、胆囊炎、先天性胆管囊肿、胆道肿瘤等。

5. 先天性胆红素代谢异常。

6. 溶血性黄疸。

四、病毒性肝炎的预后

急性病毒性肝炎的多数患者在 3 个月内康复。甲型肝炎病死率甚低,约为 0.01%;急性乙型肝炎 60%~90% 可完全康复,10%~40% 转为慢性肝炎或病毒携带者;急性丙型肝炎易转为慢性或病毒携带;急性丁型肝炎重叠 HBV 感染时约 70% 转为慢性;戊型肝炎病死率为 1%~3%,≥65 岁老年急性戊型肝炎患者、发生于慢性乙型或丙型肝炎中度以上及肝硬化患者时病情较重,恢复慢,有一定的病死率;妊娠晚期患戊型肝炎病死率 10%~40%。

轻度肝炎患者一般预后良好,重度慢性肝炎预后较差,约 80% 在 5 年内发展为肝硬化,少部分可转化为肝细胞癌。淤胆型急性肝炎者预后较好,一般都能康复,慢性者容易发展成继发性胆汁性肝硬化。中度慢性肝炎预后居于轻度和重度之间。接受系统抗病毒治疗的大部分患者可以改善预后。

第二节　病毒性肝炎的治疗

由于甲型和戊型急性肝炎为自限性肝病,在治疗过程中需要保护肝脏减少进一步损害,注意并发症的产生,防止发生重症化为治疗原则。乙型和丙型慢性肝炎除对症治疗外,更重要的是选择强效、高耐药基因屏障的抗病毒药物治疗。

一、一般治疗

1. 卧床或适当休息　急性黄疸型肝炎患者及疲乏、消化道症状明显者应卧床休息。病情轻者以活动后不觉疲乏为度。

2. 合理饮食　急性期饮食宜清淡易消化。对进食量少或伴有呕吐者应静脉滴注葡萄糖和水溶性维生素。对一般患者不宜过分强调高糖、高营养,以防发生脂肪肝。对慢性肝炎血清白蛋白降低者可适当摄入富含蛋白的食物。凡肝炎患者必须禁酒。

3. 心理辅导　做思想工作,解除患者思想负担和焦虑情绪,使之心境平和。对治疗要有信心和耐心。要保持良好睡眠。

二、药物治疗

1. 改善肝功能治疗

(1)常用的药物:治疗肝炎的药物不下数百种,均为肝炎辅助治疗药物,治疗目标为改善和恢复肝功能。多用或滥用而加重肝脏负担,一般根据需要选用1~2种,勿超过3种。①减轻炎症:甘草酸制剂、苦参碱;②降低转氨酶:甘草酸制剂、五味子提取物(双环醇、联苯双酯)、垂盆草;③稳定肝细胞膜:水飞蓟宾、多烯磷脂酰胆碱;④改善肝细胞代谢:还原型谷胱甘肽、多烯磷脂酰胆碱、腺苷蛋氨酸;⑤疏通肝脏微循环:前列腺素 E、丹参;⑥解毒、抗氧化作用:N-乙酰半胱氨酸、水飞蓟宾、还原型谷胱甘肽;⑦解除胆汁淤积:腺苷蛋氨酸、熊去氧胆酸;⑧调节氨基酸代谢:复方支链氨基酸。

(2)关于"退黄药物":从严格意义上来说,均无用于治疗肝炎的能直接降低血清胆红素的"退黄药"。胆红素血症的下降,有赖于肝小叶炎症的消退和肝细胞恢复对胆红素的转化和排泌功能,而这需要一定的自我恢复时间。

(3)关于降转氨酶药物:对于 CHB 的急性发作,一般不宜首先考虑应用降酶药。由于 ALT 升高,是对 CHB 进行抗病毒治疗适应证的选择有重要价值的指标,若人为地盲目降低 ALT,将使患者失去抗病毒治疗的难得机会。因此,对于慢性肝炎降酶药物应用的适应证很有限,可用于 ALT≥10ULN 的患者和少数经抗病毒治疗无效的患者。

2. 免疫调节治疗

(1)免疫调节治疗的现状:病毒性肝病是免疫介导损害性疾病,但目前每一 CHB 具体病例的免疫缺陷所在和机制各不相同,对 HBV 感染的免疫病理和药物的免疫治疗机制还认识不足,对免疫状态的检测结果,尚不能指导临床医师进行有针对性的"对号入座"式的免疫调节治疗,故现在免疫调节剂的治疗还存在相当程度的盲目性。免疫调节剂的临床应用并无理论所预想的效果。

（2）免疫调节治疗的临床应用：免疫调节治疗的临床应用，虽然方法很多，但基本上都是在进行探索阶段。IFN-γ 是在免疫过程中，由 T 淋巴细胞和 B 淋巴细胞产生的一种具有高度生物活性的细胞因子。大量的基础和临床应用实验研究，均证实 IFN-γ 具有较强的抗肝纤维化作用，能够减轻 HVB 引起的肝硬化。白细胞介素（IL）是由单核-吞噬细胞、T 淋巴细胞分泌的具有非特异性免疫调节作用及在炎症反应中起作用的细胞因子。IL 的临床应用目前仍然是试用阶段，还需要长期观察进一步验证临床效果。细胞因子介导的杀伤 T 淋巴细胞（CIK）的主要效应细胞为 $CD3^+$、$CD56^+$ 细胞，可分泌 IL-2、IL-6、IFN-γ 等多种细胞因子，促进 T 淋巴细胞高表达 IL-2 受体。这些免疫调节治疗，尚未得到公认的广泛应用。在胸腺素家族中，公认有治疗效果的是胸腺素 α_1，具有免疫调节功能和抗病毒、抗感染的重要辅助作用。在肝衰竭早期（出现精神神经症状之前或刚出现时）如用肾上腺皮质激素治疗时，为减少继发感染可同时应用胸腺素 α_1。

（3）免疫调节治疗的值得注意的问题：免疫调节剂都须通过增强免疫应答破坏感染细胞以清除病毒，HBV 的肝细胞感染率很高，如上述制品的活性很强，可能严重破坏肝细胞促发肝衰竭。因此在黄疸上升阶段须慎用或不用免疫兴奋剂，以免"火上浇油"。

3.抗纤维化治疗　秋水仙碱等抗纤维化未受到理想的效果，现在主要用丹参、冬虫夏草、鳖甲等复方制剂，大多数学者认为有一定疗效。

三、肝内胆汁淤积治疗

多用于 CHB 或老年戊型肝炎。

1.腺苷蛋氨酸　每天 1000～1500mg，分 2 次用葡萄糖稀释后静脉滴注。

2.熊去氧胆酸（UDCA）　每天 750mg，分 3 次口服。联用以上药物治疗效果不明显者，可考虑换用肾上腺皮质激素，同时保留以上两种药物中的一种。对高黄疸的重症患者也可一开始即用激素治疗。

3.肾上腺皮质激素

（1）地塞米松：每天 10～15mg 稀释后静脉滴注。

（2）泼尼松龙：每天 40mg，上午 1 次口服。血清 TBil 明显下降（约 2 周）后逐渐减量，疗程一般 2～3 个月。

应用激素期间注意事项：①若患者为 HBV 感染，需同时给予核苷（酸）类似物，以免 HBV 被激活，大量复制而加重肝损害；②同时给予质子泵抑制剂或 H_2 受体阻断药，抑制过量胃酸分泌，预防激素诱发的胃、十二指肠溃疡，还应同时给予钙剂及维生素 D，防止骨质的钙脱失；③定期监测血压、血糖和血钾，也应注意激素的其他不良反应。

四、抗病毒治疗

慢性乙型肝炎和丙型肝炎只要有适应证，就应该选择强效高耐药基因屏障的药物，尽早进行抗病毒治疗。

1.干扰素抗病毒治疗　干扰素 α（IFN-α）是一种具有抑制病毒复制，增强免疫应答及抗增生作用的细胞因子，抑制 HBV 蛋白转译的能力较强，对 HBV DNA 及 HCV RNA 均有抑制作用（对前者抑制作用较弱）。聚乙二醇（PEG）IFN-α 的临床应用，提高了普通 IFN-α 的治疗效果。

（1）适应证：具有下列条件的患者应优先考虑应用 IFN-α 治疗。①年龄较轻者；②近年希望生育者;③希望在一定较短时间内完成治疗的患者;④病毒载量较低,ALT 水平较高,肝脏炎症程度较重者;⑤HBeAg 阳性的女性患者。

1)慢性乙型肝炎(CHB):血清 HBsAg 阳性,HBeAg 阳性/阴性(HBeAg 阳性者首选),HBV DNA 大于最低检测限(阳性)伴 ALT≥2ULN(正常上限)。对于 ALT 1~2ULN,也包括少数 ALT 正常者,年龄>40 岁或有乙肝、肝硬化,尤其是肝癌家族史者,应积极建议做肝脏组织病理学检查(肝穿刺活体组织检查),若组织学显示 G≥2 炎症坏死,S≥2 纤维化或 Knodell HAI≥4 分,即为 IFN-α 治疗的适应证。若未做肝活检,需对病史、症状体征、实验室及影像学所见等做全面评估,如 B 超、CT 提示肝脏有慢性病变及脾大者或瞬时弹性成像提示肝脏纤维化象者,应考虑给予 IFN 治疗。

2)急性乙型肝炎(AHB):多能自然清除病毒,一般不考虑抗病毒治疗,但若在病程的恢复期中,出现 HBV DNA 载量、HBsAg 和 HBeAg 滴度不下降,或抗 HBc-IgM 阴性时有可能演变成为 CHB,可启动 IFN-α 治疗。但应在血清总胆红素(TBil)<2ULN 及 ALT<10ULN 之后;而对 TBil 持续增高,有进展为肝衰竭的倾向时,应立即启动核苷(酸)类似物(NA)治疗。

3)慢性丙型肝炎(CHC):血清抗 HCV 阳性,HCV RNA 大于最低检测限(阳性)为主要适应证。对抗 HCV 阳性,而 HCV RNA 小于最低检测限,但 ALT 持续或反复升高者要考虑到病毒载量低和检测方法不灵敏所造成的假阴性,仍可考虑 IFN-α 治疗。

4)急性丙型肝炎(AHC):较少被发现,多为隐袭性感染。若抗 HCV 阴性而 HCV RNA 阳性,即应开始 IFN-α 治疗,可显著降低其慢性化概率。

(2)禁忌证:对育龄女性先做绒毛膜促性腺激素(hCG)排除妊娠后可用;对 ALT>10ULN 者,先用甘草酸制剂等降转氨酶药物,待 ALT 下降后再开始治疗(表 10-6)。

表 10-6 IFN-α 抗病毒治疗的禁忌证

绝对禁忌证	相对禁忌证
妊娠	甲状腺疾病
精神病史(如严重抑郁症)	视网膜病
未能控制的癫痫	银屑病
未戒掉的酗酒/吸毒	既往抑郁病史
未经控制的自身免疫性疾病	未控制的糖尿病
失代偿期肝硬化	未控制的高血压
有症状的心脏病	治疗前中性粒细胞<1.0×10⁹/L
治疗前 TBil>2ULN	治疗前血小板<50×10⁹/L
治疗前 ALT>10ULN	

(3)治疗方法

1)类别及剂量:①普通 IFN-α:现有 α1b、α2b、α2a 3 个亚型,效果相近。对 CHB,成人每次五百万单位(5MU),隔天 1 次,皮下或肌肉注射;②复合干扰素(Infergen):是由普通干扰素基因重组而来,它的 9μg、19μg 分别相当于普通干扰素的 3MU 及 5MU。治疗 CHC 的效果优于其他普通干扰素;③聚乙二醇干扰素 α2a(PEG IFN-α2a):成人每次 180αg,每周

1 次;对于耐受性较差者可用 135μg,皮下或肌肉注射;④聚乙二醇干扰素 α2b(PEG IFN-α2b):成人每次 1~1.5μg/kg,每周 1 次,皮下注射或肌内注射。

2)疗程:普通 IFN-α 一般为 6 个月,如有应答为提高疗效也可延长疗程至 1 年或更长。聚乙二醇 IFN-α 的疗程为 1 年。具体剂量和疗程可依据患者应答及耐受性等因素进行调整。对基因型 2 型、3 型的 CHC,治疗 12 周出现 EVR(早期病毒学应答,指治疗 12 周时 HCV RNA 小于最低检测限或定量检测降低 2 个对数级以上),治疗 24 周 HVC RNA 仍小于最低检测限时,可以考虑停药,后需定期检测。乙型肝炎 HBsAg 水平(定量检测值)与隐匿于肝细胞核内的 HBV 基因复制初始膜板-cccDNA(共价环状闭合脱氧核糖核酸)含量成正比。若 IFN-α 治疗 6 个月,HBsAg 定量检测值明显下降,可望在 IFN 继续治疗中获得 HBsAg 转阴的理想结果,尤其在治疗前基线 ALT 增幅高及感染时限不长的患者。

(4)疗效评估:影响 IFN-α 治疗效果的因素颇多,以 ALT 增高幅度及血清病毒载量为主要因素。诊治医师的肝病专业水平,也是影响治疗效果的另一个因素。有下列各因素者可取得较好的疗效:①年龄<40 岁,女性;②感染 HBV 或 HCV 时间短,非母婴传播;③病毒载量 HBV DNA<$2.0×10^8$copies/mL(5.6copies 相当于 1 个国际单位;10^5copies/mL 相当于 1μg/mL),HCV<$2.0×10^7$copies/mL;④基因型:乙肝的 A 型优于 D 型,B 型优于 C 型;丙肝的 2 型、3 型优于 1 型;⑤治疗前 ALT 高水平(CHB);⑥肝脏纤维化程度轻;⑦无明显肥胖,无脂肪肝,无酗酒史;⑧无两型以上肝炎合并感染,无 HIV 合并感染;⑨患者对治疗的依从性好;⑩治疗 12 周或 24 周时血清 HBV DNA 或 HCV RNA 不能检出。

(5)治疗中监测:应用 IFN-α 治疗过程中,为观察药物的依从性、防止药物的不良反应,必须跟踪监测:①开始治疗的第一个月,应每 1~2 周检测 1 次血常规,以后每月检查 1 次,直至治疗结束;②肝功生化检验开始每月 1 次,以后随病情改善可每 3 个月 1 次;③病毒学指标包括 HBV DNA 或 HCV RNA,治疗开始后每 3 个月 1 次;④每 3 个月检测 1 次甲状腺功能、血糖和尿常规等指标;⑤应定期评估精神状态,对出现明显抑郁症和自杀倾向的患者应立即停药;⑥65 岁以上高龄患者,原则上也应抗病毒治疗,但应根据对药物的耐受性、并发症(如高血压、冠心病等)及患者的意愿等做全面衡量来决定。

(6)不良反应及处理

1)流感样综合征:注射 IFN-α 同时给予乙酰氨基酚 0.5g,随着注射次数增加,发热等症状可以逐渐消失。

2)一过性骨髓抑制:主要表现为中性粒细胞减少和血小板减少。若中性粒细胞绝对数<$0.75×10^9$/L,血小板<$50×10^9$/L 时应适当减量,如普通 IFN 由每次 5MU,减少至每次 3MU,PEG IFNα2a 由每次 180μg,减少至每次 135μg,PEG IFNα2b 由每次 80μg 减少至每次 50μg。1~2 周后复查,如恢复则逐渐增加至原剂量。如中性粒细胞绝对数<$0.5×10^9$/L,血小板<$30×10^9$/L 时则应停药。

为避免 IFN-α 减量或停药影响疗效,可以使用药物来提升中性粒细胞和血小板。使用 CSF 制剂及 IL-11 用药后直接患者血常规来调整剂量、注射次数及每次注射的间隔:①对中性粒细胞减少者可用重组人粒细胞巨噬细胞集落刺激因子(r-HuGM,CSF),每次 5~10μg/kg,皮下注射;或重组人粒细胞集落刺激因子(r-HuG,CSF),每次 150~300mg,皮下注射;其他尚可用利血生、维生素 B_4、沙肝醇口服,但效果逊于 CSF 制剂;②对血小板减少者可用白细胞介素 11(IL-11),每次 25~50μg/kg,皮下注射;其他尚可用利可君、氨肽素、皂矾丸口服,但效果逊于 IL-11。

3）IFN-α可诱导自身抗体和自身免疫性疾病，少部分患者可出现甲状腺功能亢进或减退、糖尿病、血小板减少、银屑病、白癜风、类风湿性关节炎和系统性红斑狼疮等，严重者应停药。

4）对不能耐受IFN-α治疗或有IFN-α禁忌证的CHB，可使用核苷（酸）类似物治疗；而对CHC可试用有增强机体非特异性免疫功能的胸腺素α₁，在用此药治疗期间通过激活TNF-α、IFN-γ等细胞因子有一定的抗HCV作用。用法：每次1.6mg，2次/周，疗程为6个月，与利巴韦林联合治疗。

（7）IFN联合利巴韦林治疗CHC

1）适应证：IFN-α联合利巴韦林（Rib）能显著提高病毒学应答率，由单用普通IFN-α治疗48周的SVR（持续病毒学应答率）为12%~19%，单用PEG IFNα2a治疗48周的SVR为25%~29%，提高到IFN-α（3MU）联合Rib治疗48周的44%~47%，而PEG IFNα2a（180μg）、PEG IFNα2b（1.5μg/kg）联合Rib治疗48周的疗效相似，SVR可达54%~56%。PEG IFN-α联合Rib现已成为治疗CHC的金标准。

2）禁忌证：①绝对禁忌证：妊娠、严重心脏病、肾功能不全、血红蛋白病、HB<80g/L；②相对禁忌证：未控制的高血压、未控制的冠心病、HB<100g/L。

3）剂量：体重>85kg者1200mg/d，65~85kg者1000mg/d，<65kg者800mg/d，相当于每天13mg/kg，对基因型1型的CHC，剂量更不应减少。上述每天量分3次，餐后半小时口服。

4）不良反应及处理：及时发现溶血性贫血，需定期（如每周1次，或必要时2次）做血常规监测，包括HB、RBC和RC（网织红细胞），当HB降低至100g/L时应减量，HB<80g/L时应停药。为避免Rib减量或停药，对HB的下降可用重组人促红细胞生成素（rhEPO）注射来提升HB，rhEPO每次50~100U/kg，每周3次，或按HB调整剂量。

（8）特殊患者的IFN-α治疗

1）儿童：3周岁以上可以应用IFN，与成人CHB或CHC相比，疗效相似或略高，不良反应相似或略低。每次剂量4~6MU/m²（体表面积）。

2）HBV/HCV重叠感染者：绝大多数这类患者血清HBV DNA载量较低，甚至小于最低检测限，肝炎活动主要与HCV有关，对这类患者应给予PEG IFNα联合Rib治疗。若HCV清除后出现HBV再激活，可给予核苷（酸）类似物（NA）治疗。

3）HBV/HDV重叠感染者IFN-α是唯一能抑制HDV RNA的药物，疗程至少1年。

4）丙肝的肝外并发症多于乙肝，可能是机体异常免疫反应所致，可导致皮肤（迟发型皮肤卟啉病、白癜风、扁平苔藓）、肾脏（膜性肾病、膜增生性肾小球肾炎）、血液系统（冷球蛋白血症、霍奇金及非霍奇金淋巴瘤）、内分泌系统（糖尿病、甲状腺炎）的病变及风湿性疾病（干燥综合征）。对以上病例给予IFN和Rib（只要没有禁忌证）联合治疗是根本治疗，有利于控制病情。

5）关于IFN-α治疗与甲状腺不良反应的问题：①先前存在甲状腺疾病并非IFN-α治疗的禁忌证。IFN治疗前应常规检查血清TSH、FT₃、FT、TGAb（甲状腺球蛋白抗体）和TPOAb（甲状腺过氧化物酶抗体）水平及甲状腺超声；②FN治疗期间应每8~12周检测TSH水平。在IFN治疗前、中、后若发现TSH异常和（或）甲状腺自身抗体阳性，应在进一步明确甲状腺功能异常的种类后进行处理；③甲状腺功能减退症患者，若抗体阴性，则使用甲状腺素治疗；若抗体阳性，则用甲状腺素长期治疗，同时继续IFN-α治疗；④甲状腺功能亢进症患者可使用抗甲状腺素治疗，同时继续干扰素治疗，直至甲状腺功能恢复正常；⑤破坏性甲状腺毒症患者,若无症状可继续 IFN-α 治疗。若有症状,则加用 β 受体阻滞药和干扰素治疗。症状不能控制者停止 IFN 治疗直至甲状腺功能恢复正常;⑥IFN-α 治疗后甲状腺功能异常通常为一过性,部分持续性甲状腺功能异常主要见于甲状腺功能减退症及之前存在自身免疫性疾病的患者,且 IFN 治疗发生甲状腺功能异常与给药剂量及疗效无关。

6)肝移植后的 HCV 再感染:①治疗肝移植后的 HCV 再感染,较治疗肝移植后 HBV 再感染有难度。作为 HCV 主药的 IFN 有免疫上调的作用,不利于移植物,为此最好在移植术前进行有力的抗 HCV 治疗获得 SVR(持续性病毒应答),可降低肝移植术后 HCV 感染复发率,但对失代偿丙肝肝硬化患者,由于其对 IFN 和 Rib 的耐受程度降低,不良反应明显增多,能否抗病毒治疗存在不同的意见;②肝移植术后抗 HCV 治疗包括两个策略,第一种是"优先治疗",即在肝移植术后早期,在移植物尚未受到 HCV 侵害之前进行抗病毒治疗,但实际上,由于术后早期患者须接受大剂量免疫抑制剂,有潜在的血细胞减少,轻度肾功能损害及其他因素,使得仅 40%~50% 的肝移植患者能耐受术后早期的抗病毒治疗;且术后早期患者难以耐受 Rib 的不良反应;③大多数移植中心均倾向于采取第二种策略,即在有明确的 HCV 感染复发的证据(持续 ALT 升高,排除其他因素,肝组织学显著纤维化表现)后再进行抗病毒治疗。研究显示,在肝移植后患者中联合使用 PEG IFN 和 Rib 的 SVR 率与 PEG IFN 单药治疗相当(33% 对 38%),这与对 Rib 的耐受性低且大部分需减量甚至停药有关。

2. 核苷(酸)类似物抗病毒治疗　核苷(酸)类似物(NA)是一类具有抑制 HBV 复制的化学合成药物,其特点是抑制 HBV 基因复制的作用较强,抑制病毒蛋白转译的作用较弱,几乎无不良反应。治疗期间随疗程延长而出现基因耐药现象为其主要缺点。

(1)适应证

1)慢性乙型肝炎(CHB):血清 HBsAg 阳性,HBeAg 阳性/阴性,并且 HBV DNA 大于最低检测限(阳性),伴有 ALT>2ULN 者(需除外其他病因所致的 ALT 升高)。应用 NA 治疗对 ALT 及 TBil 均不设使用上限,ALT 和(或)TBil 显著增高者可以使用,而且 ALT 升高幅度与病毒学应答率包括 HBeAg 血清学转换率呈正相关。

2)急性乙型肝炎(AHB):一般不需给予抗病毒治疗,但若起病一段时间后 HBV DNA、HBsAg/HBeAg 持续高水平,尤其肝功能恶化有进展为亚急性肝衰竭的倾向时,即应开始 NA 治疗。须知,区分 AHB 和无症状 CHB 的急性发作(AOC)有时很困难。抗 HBc-IgM 阴性、脾大者则 AOC 的可能性很大。可参考表 10-7 进行综合判断。

表 10-7　急性乙肝与慢性乙肝急性发作的鉴别

项目	急性乙肝	慢性乙肝急性发作
HBsAg 阳性家族史	无或不详	有或不详
血清抗 HBC-IgM	多阳性	多阴性
蛋白电泳 γ%	正常	多升高
脾大△	多无	多有
肝病面容、肝掌、蜘蛛痣	无	有

注:△. 脾可触及,B 超显示脾厚(横径)>4cm 或脾面积>25cm²。脾面积=脾纵径(cm)×脾横径(cm)×0.8。

（2）禁忌证及不良反应

1）除极少数对 NA 过敏外一般无禁忌证。

2）少见、罕见的不良反应有肾功能不全、肌炎、横纹肌溶解、乳酸酸中毒等。拉米夫定（LVD）治疗 52 周和 104 周时发生 3~4 级肌酸激酶（CK）升高者分别为 3.1% 和 4.1%；替比夫定（LdT）治疗 52 周和 104 周时发生 34 级肌酸激酶（CK）升高者分别为 7.5% 和 12.9%。服药期间应注意复查 Cr、CK、LDH，一旦患者出现弥漫性肌肉疼痛、肌肉触痛、肌无力、关节疼痛症状时，应立即停药，严重横纹肌溶解症会引起危及患者生命的代谢紊乱和急性肾衰竭，应立即采取积极的救治措施。

3）有器质性肾脏病变伴有血清肌酐（Cr）升高者禁用阿德福韦酯（ADV）及替诺福卡（TDF）。

4）在拉米夫定（LAM）、LdT 也包括恩替卡韦（ETV）单药治疗过程中，一旦出现病毒学突破，指 LVD 或 LdT 在治疗过程中获得病毒学应答后，其血清 HBV DNA 较最低点上升大于一个对数级或一度转阴后又转为阳性或病毒学反弹（指同样过程中 HBV DNA 上升 $>1.0 \times 10^5$ copies/mL 或超过治疗前水平）时，即应及时加用 ADV 做持续的联合治疗。

（3）种类及治疗剂量

1）种类：目前用于临床的 NA 有 L-嘧啶类似物（拉米夫定、替比夫定、恩曲他滨、克立夫定等）；环戊烷类似物（恩替卡韦）；无环磷酸盐化合物（阿德福韦、替诺福韦）三类。同一种核苷（酸）类似物存在交叉变异耐药。NA 之间的抗病毒活性由强至弱为 ETV/TDF>LdT>LAM>ADV。服用的剂量，IAM 每次 100mg，ADV 每次 10mg，ETV 每次 0.5mg，LdT 每次 600mg，TDF 每次 300mg，均为每天 1 次。ETV 应在空腹或餐前或餐后 2 小时服用。

2）肾功能不全的剂量控制：CHB 合并肾功能不全应用 NA，应根据血清肌酐清除率（Ccr）控制使用剂量。Ccr 正常值为 85~125mL/min（男性），75~115mL/min（女性）。①Ccr ≥50mL/min 者不需要调整给药剂量和间期；②Ccr 为 30~50mL/min 时，给药剂量减半或间隔 48~72 小时给药 1 次；③Ccr<30mL/min，可给 1/4 剂量；④接受血液透析的终末期肾病（ESRD），给上述剂量后血液透析能清除给药剂量的 13%。

（4）治疗终点和疗程

1）对 HBeAg 阳性的 CHB，要持续治疗至出现 HBeAg 的血清学转换，转换后经检测 2 次，每次至少间隔 6 个月仍保持不变时可停药，总疗程不应少于 4 年。对 HBeAg 转阴但未出现抗 HBe 者应继续用药，直至出现血清学转换。经治疗出现 HBeAg 血清学转换者可称之为"满意的治疗终点"。

2）对 HBeAg 阴性者及 HBeAg 未达到血清学转换者，经治疗 HBV DNA 已小于最低检测限并能继续维持，伴有 ALT 复常，可称之为达到"比较称心的治疗终点"。若停止治疗 24 个月后 HBV DNA 及 ALT 又复升，即重新开始治疗。

对 HBeAg 阴性的 CHB 的疗程，很难确定，所以疗程宜个体化。若年龄>40 岁，或有 HCC 家族史，临床上已有某些肝纤维化的表现，如 B 超见到有慢性肝病的表现或有脾大者应延长疗程，以阻止其向肝硬化发展；若不是这类患者，尤其年龄<30 岁也可在 HBV DNA 小于最低检测线伴有 ALT 复常后，再先后监测 3 次，每次间隔至少 6 个月，若仍保持不变，且总疗程已超过 3 年以上者可以试停药，以后每 3 个月做复查，一旦复发立即开始再治疗。

3）HBeAg 阳性或阴性患者经过治疗出现持续的 HBsAg 消失，伴或不伴 HBsAg 血清学转换,可称之为"理想的治疗终点",提示 HBV 复制被持续抑制,肝内病毒 cccDNA 下降,患者对 HBV 的免疫力恢复,最接近临床治愈。但仍需要巩固治疗一年半。

4)疗效预测:NA 治疗有利于获得病毒学应答的各种因素,基本上与对 IFNα 治疗的预测相同,但性别与乙肝基因型似与之无关。治疗过程中病毒反转录酶碱基未发生突变和氨基酸置换者,易于获得维持性(指治疗过程中)和持续性(指治疗结束后)病毒学及生化学应答。

(5)NA 耐药与 HBV 基因突变

1)随着 NA 治疗时间的延长,原本对 NA 不敏感的少数弱势株(也有的属于预存耐药,即 NA 治疗前已存在的耐药株)开始复制繁殖,同时对药物敏感的优势株受到抑制不断减少,"此消彼长";在 NA 抗病毒作用靶点的反转录酶(rt)基因序列密码子中的碱基发生突变,导致氨基酸置换,NA 药物同已发生碱基突变的 rt 结合力下降,NA 抑制 rt 活性的能力下降(基因耐药)。当上述已变异的毒株大量繁殖,成为主导或优势毒株时即成为耐药变异株,临床上出现病毒学突破及反弹和 ALT 反弹(临床耐药)。

2)耐药变异株的发生率由多至少依次为 LVD>LdT>ADV>TDF/ETV。

3)NA 各药相关的变异位点:①LAM 为 rtM204V/I(即 YMDD 基序的 MVDD 或 MIDD 变异),rtL180V/I,rtV173L;②ADV 为 rtA181T/V,rtN236T,此外尚可有其他位点的变异;③LdT 为 rtM204L;④ETV 为 rtM204V/I,rtL180M,rtV173L,rtI169T,rtT184S/A/U/F/G,rtS202G/I,rtM250V;⑤TDF 为 rtA194T,尚待进一步研究。

在以上变异中,rtL180V/I 和 rtV173L 属于继发性补偿性突变,发生后使耐药变异株的生存能力提高。

ETV 有高基因屏障,病毒对其耐药需要有 3 个位点同时变异,其中包括 2 个 LAM 的耐药变异点,即对它的耐药一般发生在已对 LAM 耐药的基础之上。在用 LAM 治疗患者中,一小部分的耐药突变发生在 rtA181T/V。在先用 LAM 后用 ADV 的序贯治疗中,在先已发生 LVD 耐药的患者中,可发生多重耐药,即 rtL180M+rtM204V+rtN236T 这 3 个位点的突变。

4)病毒变异的危害性:①发生病毒学及生化学的反弹;②HBeAg 血清转换率降低;③肝组织学已有的改善开始倒退;④病变进展,肝硬化发生率高;⑤在部分病例(如肝硬化)病情急性加剧,有发生肝衰竭的高危性;⑥肝移植病例有发生排异的高危性。

4)对 NA 耐药的补救治疗:①交叉耐药:由一种药物所引发的 HBV 变异株对另一种药物的敏感性也降低,称之为交叉耐药。一旦发生对初始治疗的单一 NA 耐药就应选用最为有效、与该药无交叉耐药位点的药物进行补救治疗。由于加药比换药出现耐药的概率低,因此最有效的策略是加用另一种无交叉耐药的药物。核苷类似物(IAM、LdT、ETV)与核苷酸类似物(ADV、TDF)之间,除 rtA181T/V 位点外,不存在交叉耐药;②对 NA 发生耐药后及时给予补救治疗(表 10-8)。

表 10-8　NA 耐药的补救处理

耐药种类	处理建议
LAM 耐药	1. 加用 ADV 或 TDF
	2. 改用 Truvada
	3. 对非 rtM2041 位点变异者改用 LdT 并加用 LAM 或 TDF

（续表）

耐药种类	处理建议
ADV 耐药	1. N236T 变异 ADV 联合 LAM,LdT 或 ETV 或改用 ETV,或改用 Truvada 2. A18IT/V 变异 TDF 联合 ETV 或改用 Truvada
ETV 耐药	加用 ADV 或 TDF2,改用 Truvada
LdT 耐药	同上 LAM 或 ETV 耐药

注:Truvada 为恩曲他滨(FTC)200mg 加 TDF 300mg 的复方制剂。

3. 丙型肝炎抗病毒治疗 抗丙型肝炎病毒治疗除 PEG IFN-α2a 和 PEG IFN-α2b 加利巴韦林以外,近年来又新上市索非布韦和达卡他韦等口服药物,为治愈丙型肝炎开辟了新的途径。

(1)索非布韦(Sofosbuvir,Sovaldi):是 2013 年上市的治疗慢性丙肝的新药,联合 PEG IFN-α 和利巴韦林的总体持续病毒学应答率(SVR)高达 90%;针对 2 型丙肝,该药物联合利巴韦林的 SVR 为 89%~95%;针对 3 型丙肝,该药物联合利巴韦林的 SVR 为 61%~63%。

1)作用机制:索非布韦是 HCV RNA NS5B 聚合酶抑制剂。目前正在研究囊括 NS5A 抑制剂 GS-5816,也就是 GS-5816 和索非布韦/GS-5816 的合剂,一旦索非布韦/GS-5816 的合剂被批准,这将成为首个针对所有基因型患者的纯口服丙肝药物。

2)用法用量:每片 400mg,每天 1 片,空腹或随餐服用。推荐治疗方案如下:HCV 单独感染或 HCV/HIV-1 合并感染,基因 1 或 4 型索非布韦+PEG IFN-α+利巴韦林 12 周;基因 2 型索非布韦+利巴韦林 12 周;基因 3 型索非布韦+利巴韦林 24 周(表 10-9)。

3)用药注意事项:索非布韦的安全性和有效性得到研究确认。

4)药物相互作用:强效的肠道糖蛋白(P-gp)诱导剂(如利福平)可能改变索非布韦的药物血浆浓度。使用前,药物间相互作用请参看完整药品说明书。

(2)达卡他韦(Daclatasvir,Dactinna):是英国和日本上市的一种治疗丙肝药物,效果和治疗周期与索非布韦较为相似。据悉,美国正在研究达卡他韦联合用药的临床应用问题。

1)作用机制和用法:这种药能够阻止丙肝病毒复制并且感染新的肝脏细胞。这种药物能够降低病毒在人体的水平并且最终能够从人体中完全清除。Dactinna 包含活性成分 Daclatasvir 每片 60mg,每天 1 片,空腹或随餐服用,疗程为 12~24 周。

表 10-9 达卡他韦和索非布韦联合应用疗效

丙肝基因型	达卡他韦+索非布韦(12/24 周)	索非布韦+利巴韦林(12 周)
1 型	100%	—
2 型	100%	93%
3 型	85%	

2)用药注意事项:在服用达卡他韦期间,请不要服用以下药物:苯妥英、立痛定、卡马西平、卡马西平、奥卡西平、苯巴比妥米那、利福平、利福布汀、利福喷汀、地塞米松、地塞米松。

需要调整服药剂量的伍用药物：①抗艾滋病药物：阿扎那韦/利托那韦、达芦那韦/利托那韦、洛匹那韦/利托那韦、依曲韦林、奈韦拉平、依非韦伦等；②抗丙肝药物：波普瑞韦、特拉匹韦；③抗细菌药物：克拉霉素、泰利霉素、红霉素；④抗血栓药：达比加群酯；⑤抗真菌药：酮康唑、伊曲康唑、泊沙康唑、伏立康唑；⑥医治心律失常的地高辛；⑦降血压药：维拉帕米、地尔硫草、硝苯地平、氨氯地平；⑧降血脂药：罗苏伐他汀、阿托伐他汀、氟伐他汀、辛伐他汀、匹伐他汀、普伐他汀；⑨口服避孕药。

（3）不良反应：①头疼、恶心反胃，疲劳很常见；②还有食欲减退、睡眠障碍、偏头疼、气短、潮热、皮肤痒、脱发、皮疹、腹泻、关节疼、肌肉酸疼、焦虑，或有贫血、中性粒细胞减少、血小板减少；③胆红素升高。

4. 关于联合治疗

（1）NA 联合治疗：联合使用两种 NA 并不起协同和相加作用，只起其中一种抗病毒活性较强的作用，但采用无交叉耐药位点的 NA 联合治疗，如 LAM 或 LdT 联合 ADV（当前最常用的联合），也包括 ETV 与 ADV 的联合（ETV 与 TDF 的联合更佳，堪称天仙配）可防病毒耐药变异，使抗病毒活性长期持续保持。可用于对 NA 耐药患者、部分早期无应答患者（指在依从性好的情况下，初始 NA 治疗 12 周 HBV DNA 下降幅度未达到 1 个对数级 log）、原发性治疗失败患者（指在依从性良好的情况下，NA 治疗 6 个月 HBV DNA 下降幅度小于两个对数级 log）、肝移植患者及有 HCC 家族史者。2019 版 CHB 防治指南也推荐用于合并 HIV 感染者、肝硬化及高病毒载量者。

（2）NA 联合 IFN-α 治疗：NA 与 IFN-α、PEG IFN-α 联合未能提高疗效。当先用 IFN-α 治疗 6 个月病毒学应答不满意时可换用 NA 治疗，但若先用 IFN-α 治疗 12 周无 EVR（早期病毒学应答）时，尤其 HBV DNA 高载量时，也可考虑提前换用 NA 治疗。NA 治疗序贯于 IFN 治疗之后，抗病毒活性可有一定程度的增强。

（3）LdT 不可与 IFN-α 联合，因有引发周围神经疾病的风险。

5. 特殊患者的治疗

（1）儿童：国外已将 LAM 及 ADV 用于治疗儿童 CHB，疗效及安全性与成人相似。LAM 的推荐剂量为每天 3mg/kg，ADV 的推荐剂量为每天 0.3mg/kg，12 岁以上者均用成人剂量。在国内尚无指导性文献的情况下，用前须与家长沟通并取得同意。

（2）孕妇

1）妊娠期 CHB 用 LAM，国内报道 38 例，无一例发生母婴并发症，未发现婴幼儿发育异常，而且婴儿带毒发生率为零，有效阻断了乙肝的母婴传播。对 LT，美国 FDA 将其列为妊娠安全性的 B 类药物，无致畸性。以上两种药物用于妊娠期 CHB，益处明显大于风险，在患者及家属知情同意的情况下可以应用。

2）妊娠后期 3 个月，孕妇开始应用 LAM，联合给新生儿注射乙肝免疫球蛋白（HBIg）100~200U，并按常规 0、1、6 全程接种乙肝疫苗，可显著地降低宫内、围生期 HBV 感染和母婴垂直传播。

（3）肿瘤化疗和接受免疫抑制剂的患者：只要化疗前或免疫抑制剂治疗前 HBsAg 阳性，包括仅有抗 HBc 单项阳性，有时尽管 ALT 正常，也应在治疗前 10 天开始应用 LAM、IAT 或 ETV 治疗，直至化疗或免疫抑制剂停药以后的 6 个月，但对治疗前 HBV DNA＞1.0×

10^5copies/mL 者,应在化疗或免疫抑制剂治疗结束后继续抗 HBV 治疗,直至 HBV DNA 小于最低检测限和 ALT 正常。对需要长期(>6 个月)免疫抑制剂治疗者可考虑优先选用 ETV 或 TDF。

(4)HBV/HIV 重叠感染者:LAM、TDF、ETV 同时具有抗 HBV 和抗 HIV 的活性。对不需要抗 HIV 的患者,应尽可能选用无或很少有抗 HIV 活性的药物(如 IFN、ADV 或 LdT)进行抗 HBV 治疗,以免诱生 HIV 耐药株。对同时需要抗 HIV 和 HBV 治疗者,治疗方案应包括 2 种抗 HBV 药物,例如 LAM 联合 TDF;尽量避免仅用 1 种具有抗 HBV 活性的药物,以尽可能降低 HBV 耐药风险。

(5)有肝外并发症:如 HBV 相关肾炎,可用 IFN-α 治疗。IFN-α 对有肾炎的 CHB 似比无肾炎的 CHB 病例效应率更高,不仅有较高的 HBeAg 血清转换率,而且可能使一些患者的 HBeAg 阴转。可能,有肝外并发症比无肝外并发症的患者有较高的免疫应答活性。也可选用除 ADF、TDF 外的 NA。LAM 治疗 1 年 ClCr 显著增高,蛋白尿显著降低,血清白蛋白可达正常。使用剂量须按其 ClCr 加以控制。

(6)肝移植后 HBV 再感染:移植时及移植后定期(第 1 周每天 1 次,以后每周 1 次)反复注射 HBIG(每次 800U)使血清抗 HBs 水平达到>100IU/mL,同时联合 NA 进行防治。理想的疗程有待进一步确定。

(7)医护人员暴露感染:如 HBsAg 阳性,HBV DNA>10×10^4copies/mL,应立即接受强效、耐药屏障高的 NA(ETV 或 TDF)治疗,在重新开始暴露性操作前将 HBV DNA 降至小于最低检测限或至少<1.0×10^4copies/mL。

第三节　病毒性肝炎的中医辨证论治

病毒性肝炎按病原学可分为甲型、乙型、丙型、戊型病毒性肝炎;按病程可分为急性、慢性和肝衰竭三种临床类型。

一、急性病毒性肝炎的中医辨证论治

急性病毒性肝炎,按病原学常分为甲型、乙型、丙型、戊型病毒性肝炎;临床上按黄疸的有无和病情程度,又分为急性黄疸型、急性无黄疸型、急性重型肝炎。急性黄疸型肝炎,主要见于中医阳黄证;急性无黄疸型肝炎,见于中医湿阻脾胃证和肝郁气滞证;急性重型肝炎,则见于中医阳黄证之急黄。

1.病因病机

(1)外感湿热疫毒:夏秋暑湿当令,湿热偏盛,湿热由表入里,内蕴中焦,湿郁热蒸,不得泄越,而致发病。若湿热夹时邪疫毒伤人,则热毒炽盛,内伤营血,病势暴急,猝发急黄。

(2)内伤饮食劳倦:饮食不洁,或嗜酒无度,或过食肥甘厚腻,损伤脾胃,运化失职,湿浊内生,郁而化热,湿热熏蒸,胆汁泛溢,发为黄疸。或湿遏中焦,困阻脾胃,或壅塞肝胆,肝郁气滞而致发病。

2.诊察要点

(1)诊断依据

1)有外感湿热疫毒,内伤酒食劳倦等因素。

2)食欲缺乏,恶心呕吐,脘腹胀满。

3)有黄疸证者,目黄、肤黄、小便黄。

4)肝功能检查:ALT 显著升高,一般>20ULN 以上,ALT/AST 升高不明显;血清 TBil 明显升高;γ-谷氨酰转肽酶(γ-GT 或 GGT)、碱性磷酸酶(AIP 或 AKP)、总胆汁酸(TBA)、胆固醇(CHO)等也有升高,PTA 多数>60%。

(2)类证鉴别

1)黄疸与萎黄:黄疸发病与感受湿热疫毒,饮食劳倦有关,病机为湿邪阻滞脾胃,肝胆疏泄失常,胆汁外溢,症见目黄、肤黄、小便黄;萎黄病因是饥饱劳倦、食滞虫积或病后失血,病机为脾胃虚弱、气血不足、肌肤失养,症为肌肤萎黄不泽,目睛及小便不黄。

2)黄疸与黄胖:黄疸与黄胖都有皮肤色黄,但黄胖源于钩虫匿伏,蚕食气血,致血虚不华于色,其症面部肿胀色黄,黄中带白,目睛如故。《杂病源流犀烛·诸疸源流》"黄胖宿病也,与黄疸暴病不同",黄胖为血虚不华于面的虚证发黄,黄疸为胆汁泛溢的实证发黄。

3.辨证论治

(1)辨证要点:病理因素有湿热、疫毒、湿阻、气滞,其中湿邪为患是关键。湿邪既可从外感受,又可自内而生,外感湿热疫毒,为湿从外受,饮食劳倦,属湿自内生。湿邪塞阻,困遏中焦,脾失健运,胃失和降,壅塞肝胆,肝气郁滞,疏泄失常,胆汁泛溢而发病。病位主要在脾胃肝胆。又可由于病因不同和素体差异,导致湿热或有偏盛,故病症也有热重于湿和湿重于热之不同。

(2)治疗原则:根据证治分类的不同类型,可灵活应用以下的治疗原则。清热通腑,利湿退黄;利湿化浊运脾,佐以清热;清热解毒,凉血开窍;祛湿健脾,行气和胃;疏肝理气。

(3)证治分类

1)热重于湿证

证候:身目俱黄,黄色鲜明,发热口渴,食少厌油,恶心呕吐,口干口苦,腹胀胁痛,小便短赤,大便秘结,舌质红,舌苔黄腻,脉弦数。常见于甲型、戊型急性黄疸型肝炎。

病机:湿热熏蒸肝胆,肝失疏泄,胆汁外溢于皮肤。

治则:清热通腑,利湿退黄。

推荐方药:方用茵陈蒿汤加减,茵陈 30g,栀子 9g,大黄 9g。

方解:茵陈为清热利湿退黄之要药;栀子苦寒清利三焦之热;大黄通导阳明之积,使湿热从大便而去。

推荐中成药:可用苦黄注射液、茵栀黄制剂(注射剂、颗粒剂、口服液)等。

2)湿重于热证

证候:身目俱黄,黄色不甚鲜明,头重身困,胸脘痞满,食欲缺乏,恶心呕吐,腹胀,小便黄赤,大便溏垢,舌质红,舌苔厚腻微黄脉濡数或濡缓。可见于各型急性黄疸型肝炎。

病机:湿遏热伏,困阻中焦,脾失健运,胃失和降,肝失疏泄,胆汁不循常道。

治则:利湿化浊运脾,佐以清热。

推荐方药:方用茵陈五苓散合甘露消毒丹加减,茵陈 30g,茯苓 12g,泽泻 10g,猪苓 10g,藿香 9g,白蔻仁 9g,陈皮 6g。

方解:前方利湿退黄,使湿邪从小便中去;后方利湿化浊,清热解毒,湿热并治。

推荐中成药:可用舒肝宁注射液等。

3)疫毒炽盛证

证候:发病急骤,黄疸迅速加深,其色如金,皮肤瘙痒,高热口渴,胁痛腹满,神昏谵语,烦躁抽搐,或出血便血,或肌肤瘀斑,舌质红绛,苔黄而燥,脉弦滑或数。主要见于急性重型肝炎。

病机:热毒疫邪猛烈入侵,熏灼肝胆,致胆汁泛溢,而致身目泛黄;热毒内炽,灼伤津液,则高热烦渴;热度结于阳明,腑气不通,则腹脘胀满,大便秘结;热毒炎上,扰乱神明,则烦躁不安,神昏谵语。

治则:清热解毒,凉血开窍。

推荐方药:方用加味犀角散,水牛角30g,黄连10g,栀子10g,板蓝根20g,生地15g,玄参15g,丹皮15g,茵陈30g,土茯苓15g。

方解:水牛角、黄连、栀子、板蓝根、生地、玄参、丹皮清热凉血解毒;茵陈、土茯苓利湿清热退黄。

推荐中成药:可加用清开灵注射剂、醒脑净注射剂等。

4)湿阻脾胃证

证候:脘闷不饥,肢体困重,怠惰嗜卧,口黏呕恶,大便溏软,舌苔白腻,脉濡缓。可见于急性无黄疸型肝炎。

病机:湿邪外袭或饮食劳倦,湿浊内生,湿邪壅阻中焦,脾失健运,胃失和降。

治则:祛湿健脾,行气和胃。

推荐方药:方用平胃散加减,苍术10g,白术12g,陈皮6g,厚朴8g,茯苓12g,猪苓10g,藿香9g,佩兰8g,半夏8g,竹茹10g,葛根12g。

方解:苍术、白术燥湿运脾;陈皮、厚朴除湿散满,理气化滞;茯苓、猪苓淡渗利湿,使湿从小便而去;藿香、佩兰、半夏、竹茹、葛根芳香化浊,和胃降逆。

推荐中成药:可用平胃丸(散)。

5)肝郁气滞证

证候:胁肋胀痛,胸闷不舒,不欲饮食,食后脘腹胀满,或口苦呕恶,舌淡红,苔白,脉弦。可见于急性无黄疸型肝炎。

病机:情志不舒,肝失条达,疏泄不利,气机郁滞。

治则:疏肝理气。

推荐方药:方用柴胡疏肝散加减,柴胡10g,香附12g,川芎6g,枳壳8g,陈皮6g。

方解:柴胡疏肝理气;香附、川芎行气活血,解郁止痛;枳壳、陈皮理气行滞,和胃降逆。

推荐中成药:柴胡疏肝丸。

二、慢性病毒性肝炎的中医辨证论治

病毒性肝炎是由多种肝炎病毒引起的,以肝脏损害为主的一组全身性传染病。临床表现以疲乏、食欲减退、厌油、肝功能异常为主,部分病例出现黄疸。慢性病毒性肝炎指病程超过半年或发病日期不明确而有慢性肝炎症状、体征、实验室及 B 超等影像学检查异常者,体征可有肝病面容、肝掌、蜘蛛痣、胸前毛细血管扩张等。在中医学中,没有慢性病毒性肝炎的相应病名,根据其临床表现可将其归属为"肝积""黄疸""胁痛"等范畴。

1.病因病机　慢性病毒性肝炎的病理关键是肝血不足,湿热、气滞、血瘀相互为患,虚实错杂。肝为刚脏,体阴而用阳,喜条达而恶抑郁,病毒性肝炎患者感染疫毒后,肝失疏泄,肝气郁结,肝木克脾土,最终导致肝郁脾虚,在此基础上,湿邪、热邪、瘀血等病理因素常常夹杂或同时出现而在疾病的整个发展过程中,病机可概括为肝郁脾虚为本,湿、热、瘀为标。湿邪疫毒入侵,湿热邪气困阻中焦,既导致肝郁,疏泄失职,同时脾失健运,运化失职,湿热久留,又可致瘀,还能伤阴伤阳,导致肝肾阴虚或脾肾阳虚。其病理基础可概括为郁、湿、毒、痰、虚。

2. 诊察要点

(1)诊断依据

1)临床表现:以面色晦暗、乏力、右胁肋部胀痛或隐痛、食欲缺乏、腹胀、皮肤瘙痒、皮肤黄染、肝脾大、腹腔积液、肝掌、关节痛、发热、两目干涩、口苦口干、赤缕红丝等为主。大多数隐匿起病,可伴有发热、关节酸痛或慢性关节炎症状。

2)理化检查:肝功能 AST、ALT 及 ALP、TBIL 均可升高;免疫球蛋白以 γ-球蛋白升高最为显著,以 IgG 为主,一般为正常值的 2 倍以上;自身抗体可出现 ANA、SMA、抗 LKMI、SLA 阳性等。

(2)类证鉴别

1)胸痛、胃脘痛:本病胁痛以一侧或两侧胁肋部胀痛或窜痛为主,伴口苦、目眩等症。胸痛是以胸部胀痛为主,可涉及胁肋部,伴有胸闷不舒、心悸少寐等。胃脘痛则病位在胃脘,兼有嗳气频作、吞酸嘈杂等胃失和降的症状。临证应分清主次,细心鉴别。

2)萎黄:为气血不足致使皮肤呈萎黄不华的病症,多见于大失血或重病之后。其特征是双目不黄,往往伴有眩晕、气短、心悸等症;而本病黄疸为目黄、身黄、尿黄。

3. 辨证论治

(1)辨证要点

1)辨气血:本病初期肝脏被湿热邪气所伤,肝郁气机壅滞阻塞,代谢不利,使清阳不升,浊音不降,运化腐熟水谷功能发生障碍,症见口苦、心烦、纳食少、呕恶痞满、胁肋胀痛、身懒体疲、舌苔白腻、脉弦滑等。肝病迁延则气分湿热进入血分。气病及血,久病入络,或素有肝经气血不和又染外来病邪而出现的血络瘀痹证候,气滞则胀、血瘀则痛,故临床症见肝区刺痛昼轻夜重,心烦易怒,失眠多梦,舌边紫暗,或有瘀斑,脉弦涩等。

2)辨虚实:其与病程有关,一般来说病程短、来势急的因肝郁气滞、血瘀痹阻或外感湿热之邪所致的属实,临床多症见胁肋胀满或痛,口苦口干,脉弦有力等;病程长、来势缓的因肝血不足、脾失健运、运化失职等所致的属虚,临床多症见乏力、食欲缺乏、胁肋隐痛、脉虚无力等。

(2)治疗原则:治疗上应立足于扶正祛邪,以扶正为主,祛邪为辅,扶正又以补血养肝为本,祛邪则以清热利湿,行气活血为要。做到清热应务尽,理气不伤阴,利湿不过剂,破瘀须顾正。养血柔肝扶正为主,疏肝理气、活血化瘀、清热利湿祛邪为辅是治疗慢性病毒性肝炎的基本方法。

(3)证治分类

1)湿热蕴结证

证候:右胁胀痛,脘腹满闷,恶心厌油,身目黄或无黄,小便黄赤,大便黏滞臭秽,舌苔黄腻,脉弦滑数。

病机:湿热邪气困阻中焦,肝失疏泄,脾失健运。

治则:清热、利湿、解毒。

推荐方药:方用茵陈蒿汤加减,茵陈 15g,栀子 15g,制大黄 5g,滑石 15g,黄芩 15g,藿香

10g,连翘 15g,茯苓 15g,甘草 10g。

方解:茵陈清热利湿退黄;栀子、制大黄、黄芩、连翘清热泻下;茯苓、藿香、滑石利湿清热;甘草调和诸药。

推荐中成药:垂盆草冲剂、护肝宁片。

2)肝郁气滞证

证候:两胁胀痛,甚则连及胸肩背,且情志激惹则痛甚,胸闷,食欲缺乏,善太息,得嗳气稍舒,大便不调,小便黄,舌质红,舌苔薄白,脉弦。

病机:肝失条达,气机郁滞,络脉失和。

治则:疏肝、解郁、理气。

推荐方药:方用柴胡疏肝散加减,柴胡 15g,香附 15g,枳壳 10g,陈皮 15g,白芍 15g,川芎 10g,甘草 10g。

方解:柴胡、枳壳、香附、陈皮疏肝理气,解郁;白芍、甘草养血柔肝,缓急止痛;川芎活血行气通络。

推荐中成药:柴胡疏肝丸。

3)肝郁脾虚证

证候:胁肋胀满,精神抑郁或性情急躁,面色萎黄,大便溏薄,纳食减少,口淡乏味,脘腹痞胀,舌质淡红,苔白,脉沉弦。

病机:肝气郁结,肝木克脾土,脾失健运。

治则:疏肝解郁,健脾和中。

推荐方药:方用逍遥散加减,柴胡 15g,当归 15g,白芍 15g,白术 12g,茯苓 15g,薄荷 10g,甘草 10g。

方解:柴胡、薄荷疏肝解郁;当归、白芍养血柔肝;白术、茯苓健脾祛湿。

推荐中成药:加味逍遥丸。

4)肝肾阴虚证

证候:头晕耳鸣,两目干涩,咽干,失眠多梦,五心烦热,腰膝酸软,女子经少或经闭,舌红体瘦、少津或有裂纹,脉细数。

病机:肝肾阴亏,精血耗伤。

治则:养血柔肝,滋阴补肾。

推荐方药:方用一贯煎加减,北沙参 15g,麦冬 15g,生地 20g,枸杞子 15g,川楝子 15g,当归 15g,白芍 15g,炙甘草 10g。

方解:生地、枸杞子、北沙参、麦冬滋补肝肾,养血柔肝;川楝子疏肝理气;当归、白芍、炙甘草滋阴养血,柔肝缓解。

推荐中成药:护肝片、五酯胶囊。

5)脾肾阳虚证

证候:畏寒喜暖,少腹、腰膝冷痛,食少便溏,完谷不化,下肢浮肿,舌质淡胖,脉沉细或迟。

病机:脾肾阳虚,水湿内聚。

治则:温补脾肾。

推荐方药:方用附子理中汤合金匮肾气丸加减,党参 15g,白术 15g,茯苓 15g,甘草 10g,

干姜5g,制附子5g,桂枝15g,山药15g,生地20g,山萸肉10g,枸杞子15g,菟丝子15g,肉苁蓉15g。

方解:制附子、干姜、生地、山萸肉、菟丝子、肉苁蓉、枸杞子温阳补肾;茯苓、党参、白术健脾利湿;桂枝温经通脉,助阳化气;甘草调和诸药。

推荐中成药:金匮肾气丸、右归丸。

6)瘀血阻络证

证候:胁肋刺痛,痛处固定而拒按,入夜更甚,或面色晦暗,舌质紫暗,脉沉弦或涩。

病机:瘀血停滞,肝络痹阻,脾运不健。

治则:活血化瘀,通络散结。

推荐方药:方用膈下逐瘀汤加减,当归15g,桃仁10g,红花10g,川芎10g,丹皮12g,赤芍15g,延胡索15g,枳壳10g,丹参15g,鳖甲30g,白术15g,炙甘草10g。

方解:当归、川芎、桃仁、红花、赤芍、丹参、鳖甲活血化瘀消积;丹皮清热凉血;延胡索、枳壳疏肝行气;白术、甘草健脾扶正。

推荐中成药:鳖甲软肝片、去纤软肝胶囊。

第十一章 脂肪性肝病

脂肪组织是由脂肪细胞构成的一种特殊类型的结缔组织,脂肪组织不是被动贮存脂肪的惰性组织,而是体内最大的能量贮存库,也可能是体内最大的分泌器官。脂肪细胞通过内分泌、旁分泌和自分泌的方式,可分泌数十种多肽类及细胞活性的因子(瘦素、TNF-α、内皮素、血管紧张素原、TGF-β、IL-6、IL-8 等),也表达某些分泌蛋白相应的受体,在脂肪组织局部形成了复杂的旁分泌或自分泌调控网络,参与机体的免疫反应、血管调节、能量代谢、脂肪细胞分化和生成的调控。

脂肪性肝病(fatty liver disease,FLD)是遗传-环境-代谢应激相关性疾病,常分为酒精性肝病和非酒精性肝病两大类。脂肪性肝病可以合并病毒性肝炎,常见合并丙型病毒性肝炎。

第一节 非酒精性脂肪性肝病

非酒精性脂肪性肝病(non-alcoholic fatty liver disease,NAFLD)是指除外乙醇和其他明确的损肝因素所致的,以弥漫性肝细胞大疱性脂肪变为主要特征的临床病理综合征,包括单纯性脂肪肝及由其演变的脂肪性肝炎和肝硬化。随着社会经济发展,非酒精性脂肪性肝病发病率迅猛增高,现已成为危害人类健康的慢性肝病之一,并与失代偿期肝硬化、肝衰竭、原发性肝癌的发生密切相关。

一、病因与发病机制

NAFLD 是遗传-环境-代谢应激相关性疾病,与胰岛素抵抗及其相关的代谢综合征和遗传易感性密切相关。营养过剩、肥胖、2 型糖尿病和高脂血症等单独或共同成为 NAFLD 的易患因素。

肝脏是脂肪代谢的重要场所,在脂肪的消化、吸收、分解、合成及运输等过程中均起着重要作用。一方面它从血液中摄取游离脂肪酸(FFA)合成三酰甘油,另一方面又以极低密度脂蛋白的形式将三酰甘油转运出肝脏。任何原因引起肝细胞脂肪合成能力增加和(或)转运入血能力下降,均可导致脂质物质(主要是三酰甘油)在肝细胞内贮积。

肝细胞内脂质物质特别是三酰甘油沉积是形成 NAFLD 的一个先决条件。导致脂质沉积的代谢异常机制并没有完全明确,可能与以下几个环节有关:①FFA 输送入肝脏增多,主要来自高脂饮食、高脂血症及脂肪组织动员增加;②肝细胞合成 FFA 增加或由碳水化合物转化成三酰甘油增多;③FFA 在肝细胞线粒体内氧化和利用减少,而转化为三酰甘油增多;④极低密度脂蛋白合成不足或分泌减少,导致三酰甘油运出肝细胞减少。上述因素造成肝脏脂质代谢的合成、降解和分泌失衡导致脂质在肝细胞内异常沉积。

目前提出以氧应激和脂质过氧化为轴心的"二次打击"学说被认为是统一发病机制学说。初次打击主要是胰岛素抵抗,它通过促使外周脂解增加和高胰岛素血症引起良性的肝细胞内脂质沉积;第二次打击主要是氧应激和脂质过氧化,是疾病进展的关键。

氧应激状态引起脂肪酸氧化障碍,导致肝细胞脂肪沉积。脂质过氧化可直接损害细胞膜并致细胞死亡,由肝细胞释放的丙二醛和4-羟化壬烯是两种强毒力的脂质过氧化产物,它们与库普弗细胞及肝细胞释放的细胞因子一起介导致肝内炎症细胞浸润、肝细胞坏死、肝星状细胞活化及肝纤维化形成。

二、临床表现

NAFLD常与肥胖、糖尿病和高脂血症等代谢综合征相关疾病并存,起病隐匿,常无症状。部分患者可有乏力、右上腹不适、肝区隐痛、上腹胀闷等非特异症状。无痛性肝大为其常见体征。

三、实验室及其他检查

1. 血清学检查　血清转氨酶和γ-谷氨酰转肽酶水平可有轻至中度增高(<5倍正常值上限),通常以丙氨酸氨基转移酶(ALT)增高为主。

2. 影像学检查　用于反映肝脏脂肪浸润的分布类型,粗略判断弥漫性脂肪肝的程度,提示是否存在显性肝硬化,但其不能区分单纯性脂肪肝与脂肪性肝炎,且难以检出<33%的肝细胞脂肪变。

(1)B超:可提示肝区近场回声弥漫性增强(强于肾脏和脾脏),远场回声逐渐衰减,肝内管道结构显示不清,肝脏轻至中度肿大,边缘角圆钝。

(2)CT平扫:示见弥漫性肝脏密度降低,肝脏与脾脏的CT值之比≤1。

3. 病理学检查　肝穿刺活组织检查符合脂肪性肝病的病理学诊断标准。依据病变肝组织是否伴有炎症反应和纤维化,NAFLD可分为单纯性脂肪肝、脂肪性肝炎、脂肪性肝炎相关性肝硬化。

四、诊断和鉴别诊断

对疑有NAFLD的患者,根据临床表现、实验室及检查、影像学检查,排除过量饮酒,以及除外病毒性肝炎、药物性肝病、全胃肠外营养、肝豆状核变性、糖原贮积病等可导致脂肪肝的特定疾病,即可诊断。临床诊断标准如下。

1. 无饮酒史或饮酒折合乙醇量男性每周<140g,女性每周<70g。

2. 除外病毒性肝炎、药物性肝病、全胃肠外营养、肝豆状核变性等可导致脂肪肝的特定疾病。

3. 除原发疾病临床表现外,可有乏力、消化不良、肝区隐痛、肝脾大等非特异性症状及体征。

4. 可有体重超重和(或)内脏性肥胖、空腹血糖增高、血脂紊乱、高血压等代谢综合征相关组分。

5. 血清转氨酶和γ-谷氨酰转氨酶水平可有轻至中度增高(<5倍正常值上限),通常以丙氨酸氨基转移酶(ALT)增高为主。

6. 肝脏影像学表现符合弥漫性脂肪肝的影像学诊断标准。

7. 肝活体组织检查组织学改变符合脂肪性肝病的病理学诊断标准。

凡具备第1~5项和第6或第7项中任何一项者即可诊断为NAFLD。

五、治疗

1.针对危险因素的治疗 去除病因和诱因、控制原发基础疾病是治疗 NAFLD 的重要措施。

(1)基础治疗:制订合理的能量摄入方案、饮食结构调整、中等量有氧运动、纠正不良生活方式和行为。

(2)避免加重肝脏损害:防止体重急剧下降、滥用药物及其他可能诱发肝病恶化的因素。

(3)减肥:所有体重超重、内脏性肥胖及短期内体重增长迅速的 NAFLD 患者,都需通过改变生活方式控制体重、减少腰围。基础治疗 6 个月体重下降每月<0.45kg,或体重指数(BMI)>27 合并血脂、血糖、血压等两项以上指标异常者,可考虑加用西布曲明或奥利司他等减肥药物,每周体重下降不宜超过 1.2kg(儿童每周不超过 0.5kg);BMI>40 或 BMI>35 合并睡眠呼吸暂停综合征等肥胖相关疾病者,可考虑近端胃旁路手术减肥。

(4)胰岛素增敏剂:合并 2 型糖尿病、糖耐量异常、空腹血糖增高及内脏性肥胖者,可考虑应用二甲双胍和噻唑烷二酮类药物,以期改善胰岛素抵抗和控制血糖。

(5)降血脂药:血脂紊乱经基础治疗和(或)应用减肥降糖药物 3~6 个月甚至以上,仍呈混合性高脂血症或高脂血症合并 2 个以上危险因素者,需考虑加用贝特类、他汀类或普罗布考等降血脂药物。

2.护肝药物治疗 NAFLD 伴肝功能异常、代谢综合征、经基础治疗 3~6 个月仍无效,以及肝活体组织检查证实为脂肪性肝炎和病程呈慢性进展者,可采用针对肝病的药物辅助治疗,以抗氧化、抗感染、抗纤维化,可依药物性能、疾病活动度和病期合理选用多烯磷脂酰胆碱、维生素 E、水飞蓟宾及熊去氧胆酸等相关药物,但不宜同时应用多种药物。

3.肝移植 主要用于非酒精性脂肪性肝炎相关终末期肝病和部分隐源性肝硬化肝功能失代偿患者的治疗,肝移植前应筛查代谢情况,BMI>40 为肝移植的禁忌证。

六、预后

NAFLD 的预后主要取决于肝活检组织学损伤的程度,单纯性脂肪肝者预后良好,而有脂肪性肝炎或肝纤维化者常预后不良,即使进展缓慢,最终也可并发肝硬化。一旦发展为肝硬化,则其预后与病毒性肝硬化、酒精性肝硬化相似。

第二节 酒精性肝病

酒精性肝病(alcoholic liver disease,ALD)是由于长期大量饮酒所致的肝脏疾病。长期过度饮酒可使肝细胞反复发生脂肪变性、坏死和再生,最终导致肝纤维化和肝硬化,而且部分酒精性肝硬化患者可演变为肝细胞癌。酒精性肝病是西方国家最常见的肝硬化原因,我国近年来嗜酒人数及饮酒量呈上升趋势,酒精性肝病的发病率日益增加,应引起高度重视。

一、病因与发病机制

酒精的主要成分是乙醇,乙醇有直接损害肝细胞的毒性作用,是造成肝损害的基本原因,但其他因素可加重病情进展。

1. 乙醇对肝损害的机制尚不完全明确,可能涉及下列多种机制

(1)乙醇的中间代谢产物乙醛对肝细胞有直接的毒性作用,它可以破坏细胞膜,减少谷胱甘肽含量使肝细胞变性坏死,而且作为新抗原诱导细胞及体液免疫反应,导致肝细胞受免疫反应的攻击。

(2)乙醇代谢的耗氧过程导致小叶中央区缺氧。

(3)乙醇在代谢途径中产生活性氧对肝组织的损害。

(4)长期大量饮酒的患者血液乙醇浓度过高,使肝内血管收缩、血流减少、血流动力学紊乱、氧供减少,导致肝脏微循环障碍和低氧血症,乙醇代谢氧耗增加,进一步加重低氧血症,使肝功能恶化。

2. 影响酒精性肝病自然病程的几种因素

(1)遗传易感性:种族差异、家族史、基因倾向等影响酒精性肝病的发生。研究表明,许多与乙醇代谢相关的酶类具有遗传多态性。

(2)性别:女性对乙醇所致的肝损伤比男性敏感,且预后较差。

(3)机体营养状态:乙醇干扰肠道吸收和营养贮存,长期饮酒者多有蛋白质、维生素和矿物质缺乏,这可造成肝细胞耐受乙醇毒性的阈值下降,易出现肝损伤。

(4)肝炎病毒感染:乙肝或丙肝病毒感染可加速酒精性肝病的进展,而乙醇又可促进乙肝或丙肝病毒在体内复制,因此,当酒精性肝病合并乙肝或丙肝病毒感染时肝损伤严重且进展迅速。

二、临床表现

ALD 患者的临床表现,因饮酒量和饮酒时间长短、个体对乙醇的敏感性等有明显差异。通常无特异症状,可有乏力、食欲缺乏、恶心、呕吐、右上腹不适、黄疸等。随着病情进展可有神经精神症状蜘蛛痣、肝掌、肝脾大、腹腔积液等体征,严重可并发肝衰竭。

三、实验室及其他检查

1. 生化检查 血清天冬氨酸氨基转移酶(AST)、丙氨酸氨基转移酶(ALT)、谷氨酰转氨酶(GGT)等指标升高,AST/ALT>2 有助于诊断,血清总胆红素、凝血酶原时间和平均红细胞容积(MCV)等也可有不同程度的改变,联合检测有助于诊断酒精性肝病。

2. 影像学检查 B 超声检查可见肝实质脂肪浸润的改变,多伴有肝脏体积增大。CT 提示弥漫性肝脏密度降低,肝脏与脾脏的 CT 比值≤1。0.7<肝/脾 CT 比值≤1.0 者为轻度;0.5<肝/脾 CT 比值<0.7 者为中度;肝/脾 CT 比值≤0.5 者为重度。发展至酒精性肝硬化时各项检查与其他原因引起的肝硬化相似。

3. 瞬时弹性成像检查 可以分析肝脏脂肪含量的构成比,同时可以检测肝脏纤维化程度,检测指标与组织病理学改变有良好的相关性。

4. 组织病理学检查 酒精性肝病病理学改变主要为大疱性或大疱性为主伴小泡性的混合性肝细胞脂肪变性。依据病变肝组织是否伴有炎症反应和纤维化,可分为单纯性脂肪肝、酒精性肝炎、肝纤维化和肝硬化。乙醇性透明小体是酒精性肝炎特征性组织学改变。

四、临床诊断

1. 酒精性肝病的诊断思路 ①是否存在肝病;②肝病是否与饮酒有关;③是否合并其他

肝病;④如确定为酒精性肝病,则其临床病理属哪一阶段;⑤可根据饮酒史、临床表现及有关实验室及其他检查进行分析;⑥必要时肝穿刺活组织检查可确定诊断。

2.酒精性肝病临床诊断标准

(1)有长期饮酒史,一般超过 5 年,折合乙醇量男性平均≥40g/d,女性平均≥20g/d,或 2 周内有大量饮酒史,折合乙醇量平均≥80g/d。但应注意性别、遗传易感性等因素的影响。乙醇量换算公式为:g = 饮酒量(mL)×乙醇含量(%)×0.8。

(2)符合酒精性肝病的临床表现、实验室检查及其他检查者。

(3)排除非酒精性脂肪性肝病、病毒性肝炎、药物和中毒性肝损伤、自身免疫性肝病等其他肝病及其他原因引起的肝硬化。

3.临床分型

(1)轻症酒精性肝病:肝脏生物化学、影像学和组织病理学检查基本正常或轻微异常。

(2)酒精性脂肪肝:影像学诊断符合脂肪肝标准,血清 ALT、AST 可轻微异常。

(3)酒精性肝炎:血清 ALT、AST 或 GGT 升高,可有血清总胆红素增高。重症酒精性肝炎是指酒精性肝炎中,合并肝性脑病、肺炎、急性肾衰竭、上消化道出血,可伴有内毒素血症。

(4)酒精性肝纤维化:症状及影像学无特殊。未做病理时,应结合饮酒史、血清纤维化标志(透明质酸、Ⅲ型胶原、Ⅳ型胶原、层粘连蛋白)、GGT、AST/ALT、胆固醇、载脂蛋白-A1、总胆红素、α_2-巨球蛋白、铁蛋白、稳态模式胰岛素抵抗等改变,这些指标非十分敏感,应联合检测。

(5)酒精性肝硬化:有肝硬化的临床表现和血清生物化学指标的改变。

五、鉴别诊断

本病应与非酒精性脂肪性肝病、病毒性肝炎、药物性肝损害、自身免疫性肝病等其他肝病及其他原因引起的肝硬化进行鉴别。

酒精性肝病与慢性病毒性肝炎关系密切,慢性乙型、丙型肝炎患者对酒精敏感度增高,容易发生酒精性肝病;反之,酒精性肝病患者对病毒性肝炎易感性也增加。在国内 HbsAg 携带者达人群的 9%及丙肝感染者达人群的 3%以上的情况下,可能并存慢性病毒性肝炎和酒精性肝病。

六、治疗

1.戒酒 戒酒是治疗酒精性肝病的最主要措施,其疗效与 ALD 的严重程度相关,对轻症酒精性肝病患者,戒酒后其临床和病理改变可在数周至数月恢复正常。对已发展为肝纤维化和肝硬化患者,戒酒可明显延长其生存期。戒酒过程中应注意戒断综合征(包括乙醇依赖者,神经精神症状的出现与戒酒有关,多呈急性发作过程,常有四肢抖动及出汗等症状,严重者有戒酒性抽搐或癫痫样痉挛发作)的发生。

2.营养支持 酒精性肝病患者需良好的营养支持,在戒酒的基础上应提供高蛋白、低脂饮食,并注意补充维生素(维生素 B、维生素 C、维生素 K)及叶酸等。

3.药物治疗

(1)糖皮质类固醇可改善重症酒精性肝炎患者的生存率。

(2)美他多辛可加速乙醇从血清中清除,有助于改善乙醇中毒症状和行为异常。

(3)多烯磷脂酰胆碱对酒精性肝病患者有防止组织学恶化的趋势。甘草酸制剂、水飞蓟宾类和多烯磷脂酰胆碱等药物有不同程度的抗氧化、抗感染、保护肝细胞膜及细胞器等作用,临床应用可改善肝脏生化学指标。但不宜同时应用多种抗感染保肝药物,以免加重肝脏负担。

（4）酒精性肝病患者肝脏常伴有肝纤维化的病理改变,重视抗肝纤维化治疗,见肝纤维化章节。

（5）积极处理酒精性肝硬化的并发症:如门脉高压、食管-胃底静脉曲张、自发性细菌性腹膜炎、肝性脑病和肝细胞肝癌等。

4.肝移植　重度酒精性肝病患者,尤其是终末期肝硬化患者可考虑肝移植,要求患者肝移植前戒酒3个月,并且无其他器官严重的酒精性损害。

七、预后

酒精性脂肪肝一般预后良好,戒酒后可完全恢复。酒精性肝炎如能及时戒酒和治疗多数可恢复,发展为失代偿期肝硬化及肝衰竭预后差。

（陈少文）

第十二章 自身免疫性肝病

第一节 自身免疫性肝炎

自身免疫性肝炎(autoimmune hepatitis,AIH)是一种病因不明的肝脏慢性炎症,以高免疫球蛋白血症、循环自身抗体和组织学上有界面性肝炎及汇管区浆细胞浸润为特征。多见于女性,男女比例约 1：4,任何年龄都可发病。常同时合并肝外自身免疫性疾病,免疫抑制剂治疗有效。

一、病因与发病机制

AIH 的发病机制尚未明确,目前认为遗传易感性是主要因素。而病毒感染、药物和环境则可能是在遗传易感基础上的促发因素。体液免疫和细胞免疫均参与 AIH 的自身免疫,AIH 的免疫病理损伤机制主要有两个方面。①T 细胞介导的细胞毒性作用:CD_4^+T 细胞被激活后分化为细胞毒性 T 细胞,并释放促炎细胞因子直接破坏肝细胞;②抗体依赖的细胞介导的细胞毒性作用(ADCC):在 T 细胞的协同作用下,浆细胞分泌大量针对肝细胞抗原的自身抗体,它们与肝细胞膜上的蛋白成分反应形成免疫复合物,自然杀伤细胞(NK)通过 Fe 受体识别免疫复合物后引起肝细胞破坏。

二、临床诊断

1. 临床表现　此病女性多见,在 10~30 岁和 40 岁呈 2 个发病高峰。多起病缓慢,症状轻重不一,轻者可无症状,一般表现为疲劳、上腹不适、皮肤瘙痒、食欲缺乏等。早期肝大,可有脾大、黄疸、蜘蛛痣等。晚期发展为肝硬化,可有腹腔积液、肝性脑病。

部分患者可有肝外表现:如持续发热伴急性、复发性、游走性大关节炎;女性可有闭经;可有齿龈出血、鼻出血、满月面容、痤疮、多体毛、皮肤紫纹;还可有甲状腺炎和肾小球肾炎等。有肝外表现时,提示疾病处于活动期。

2. 实验室检查

(1)肝功能检查:血清转氨酶升高,其升高水平与肝细胞损伤程度相关。胆红素与碱性磷酸酶多轻到中度升高。

(2)免疫学检查:血清 γ-球蛋白和 IgG 升高。自身抗体检测包括抗核抗体(ANA)、抗平滑肌抗体(SMA)、抗肝肾微粒体抗体(LKM1)、抗 1 型肝细胞溶质抗原抗体(LC1)、抗可溶性肝抗原抗体(anti-SLA),抗肝胰抗体(anti-LP)、抗去唾液酸糖蛋白受体抗体(ASGPR)、抗中性粒细胞胞浆抗体(pANCA)。自身抗体水平变化,有助于临床分型、评价病情、指导治疗。

3. 诊断依据

(1)除外病毒性肝炎、乙醇、药物和化学物质所致的肝病及遗传性肝脏疾病。

(2)丙氨酸转氨酶显著异常。

(3)高球蛋白血症,γ 球蛋白和 IgG>正常上限 1.5 倍。

(4)ANA、SMA 阳性或抗 LKMI>1：80(儿童 1：20)。

（5）肝组织学见界面性肝炎及汇管区浆细胞浸润。

（6）多为女性，伴有其他免疫性疾病，且糖皮质激素治疗有效。

4. 自身免疫性肝炎（AIH）简化诊断标准　自身免疫性肝炎简化诊断标准详见表 12-1，≥6 分有 AIH 可能，≥7 分确诊 AIH。

表 12-1　自身免疫性肝炎简化诊断标准

变量	标准	分值	备注
ANA 或 SMA	1 : 40	1 分	
ANA 或 SMA	1 : 80		
或 LKM-1	1 : 40	2 分	多项同时出现时最多 2 分
或 SLA	阳性		
IgG	>正常值上限	1 分	
	>1.10 倍正常上限	2 分	
肝组织学	符合 AIH	1 分	界面性肝炎、汇管区和小叶内淋巴典型 AIH 表现浆细胞浸润、肝细胞玫瑰样花结被认为是特征性 AIH 组织学改变，3 项同时存在是典型 AIH 表现
		2 分	
排除病毒性肝炎	是	2 分	

5. AIH 分型

1 型：特征为 ANA 和（或）SMA 阳性，最常见，约占 80%。大部分为 40 岁以下女性，而 SMA 阳性是小儿 1 型 AIH 的唯一标志。多数患者对糖皮质激素治疗效果好。

2 型：特征为抗 LKM1 和（或）抗 LCI 阳性［仅约 4% 可检出 ANA 和（或）SMA］，约占 AIH 的 4%，儿童多见。可快速进展为肝硬化，复发率高，糖皮质激素治疗效果较差。

3 型：特征为抗-SLA/抗-LP 阳性。在 ANA、SMA、抗 LK1 均阴性的患者中，抗-SLA/抗-LP 可能是唯一标志。激素治疗反应与 1 型相似。

小部分 AIH 患者自身抗体阴性，有人称之为Ⅳ型。Ⅳ型 AIH 与慢性隐源性肝病的区别是前者糖皮质激素治疗有效，而后者多无效。部分 AIH 患者表现不典型，可称为变异综合征（表 12-2）。

表 12-2　AIH-PBC 变异综合征特点

特点	重叠综合征[①]	自身免疫性胆管炎[②]
ANA	无	有
SMA	无	有
AMA	有	无
胆汁淤积（ALP、GGT 升高）	无	有

（续表）

特点	重叠综合征[1]	自身免疫性胆管炎[2]
胆管异常的组织学证据	无	有
胆管造影异常	无	无
对免疫抑制治疗的效果	有	不定

注：①也称为 AMA 阳性的 AIH。特点是 AIP、GGT 不升高而 AMA 阳性；②自身免疫性胆管炎的特点是 AIP、GGT 升高而 AMA 阴性，至于自身免疫性胆管炎和 AMA 阴性的 PBC 是否为不同的疾病，目前尚有争论。

关于重叠综合征的界定，现无统一标准，除上表中的提法外，另有学者认为，在自身免疫性肝病中最常见的重叠是 AIH 和 PBC 的重叠，患者可同时具备 AIH 和 PBC 的临床表现、血清学及组织学特征，治疗方案的制订取决于重叠中的优势部分或兼顾之。

三、鉴别诊断

AIH 的鉴别诊断主要依靠血清病毒标志物和自身免疫抗体，但应注意混合感染和因果关系。

1. 病毒性肝炎　有血清病毒标志物。
2. 酒精性肝病　有长期、大量饮酒史，自身免疫抗体阴性，结合 GGT 等血生化指标。
3. 药物性肝病　近期有应用损害肝脏毒药物史，自身免疫抗体阴性，结合 CGT 等血生化指标。

四、治疗

1. AIH 治疗指征　AIH 治疗指征详见表 12-3。

表 12-3　AIH 的治疗指征

指标	绝对指征	相对指征	无治疗指征
临床	无力症状 临床恶化 暴发性表现	轻或无症状	无症状伴化验检查轻度异常，先前对泼尼松和（或）硫唑嘌呤治疗不耐受
实验室	血清 AST ≥ 10×ULN；血清 AST≥5×ULN 和 γ-球蛋白≥2×ULN	血清 AST3～10×ULN 血清 AST≤5×ULN 和 γ-球蛋白<2×ULN	血清 AST<3×ULN 严重血常规减少
组织学	桥接坏死 多腺泡（小叶）坏死界面性肝炎（中度-重度）	界面性肝炎（轻度中度）	非活动肝硬化 局灶界面性肝炎 汇管区炎症 失代偿期肝硬化伴曲张静脉破裂出血或肝性脑病

2. AIH 治疗方案

(1)激素治疗到病情完全缓解,疗程至少 2 年,不宜过早停药,防止复发。长期用药应注意激素引起的骨质疏松和硫唑嘌呤引起的骨髓抑制等不良反应。

(2)激素治疗无效或不能耐受者,可试用环孢霉素 A、他克莫司(FK506)、西罗莫司、环磷酰胺等治疗。

(3)在应用免疫抑制剂的同时,某些患者特别是中年妇女尚需辅以维生素 D(50 000U/周)和口服钙片(1000mg/d)。

(4)AIH/PBC 重叠综合征可加用熊去氧胆酸。

(5)治疗失败或已发展为失代偿肝硬化患者,原位肝移植可提高存活率,且术后几无再发(表 12-4)。

表 12-4　AIH 的治疗方案

疗程	泼尼松(mg/d)	联合治疗	
		泼尼松(mg/d)	硫唑嘌呤(mg/d)
第一周	60	30	50
第二周	40	20	50
第三周	30	15	50
第四周	30	15	50
每天维持量至治疗终点	20	10	50

五、预后

AIH 预后差别大。无症状预后好,炎症重、治疗无缓解和治后复发的预后差。10 年总体生存率 80%~93%。多数患者未经合理治疗最终发展为肝硬化。

第二节　原发性胆汁性胆管炎

原发性胆汁肝硬化(primary biliary cirrhosis,PBC)现已更名为原发性胆汁性胆管炎(primary biliary cholangitis,PBC),是一种病因未明的慢性进行性胆汁淤积性肝脏疾病。病理改变以肝内细小胆管的慢性非化脓性破坏、汇管区炎症、慢性胆汁淤积、肝纤维化为特征,最终发展为肝硬化和肝衰竭。中年女性多见,男女比例约为 1 : 9。

一、病因与发病机制

PBC 的确切病因不清楚,一般认为是一种自身免疫性疾病,细胞免疫和体液免疫均发生异常。虽然已在分子水平发现 AMA 自身抗原,基本明确其作用的抗原决定簇的靶位,但自我耐受破坏及自身免疫应答反应,导致胆管上皮细胞破坏的机制仍然不清。环境因素也参与 PBC 的发生,病毒、细菌、化学物质等外源性化学物质可能改变或与自身蛋白结合形成外源性化合物,诱导天然蛋白分子结构发生变化,可通过分子模拟打破机体对线粒体抗原的自身耐受,启动自身免疫反应。PBC 患者一级亲属患病率明显增加,提示该病可能具有遗传易感性。血清 IgM 高水平表达,IL-1、IL-2、IL-6、TNF-α 等水平增高。AMA 是 PBC 的特异性抗体,在 PBC 发生中 AMA 起着非常重要的独特作用。胆管上皮细胞具有免疫活性,分泌表达 MHC 抗原、黏附分子、共刺激分子、细胞因子和相应受体。许多研究证据表明,胆管上皮细胞的损伤与免疫应答反应有直接关系。与汇管区淋巴细胞浸润和胆管上皮细胞 MHC Ⅱ 类抗原表达缺少相关的胆管损伤特异性研究结果表明,胆管上皮细胞是内源性自身免疫应答的靶器官。

关于 PBC 的发病机制绝大多数学者认为,是机体对胆管上皮细胞的自身免疫耐受被打破,胆管上皮细胞受到免疫系统的攻击而发生炎症、坏死,导致肝内胆汁淤积,而胆汁淤积的疏水性胆汁酸重要作用,是可造成胆管上皮细胞及肝实质细胞的凋亡或坏死,又进一步加重胆汁淤积,形成恶性循环发展成肝纤维化至胆汁淤积性肝硬化。

二、临床诊断

临床病程可分为临床前期、无症状期、症状期及失代偿期 4 期。

1. 临床表现　多见于中年女性,40~60 岁患者占 85%~90%,起病隐匿,缓慢。无症状者占首诊的 20%~60%。

(1)皮肤瘙痒:常为首发症状,可局部或全身瘙痒,夜间加剧,瘙痒多在发生黄疸前数月或 2 年左右出现。少数瘙痒和黄疸同时出现。

(2)可有脂肪泻和脂溶性维生素吸收障碍,出现皮肤粗糙和夜盲症、骨软化和骨质疏松、出血倾向等。也可于眼睑内眦和后发际出现黄疸。

(3)肝脾大明显,晚期出现门脉高压、腹腔积液。

(4)可伴干燥综合征、甲状腺炎、类风湿关节炎等临床表现。

2. 实验室检查

(1)尿、粪检查:尿胆红素阳性,尿胆原正常或减少,粪色变浅。

(2)肝功能试验

1)血清胆红素中度增高,以直接胆红素增高为主。

2)血清胆固醇可增高,但肝衰竭时降低。

3)碱性磷酸酶(AIP)与 γ-谷氨酰转移酶(γ-GT)多在黄疸出现前已增高,比正常增高 2~6 倍,甚至更高。

4)早期血清白蛋白无变化,晚期减少,球蛋白增加,白/球蛋白比例下降或倒置。

5)凝血酶原时间延长,早期注射维生素 K 后可恢复正常,晚期由于肝细胞不能利用维生素 K,注射维生素 K 不能矫正。

(3)免疫学检查:血清免疫球蛋白增加,特别是 IgM 升高。90%~95% 的患者血清抗线粒体抗体(AMA)阳性,滴度>1∶40 有诊断意义,AMA 特异性达 98%,其中以 M2 型特异性最好;约 50% 的患者抗核抗体(ANA)阳性,主要是抗 GP210S 和抗 SP100 阳性,具有一定特异性。

3. 影像学检查

(1)逆行胰胆管造影(ERCP)检查:在 PBC 患者常提示肝内外胆管正常。

(2)PBC 进展到肝硬化时,B 超可观测到门脉高压。

4. 组织病理学检查　以小胆管破坏为主的非化脓性胆管炎或肉芽肿性胆管炎伴局灶性

胆管扩张是 PBC 的特征性病理诊断依据。分 4 期。

Ⅰ期:胆小管炎期(门管区炎伴胆小管肉芽肿性破坏)。

Ⅱ期:胆小管增生期(门脉周围炎伴胆管增生)。

Ⅲ期:纤维化期(纤维间隔和桥接样坏死形成)。

Ⅳ期:肝硬化期。

Ⅰ期、Ⅱ期、Ⅲ期的组织病理学改变,主要为不同程度的慢性非化脓性胆管炎和纤维化。4 期病理特征可同时出现在一个标本上。

5. 诊断标准

(1)中年以上女性,慢性病程,有显著皮肤瘙痒、黄疸、肝大或脾大。

(2)胆汁淤积的生化指标:碱性磷酸酶(AIP)升高,常伴 γ-谷氨酰转移酶(γ-GT)升高,大于 6 个月。

(3)AMA 或 AMA-M2 亚型阳性。

(4)彩超或胆管造影检查显示胆管正常。

(5)如 AMA/AMA-M2 阴性,肝活检组织学检查符合 PBC。

三、鉴别诊断

1. 继发性胆汁肝硬化　本病由肝外胆管长期梗阻所致。其原因主要有先天性胆道闭塞或缺如、胆总管结石、胆系手术后胆管狭窄、胰头癌、壶腹癌、胰腺囊肿等。

2. 原发性硬化性胆管炎　男性多于女性。病理改变是大胆管炎性狭窄。主要表现是进行性阻塞性黄疸,偶有间歇性右上腹痛,可合并溃疡性结肠炎、克罗恩病、腹膜后纤维化等病变。AMA 多阴性。

3. 肝炎肝硬化　有病毒性肝炎病史,多不以皮肤瘙痒为首发症状,血清病毒性肝炎标志物阳性,AMA 阴性。ALP、γ-GT 增高不显著。

4. 药物性肝病　有服用肝毒性药物史,AMA 阴性。

四、治疗

本病无特效治疗,主要是对症和支持治疗。但近年应用熊去氧胆酸(UDCA)治疗本病已得到逐渐认可。

1. 调整饮食　饮食以低脂肪、高热量、高蛋白为主。针对维生素缺乏,补充脂溶性维生素(维生素 A、维生素 D_3、维生素 K)和钙剂,脂肪泻患者可补充中链三酰甘油。

2. 熊去氧胆酸(UDCA)　对本病疗效已得到肯定。UDCA 的药理作用是,减少内源性胆汁酸的肝毒性,保护肝细胞膜,增加内源性胆汁酸的分解,并兼有免疫调节作用(可减少 HLA Ⅰ类和Ⅱ类抗原分子在肝细胞膜上的异常表达)。应将 UDCA 作为首选药物,剂量 13～15mg/(kg·d),1 天量分次服和 1 次性顿服,效果相同。在肝硬化期之前长期使用,可阻止疾病进展。

3. 免疫抑制剂　对 UDCA 无效者可试用糖皮质激素、氨甲蝶呤、硫唑嘌呤、环孢素、秋水仙碱等,但疗效均未肯定。目前任何其他药物也不能取代 UDCA。

4. 对症处理　皮肤瘙痒严重者,可用阴离子交换树脂考来烯胺,每次 4g,每天 3 次,口服。考来烯胺如与 UDCA 同时应用,应间隔 4 小时以上。不能耐受考来烯胺不良反应者,利福平可作为二线药物,但疗效常在用药 1 个月后才显著,并需注意对肝脏的不良反应。

5.终末期 终末期的 PBC,可施行肝移植手术,术后复发率极低,可提高存活率。

五、预后

随着诊断水平的提高,仅有少部分患者在初诊时是肝硬化。早期诊断和长期治疗,可以稳定病情不发展成肝硬化,生存期也与普通人群无异。有症状患者平均生存期 10~15 年。无症状患者生存期明显延长。预后不佳因素包括老年、总胆红素进行性升高、肝脏合成功能下降、组织学改变持续进展。常见死亡原因为肝硬化并发症。肝移植可改善生存期和生命质量。

第三节 原发性硬化性胆管炎

原发性硬化性胆管炎(primary sclerosing cholangitis,PSC)是一种原因不明的,以肝内和(或)肝外胆管炎症、增生和纤维化为特征的慢性胆汁淤积性肝病,最终发展为肝硬化。

本病男性多发(男女之比约为 2∶1),临床上表现为进行性阻塞性黄疸。常伴有炎症性肠病(IBD),以溃疡性结肠炎多见,克罗恩病较少见。

一、病因与发病机制

PSC 的病因不明,发病机制不清。可能与遗传、免疫、感染和毒素吸收等因素有关。

1.遗传因素 家庭成员集中发病和 PSC 与人类白细胞抗原(HIA)密切相关,提示遗传因素与 PSC 发病有相关性。

2.免疫因素

(1)PSC 患者存在体液免疫和细胞免疫异常,多数可检测到核旁型抗中性粒细胞胞质抗体(P-ANCA),尚可检测到多种自身抗体,如抗核抗体(ANA)、抗平滑肌抗体(SMA)、抗心肌磷脂抗体、抗甲状腺过氧化物酶、抗结肠抗体、抗中性粒细胞核抗体、抗内皮细胞抗体、风湿因子等。同时 CD_8^+T 细胞绝对数减少,补体 C3 减少。胆管有淋巴细胞浸润和破坏。

(2)PSC 还常伴发溃疡性结肠炎、类风湿性关节炎、甲状腺炎、红斑狼疮等其他自身免疫性疾病。这些提示 PSC 是自身免疫介导的胆管损伤。

3.感染因素 PSC 和 UC 关系密切,提示细菌、毒素和毒性胆酸可通过肠黏膜进入门静脉,激活 Kupffer 细胞,产生肿瘤坏死因子,引起胆管破坏、增生、纤维化。

二、临床诊断

1.临床表现

(1)早期多无症状,常于体格检查时发现肝功能异常。

(2)临床可有腹痛、乏力、黄疸、瘙痒、溃疡性结肠炎表现、脂肪泻等。

(3)晚期可出现肝脾大、腹腔积液、食管-胃底静脉曲张破裂出血。

(4)易合并胆系感染,可间歇出现寒战、发热。

2.实验室检查

(1)血清胆红素升高,以直接胆红素升高为主。

(2)碱性磷酸酶(AIP)、γ-谷氨酰转移酶(γ-GT)、胆固醇(CHO)升高,但 ALP 升高更显著。

（3）可检测到多种自身免疫抗体,但无特异诊断意义。只有 P-ANCA 可能对 PSC 诊断有帮助。

（4）血清 IgM 可升高。

3. 内镜检查　目前逆行胰胆管造影（ERCP）是 PSC 诊断的金标准。造影可见肝内、外胆管多个局灶性狭窄和扩张,形成典型的串珠状改变或枯树枝样改变。但胆管受损的 PSC,胆管造影成像多正常,需做肝组织学检查进行诊断。

4. 磁共振胆道造影　磁共振胆道造影（MRCP）是 MRI 的水成像,其优点是可清楚显示肝内外胆管树各部,明确显示梗阻的区域,但有可能会对狭窄做出过长评估。MRCP 为无创检查,更适宜随访。

5. 组织病理学检查　PSC 特征性组织病理改变是胆管周围"洋葱皮样"改变。根据肝实质受累情况及纤维化或肝硬化的有无分为四期:Ⅰ期,门脉期;Ⅱ期,门脉周围期;Ⅲ期,纤维间隔形成期;Ⅳ期,肝硬化期。

三、鉴别诊断

主要与胆管癌鉴别:两者在临床上甚至病理上鉴别都较困难,必须依靠长期随访。大多数胆管癌更趋向于局限化和伴有肝外胆管扩张,而 PSC 则显示胆管弥漫性狭窄,如伴有溃疡性结肠炎则有利于 PSC 的诊断。

四、治疗

PSC 无特效治疗方法,常用方法如下。

1. 延续病情进展药物

（1）熊去氧胆酸（UDCA）:10～23mg/（kg·d）,1 天量分次服和一次性顿服,效果相同。可改善胆汁淤积,是目前首选药物。

（2）有学者提出:UDCA 500～700mg/（kg·d）,联合皮质激素泼尼松 1mg/（kg·d）及免疫抑制剂硫唑嘌呤 1～1.5mg/（kg·d）,可改善组织学和生化学指标。但部分学者因激素的多种不良反应而不支持激素治疗。

2. 对症治疗

（1）瘙痒:应用考来烯胺,每次 4g,每天服 3 次,对继发胆汁淤积瘙痒有效。

（2）补充维生素:伴有脂肪泻和维生素缺乏者,可给维生素 A、维生素 D_3、维生素 E、维生素 K。

3. 内镜治疗　对肝外胆管完全阻塞,可应用十二指肠镜切开 Oddi′s 括约肌,狭窄处放置内支架,胆管取石和冲洗、引流等措施。

4. 肝移植　肝移植是目前 PSC 终末期治疗的最有效的方法。

五、预后

PSC 病情进展速度不同,预后差别较大,未进行肝移植的存活年限中位数为 12 年。

第十三章 肝硬化

肝硬化是由不同病因引起的肝脏慢性、进行性、弥漫性病变,主要病理变化是在肝细胞广泛变性坏死基础上肝脏纤维组织增生,形成再生结节和假小叶,导致正常肝小叶和血管解剖结构的破坏。临床上出现肝功能损害和门静脉高压的相应表现,晚期可出现多种并发症。依据肝损伤病因及病史、典型的肝功能损害及门静脉高压症状、体征及实验室和辅助检查结果,失代偿期肝硬化诊断并不困难,代偿期肝硬化的诊断则需结合多种检查手段。肝硬化的治疗效果有限,提倡病因治疗为主的综合治疗。肝移植是目前失代偿期肝硬化治疗最有效方法。

第一节 病因病理

一、病因

1.病毒性肝炎 慢性 HBV、HCV 或 HBV 重叠 HDV 感染均可能发展到肝硬化,其中慢性 HBV 感染是我国肝硬化的主要病因,HCV 导致的肝硬化近年来呈上升趋势。病毒性肝炎发展到肝硬化的病程长短不一,少则数月,多则数十年。据统计,慢性 HBV 感染患者肝硬化的年发病率约为 2.1%,5 年累计发生率为 8%~20%。持续病毒高载量是 HBV 患者发生肝硬化的主要危险因素;而反复或持续的免疫清除,男性,年龄>40 岁,嗜酒,合并 HCV、HDV、HIV 感染均与肝硬化发生相关。慢性 HCV 患者感染 20 年后肝硬化的发生率为 2%~30%。感染 HCV 时,年龄>40 岁、男性、嗜酒、肥胖、胰岛素抵抗、合并 HIV 或其他肝损伤因素(如非酒精性脂肪肝、肝脏高铁载量、血吸虫感染、肝毒性药物和环境污染所致的有毒物质)是慢性 HCV 感染进展至肝硬化的危险因素。甲型和戊型肝炎一般不引起肝硬化。

2.酒精性肝病 是欧美国家最常见的肝硬化原因,近年来我国的发病率也有所增加。欧美资料显示,酗酒(每天摄入乙醇量≥80g)5 年以上的患者有 10% 出现肝硬化。乙醇导致肝硬化的机制与其对肝细胞的直接毒性作用及其氧化产物(乙醛)的间接毒性作用、继发的免疫损伤、微循环障碍及营养不良、代谢异常均相关。乙醇也可加速 HBV 和 HCV 相关肝硬化的进展。

3.非酒精性脂肪性肝炎(non-alcoholic steatohepatitis,NASH) 是非酒精性脂肪性肝病发展到肝硬化的必经阶段。据统计,非酒精性脂肪性肝炎患者 10~15 年肝硬化发生率高达 15%~25%。年龄>50 岁、肥胖(内脏性肥胖)、高血压、2 型糖尿病、丙氨酸氨基转移酶(alanine aminotransferase,ALT)升高和天冬氨酸氨基转移酶(aspartate aminotransferase,AST)/ALT>1、血小板减少等是 NASH 相关肝硬化的危险因素。

4.自身免疫性疾病 自身免疫性肝炎(autoimmune hepatitis,AIH)、原发性胆汁性胆管炎(primary biliary cholangitis,PBC)、原发性硬化性胆管炎(primary sclerosing cholangitis,PSC)等免疫性疾病可最终发展成肝硬化。此外,系统性红斑狼疮等全身自身免疫性疾病在肝脏的损害也可表现为肝硬化。

5.遗传代谢性疾病 很多遗传代谢性疾病,如肝豆状核变性(Wilson病)、血色病、半乳糖血症、α-抗胰蛋白酶缺乏症、糖原贮积症、酪氨酸血症等均可导致肝硬化。在我国以肝豆状核变性及血色病较为常见,分别为先天性铜代谢异常及铁代谢异常导致铜及含铁血黄素沉积在肝脏或其他脏器引起的疾病。

6.其他 长期服用或接触双醋酚丁、甲基多巴、四环素、异烟肼、磷、砷、四氯化碳等化学毒物或药物导致的中毒性或药物性肝炎;布加综合征、慢性充血性心力衰竭、慢性缩窄性心包炎及肝窦阻塞综合征等引起的淤血性肝损伤;各种原发性和继发性因素导致的长期慢性肝内外胆管梗阻、胆汁淤积及长期营养不良等原因均可引起肝硬化。血吸虫卵沉积在汇管区可刺激结缔组织增生,引起肝脏纤维化,并出现门静脉高压等症状,既往也曾将血吸虫作为肝硬化的常见原因,称为不完全分隔性肝硬化;但由于血吸虫病一般不持续引起肝细胞损伤,不形成完整的假小叶,故目前认为该病虽然具有肝硬化相关的症状,但尚不是真正的肝硬化,将其称为血吸虫性肝病更为恰当。此外,尚有5%~10%的肝硬化患者由于病史不详、组织病理辨认困难、缺乏特异性诊断标准等原因无法明确病因,被称为隐源性肝硬化。

二、病理生理

硬化的形成是一种损伤后的修复反应,发生在慢性肝脏损伤的患者。在这一过程中,肝脏星状细胞活化是中心环节,还包括了正常肝细胞外基质的降解,纤维瘢痕组织的聚集、血管扭曲变形及细胞因子的释放等。代偿期肝硬化无明显病理生理特征,失代偿期主要出现门静脉高压和肝功能减退两大类病理生理变化。

1.肝纤维化和代偿期肝硬化 肝细胞受到损伤后,损伤区域被细胞外基质或纤维瘢痕组织包裹,如这一损伤修复过程持续反复发生,则纤维瘢痕组织越来越多,逐渐形成肝纤维化和肝硬化。肝脏受到炎症或其他损伤时,邻近的肝细胞、库普弗细胞、窦内皮细胞和血小板等通过旁分泌作用分泌多种细胞因子,如肿瘤坏死因子α(TNF-α)、转化生长因子β(TGF-β)、胰岛素生长因子(IGF-1)等,激活肝星状细胞并可转化为增生型肌成纤维细胞样细胞(MFC)。激活的肝星状细胞一方面通过增生和分泌细胞外基质参与肝纤维化的形成和肝内结构的重建,另一方面通过细胞收缩使肝窦内压升高。

此外,肝细胞受损时,细胞外基质(主要是Ⅰ型、Ⅲ型、Ⅴ型、Ⅸ型胶原)含量明显增加且在基底膜和内膜下沉积。同时受组织基质金属蛋白酶抑制剂(TIMP-1/2)的负调控抑制基质降解。增多的细胞外基质不能降解是肝纤维化、肝硬化形成和发展的主要因素,因此促进基质降解也是抗纤维化治疗的重要方向。当肝细胞反复坏死修复并持续存在时,Ⅰ型和Ⅲ型胶原蛋白明显增多并沉着于小叶各处。随着窦状隙内胶原蛋白的不断沉积,内皮细胞窗孔明显减少,导致血液与肝细胞间物质交换障碍。初期增生的纤维组织虽然形成小的条索但尚未互相连接形成间隔即为肝纤维化。如继续进展,小叶中央区和门管区等处的纤维间隔将互相连接,使肝小叶结构和血液循环改建而形成肝硬化。

2.失代偿期肝硬化 主要表现为门静脉高压和肝功能减退两大病理生理变化。

(1)门静脉高压:肝硬化时,由于肝纤维化和假小叶的形成,压迫肝内小静脉及肝窦,使血管扭曲、闭塞,肝内血液循环障碍,门静脉回流受阻,是门静脉压升高最主要的原因。同时,门静脉血中去甲肾上腺素、5-羟色胺、血管紧张素等活性物质增加,作用于门静脉肝内小分支和小叶后小静脉壁,使其呈持续性收缩状态。

(2)肝功能减退:由于肝脏慢性炎症导致肝细胞坏死,而新生的肝细胞又不能完全行使正常功能,故导致肝功能减退,如白蛋白和凝血因子的合成、胆色素的代谢、有害物质的生物转化、雌激素的灭活等受到影响而引起各种临床表现。

3.肝硬化常见并发症的病理生理

(1)腹腔积液:肝硬化失代偿期腹腔积液是腹腔内液体的产生与吸收失去动态平衡的结果。肝硬化腹腔积液的形成常是几个因素联合作用的结果,门静脉高压是腹腔积液形成的主要原因及始动因素。肾素-血管紧张素-醛固酮系统(Renin-Angiotensin-Aldosterone System,RAAS)失衡及低蛋白血症在腹腔积液的形成中发挥重要作用。肝硬化导致门静脉血回流受阻,门脉系统血管内压增高,毛细血管静脉端静水压增高,水分漏入腹腔。门脉高压引起脾脏和全身循环改变致使血管紧张素等系统激活,血管活性物质分泌增多和(或)活性增强使内脏血管广泛扩张,静脉流入量增加,同时引起小肠毛细血管压力增大和淋巴流量增加,产生钠水潴留。

(2)食管等静脉曲张:食管等静脉曲张及破裂出血的主要原因是门静脉高压。门静脉高压导致门-体侧支循环形成,由于内脏小血管舒张,门静脉血流阻力增高,门体分流并不能有效减压,门静脉血流阻力仍高于正常肝脏。因而,门静脉压力的增加,一方面是因为门静脉阻力(肝内及侧支循环)增加,另一方面为血容量相对增加所致。

(3)肝性脑病:肝性脑病的发病机制至今尚未完全阐明,有多种学说从不同角度做出阐述,包括氨中毒学说、炎症反应损伤、氨基酸失衡学说及假性神经递质学说等。其中以氨中毒学说为核心,炎性递质及多种毒性物质共同作用导致脑功能紊乱。

(4)肝肾综合征:失代偿期肝硬化合并腹腔积液患者,由于门静脉压力升高,内脏血管扩张导致循环功能障碍(即内脏血管舒张和心排血量减少)引起的肾血流灌注不足是肝肾综合征发生的主要原因,近年认为循环中炎症介质水平增加也起重要作用。

4.肝硬化持续进展的因素 炎症、饮酒、肥胖及代谢综合征是肝硬化继续进展的常见因素。肥胖肝硬化患者原发性肝癌的风险也显著增加,体重指数增加是肝硬化失代偿的预测因素。肌肉减少性肥胖导致身体损伤和残疾的风险显著高于单独由两种疾病引起的风险,HBV 感染与乙醇(酒精)对肝脏损伤起协同作用,均可加速肝病的进展。

第二节 肝功能及门脉高压评估

一、肝功能及代偿能力评估

反映肝脏合成功能的指标包括血清白蛋白(Albumin,ALB)、前白蛋白、凝血因子(维生素 K 依赖因子Ⅲ、Ⅶ、Ⅸ、Ⅹ)、胆固醇及胆碱酯酶等。ALB 由肝细胞合成,肝脏功能受损时,血清白蛋白水平明显降低。ALB 循环半衰期为 3 周,一旦 ALB 减少,表明肝病持续时间超过 3 周。凝血因子是反映肝脏合成功能受损的早期指标,凝血酶原时间(prothrombin time,PT)、凝血酶原活动度(pro-thrombin activity,PTA)、凝血酶原国际标准化比率(Prothrombin international normalized ratio,PT-INR)和部分凝血酶原时间测定等是常用的反映凝血因子异常的指标,严重肝病持续时间 24 小时内 PT 即可出现延长。因此,ALB 正常时,凝血因子指标可能降低。

二、肝功能分级评估

1. Child-Pugh 评分　　该评分系统是基于酒精性肝硬化患者的临床数据,包括肝性脑病、腹腔积液、ALB、胆红素及 PT 5 个指标建立的肝硬化严重程度评估方法。根据患者分值可将肝功能分为 A、B、C 3 个等级,Child-Pugh A 级、B 级、C 级患者 1 年内发生肝病相关病死率分别为<5%、20%、55%。Child-Pugh 评分可作为肝硬化患者预后评估较可靠的指标。该评分不足是:Child-Pugh 评分中使用了腹腔积液量、肝性脑病分级等较主观的指标,可能会因评价者掌握的标准变化差异较大,且 Child-Pugh 分级存在不精确性,不同病因或同一分级的肝硬化患者,其临床病情可能有较大差异。

2. 终末期肝病模型(model for end-stage liver disease,MELD)及 MELD-Na 评分　　MELD 评分系统包括血清胆红素、肌酐、INR 及肝脏病因或血清钠 5 个指标。MELD 评分结合了肾功能,考虑到了肝肾综合征-急性肾损伤——与终末期肝硬化患者预后密切相关的严重并发症,能对肝硬化的严重程度做出较为准确的细分,可较准确地判定终末期肝病患者的预后。但是,由于血清肌酐测定受非肝病因素的影响,可能导致 MELD 评分对肝脏疾病严重程度的误判。临床研究表明,低钠血症是肝硬化患者预后不良的独立危险因素,因此有专家认为 MELD-Na 预测终末期肝硬化的预后优于 MELD。此后不断有研究对 MELD 进行改进,并尝试应用于预测肝硬化患者手术的预后。

3. 吲哚氰绿(indocyanine green,ICG)排泄试验　　ICG 排泄试验具有无创、安全、准确、灵敏、定量、可动态监测等优点。ICG 消失率和 ICG 15 分钟滞留率是临床常用的两个指标,且与 Child-Pugh 评分一致,可用于评价肝硬化患者肝脏储备功能,特别是应用于肝硬化患者术前手术风险的评估,不同病因肝硬化的病情评估可采用特定的模型。

三、影像学评估

1. 腹部 B 超　　是诊断肝硬化的简便方法。门脉高压症表现为脾大、门静脉扩张和门腔侧支开放及腹腔积液等。超声多普勒检查可发现门静脉血流速率降低和门静脉血流反向等改变。超声检查与操作者经验关系较大,易受操作者主观判断影响。

2. 肝脏硬度测定(Liver stiffness measurement,LSM)或瞬时弹性成像(transient elastography,TE)　　是无创诊断肝纤维化及早期肝硬化最简便的方法。Fibroscan®(FS)、Fibrotouch®(FT)是临床常用肝脏 LSM 测定工具,病因不同的肝纤维化、肝硬化,其 LSM 的临界值(cutoff 值)也不同。具体内容可参考我国瞬时弹性成像技术诊断肝纤维化专家共识(2018 年更新版)。

3. CT　　可以用于肝纤维化及肝硬化的评估,但对肝纤维化诊断敏感性低,对肝硬化诊断有较高的敏感性与特异性。三维血管重建清楚显示门脉系统血管及血栓情况,并可计算肝脏、脾脏体积。

4. MRI 及磁共振弹性成像(Magnetic Resonance Elastography,MRE)　　可用于肝纤维化及肝硬化的评估。肝硬化 MRI 影像学特征与 CT 检查所见相似。MRE 是近年来发展的一种无创肝纤维化分期诊断方法,可用于腹腔积液和肥胖患者或代谢综合征患者,可检测全部肝脏。但是,MRE 成本较高,且对早期肝硬化、肝纤维化分期诊断的价值仍需要临床研究,目前尚不适合作为我国慢性肝病患者肝纤维化常规监测的手段。

四、肝组织学评估

肝组织活检是诊断与评价不同病因导致早期肝硬化及肝硬化炎症活动程度的"金标准"。肝穿刺组织长度应≥1.6cm,宽度1.2~1.8mm,含有8~10个完整的汇管区,方能反映肝脏全貌。肝硬化在组织学上定义为纤维间隔分隔包绕肝小叶导致小叶结构紊乱,肝细胞结节性再生,假小叶结构形成。致肝硬化病因清除或抑制,炎症病变消退,部分肝硬化在组织学上可呈现一定程度的逆转。

组织学上肝硬化评价可分为活动期和静止期,建议采用Laennec肝硬化评分系统。依据纤维间隔的宽窄、硬化结节的大小,肝硬化病理诊断可进一步分为Laennec 4A、4B、4C亚期。

门脉高压是临床上肝硬化进展的早期征象,纤维间隔的宽度及结节的大小是门脉高压的独立预测因素。组织学上对肝硬化的诊断应包含病因学诊断及肝硬化病变程度评价。

肝硬化患者肝穿组织易碎,不完整,有时肝组织学检查不能准确反映肝硬化病变全貌,肝活检为有创操作,存在一定风险,患者接受度相对较低,临床上应严格掌握适应证。

五、门脉高压症的评估

临床上,除了腹部B超、LSM、CT、MRI及MRE可用于评估有无门脉高压症外,以下检查是评估门脉高压症严重程度的可靠方法。

1. 内镜检查　胃镜、肠镜仍然是筛查消化道静脉曲张及评估出血风险的"金标准",可参考《肝硬化门静脉高压食管胃静脉曲张出血的防治指南》。90%肝硬化患者静脉曲张发生在食管和(或)胃底,胃镜检查可直接观察食管及胃底有无静脉曲张,了解其曲张程度和范围,并可确定有无门脉高压性胃病。10%左右肝硬化患者静脉曲张发生在十二指肠、小肠及大肠等少见部位,称为"异位静脉曲张"。

2. 肝静脉压力梯度(Hepatic venous pressure gradient, HVPG)测定　HVPG在肝硬化分期、并发症发生和治疗目标评估中具有较重要价值。HVPG正常参考值为3~5mmHg(1mmHg=0.133kPa)。HVPG 6~10mmHg为轻度门脉高压症,可无食管胃静脉曲张或轻度的食管胃静脉曲张;HVPG>10mmHg时,为显著门脉高压,可有明显的食管胃静脉曲张;HVPG 12~16mmHg时,出现腹腔积液、食管胃静脉曲张破裂出血的风险增加,1年病死率为10%~30%;HVPG>16mmHg,病死率增加;HVPG>22mmHg,可出现难控制或反复发生的失代偿期肝硬化并发症,如顽固性腹腔积液、难控制食管胃静脉曲张破裂出血、肝功能严重障碍,无肝移植1年病死率为60%~100%。

HVPG为有创检测,对设备及操作者的技术水平有一定要求,且成本较高,在临床难以常规应用。目前,应用无创指标(包括血清生物标志物、LSM、CT及MRI)和人工智能大数据评估HVPG的研究成为热点。

六、营养风险筛查与营养不良评估

营养不良是肝硬化的常见并发症,也是肝硬化患者预后不良的独立预测因素,与肝衰竭、感染、肝性脑病、腹腔积液的发生有关。因此,对于肝硬化患者,临床医师需重视营养风险筛查与营养不良评估。营养风险筛查工具(nutritional risk screening 2002, NRS 2002)包括营养状态评分、疾病严重程度评分及年龄评分3部分,总分≥3分认为有营养风险,建议进行营养支持以改善临床结局。

营养不良的评估主要包含以下内容:人体成分评定、能量代谢检测、综合评分工具及膳食摄入评定等。人体成分评定包括体质量指数(BMI),测量上臂围、三头肌皮褶厚度和上臂肌围,测量患者 ALB、前白蛋白、视黄醇结合蛋白等。还可通过 CT 或核磁评定肌量,常采用手握测力法评估肌肉力量,这是全身蛋白质储备的良好指标。肌肉质量评估的方法有上臂肌围和三头肌皮褶厚度、握力检测及脆弱性测量等。主观全面评定(subjective global assessment,SGA)是临床营养评定中广泛应用的评分工具,但因主观指标较多,存在可能低估肝硬化患者营养不良的缺点。英国皇家自由医院改良了 SGA,形成了 Royal Free Hospital Global Assessment(RFH-GA),可用于终末期肝病预后判断及肝移植分配参考条件。24 小时膳食回顾法和饮食称重法是较为常用的膳食摄入评定方法。详见我国 2019 年终末期肝病临床营养指南。

第三节　临床表现与诊断

多数肝硬化患者起病隐匿、病程发展缓慢,可潜伏 3~10 年甚至以上,症状与慢性肝炎无明显分界线。根据临床表现可将肝硬化分为代偿期和失代偿期,但两者之间的界限常不清楚。

一、代偿期

代偿期肝硬化症状较轻、缺乏特异性,可表现为轻度乏力、消瘦、食欲缺乏、腹胀、厌油、上腹不适、右上腹隐痛等;多呈间歇性,因过劳或伴发病而诱发,适当治疗或休息可缓解。部分患者体格检查可触及质地较硬的肝脏,边缘较钝,表面尚平滑;肝功能正常或轻度异常。少部分患者甚至可无症状,仅仅在体格检查或因其他疾病进行手术时偶然发现。

二、失代偿期

该期症状明显加重,患者主要表现为门静脉高压、肝细胞功能减退所致的两大综合征,同时可有全身各系统症状,并出现多种并发症。临床上失代偿期如何判断存在不同的标准,过去曾以是否出现腹腔积液作为判断失代偿的标志,而近年的文献多以 Child-Pugh 分级 B 级或 C 级作为标准(具体评分及分级标准见本章诊断部分)。鉴于部分肝功能很差的患者也不出现腹腔积液;而 Child-Pugh 评分和分级侧重于反映患者的肝功能状况,对门静脉高压评价较少;部分患者尽管仅以出血等门静脉高压表现为主,预后仍然较差,故失代偿期的判断标准应兼顾肝功能和门静脉高压状况。失代偿期肝硬化的诊断应满足以下条件之一:①Child-Pugh 分级 B 级或 C 级;②出现食管胃曲张静脉破裂出血、腹腔积液、肝性脑病、肝肾综合征、肝肺综合征等严重并发症中至少一种。

1.肝功能减退的临床表现

(1)全身症状:可出现消瘦乏力、营养不良、精神食欲缺乏、皮肤干枯粗糙,面色灰暗黝黑,部分患者伴有口角炎、多发性神经炎、不规则低热。

(2)消化道症状:表现为食欲缺乏、畏食、恶心、呕吐、腹胀、腹泻等,进食脂餐后症状更为明显。

(3)黄疸:除胆汁淤积性肝硬化外,严重黄疸常提示预后不良。

（4）出血倾向及贫血：可出现鼻出血、齿龈出血、胃肠黏膜弥漫出血、皮肤紫癜、贫血等症状。

（5）内分泌失调：肝硬化失代偿期，肝脏诸多激素和大分子物质合成和灭活异常，出现相应内分泌失调表现。以雌/雄激素比例失衡最为常见，表现为雌激素增加、雄激素减少，女性患者可出现月经失调，男性可有性欲减退、睾丸萎缩、毛发脱落及乳房发育等。此外，蜘蛛痣和毛细血管扩张、肝掌等也与雌激素增加有关。醛固酮、加压素等灭活减少可导致水钠潴留，诱发水肿并参与腹腔积液形成。继发性肾上腺素皮质功能减退可导致皮肤，尤其是面部和其他暴露部位皮肤色素沉着。

（6）肝脏：失代偿期肝硬化时患者肝脏常缩小，呈结节状，胆汁淤积或淤血性肝硬化可表现为肝大。

2.门静脉高压的临床表现

（1）脾大、脾功能亢进。

（2）侧支循环建立与开放：常见的侧支循环可形成于食管下端胃底部、肝脏周围、前腹壁脐周、直肠下端肛周、腹膜后等部位，其中以食管胃静脉曲张较为常见。食管胃底曲张静脉破裂导致的出血是门静脉高压症患者的重要死亡原因之一。十二指肠、小肠和结肠静脉曲张虽然较为少见，但也可出现曲张静脉破裂出血，例如，由门静脉系的直肠上静脉和下腔静脉系的直肠中、下静脉吻合而成的痔静脉破裂可导致便血。腹壁及脐周静脉曲张可出现静脉征、海蛇头征。

（3）腹腔积液：表现为腹胀、不适、消化不良、腹围增大。腹腔积液出现前很多患者便有腹腔胀气，出现腹腔积液后腹胀症状明显加重，大量腹腔积液时尚可因腹内压力增大导致呼吸困难、气急和端坐呼吸。体格检查可发现腹部膨隆、脐疝，移动性浊音阳性等。部分患者还可出现肝性胸腔积液，右侧胸腔积液多见，双侧次之，单纯左侧胸腔积液较少。胸腔积液常呈漏出液，形成机制与腹腔积液一致，多见于晚期肝硬化伴低蛋白血症和大量腹腔积液者，可能与胸腔负压和横膈解剖异常有关。

（4）门静脉高压性胃病（portal hypertensive gastropathy，PHG）：是门静脉高压患者发生的胃黏膜的特殊病变，组织学上表现为胃黏膜和黏膜下层细血管、毛细血管明显扩张、扭曲而没有明显炎症改变，内镜下表现为各种类型的充血性红斑和糜烂，伴或不伴出血。

3.并发症　肝硬化并发症很多，患者常常因并发症死亡，常见并发症包括肝性脑病、消化道出血、感染、肝肾综合征、肝肺综合征、原发性肝癌、门静脉血栓形成等。

三、辅助检查

1.常规、生化及免疫检查　反映肝脏功能的生化检查指标主要包括血清胆红素（bilirubin，Bil）、白蛋白（albumin，Alb）、前白蛋白（pre-albumin，pre-Alb）、凝血酶原时间（prothrombin time，PT）、胆固醇等。

（1）胆红素：通常指总胆红素（total bilirubin，TBil），包括结合胆红素（conjugated bilirubin）和非结合胆红素（unconjugated bilirubin），反映肝脏对胆红素的清除能力。其中，非结合胆红素又称间接胆红素（indirect bilirubin，IBil），主要由肝、脾、骨髓等处的单核-吞噬细胞系统吞噬衰老和异常的红细胞分解血红蛋白产生，难溶于水，不能由肾脏排出，在血液中与血浆白蛋白结合。结合胆红素又称直接胆红素（direct bilirubin，DBil），是非结合胆红素被肝细胞摄取后,在肝细胞内质网内通过微粒体 UDP-葡萄糖醛酸基转移酶的作用与葡萄糖醛酸结合产生。结合胆红素可溶于水,通常和胆汁酸盐一起,被分泌入毛细胆管,进入胆道,随胆汁排泄;当结合胆红素升高时,一部分也能从肾脏排出。结合胆红素进入肠内后,还原为粪胆原,大部分随粪便排出,小部分(约10%)可被肠黏膜吸收经门静脉再次进入肝脏,这一过程就是肠肝循环。肝细胞对于胆红素的摄取、结合、排泄过程中各个环节出现障碍均可导致胆红素升高。高胆红素血症是肝细胞受损坏死的重要指标,肝硬化患者胆红素升高通常为肝细胞性,反映肝细胞处理胆红素的能力降低;除非结合胆红素外,由于胆汁淤积,结合胆红素也可升高。值得注意的是,由于肝脏清除胆红素的能力具有较强的储备,故胆红素不能作为评价肝硬化患者肝功能异常的敏感指标,很多肝硬化患者即便进入了失代偿期,胆红素也无明显升高;除胆汁淤积导致的肝硬化外,肝硬化患者一旦出现胆红素升高,通常提示预后不良。

(2)反映肝脏合成能力的指标:白蛋白、前白蛋白、PT、胆固醇等指标主要反映肝脏合成功能。白蛋白是血浆含量最多的蛋白质,半衰期约为20天,每天约4%被降解。肝脏是白蛋白唯一的合成部位。肝硬化患者发生低白蛋白血症的原因除肝脏合成能力不足外,尚与低蛋白摄入和总容量增加导致的稀释有关。白蛋白半衰期长,某一时间点的血清白蛋白水平反映此时其合成与降解的速度及其分布容量,易受饮食、输注蛋白、感染、降解、肠道及肾脏丢失等多种因素影响。前白蛋白在肝脏合成,半衰期仅2天,受机体其他因素影响更小,较白蛋白能更好地反映短期内肝脏蛋白合成功能。PT反映血浆中凝血因子Ⅰ、Ⅱ、Ⅴ、Ⅶ、Ⅹ活性,由于上述凝血因子多在肝脏合成,因此PT延长反映肝脏贮备能力减退。由于PT检测依赖于不同的试剂,可能导致结果差异,故对结果的评价需参照正常对照。PT延长与肝硬化患者肝细胞受损程度成正相关,且注射维生素K难以纠正。一般代偿期非活动性肝硬化患者,PT不超过正常对照3秒,若超过6秒,提示肝实质损伤明显。除PT外,凝血酶原活动度(prothrombin activity,PTA)和国际标准化比率(international normalized ratio,INR)等在肝脏疾病中也有所应用。不过肝硬化患者普遍存在促凝和抗凝失衡,PT、PTA、INR等传统指标仅仅检测体外的凝血状况,并不能准确反映体内凝血功能,也无法反映抗凝和促凝的失衡,不能很好预测肝硬化患者的出血风险,近期有研究认为血栓弹力图能动态分析自凝血启动至纤维蛋白溶解的全过程,更敏感、准确、全面地评估肝硬化患者抗凝和促凝的状态。但也有研究认为,血栓弹力图异常不能精确地预测肝硬化患者出血、血栓形成或肝移植/死亡风险,其临床应用的价值仍需进一步探讨。肝脏是胆固醇合成和代谢的主要脏器,失代偿期肝硬化患者血清胆固醇水平可降低,胆固醇酯降低尤为明显。

(3)转氨酶:主要指 ALT 和 AST。ALT 广泛存在于组织细胞内,尤以肝脏含量最高,主要存在于肝细胞的细胞质中,其肝内浓度是血清中浓度的3000倍。AST 在肝脏的分布仅次于心肌,存在于肝细胞的细胞质和线粒体,而以线粒体为主,线粒体型 AST 活性是肝脏 AST总活性的80%左右。ALT 及 AST 均是反映肝损伤的敏感指标。一般情况下,ALT 反映肝损害的灵敏度高于 AST,AST/ALT 比值升高常常提示酒精性肝病或肝细胞损伤加重和(或)累及线粒体。肝硬化时 ALT、AST 可升高。但值得注意的是,ALT 及 AST 的特异性较差,易受骨骼肌、心脏、肾脏等其他组织器官病变影响;ALT 及 AST 的水平高低与肝损害的严重程度并不一定平行,不代表肝脏贮备功能,与肝硬化的程度无关。

(4)γ-谷氨酰转肽酶与碱性磷酸酶:碱性磷酸酶(alkaline phosphatase,ALP)主要来源于肝脏和骨骼,也可来源于胎盘、肠道或肾脏。ALP 有6种同工酶,其中1、2、6来源于肝脏,主要存在于肝细胞血窦侧和胆小管膜上。当肝脏受到损伤或者障碍时产生 ALP 增加,经淋巴道和肝窦进入血液;同时由于胆道梗阻及胆汁淤积时,胆汁排泄障碍,可导致 ALP 反流入血。因此,ALP 是反映胆汁淤积的敏感指标。排除正常妊娠和生长期等生理因素,以及骨骼疾病,血清 ALP 升高常提示肝胆疾病。其中,ALP 明显升高(超过 4 倍正常值上限)提示胆汁淤积相关疾病,血清 ALP 活性轻度升高也可见于其他肝脏疾病,此时,需要结合 γ-谷氨酰转肽酶(γ-glutamyl transpeptidase,GGT)、Bil 等指标综合判断。GGT 分布在多种组织中,包括肾、胰、肝、脾、心、脑及生精管等。不过,肾脏来源的 GGT 在肾损害时通过尿液排泄,故血清 GGT 升高多数来源于肝胆胰。GGT 在肝脏主要存在于肝细胞微粒体、肝细胞膜胆小管面和胆管上皮中,也是反映胆汁淤积的敏感指标。此外,药物性肝损害、酒精性肝病、非酒精性脂肪性肝病(non-alcoholic fatty liver disease,NAFLD)、慢性阻塞性肺疾病、肾功能不全、急性心肌梗死时,GGT 也可升高。由于 GGT 在骨病时并不升高,和 ALP 联合对于判断肝胆疾病具有重要价值。ALP 和 GGT 均显著升高,强烈提示胆汁淤积。

(5)其他:肝硬化还可出现胆汁酸、球蛋白升高、白/球比降低或倒置、贫血、三系减少等异常。尿常规检测可出现尿胆原升高、尿胆红素阳性,合并乙肝相关性肾炎时尿蛋白也可能阳性。此外,其他生化及免疫检查有助于肝硬化病因的判断。如肝炎病毒标志物的检测有助于明确乙肝、丙肝所致肝硬化的诊断;抗核抗体、抗线粒体抗体及其分型、抗平滑肌抗体等自身免疫指标对于自身免疫性肝病诊断有重要价值;血清游离铜、铜蓝蛋白、血清铁、铁蛋白、转铁蛋白等的检测有助于排除肝豆状核变性、血色病等遗传代谢性疾病。甲胎蛋白检测有助于鉴别是否合并肝癌。

2.定量肝功能试验　常用定量肝功能试验包括吲哚菁绿(ICG)清除试验、利多卡因代谢物生成试验、氨基比林呼吸试验(ABT)、安替比林清除试验、半乳糖廓清试验、色氨酸耐量试验、咖啡因清除试验等。基本原理为利用肝脏对于不同物质的摄取、代谢和排泄作用,检测不同物质摄入后的代谢和潴留,评价肝功能。由于不同定量肝功能试验基于不同的代谢途径,其优劣性难以比较。其中,ICG 清除试验在国内应用较广。ICG 是一种红外感光染料,静脉注射后,由肝脏选择性摄取,经胆汁排泄。ICG 在体内无代谢分解和生物转化,无肝肠循环,也不被肾脏等其他脏器排泄,其排泄速度取决于肝脏血流量、功能肝细胞数量及体积、胆汁排泄通畅程度,因而能较好地反映肝脏功能。ICG 注射 15 分钟后滞留率的正常参考值范围为 $7.86\% \pm 4.34\%$,肝硬化患者显著升高,失代偿期患者升高更加明显。有研究表明,代偿期肝硬化在其他肝功能指标出现异常前,ICG 清除试验可能已出现异常,因而 ICG 清除试验具有灵敏、无创、可实时动态监测的优势。目前,ICG 清除试验主要用于肝病的初筛、外科手术及介入治疗前的评估。氨基比林在体内的代谢几乎完全在肝脏完成,进入体内后由肝脏微粒体氧化酶系统去甲基释放出甲醛,再氧化为甲酸,生成 CO_2 由呼出气排出。氨基比林呼吸试验通过口服 ^{13}C 或 ^{14}C 标记的氨基比林,2 小时后测定呼出气中的 ^{13}C 或 ^{14}C 量反映肝脏代谢功能。肝硬化患者呼出气中 ^{13}C 或 ^{14}C 量明显降低。半乳糖廓清试验利用半乳糖经由半乳糖激酶在肝内磷酸化代谢的原理,通过静脉或口服半乳糖,测定肝脏对于半乳糖的清除反映肝脏功能。该试验有一次性静脉注射半乳糖、持续静脉注入半乳糖、口服半乳糖及呼气试验等方法。其中半乳糖呼气试验与氨基比林呼吸试验的检测方法类似,两者评价肝脏功能均具有敏感、准确、便捷的优势,但均依赖于核素,对仪器设备有一定要求。

3.肝纤维化血清标志物　常用的肝纤维化血清标志物包括Ⅲ型前胶原氨基端肽（PⅢNP、PⅡP）、Ⅳ型胶原、透明质酸（HA）、层粘连蛋白（LN）、组织金属蛋白酶抑制剂（TIMPs）、脯氨酰羟化酶（PH）等,多为胶原成分或胶原合成及代谢过程的关键酶或中间产物。上述指标单独检测存在敏感性或特异性不高的缺陷,联合检测不同纤维化血清指标或其他血清学指标有助于判断肝纤维化程度及评估抗纤维化疗效。联合检测的血清标志物模型较多,包括 Fibroindex、APRI、FIB4、Hepascore、Fibro Test、HCV 相关肝硬化判别函数、FibroStage 等,其中以 APRI 和 FIB-4 简单易行,临床研究应用较多。APRI 的计算公式为:APRI = AST/ULN（正常值上限）÷PLT（10^9/L）×100。APRI<0.5 时,可排除肝硬化;>2.0 时,应怀疑肝硬化。FIB-4 的计算公式为:FIB4 =（年龄×AST）÷（PLT×ALT12）。对于乙肝患者,FIB4>1.98 应考虑肝硬化。与其他联合检测的血清标志物模型类似,APRI 和 FIB-4 敏感度和特异度仍欠佳,且其判断肝纤维化、肝硬化的界值受肝病病因影响。

4.肝静脉压力梯度测定　门静脉高压是肝硬化的重要表现,了解门静脉压力对于评估肝硬化患者预后至关重要。由于直接测定门静脉压力较为困难,临床上常采用肝静脉压力梯度（hepatic venous pressure gradient,HVPG）间接反映门静脉压力。HVPG 是指经颈静脉插管测定肝静脉楔压与肝静脉自由压的差值,正常值范围为 3~5mmHg,HVPG>5mmHg 提示存在门静脉高压症。HVPG≥10mmHg 提示肝硬化代偿期患者发生静脉曲张、失代偿事件和肝癌风险升高,肝癌切除术后失代偿事件的风险也升高;HVPG≥12mmHg 是发生静脉曲张出血的高危因素;HVPG≥16mmHg 提示肝硬化门静脉高压患者的死亡风险增加;HVPG≥20mmHg 提示肝硬化急性静脉曲张出血患者的止血治疗失败率和死亡风险均升高。

5.影像学检查　常用影像学检查包括超声波、CT、MRI、放射性核素检查、上消化道钡餐等。超声、CT、MRI 等检查可显示脏器大小、包膜及形态改变,判断有无腹腔积液、门静脉扩张。增强 CT 及 MRI 扫描对肝癌的诊断鉴别具有重要价值,MRI 弥散加权成像已成为肝硬化基础上小肝癌诊断的重要手段。

CT 和（或）MR 检查常见的肝硬化表现包括体积改变（早期增大、晚期缩小）,左右叶比例失常（右叶缩小、左叶及尾状叶增大）,包膜呈波浪状或锯齿状、肝裂增宽,肝脏密度不均匀,门静脉增宽,侧支循环扩张。典型的 CT 影像学表现不仅可诊断肝硬化,基于 CT 和（或）MR 测量的肝左叶体积指数（即最大上下径、最大前后径和左右径相乘的值）、实际/预期肝体积比、脾脏指数等指标与肝纤维化程度、Child-Pugh 分级、HVPG 也有一定的相关性。CT/MRI 在肝硬化血流动力学及肝脏储备功能评估方面的价值近年来引起重视。Iranmanesh 建立了基于 CT 检查简单指标的 HVPG 测量数学模型:HVPG（mmHg）= 17.37-4.91×ln 肝脾体积比（有肝周腹腔积液时+3.8）;多层螺旋 CT 门静脉成像能良好显示食管胃静脉曲张,有研究提示利用多层螺旋 CT 门静脉成像进行分级,无创预测曲张静脉出血风险的准确性与内镜相当。肝脏 CT 灌注成像、能谱 CT、MRI-T_1rho 序列成像、MRI 弥散加权成像、扩张张量成像、波谱成像、磁化传递波谱成像等新型 CT/MRI 成像技术在肝纤维化和肝硬化早期诊断、肝硬化程度评估、肝脏储备功能评价方面均显示了良好的前景。然而,上述多数技术开展时间尚短,研究例数不多,技术操作具备一定难度,其临床广泛应用的价值尚待进一步确认。

肝脏瞬时弹性测定（transientelastography,TE）、声脉冲辐射成像（acoustic radiation force impulse,ARFI）和实时剪切波弹性成像（real-time shear-wave elastography,RT-SWE）均是建立在超声诊断基础上的非侵袭性肝纤维化检测方法。其中,TE 相对成熟,它通过测定肝脏瞬时弹性图谱获取弹性测量值(liver stiffness measurement,LSM)反映肝实质硬度,从而定量评估肝脏纤维化程度。LSM<7.3kPa 排除进展性肝纤维化,LSM≥7.3kPa 诊断显著肝纤维化,LSM≥9.3kPa 诊断进展性肝纤维化,LSM≥14.6kPa 可诊断肝硬化,LSM<9.3kPa 可排除肝硬化。TE 检测的优势为操作简便、重复性好,能够较准确地识别轻度肝纤维化或早期肝硬化,但 TE 测定值受肝脏炎症坏死、胆汁淤积、脂肪沉积及大血管改变等多种因素影响,且在肥胖、肋间隙狭小、腹腔积液患者中检测失败率较高。ARFI 通过检测剪切波波速了解肝脏硬度;RT-SWE 则将传统超声与实时可视化剪切波成像结合,能够在二维图像的基础上进行弹性成像,并可在肝脏区域内进行肝脏杨氏模量值测定,反映肝脏的绝对硬度。与 TE 相比,ARFI 和 RT-SWE 具有操作简便快捷,不受腹腔积液、肋间隙、肥胖等影响,成功率较高,减少操作偏倚等优点,但目前应用尚不多,其诊断肝纤维化及肝硬化的临界值仍需进一步探讨。磁共振弹性成像(magnetic resonance elastography,MRE)是基于 MRI 的定量测量组织弹性剪切力的动态弹力成像方法。最新研究表明 MRE 测定的肝脏剪切硬度与肝纤维化程度密切相关,并可间接反映肝静脉压力梯度,在肝纤维化无创诊断方面具有一定前景。但该法昂贵、耗时,目前临床应用仍受到限制。

除上述影像学检查外,上消化道钡餐检查有助于了解有无食管-胃底静脉曲张及曲张的程度。^{99m}Tc 核素扫描除显示肝各叶大小外,还可间接评定门静脉高压和门体分流情况,对肝硬化和门静脉高压的判断有辅助价值。

6.肝活检及腹腔镜检查　肝活检是确诊肝硬化的"金标准",可进行病理、电镜、组化、酶学免疫组化、病毒学及金属酶含量分析等。并非所有肝硬化患者都需进行肝活检,当肝硬化诊断或其病因不明确时才需考虑进行。腹腔镜检查能够较直观地展现肝脏表观形态的改变,如肝脏边缘变钝,表面出现大小不等结节,脾脏增大,膈肌、圆韧带、镰状韧带和腹膜上的血管增多等。此外,腹腔镜直视下取肝组织活检可提高肝活检的准确率和安全性。

7.内镜检查　主要用于明确有无门静脉高压性胃病、食管-胃底静脉曲张、曲张的程度及出血倾向。我国目前推荐对代偿期肝硬化且首次内镜检查未发现静脉曲张、肝脏功能稳定的患者,每2年复查1次上消化道内镜;肝病逐渐进展者,失代偿期肝硬化及已有轻度静脉曲张者,应每1年复查上消化道内镜。

四、诊断

肝硬化的诊断需综合考虑病因、病史、临床表现、并发症、治疗过程、检验、影像学及组织学等检查。临床可分为代偿期、失代偿期、再代偿期及肝硬化逆转。

1.代偿期肝硬化的诊断依据(下列四条之一)

(1)组织学符合肝硬化诊断。

(2)内镜显示食管胃静脉曲张或消化道异位静脉曲张,除外非肝硬化性门脉高压。

(3)B 超、LSM 或 CT 等影像学检查提示肝硬化或门脉高压特征:如脾大、门静脉≥1.3cm,LSM 测定符合不同病因的肝硬化诊断界值。

(4)无组织学、内镜或影像学检查者,以下检查指标异常提示存在肝硬化(需符合4条中2条):①PLT<100×10^9/L,且无其他原因可以解释;②血清 ALB<35g/L,排除营养不良或肾脏疾病等其他原因;③INR>1.3 或 PT 延长(停用溶栓或抗凝药7天以上);④AST/PLT 比率指数(APRI):成人 APRI 评分>2。需注意降酶药物等因素对 APRI 的影响。

2. 失代偿期肝硬化的诊断依据　在肝硬化基础上,出现门脉高压并发症和(或)肝功能减退。①具备肝硬化的诊断依据;②出现门脉高压相关并发症:如腹腔积液、食管胃静脉曲张破裂出血、脓毒症、肝性脑病、肝肾综合征等。

3. 肝硬化再代偿和(或)逆转　临床研究证明,失代偿期 HBV、HCV 相关肝硬化患者,经过有效抗病毒治疗可显著改善肝脏功能,包括改善肝脏代偿功能,减少门脉高压相关并发症,最终避免肝移植,类似"代偿期肝硬化"。HBV 相关肝硬化患者在抗病毒治疗期间的肝功能再代偿比 HCV 相关肝硬化的患者更常见。目前,对失代偿肝硬化再代偿的定义仍不明确,也存在争论。总之,肝硬化患者出现失代偿后,由于病因有效控制、并发症有效治疗或预防等,可在较长时间内(至少1年)不再出现肝硬化失代偿事件(腹腔积液、消化道出血、肝性脑病等),但仍可存在代偿期肝硬化的临床与实验室检查特点,被认为"再代偿"。

众多临床数据提供了肝硬化可逆转的证据。乙肝肝硬化无论是代偿期和失代偿期,经过有效的抗病毒治疗,有相当一部分患者能够肝硬化逆转,可显著改善食管静脉曲张,甚至门脉高压逆转。纤维化肝硬化逆转的标准:①Ishak 评分纤维化分期降低≥1 期,或②通过治疗后 P-I-R 分类下降。

4. 临床分期特点　肝硬化起病常隐匿,早期可无特异性症状、体征。根据是否出现腹腔积液、食管静脉曲张出血、肝性脑病等并发症,国外指南也有将肝硬化分为五期,代偿期(1 期、2 期)和失代偿期(3 期、4 期、5 期),其年病死率分别为 1.5%、2%、10%、21% 和 87%,临床特征见表 13-1。

表 13-1　各期肝硬化临床特征

分期	代偿期肝硬化			失代偿期肝硬化		
	1a 期	1b 期	2 期	3 期	4 期	5 期
特征	临床无显著门静脉高压,无静脉曲张	临床有显著门静脉高压,但无消化道静脉曲张	消化道有静脉曲张,但无出血及腹腔积液	有腹腔积液,无消化道静脉曲张出血,伴或不伴消化道静脉曲张	有消化道静脉曲张出血,伴或不伴腹腔积液或肝性脑病	脓毒症、难控制消化道静脉曲张出血或顽固性腹腔积液、急性肾损伤、肝肾综合征及肝性脑病等多器官功能损伤
注意要点	预防临床显著门静脉高压	预防静脉曲张		预防失代偿期肝硬化肝功能进一步恶化,降低病死率	降低病死率	
已知主要风险因素	饮酒、肥胖、持续性肝脏损伤因素(例如乙肝、丙肝)			可导致肝、肾功能受损的因素,如饮酒、肌肉减少、维生素 D 缺乏		

（1）代偿期肝硬化，特别是 1a 期肝硬化单纯依靠临床、实验室检测有时很难诊断，往往需要肝组织活检才能确诊。在缺乏病理结果的情况下，代偿期肝硬化的临床诊断需通过肝脏功能（ALB、PTA）、血常规（血小板、白细胞）、LSM 检测、影像学、内镜检查综合判断，需重视代偿期肝硬化及门脉高压的早期诊断与预防。

（2）失代偿期肝硬化多伴有腹腔积液、消化道出血、肝性脑病等并发症，影像学检查可有典型门静脉高压及肝硬化证据，结合病史及实验室结果，临床容易诊断。一般而言，代偿期肝硬化属于 Child-Pugh A 级，失代偿期肝硬化则属 Child-Pugh B~C 级。

第四节 病因治疗

肝硬化的治疗复杂而且矛盾，其基本治疗原则是根据不同的病因、疾病进展的程度、个体的素质条件，采用不同的治疗方针。本着"急则治其标，缓则治其本"的原则，可以使用内科方法，也可以应用外科手段；可以是对症治疗，也可以是微创介入治疗，乃至肝移植，进行灵活处理，但针对病因治疗是最基本的治疗原则。

造成肝功能个全时的多种病因常常是同时存在的，应当直接针对病因进行诊断检查，根据客观指标的指导，才能有效地进行治疗。

一、病毒性肝病

病毒性肝炎肝硬化的抗病毒治疗，是针对 HBV 和 HCV 的长期治疗。在肝硬化代偿期，可应用普通或长效干扰素-α 抗 HBV 或 HCV；对肝硬化失代偿期，只能使用核苷（酸）类似物抗 HBV，不适合应用干扰素-α。应用干扰素-α 治疗有较多的禁忌证，需要进行血常规、甲状腺功能、血糖、精神方面检查评估。

二、代谢性肝病

脂肪性肝病尚无明确的治疗方法，但最为实用的治疗方法是节食、减肥、加强锻炼、慎重用药的原则。对节食的治疗效果报告不一，但多数研究支持随着体重的减轻，显示肝脏酶学水平及组织学所见也有改进。目前认为减肥外科手术应慎重实行；药物治疗的减肥效果作用有限，细胞保护剂及降脂药物可能对脂肪肝有一定改善。

1. 非酒精性脂肪变性肝病的治疗（NAFLD） 在单纯性脂肪肝阶段的肝组织病理学改变，主要存在不同程度的肝细胞脂肪沉积（F1~F4）。肝脏脂肪变性是可逆性病理改变，采取禁酒限制饮食和加大运动量的办法控制体重，可减轻肝脏的脂肪变性，改善肝功能酶学指标。一般每降低 1% 的体重，可使血清 ALT 下降 10%，减轻体重 10% 可使 ALT 恢复正常。

众多的研究表明，即使是预后良好的单纯性脂肪肝，也不能视为良性静止性病变，应予以生活、心理等方面的医疗干预。单纯性脂肪肝如果能早期发现、及时治疗，完全可以恢复正常。

2. 非酒精性脂肪性肝炎（NASH） 该阶段的脂肪性肝病应予以充分重视。研究发现，有 5%~63% 的 NAFLD 有肝脏炎症，29% 有肝纤维化，3% 可发展为肝硬化。国外学者对 132 例 NAFLD 患者随访 10 年，初次肝活体组织病理学检查为单纯性脂肪肝及肝脏炎症轻微的患者，有 3% 发展成为肝硬化，初次肝活体组织病理学检查肝脏炎症明显及有肝纤维化，25% 将发展成为肝硬化。最近的文献报道，肝脏酶学正常的 NAFLD 患者 72.5% 为"静态性"非酒精性脂肪肝炎(NASH),"静态性"NASH患者中32.5%有明显肝纤维化,10%有肝硬化。因此,发展到酒精性/非酒精性脂肪性肝炎阶段,必须认真对待,及时进行临床治疗。国外的一项阿托伐他汀的研究成果显示,NASH出现生物化学及病理组织学方面的改善。目前尚无推荐用于NAFLD常规治疗的特效药物。专家们形成一致的意见如下。

(1)许多脂肪肝的发生与饮食结构不合理及营养失衡有密切关系,所以,减轻体重,多做有氧运动,消耗体内积存的多余热量。要注意运动消耗的热量有限,应该与疗法的并用,才能取得效果。酒精性脂肪性肝病的肝组织损害与氧自由基有关,必须戒酒,提供适量的植物蛋白质、低脂肪、补充维生素(维生素B、维生素C、维生素E、维生素K)及叶酸等营养支持。应用抗氧化剂是一个重要方法,维生素E可以抑制脂质过氧化、TNF及胶原基因表达,可显著改善肝脏酶学,减轻酒精性肝病的严重程度。

(2)胰岛素抵抗(IR)是NAFLD的重要特征,尤其对NASH至关重要,因此,以胰岛素血症、胰岛素抵抗或显性糖尿病为治疗目的是合理的。针对原发病及并发症进行治疗是非常重要的措施,但需要根据明确的生化指标选择性用药。

(3)药物治疗:脂肪性肝病的药物治疗只能是全面治疗的辅助手段。对NASH出现肝酶学改变,可选择应用对症的护肝药物。

1)还原型谷胱甘肽(CSH):是体内重要的抗氧化物之一,对维持细胞内氧化还原平衡至关重要。谷胱甘肽参与三羧酸循环及糖代谢,使机体获得高能量;调节体内抗氧化酶系发挥作用;纠正乙烯胆碱、胆碱酯酶的平衡,达到抑制脂肪形成、保护肝脏的作用。

2)熊去氧胆酸(UDCA):药理作用繁多,可以增加胆汁中脂质分泌;促进胆固醇转化成胆汁酸;增加亲水性胆汁酸,稳定生物膜,具有广谱抗凋亡效应,降低细胞毒性;调节免疫抑制细胞毒性T细胞对肝细胞的损伤。

3)多烯磷脂酰胆碱复合物:主要成分中,含有大量人体内不能合成的不饱和脂肪酸(ω-3脂肪酸),是构成细胞膜和亚细胞膜的重要物质。

4)甘草酸制剂:包括甘草酸单铵、甘草酸二铵、异甘草酸镁等盐类,具有肾上腺皮质激素样作用,与胆固醇激素代谢酶有较强亲和力,保护肝细胞膜,抑制纤维组织增生,有一定的免疫调节等作用。

5)门冬氨酸钾镁:是体内草酰乙酸的前体,在三羧酸循环中起重要的作用,参与鸟氨酸循环,可作为钾离子的载体,使钾离子重返细胞内;镁离子是生成糖原及多能磷酸酯不可缺少的物质,能增强门冬氨酸钾盐的治疗效应。

6)胰岛素增敏剂:使用二甲双胍、噻唑烷二酮等胰岛素增敏剂改善胰岛素(IR)抵抗,可以抗增生、抗感染和免疫调节作用,降低血脂,下调TNF-α的表达。

7)降低血脂药物:现在临床应用的普伐他汀、辛伐他汀、氟伐他汀等他汀类制剂,是三羟基三甲基戊二烷辅酶A(HMC-CoA)还原酶制剂,通过抑制胆固醇合成的限速酶HMG-CoA还原酶的活性而发挥作用。吉非贝齐是过氧化物酶体增生物活化受体-α(PPARs-α)激动剂,可以调节脂蛋白代谢,促进肝脏对脂肪酸的摄取、转运、氧化利用,保护细胞内环境的脂质平衡,能显著降低肝脏脂质含量和血清氨基转移酶的水平。但长期服用要注意肝肾功能损害的不良反应。

3. 酒精性脂肪肝硬化 酒精性/非酒精性脂肪肝病性肝硬化,在肝功能代偿期一般比病毒性肝硬化临床表现轻,而在失代偿期与病毒性肝炎肝硬化相差无几。

　　戒酒改善饮食结构是治疗的首要条件。对于有肝功能障碍者,可采取有针对性的护肝治疗。在肝功能失代偿期,对肝性脑病、上消化道大出血、腹腔积液症、自发性腹膜炎、肾衰竭、肝性糖尿病等并发症的处理是非常重要的,这是降低病死率的有效措施。

　　对于准备肝脏移植的患者,必须预先戒酒3个月以上,然后再进行手术。

三、自身免疫性肝病

　　自身免疫性肝病的临床治疗,目前尚无理想的办法,发展到肝硬化肝功能失代偿阶段,肝移植是唯一有效的治疗方法。

　　1. 自身免疫性肝炎　糖皮质激素通过抑制细胞因子和黏附分子的产生而抑制 T 细胞的活性,减少了 IL-2、IL-5、IL-6、IL-12 及 TNF-α 分泌,对 Th1 和 Th2 也有影响。自身免疫性肝炎(AIH)的早期应用糖皮质激素是抗感染和免疫抑制治疗的首选用药,泼尼松龙 0.5~1.0mg/(kg·d)或泼尼松 30mg/d,每周减少 10mg/d,以 10mg/d 维持长期治疗。对于肝硬化患者,糖皮质激素的治疗益处较少。长期低蛋白血症(<30g/L)、高胆红素血症(>22.2mg/L)、伴有食管静脉曲张有出血倾向者,不宜使用糖皮质激素治疗。

　　(1)硫唑嘌呤:在血中转化为 6-巯基嘌呤,通过干扰细胞周期嘌呤核苷酸合成,降低快速分化的 T、B 淋巴细胞的增生。硫唑嘌呤的抑制作用起效缓慢,常用剂量 50mg/d。

　　(2)糖皮质激素与硫唑嘌呤联合应用是 AIH 患者的标准治疗,加用硫唑嘌呤(泼尼松龙 30mg/d 和硫唑嘌呤 50mg/d)可以减少糖皮质激素的用量、降低其不良反应。

　　(3)实验性使用免疫抑制剂,获得了一定的治疗效果。环孢素 A(CyA)可抑制钙调蛋白的磷酸酶活性导致 IL-2 基因转录,减少淋巴细胞活性因子在细胞表面表达,可替代激素治疗,5~6mg/(kg·d)。他克莫司(FK506)是大环内酯类抗生素,免疫抑制活性是 CyA 的 10~200 倍,可阻断细胞因子和生长因子表达所需要的转录因子的脱磷酸化。用 4mg,每天 2 次,要保持血药浓度在 0.6~1.0ng/mL。

　　(4)最近,布地耐德和霉酚酸吗啉乙酯(MMF)分别作为泼尼松龙和硫唑嘌呤的替代治疗越来越受到临床重视。MMF 在体内被分解成霉酚酸,是次黄苷单磷酸脱氢酶非竞争性、可逆性抑制物,为嘌呤重新合成的限速酶。布地耐德是第二代皮质类固醇激素,与糖皮质激素的亲和力为泼尼松龙的 15 倍,在肝脏内可高浓度作用于致病的淋巴细胞。布地耐德和MMF 可避免相应药物的不良反应,可作为不能耐受或难治患者的替代治疗。MMF 1g,每天 2 次。布地耐德以 6~8mg/d 治疗,6~10 周后减至 2~6mg/d。

　　(5)熊去氧胆酸(UDCA):可缓解炎症、坏死过程、延缓组织病变进展,但机制不清。推荐激素加熊去氧胆酸联合应用,600mg/d。

　　(6)干扰素:是免疫增强剂,可加重 AIH 病变,故禁止使用。

　　2. 原发性胆汁性肝硬化　熊去氧胆酸(UDCA)对细胞膜有保护作用、促进胆汁分泌、具有免疫调节作用、降低 PBC 的肝细胞膜上主要组织相容性抗原 MHC-Ⅰ的过度表达、通过 Ca²⁺ 和 α-蛋白激酶 C 依赖机制增强肝细胞的分泌能力、保护磷脂丰富的细胞膜免受疏水鹅去氧胆酸的损害等作用。UDCA 治疗是 PBC 治疗的首选药物,是唯一经随机双盲临床试验证实对本病有效的药物,并是唯一被美国食品药品监督管理局(FDA)批准的药物。研究表明,UDCA 可显著改善 PBC 患者的肝脏生化参数,而且对 PBC 患者的远期生存期有明显益处,UDCA 可显著降低 PBC 患者血清胆红素、ALP、转氨酶、胆固醇和 IgM 水平。AASLD 推荐的 UDCA 剂量为 13~15mg/kg/d,分 2~3 次口服。因为 UDCA 并不能去除 PBC 的病因,因此需要终身治疗或直到肝移植。

糖皮质激素早期治疗有一定效果,但长期服用可加重骨质疏松,对已形成肝硬化有诸多不良反应,不宜长期应用。

对症处理并发症。瘙痒可用考来烯胺 4g/d,可加用到 16g/d;苯巴比妥 2~4mg/kg。对症处理脂溶性维生素缺乏、高脂血症、脂肪泻等。

3. 原发性硬化性胆管炎 应用 UDCA 治疗,有人主张 10~20mg/(kg·d)长期服用没有显示明显的不良反应,多项研究显示 ALP、GGT 下降,延缓了病情进展。糖皮质激素和硫唑嘌呤有改善的作用,但不良反应较大很少使用。联合用药没有显示出治疗的优越性,病例较少难以评价。临床试用了 D-青霉胺、氨甲蝶呤、秋水仙碱、CyA、FK506 等,均因药物的干预没有显示出改变疾病的自然史,而放弃治疗。

PSC 出现胆石症、胆管狭窄、胆管感染、胆管癌(发生率 7%~36%)等并发症,需要广谱抗生素和外科治疗。外科治疗能解决以下问题:①胆管狭窄、梗阻和胆道感染,可在内镜下行十二指肠乳头切开、ERCP、胆管扩张、留置支架等方法,有许多成功报告;②需要解决合并门静脉高压症及其并发症,但在手术后的治疗上比较困难;③合并胆管癌,手术切除效果不佳,胆管的消化道重建很困难;④肝脏移植是唯一的有效治疗方法。

四、循环瘀血性肝病

循环障碍和心源性肝硬化的治疗,首先应解决原发性疾病,肝脏损害可得到明显缓解。心源性肝硬化的门静脉高压症表现一般不显著。

1. 心源性疾病 心源性肝硬化主要是积极治疗原发性心脏病,控制心力衰竭。心包疾病必要时应进行外科手术治疗,解决右心淤血状态。

2. 布加综合征 如果不给予有效的治疗,大多数在诊断肝衰竭后 3 年内死亡。治疗的主要目的的主要是消除肝小叶中央区(腺泡 3 区)淤血,减轻静脉阻塞和保护肝功能。根据引起静脉阻塞的原因和部位,选择合适的治疗方式。依据肝脏储备功能的临床实验室评估及肝脏周围血管的解剖关系,外科分流术和肝移植应该被看作是一种互相补充的治疗。内科和介入治疗是有效的,但大多数需要外科治疗。门-体静脉间的减压分流是有效的治疗方式。国外学者综合文献资料,提出布加综合征治疗方案。

(1)隔膜型阻塞性布加综合征:必须用外科手术解除形成阻塞的隔膜是治疗原则,但要根据阻塞的部位、程度的具体情况,选择相应的治疗方法。很显然微创手术治疗是可以代替普通外科手术的。可根据阻塞类型进行不同治疗。

1)隔膜Ⅰ型:下腔静脉局限性狭窄、阻塞,占 57%。首先应用微创治疗,可以选择经皮颈内静脉或股静脉插管,进行梗阻部位的球囊扩张和下支架解除梗阻,或经右心房破膜术,或经右心房与股静脉会师破膜术、球囊扩张和下支架。

2)隔膜Ⅱ型:下腔静脉弥漫性狭窄、阻塞,占 38%。可以选择经皮颈内静脉或股静脉插管的会师术,进行球囊扩张和下支架解除梗阻,或施行下腔静脉-右心房、肠系膜上静脉-右心房、脾静脉-右心房、肠系膜上静脉-颈内静脉人工血管架桥转流术。

3)隔膜Ⅲ型:主要在肝静脉阻塞,占 5%。可以应用 TIPS 和门静脉系统与右心房、颈内静脉人工血管架桥转流术。

（2）非隔膜型阻塞性布加综合征：由于其最常见的致病原因，是血液系统髓外增生性疾病和高凝状态的血栓性阻塞静脉流出道，所以，治疗血液病和抗血栓是根本性措施。但是，陈旧性机化血栓是很难溶解的。对于肝静脉和下腔静脉的大血管内血栓，可以进行静脉插管取出血栓解除阻塞；而对于肝内的小静脉内血栓，只能采取外科人工血管架桥转流术的方法去解决阻塞问题。

（3）肝脏窦状隙梗阻综合征：肝脏窦状隙梗阻综合征（SOS）病因较多，根据不同的病因，采取相应的治疗措施。针对所出现的并发症，采取相应的治疗措施。血清胶原胺水平能反映肝窦状隙的纤维化程度，可能成为预后的变量。

五、遗传性肝病

1. 肝豆状核变性的治疗　肝豆状核变性的治疗方法，取决于疾病是以肝脏或神经症状为主，还是临床症状发作前。目前还没有针对基因变异的修正基因疗法。

（1）内科疗法：①调整饮食：进食低铜高蛋白饮食；②驱铜治疗：使用重金属螯合剂，应用游离的巯基螯合铜，如二巯丙醇、青霉素胺［成人 1g/d，儿童 20mg/（kg·d）］；曲恩汀（三乙烯四胺双盐酸盐）的结构中，环形平面上有 4 个氮原了与铜形成稳定的化合物；二巯丁二酸（钠）中的 2 个巯基与 2 个铜离子结合，螯合铜转变成可溶性物质，自肾脏排出（1~2g/d）；③阻止铜吸收治疗：锌盐能诱导小肠黏膜细胞合成金属硫蛋白与铜结合，阻止肠细胞吸收，每次 0.1~0.2g，3 次/天。四硫酸钼铵盐（TM）抑制铜吸收及内源性铜重吸收，获得的铜与白蛋白形成牢固的复合物，无法被细胞摄取而自胆汁中排泄，20mg/d，逐渐增至 100mg/d；④对症治疗：对有震颤、肌肉强直者，可选用苯海索 2mg、氢溴酸东莨菪碱 0.2mg、丙环定 5mg、苯甲阿托品 1mg，3 次/天。

（2）外科治疗：在形成肝硬化引起门静脉高压症时，出现脾功能亢进和上消化道出血则需要外科手术或介入治疗。外科治疗可根据患者的具体情况，选择断流术、分流术或分断流联合术。介入治疗可选择内镜下食管-胃底静脉曲张脉硬化或套扎曲张静脉治疗；有脾功能亢进的肿大脾可施行放射线下的部分脾栓塞，但是，由于术后的长期发热、坏死性脾周围炎引起的剧痛，限制了广泛的临床应用。已形成肝硬化合并肝衰竭或有爆发性肝炎患者，在没有其他脏器明显的并发症时，应进行肝移植。

2. 遗传性血色病

（1）放血疗法：HH 治疗简单直接而明确，最有效的首选方法是每周放 500mL 血，可降低 200~250mg 铁。耐受量好的可放 1000mL/w，至血清转铁蛋白低于 50ng/mL，使血细胞比容降至 0.37 以下。

（2）肌内注射使用铁络合剂：铁络合剂（DF）是三羟酰胺。维生素 C 可增加去铁胺疗效，但作为氧化还原剂可促使三价铁转化成二价铁，引起一些具有毒性的氢氧根（-OH）负离子和氧离子的产生。

（3）对症治疗：可以使用维生素 E；维生素 C 是氧化还原剂，可能与铁一起在体内再分配，应控制剂量。

（4）人类重组红细胞生成素：重组人促红细胞生成素（rHuEPO）其生物活性与自然红细胞生成素（EPO）完全相同，可以减轻铁的负荷。常用剂量为 100~200mg/d。

（5）外科治疗：对形成肝硬化引起门静脉高压症上消化道出血，可以选择断流术、分流术或分、断流联合术。内镜下介入治疗可选择食管-胃底静脉曲张脉硬化或套扎曲张静脉治疗。

（6）肝移植：由于肝外组织中铁的含量较多，肝移植效果不如其他肝脏疾病。

六、寄生虫性肝病

1. 血吸虫病

（1）药物治疗：吡喹酮治疗效果较好，不良反应少，其药理作用是在与血吸虫体接触之后产生痉挛性麻痹；虫体表面肿胀、糜烂、破溃。药物改变了虫体表面细胞对钙离子的渗透性，促使的钙离子内流，诱发虫体发生痉挛；破坏了虫体表皮层，减少了对葡萄糖的摄取，降低了糖原的含量；虫体表面破溃，暴露了抗原，易受宿主的免疫攻击而死亡。吡喹酮的应用可从小剂量开始，20mg/kg，每 8 小时口服 1 次，或 120mg/（kg·d），每天 2~3 次口服，连用 6 天。

（2）门静脉高压症治疗：出现门静脉高压症后主要针对腹腔积液、消化道出血、肿大的脾脏的治疗。可用利尿剂、提高血浆蛋白、腹腔积液浓缩还纳等治疗；用内镜套扎和硬化剂治疗食管、胃底曲张静脉出血；用单纯脾切除、保留免疫功能的部分（段）脾切除、断流术或分流术，处理巨脾和脾功能亢进。应用分流术治疗时，需要警惕医源性的肺沉积，诱发肺源性心脏病。

2. 肝吸虫病

（1）药物治疗：应用吡喹酮 20 ~ 25mg/kg，3 次/天，口服，应用 2 ~ 3 天；阿苯达唑10mg/kg，2 次/天，口服，连用 7 天；阿苯达唑 10~20mg/（kg·d），2 次/天，口服，连用 7 天。

（2）并发症治疗：由于虫体胆管阻塞，如合并化脓性胆管炎，可急诊手术取出虫体、结石、吡喹酮溶液冲洗胆管，植入 T 形管引流；或经 ERCP 行十二指肠乳头切开，取出虫体、结石、引流；出现门静脉高压症的并发症可对症处理；合并胆管癌应进行肿瘤切除。

七、化学药物中毒性肝病

化学药物中毒性肝病首先应祛除病因，停止应用损害肝脏的相关药物和一切可疑的药物。支持疗法是对这类疾病的治疗基础，根据肝脏损害的程度选择不同的对症治疗，保证水电解质及酸碱平衡。

西咪替丁是理想的细胞色素 P450 抑制剂，临床应用既可防止急性胃肠道黏膜病变，又可与 N-乙酰半胱氨酸 70mg/（kg·4h）联合应用，治疗乙酰氨基酚的肝脏毒性作用。

有明显肝内胆汁淤积可应用糖皮质激素。轻度肝内胆汁淤积可考虑使用熊去氧胆酸。伴有肝衰竭者，可应用血浆置换等人工肝支持系统治疗。

要密切注意低血糖、脑水肿、严重凝血障碍、感染、肾衰竭等并发症，应及时发现和治疗。

第五节　对症护肝治疗

肝脏是机体物质生物转化代谢的重要器官，护肝药物治疗与营养支持是各种肝病的基础治疗，有时甚至是最主要的治疗。

一、营养支持

肝硬化的营养支持是治疗各种肝病的基本措施，护肝治疗的实质是营养供给和热量的保证。

1.合理饮食疗法 肝硬化的合理饮食原则上应进食容易消化的高蛋白质、富含维生素、高碳水化合物、低脂肪饮食,但肝硬化的不同病期、患者的食欲状态,都对饮食结构有较大的影响,应灵活处理,及时调整。肠道无食物通过呈完全静止状态时,将使肠道细菌过度繁殖、黏膜屏障功能出现障碍、细菌易位到门静脉系统和附近淋巴结,可能导致全身感染。中医理论认为"脾胃为后天根本"有其科学道理,只要有可能就应该鼓励患者少吃多餐,半流质或流质饮食尽量进食。

正常成人的热量供给以增加基础代谢的50%为宜。肝硬化失代偿期应保证摄入充足的热量,以减少蛋白质的消耗。热量供给可在 146.5~167.5kJ/(kg·d)[35~40kcal/(kg·d)],平均 10 465~11 720kJ/d(2500~2800kcal/d)。

尽量补充富含高生物价蛋白质食物,动物蛋白含有蛋氨酸可提供甲基,但肝性脑病应该限制蛋白质饮食,防止血氨增高。经治疗病情稳定的肝性脑病患者,应逐渐增加蛋白质饮食。各类蛋白质食物中的氨基酸谱不一致,生成氨的水平也不一样,乳类最少,蛋类次之,肉类最多,可按 1.5~2.0g/(kg·d),平均 100~120g/d 补充。

肝糖原占肝脏重量的5%~6%,平均100~120g。当饥饿超过10小时,即可消耗大部分肝糖原,因而,热量的提供主要依靠碳水化合物,足量葡萄糖可保证蛋白质和热量的需要,但过多的糖也不能过多地生成肝糖原,只能增加机体脂肪的含量。

脂肪不必过度限制,以能保证口感增加食欲为准,40~50g/d为宜。

不论肝脏疾病的病期、类型,均应适当地补充维生素(维生素 A、维生素 B、维生素 C、维生素 K)等,不能进食者更应予以补充,但不能多多益善,还要注意维生素之间的平衡。

2.静脉营养补充 实验和临床实践证明,营养支持不单是营养的补充,而是具有维护细胞的代谢,保护和支持器官的结构、功能,参与生理功能的调控及组织修复的作用。

对于不能进食、限制进食或不愿进食者,需要全肠外营养(total parenteral nutrition,TPN)治疗。营养支持与代谢支持的概念不同,1987年Corra首先提出代谢支持的概念,其目的是保护和支持器官的结构和功能,防止底物限制性代谢,推进各种代谢通路,不因不当的营养供给而加重人体器官和功能的损害。其应用的原则:①支持底物由碳水化合物、脂肪和氨基酸混合而成;②减少葡萄糖负荷,40%的非蛋白热量由脂肪乳剂提供;③蛋白质供给增至 2~3g/(kg·d);④每天提供的非蛋白热量<146kJ(35kcal)/kg,热量∶氮比不超过418kJ(100kJ)∶1gN。而 1959 年 Francis 等首先提出最佳非蛋白热量和氮的比值为 628kJ(150kcal)∶1gN;⑤补充脂溶性和水溶性维生素与微量元素;⑥补充钾、钠、钙等离子。

临床应用的 TPN 治疗液,24 小时的输液量 2000~2500mL,一般组成由肝安(15 种氨基酸)500mL 或 6-合氨基酸 500mL、葡萄糖液 150~200g、25%脂肪乳 500mL、生理盐水 500mL、脂溶性和水溶性维生素与微量元素、氯化钾 3~4g,另外补充白蛋白 10~20g。注意根据腹腔积液量调整输液量,依据血清胆红素水平调整脂肪乳用量。

3.建立静脉营养通道 全肠外营养(TPN)是高渗液体,需要建立中心静脉输液通道。临床上常选择右锁骨下静脉、颈内静脉或肘正中静脉穿刺植入中心静脉导管。中心静脉导管除供输入高渗液体外,还可监测生命指标。

二、护肝药物治疗

肝病的药物治疗只能是全面治疗的辅助手段,但有时可能成为主要的治疗方法。药物治疗应该不能继续加重肝脏损害,本着有效、有针对性、少而精的原则,选择应用。

1. 谷胱甘肽　还原型谷胱甘肽(GSH)是体内重要的抗氧化物之一,对维持细胞内氧化还原平衡至关重要。谷胱甘肽既是甘油醛磷酸脱氢酶的辅基,又是乙二醛酶及磷酸丙糖脱氢酶的辅酶,参与三羧酸循环及糖代谢,使机体获得高能量。补充还原型谷胱甘肽或其前体腺苷蛋氨酸(SAMe)、螯合金属离子等抗氧化剂,可以消除有害自由基,维持肝细胞膜的结构和功能,保证核酸代谢,调节体内抗氧化酶而发挥作用。通过激活体内的巯基酶等,促进脂肪、蛋白质代谢,也影响细胞的代谢过程,纠正乙烯胆碱、胆碱酯酶的平衡,达到抑制脂肪形成、保护肝脏的作用。

2. 熊去氧胆酸　熊去氧胆酸(UDCA)首次通过肝脏时,70%由肝细胞经转运蛋白从门静脉血吸收,之后多数与甘氨酸结合,少数与牛磺酸结合成活性形式,经胆盐输出泵(BSEP)分泌至胆管,不足5%的结合型经肾脏排出。

UDCA药理作用繁多,可以广泛用于各种肝病治疗。UDCA可以增加胆汁中脂质分泌;降低血清和胆汁中胆固醇含量,促进胆固醇转化成胆汁酸;减少肠内源性胆汁酸吸收,增加亲水性胆汁酸含量,降低细胞毒性;稳定生物膜、调节膜转运蛋白,促进肝细胞分泌胆汁酸和与胆红素葡萄糖苷酸、谷胱甘肽结合,阻止疏水性胆汁酸诱导胆汁淤积;增加胆管细胞内的钙离子浓度和三磷酸肌醇水平;调节胆囊平滑肌收缩力,增加空腹胆囊容积,抑制胆固醇结晶;保护肝细胞,下调组织相容性复合物(MHC-Ⅰ、MHC-Ⅱ)表达,调节免疫抑制细胞毒性T细胞对肝细胞的损伤;具有广谱抗凋亡效应,通过减少线粒体去极化,降低线粒体心脂水平和膜电位,抑制细胞色素C释放和Caspase激活,阻止去氧胆酸、乙醇、转化生长因子-B、FasL等诱导的凋亡。也可以废除内质网应激标志物、减少钙流出、阻止Caspase12激活,从而具有抗细胞凋亡作用;抑制肿瘤细胞增生;甚至可能具有潜在的抗HBV的作用等。

3. 多烯磷脂酰胆碱　多烯磷脂酰胆碱复合物的主要成分中,含有大量人体内不能合成的胆固醇、三酰甘油等;参与花生四烯酸代谢,生成前列腺素类化合物——前列环素(PGI_3)及血栓素(TXA_3),防止血小板聚集和血栓形成。不饱和脂肪酸($\omega-3$脂肪酸),是构成细胞膜和亚细胞膜的重要物质,可以防止脂质过氧化、促进肝细胞膜和细胞器膜的结合使肝细胞再生,减少肝细胞膜的脂肪浸润,抑制肝星形细胞活化,阻止肝纤维化进展,能够促进中性或酸性胆固醇自粪便中排出,抑制肝脏内脂质及脂蛋白合成。

4. 甘草酸　甘草酸制剂包括甘草酸单铵、甘草酸二铵、异甘草酸镁等盐类。具有肾上腺皮质激素样作用,与胆固醇激素代谢酶有较强亲和力,抑制类固醇在肝脏内的失活,减缓了类固醇代谢速度;保护肝细胞膜,减轻肝细胞变性、坏死和消除肝细胞间质炎症,抑制纤维组织增生;降低血浆NO水平;有一定的免疫调节作用,可以活化T细胞和诱发干扰素,增强NK细胞活化和胸腺外T淋巴细胞分化;通过抑制磷酸酯酶A_2的活性,阻止花生四烯酸起始阶段的代谢速度,使其抗过敏作用增强;可能有一定的抑制HBV作用。

5. 门冬氨酸钾镁　是体内草酰乙酸的前体,在三羧酸循环中起重要的作用;参与鸟氨酸循环,促进二氧化碳代谢;门冬氨酸与细胞有很强的亲和力,可作为钾离子的载体,使钾离子重返细胞内,促进细胞去极化和细胞代谢,维持正常功能;镁离子是生成糖原及多能磷酸酯不可缺少的物质,能增强门冬氨酸钾盐的治疗效应。

6. 水飞蓟宾　具有抗氧化、抗纤维化及稳定肝细胞膜的作用,可以激活核糖核酸聚合酶、铁螯合等作用。可以降低ALT。

三、对症治疗

肝硬化的对症治疗,一是解决肝脏本身疾病引起的症状和血清生化方面的改变,再则解决肝硬化功能失代偿所引起的消化道出血、肝性脑病、肾衰竭、腹腔积液感染等并发症。

第六节　抗肝纤维化治疗

由于生物性、化学性、代谢性、自家免疫性、遗传性、心源性及寄生虫性等各种致病因子引起的慢性肝脏损伤,导致肝脏内纤维组织异常增生,肝细胞外基质过度沉积,逐渐形成肝纤维化。在肝纤维化持续发展过程中,肌成纤维细胞增生破坏了肝小叶的正常结构,发展成肝硬化,乃至可能演变成肝细胞性肝癌,这突出显现纤维化治疗的重要性。

一、肝纤维化的病理学特征

肝纤维化的形成是一个慢性病理过程。肝纤维化的发展是胶原纤维蛋白合成与降解失衡的动态变化过程,其进展程度与肝脏损伤因素是否持续存在密切相关性。

正常的肝细胞外基质(ECM)中,有网状纤维、胶原蛋白、结构糖蛋白、弹力蛋白、氨基多糖等。肝内纤维组织目前已发现5种类型:Ⅰ型、Ⅲ型、Ⅳ型、Ⅴ型、Ⅵ型胶原。Ⅰ型、Ⅲ型主要分布在门脉区;Ⅳ型为基底膜胶原;Ⅴ型位于血窦及门脉区;Ⅵ型胶原极少,仅占肝内胶原总量的0.01%。

在肝脏中沉积的结缔组织,包括细胞成分和细胞外间质两部分。肝纤维化时细胞外间质中Ⅰ型、Ⅲ型胶原可以遍布所有肝小叶。肝纤维化早期主要是Ⅰ型,晚期多为Ⅳ型胶原纤维。

肝纤维化与肝硬化的病理组织学区别,在于肝硬化有肝小叶结构改建,形成假小叶和纤维组织结节。纤维组织中有成纤维细胞是主动分隔,无细胞成分是被动分隔。慢性病毒性肝炎的纤维组织增生是主动分隔。

二、肝纤维化的发生机制

肝纤维化是继发于各种慢性肝损伤之后组织修复过程中的代偿反应,表现为细胞外基质(ECM)过度沉积。致病因子引起肝脏炎症、坏死,使区域内肝细胞、窦内皮细胞、Kupffer细胞、淋巴细胞、血小板等释放可溶性因子,通过旁分泌和自分泌的方式,作用于靶细胞特定受体,发挥局部生物效应,主要促进肝星状细胞(HSC)增生活化、转化。肝实质细胞的损伤为肝纤维化激活的始动因素。启动阶段涉及细胞-细胞间、基质-肝星状细胞以旁分泌和自分泌细胞因子构成网络调节,表现为基质表达和表型的早期变化;持续活化阶段的HSC生物学发生显著改变,具有增生和收缩、纤维形成、基质降解、视黄醇丢失、化学趋向性、炎症因子和细胞因子释放等功能,导致基质过度沉积而发生纤维化和肝硬化。研究认为,肝纤维化形成的主要机制是在肝脏持续性损伤的过程中,实质细胞和间质细胞分泌诸多细胞因子,使HSC活化转化为肌成纤维细胞(MFB),从而分泌大量胶原并合成细胞外基质(ECM),结缔组织增生破坏了肝脏的正常结构,导致肝纤维化。

正常的肝脏内不存在肌成纤维细胞(MFB),发生肝纤维化时,HSC首先被激活转变成MFB,这是MFB的主要来源。近年的许多研究证实骨髓间充质干细胞(BMSCs)、外周血单核细胞(PBC)、上皮细胞-间质细胞转化(EMT)也是 MFB 的重要来源。

1.肝星状细胞 HSC 定居于肝窦间隙,占肝细胞总数的 5%~10%。HSC 活化是肝纤维化的关键环节。现有足够的证据表明,HSC 是肌成纤维细胞的来源,分泌 α-平滑肌肌动蛋白(SMA-α)。致病因素导致肝细胞损伤,分泌一些细胞因子,活化了 Kupffer 细胞、窦内皮细胞等并分泌细胞因子,使富含维生素的处于静止状态的 HSC 表型,活化为 MFB 表型,分泌以胶原蛋白为主的细胞外基质(ECM),启动了肝纤维化的病理过程。

受损的肝细胞产生局部化学介质,作为第一信使诱发细胞应答反应的全过程成为信号转导。细胞内产生的介导信号转导的物质(cAMP、cGMP 等)是第二信使。现已确认 HSC 向 MFB 转化的几条典型信号通路。

(1)转化生长因子 β/Smad 蛋白信号通路:转化生长因子(TGF-β)是以无活性形式合成和分泌的。现已发现 3 种形式 TGF-β,其中 TGF-β_1 在肝脏含量最高,且具有生物活性,其突出作用是促进胶原与基质的形成,同时抑制降解。有学者认为 TGF-β 家族与 TβR 受体结合后,激活细胞质内的 Smad 系列蛋白发生丝氨酸磷酸化,形成 Smad 蛋白复合体转入细胞核内,调节相关基因,促使 HSC 活化并向 MFB 转化。实验表明 TGF-β_1 在体内外均能抑制多种细胞生长,使这些细胞停留在 G1 期并诱导凋亡,其作用主要发生在肝细胞,而又能促进 HSC 的 PDGF 受体表达,见解促进 HSC 增生。TGF-β_1 能通过覆盖 TNF-α 等胶原抑制因子在胶原基因上的反应元件,上调促分裂细胞因子和血小板衍化因子受体在 HSC 中的表达,间接促进肝纤维化。

(2)血小板衍生生长因子信号通路:血小板衍生生长因子(PDGF)是目前发现的促进 HSC 增生最有效的因子,也是重要的促肝纤维化因子。在活化的 HSC 中,PDGF 与受体(PDGF-R)结合后被激活,通过 Ras/ERK 和 JAK-STATs 途径发生磷酸化,使细胞内第二信使转导,最终使有丝分裂原蛋白激酶(MAPK)逐级磷酸化激活,当配体结合到 PDGF-R 后形成磷酸化二聚体 STAT 蛋白,进入细胞核成为活化的转录因子,调节相应基因的转录,激活下游信号转导分子,促进 HSC 活化、分裂和增生并向 MFB 转变。最近的研究证实 PDGF 能够直接使 HSC 增生并向肌成纤维细胞转化,并促进转化的 HSC 合成、分泌大量的 ECM,而上调 TIMPI,抑制 MMP,减少 ECM 的降解,间接地增加 ECM 的沉积。

(3)整合素信号转导:整合素是肝纤维化进程中重要的信号通路,通过整合素连接激酶(ILK)与生长因子之间的信号转导,在 HSC 活化中发挥至关重要的作用。研究 CCL-4 诱导的肝硬化模型,正常肝脏不表达 ILK,但活化的 HSC 高表达 ILK 和 SMA-α,且涉及细胞外信号调节激酶 1/2(ErK1/2),P38 丝裂原活化蛋白酶(P38MAPK)、C-Jun 氨基末端激酶(JNK)、蛋白激酶 B(PKB)的磷酸化。

(4)肿瘤坏死因子细胞内的信号转导:近期研究表明,肿瘤坏死因子(TNF-α)可通过上调 TLR2 的 mRNA 和蛋白的表达参与 HSC 激活过程,促进 HSC 增生向 MFB 转化。

(5)瘦素细胞内的信号转导:功能的研究证实瘦素(IFN-1)与其受体结合,通过 JAK/STAT 途径激活 HSC 和 Kupffer 细胞调节肝纤维化中炎症及相关因子,诱导 HSC Ⅰ型胶原基因表达。

(6)其他细胞因子:内皮素(ET)、成纤维细胞生长因子(FGF)、结缔组织生长因子(CTGF)、IL-10 等,可通过直接或间接作用,促进 HSC 的活化与增生,参与肝纤维化的发生和发展。

研究认为,HSC 向 MFB 转化的信号转导过程可分为炎症前期、炎症期和炎症后期 3 个阶段。①炎症前期:肝细胞受损后分泌 TGF-β、胰岛素样生长因子-1(IGF-1)等各种细胞因子,通过旁分泌作用促进 HSC 活化和增生;②炎症期:窦内皮细胞、Kupffer 细胞等炎症性细胞被激活,分泌 TGF-β、TNF-α、血管内皮生长因子(VEGF)等细胞因子促进 HSC 大量增生活化,并向 MFB 转化;③炎症后期:MFB 已经稳定形成,大量分泌 TGF-β、TNF-α、VEGF、ET-1 等细胞因子,进一步促进 HSC 的活化、增生及向 MFB 转化。而且 MFB 通过自分泌与旁分泌作用,使 HSC 不断活化增生,即使已经去除致病因素,肝纤维化仍然持续性发展。

HSC 活化为 MFB 后,在肝内的间质细胞持续分泌的细胞因子作用下,使 MFB 增生、增加胶原合成而降低降解功能,使胶原沉积在肝细胞外,损害了肝细胞的各种功能,这又进一步促进 HSC 活化为 MFB,形成恶性循环圈,造成大量 ECM 沉积,导致肝纤维化。因此,肝炎病毒因素启动了肝纤维化的病理学过程,形成了持续性肝脏病理损害。

2. 肝肌成纤维细胞　肌成纤维细胞(MFB)是由存在于汇管区和胆管周围的成纤维细胞转化而来的,在肝小叶中先于 HSC 被激活。MFB 可选择性地表达 fibubin-2 和 IL-6,而活化的 HSC 则表达蛋白酶 100 和 reelin。在生物学功能上,活化的 HSC 增生能力降低和迅速凋亡而导致其生命周期短暂。

3. 异源性成纤维细胞　HSC 及相关的细胞因子是形成 MFB 的主要来源,但近年的研究发现异源性成纤维细胞进入损伤部位,在相关细胞因子的作用下,同样可以转化为 MFB。

(1)骨髓间充质细胞:骨髓间充质细胞(BMSCs)是骨髓基质中主要的干细胞,参与基质微环境的组成和造血功能的调控。在特定的诱导条件下可分化为多种成熟的细胞。微环境和诱导因子的不同,决定了 BMSCs 不同的分化方向。有大量的实验证实 BMSCs 可分化为肝细胞,修复损伤部位,促进肝细胞再生,治疗肝纤维化。

然而,BMSCs 是多功能骨髓干细胞,实验表明,BMSCs 具有分化成 MFB 的能力。有学者进行小鼠肝内诱导 BMSCs 分化并对分化细胞分类,分化为再生肝细胞占 0.6%、HSC68%、MFB70%。研究表明,BMSCs 有可能转化为 HSC 并参与肝纤维化过程。还有学者认为 BMSCs 分化为一种特殊的成纤维细胞,不是活化的 HSC,在含有 TGF-β₁ 的培养液中可分化为 MFB。最值得注意的是,研究发现肝癌可能来源于骨髓细胞的转化,不同阶段的肝干细胞的分化谱系都可能产生肝癌细胞。因此,在进行临床实验研究时,微环境和诱导因子的有效调制,使 BMSCs 向预定的方向转化才是技术的关键。

(2)上皮细胞-间质细胞转化:上皮细胞-间质细胞转化(EMT)是指在某些特殊的生理或病理条件下,上皮细胞向间质细胞转化的现象。肌成纤维细胞则是一类活化的间质成纤维细胞。国内的研究证明,在肝纤维化过程中,EMT 获得成纤维细胞的表型,最终可能发展为 MFB,促进肝纤维化的形成。EMT 的信号转导是一个非常复杂的分子生物化学过程。EMT 的信号转导通路,主要由 TGF-β 信号网络传导及 Wnt/FZD、PI3K/AKT 通路完成。TGF-β 信号转导有依赖 Smad 蛋白通路和非依赖 Smad 蛋白 MAPK 通路。TGF-β 与受体结合,引起 Smad 蛋白级联反应,进入细胞核调控目标基因的转录和表达。同时,TGF-β 还调控 EMT 过程的下游信号转录因子表达。

EMT 过程,上皮细胞丧失上皮细胞表型,而获得间质细胞表型。同时也丧失上皮细胞的极性,减少了与周围细胞的联系,增强了细胞运动和迁徙能力。可以认为上皮细胞是 MFB 的又一个来源。

（3）外周血单核细胞：外周血单核细胞（PBC）一直被认为是 MFB 的一个重要来源，在肝纤维化的发生和发展过程中扮演着重要角色。

外周血成纤维细胞是一类在血循环中发现的骨髓源细胞。PBC 与 BMSCs 一样，在肝脏发生损伤时集聚于损伤部位，在肝内微环境和相关细胞因子的作用下可转化为 MFB，参与组织修复过程。研究发现，PBC 的分化过程需要 T 细胞和 TGF-β 的参与。有学者认为富含 CD14$^+$ 的 PBC 能够分化成为成纤维细胞。目前对 PBC 的转化机制还不十分清楚，但大多数学者都认为，PBC 可能 MFB 的又一个重要来源。因此，肝纤维化的形成机制，首先是肝细胞的损伤因子是肝纤维化的启动因素，反应性分泌相关细胞因子，激活 HSC 等细胞向 MFB 转化，造成细胞基质大量沉积，逐渐形成肝纤维化。

4. 细胞外基质的作用　ECM 可调节细胞的极性、运动性和基因表达，这一过程依赖细胞表面 ECM 进行跨膜信号传递。ECM 属于整合素家族。研究发现整合素-β$_3$，通过与 I 型胶原和玻璃纤维素相互作用，对维持 HSC 的活性具有重要作用。ECM 也进行调节生长因子的可利用性和活性，间接调节细胞功能。

在肝纤维化的过程中，仍然存在着 ECM 的降解。降解 ECM 的酶称为基质金属蛋白酶（MMP），而 MMP 组织抑制物（TIMP）可抑制其活性。在肝纤维化过程中，MMP 表达水平不变，但 TIMP 表达增加，造成 MMP 降解或被抑制，ECM 蛋白降解不足，最终导致 ECM 大量沉积，造成肝纤维化乃至肝硬化。

5. 肝纤维化 ECM 成分　肝纤维化的 ECM 成分复杂，启动肝纤维化的过程后，相关细胞大量合成胶原蛋白、非胶原基质糖蛋白（纤维结合蛋白、层粘连蛋白）、蛋白多糖、胶原酶；合成各种细胞因子、细胞因子受体：PDGF、TGF-β、TNF-β、IFN-γ、内皮素-1（ET-1）、胰岛素样生长因子（IGF）等；减少视黄醇（维生素 A 前体）的储存等。常用的临床检测有以下几种。

（1）Ⅲ型前胶原（PⅢP）：在细胞内合成，由 3 股 α 肽链构成的螺旋状前胶原分子，经糖化及羟化的 PⅢP 分泌出细胞外，在端肽酶的作用下切去氨基端及羧基端的球形肽，形成Ⅲ型胶原沉积于细胞外间质中。肝硬化的晚期纤维合成不如初期活跃。

（2）Ⅳ型胶原（Ⅳ-C）：从结构上包括Ⅳ-C 氨基末端（7S 片段）、羧基端的球形片段、Ⅳ-C 三螺旋中心区（Ⅳ-C）3 部分。Ⅳ-C 在合成代谢过程中，不需要去掉端肽，直接沉积在细胞外基质，其血浆水平反映了基底膜胶原更新率。

（3）层粘连蛋白（LN）：是基膜成分中主要的糖蛋白，在肝内与Ⅳ-C 共同分布，大量沉积引起肝窦毛细血管化，也反映了基底膜胶原更新率。

（4）透明质酸（HA）：是一种大分子量糖胺多糖，为结缔组织中的主要成分，由间质细胞合成，经淋巴人血。肝内皮细胞是摄取和降解 HA 的主要部位。HA 反映了肝纤维活动性增生，也反映肝细胞的损伤。与血浆白蛋白、凝血酶原时间显著相关，与门静脉压力呈正相关，与疾病发展的程度密切相关。

三、抗肝纤维化治疗

国际著名肝脏病学家 Popper 认为"谁能阻止或延缓肝纤维化的发生，谁就将治愈大多数慢性肝病"。HSC 的活化、增生是肝纤维化发生的中心环节和重要的细胞学基础，因而有效地诱导细胞凋亡、抑制其失控生长，是及时控制肝纤维化的重要策略之一。然而，到目前为止还没有特效的治疗方法和药物，能确切地阻断肝纤维化的进展。

1.抗肝纤维化治疗　在实验和理论上有一定治疗效果的药物,但临床上常因不良反应或效果不确切,大多数仍然处于实验阶段。国内应用最广泛的是中药抗肝纤维化制剂。

(1)秋水仙碱:秋水仙碱是一种生物碱,为抗细胞微管药物,可抑制微管胶原蛋白聚合,增加胶原酶的产生,从而抑制胶原生成细胞分泌前胶原蛋白;能抑制单核-吞噬细胞进入肝损伤部位及其递质的分泌,可改善浆膜腺苷环化酶及 Na^+-K^+-ATP 酶活性,但对病死率无明显改善。临床应用秋水仙碱每次 0.5g,2 次/天,有降低白细胞等不良反应,具体效果有待于循证医学证实。

(2)青霉胺:青霉胺可能通过抑制胶原纤维合成过程中的单胺氧化酶,而抑制胶原纤维形成交联并发生胶原溶解,减少肝内纤维化。青霉胺与铜结合可抑制酶的活性,延缓肝纤维化,临床上多用于治疗肝豆状核变性,开始剂量 400mg/d,逐渐增至 800~1200mg/d。用药过程中应注意不良反应。

(3)糖皮质激素:大鼠肝细胞培养实验,加入糖皮质激素可明显减少 I 型胶原 mRNA 的表达,从而减少胶原的合成。可是在临床上长期应用糖皮质激素的不良反应,使其效果大打折扣。

(4)前列腺素类似物:前列腺素类似物可减少纤维化和脂肪沉积,并能增加肝脏血流,改变膜的流动性,抑制炎性因子释放的作用,但临床的应用价值有待于进一步观察。

(5)吡非尼酮:研究认为吡非尼酮有阻断肝纤维化的作用,使组织胶原含量降低、α-平滑肌肌动蛋白阳性细胞减少、TGF-β 表达下降、MMP 表达上调,使纤维化组织病理评分改善。但具体效果仍有待于深入研究。

(6)血管紧张素 II:血管紧张素 II 可通过抑制 HSC 的激活,减少 TGF-β、mRNA 的表达水平,减少细胞外基质的产生,达到抗肝纤维化的目的。

(7)细胞因子及基因治疗:近年来有关细胞因子和信号传导路径的基因治疗研究获得一定的进展。IFN-γ 可抑制成纤维细胞增生、活化,从而抑制胶原成分的产生。IFN-α 可降低肝内 TGF-β 的水平,而具有抗纤维化的作用。

(8)维生素 E:维生素 E 具有很强的抗氧化作用,可以延缓纤维化。

(9)中医中药:中医理论认为肝纤维化属于血瘀症,治疗原则为活血化瘀、软坚散结、理气化瘀或扶正理气等理论,常用鳖甲、牡蛎、三七、赤芍、桃仁、丹皮、连翘、冬虫夏草、枳壳、青皮、三棱、莪术等中药。目前有多种成方制剂应用于临床。

2.抗病毒治疗的重要性　就目前情况来看,乙型、丙型肝炎病毒的慢性感染是促进肝纤维化形成的重要因素。因此,抗病毒治疗是抗肝纤维化治疗的基础。

嗜肝病毒感染引起肝细胞的慢性损伤,是肝纤维化形成的启动因素,因此可以认为抗病毒治疗是抗肝纤维化治疗的基础。国际著名肝脏病学家 Rogking 认为,肝纤维化乃至肝硬化完全可以发生逆转,更凸显抗病毒治疗的重要性。根据相关研究,HSC 向 MFB 转化的信号转导过程中,炎症前期、炎症期阶段是抗病毒治疗抑制肝纤维化的最佳时机,只要有适应证就应该及时抗病毒治疗。

HBV 侵入肝细胞后,部分双链环状 HBV DNA 在肝细胞核内以负链 DNA 为模板延长正链,修补正链中的裂隙区,形成共机共价闭合环状 DNA(cccDNA),以此为模板转录 5 种不同长度的 mRNA,编码前基因组 RNA 和各种血清标志物抗原。cccDNA 半衰期较长,很难从体内清除。HBV 复制过程中的多个环节,可成为抗病毒治疗的靶位。HCV 是 RNA 病毒,侵入肝细胞后脱去外膜,裂解成结构蛋白和非结构蛋白,HCV RNA 在细胞核内以自身为模板进行复制,利用宿主细胞内的蛋白酶合成外壳,形成新的 HCV 释放到细胞外。NS3 蛋白是一种多功能蛋白,氨基端具有蛋白酶活性,羧基端具有螺旋酶/三磷酸核苷酶活性;NS5B 蛋白是 RNA 依赖的 RNA 聚合酶,均为 HCV 复制所必需,是抗病毒治疗的重要靶位。嗜肝病毒(主要是乙肝、丙肝病毒)感染侵袭肝细胞引起的慢性肝脏损伤,激发肝细胞分泌炎性等细胞因子,激活了 HSC 和外源性成纤维细胞,通过一系列细胞因子的级联反应,活化为肌成纤维细胞,造成大量 ECM 沉积,导致肝纤维化。抑制嗜肝病毒的高水平复制,提高细胞免疫能力清除受损的肝细胞,达到中断肝纤维化的病理学过程,提高降解胶原蛋白的功能,实现治疗肝纤维化的目的。

嗜肝病毒的慢性感染,令人担忧的结果是肝纤维化持续发展,导致肝硬化或发展成肝癌。要中断这样的病程,抗病毒治疗是非常重要的手段,而目前临床上应用的 IFN-α 和核苷酸类似物,长期就可以达到治疗目标。核苷酸类似物作用于 HBV DNA 复制的不同靶位而抑制病毒,主要抑制 HBV DNA 负链(拉米夫定、阿德福韦、替诺福韦、恩替卡韦)和正链(拉米夫定、阿德福韦、替诺福韦、恩替卡韦、替比夫定)合成,达到抗 HBV 的作用。抗 HCV 治疗唯一有效的药物是 IFN-α 联合利巴韦林。IFN-α 从降解 mRNA、产生 MxA 蛋白、抑制病毒蛋白合成、抑制病毒蛋白转译等多个方面抑制 HCV 复制,另外,还通过激活免疫系统,诱导 CD4[+]T 细胞产生 IFN-γ,上调免疫应答;增强肝细胞表面的 MHC-Ⅰ 和 MHC-Ⅱ 抗原表达,增强 Th1 细胞功能及 NK 细胞活性、聚集特异性 CTL 的应答;调节巨细胞受体表达等功能,达到抗 HCV 和抗 HBV 的免疫调节。因此,根据肝纤维化形成的致病因素、肝纤维化形成的机制,只要有抗病毒治疗的适应证,就应该在疾病的早期使用强效药物优化抗病毒治疗。

3. 对症治疗　针对肝纤维化和肝硬化出现的脾大、脾功能亢进、腹腔积液、消化道出血等并发症,进行对症治疗。

第十四章　肝性脑病

肝性脑病(hepatic encephalopathy,HE)是由于急性或慢性严重肝功能障碍或门-体静脉异常分流(简称门-体分流)所引起的可逆性中枢神经系统功能异常综合征,临床主要表现为神经和精神系统异常的症状和体征,如意识障碍、行为失常和昏迷等,是严重肝病常见的并发症及死亡原因之一。国外报道其 3 年生存率仅约 20%,而我国尚无大规模的流行病学资料报道。

第一节　病因与发病机制

一、病因与诱因

1.导致严重肝功能障碍的肝脏疾病　各种原因引起的急性肝衰竭及各种类型的慢性肝病所致肝硬化是 HE 的主要基础疾病。我国以病毒性肝炎所致肝硬化最多见,其次是药物或肝毒性物质如乙醇、化学制剂等,妊娠期急性脂肪肝、自身免疫性肝病及严重感染等也可导致肝衰竭的发生。肝衰竭时血氨不能经鸟氨酸循环有效解毒,进而导致 HE 发生。

2.门-体分流自发分流或分流手术　包括先天性血管畸形、门静脉的部分阻塞(如外伤、类癌、肿瘤性疾病等引起血液高凝状态,进而导致门静脉及其分支栓塞或血栓形成)、淋巴瘤、转移性肿瘤、胆管细胞癌压迫产生的门静脉高压引起的门-体分流,以及门-体分流术和 TIPS。门-体分流使门静脉血流直接进入体循环,导致 HE 发生。

3.其他代谢异常　尿素代谢循环的关键酶异常或其他任何原因导致血氨升高,如先天性尿素代谢循环障碍,均可导致 HE 的发生。

HE 的诱因可归纳为以下几个方面:①增加氨等含氮物质及其他毒物的来源,如消化道出血(每 100mL 血液约含 20g 蛋白质)、蛋白质摄入增加、氮质血症、便秘(含氨、胺类和其他有毒衍生物与肠黏膜接触的时间延长,导致毒物吸收增加)、口服铵盐、尿素和蛋氨酸等;②电解质及酸碱平衡紊乱:肠道内氨以两种形式存在,即分子氨与离子铵,由于 pH 变化而呈以下可逆反应。

$$NH_3+H_2O \Longrightarrow NH_4OH \Longrightarrow NH_4^+ +OH^-$$

肠道中的氨主要在右半结肠内吸收,正常情况下,当结肠内 pH<6 时,平衡式趋向右,生成 NH,即使肠道大量产氨,但绝大部分以铵盐形式随粪便排出体外;当结肠内 pH>6 时,平衡式趋向左,生成 NH_3,后者呈脂溶性,易吸收入门静脉血中。当患者出现进食少、呕吐、腹泻、继发性醛固酮增多症,以及医源性因素(如大量利尿、放腹腔积液)等情况时,可导致低钾、低氯、碱中毒,肠腔内 pH>6,促进氨的生成,吸收增加,引起高氨血症;③感染:感染是 HE 的一个公认的诱因,但所涉及的机制尚未完全清楚。肝硬化患者大多存在免疫力低下,易发生感染,如自发性腹膜炎、尿路感染及肺部感染,上述感染增加组织分解代谢,从而增加产氨。有研究提出,小肠细菌过度生长也可导致 HE 发生;④其他因素:如缺氧(缺氧可导致肾前性氮质血症,使血氨增高,此外,脑细胞缺氧可降低脑对氨的耐受性)、手术、麻醉及镇静催眠药(直接抑制大脑和呼吸中枢,造成缺氧)等,可加重肝细胞损害,使肝功能进一步减退。HE 发作的诱发因素按频率高低依次为感染、消化道出血、大量利尿、电解质紊乱、便秘及其他因素。

二、发病机制

HE 的发病机制较复杂,目前仍未完全阐明。氨中毒学说仍然是 HE 发病机制的经典学说之一,炎症介质学说及其他毒性物质的作用也日益受到重视。

1.氨中毒学说 氨代谢紊乱引起的氨中毒目前仍然被认为是 HE 的主要发病机制,主要基于以下证据:①约90%的 HE 患者动脉血氨浓度增加;②降低血氨可明显改善 HE 症状;③氨可以在多个大脑部位干扰脑功能,而这些部位的脑功能紊乱或障碍均可导致脑病发生。氨既可由肠上皮细胞处理谷氨酰胺生成,也可由结肠细菌分解代谢氮源而产生,如摄入的蛋白质和分泌的尿素。正常的肝脏可清除门静脉内几乎所有的氨,将其转化为谷氨酰胺。当肝功能严重受损时,氨可通过门静脉进入体循环。血氨进入脑组织使星状胶质细胞合成谷氨酰胺增加,导致细胞变性、肿胀及退行性变,引发急性神经认知功能障碍。同时,高血氨促进谷氨酸盐及活性氧释放,启动氧化应激及氮化应激反应,导致线粒体功能障碍,细胞的氧化磷酸化受抑制,使 ATP 产生减少,进而导致脑细胞能量代谢障碍。高血氨还可改变重要基因(如细胞内信号转导蛋白 MAPKS 及 NF-κB、水通道 AQP4 蛋白)表达,损害颅内血流的自动调节功能。

胃幽门螺杆菌(Helicobacter pylori,Hp)可产生活性很强的尿素酶,分解尿素产生 NH_3 和 CO_2,其产氨能力明显强于肠道产尿素酶细菌。因而,当 Hp 被发现不久,就有多个研究提出,肝硬化患者中 Hp 感染与 HE 相关。在蒙古沙鼠肝硬化模型中,Hp 感染的沙鼠其血氨明显升高。也有研究报道,根除 Hp 后,HE 患者血氨降低,HE 发作减少。最近的一项荟萃分析显示,Hp 感染与 HE 发生相关。然而,当排除单用 ELISA 方法检测 Hp 的文章后,重新分析发现,Hp 感染与 HE 无显著相关性。也有学者质疑两者的关系,认为血氨减少可能与 Hp 治疗方案中的抗生素抑制肠道细菌有关,而不仅仅是由于根除 Hp 所致。因此,需要更多的双盲、安慰剂对照研究来进一步阐明 Hp 与 HE 之间的关系。

2.炎症反应损伤 目前认为,高氨血症与炎症递质相互作用,促进 HE 的发生发展。炎症过程所产生的细胞因子如肿瘤坏死因子、白细胞介素(IL)-1、IL-6 等可影响血-脑屏障的完整性,从而使氨等有毒物质及促炎细胞因子进入脑组织,引起脑实质改变和脑功能障碍。同时,高氨血症能够诱导中性粒细胞功能障碍,释放活性氧,促进机体产生氧化应激和炎症反应,造成恶性循环。另一方面,炎症过程所产生的细胞因子又反过来加重肝损伤,增加 HE 发生率。

3.假性神经递质学说 神经冲动的传导是通过神经递质来完成的。神经递质分为兴奋性神经递质和抑制性神经递质,正常情况下两者保持生理平衡。兴奋性神经递质有儿茶酚胺中的多巴胺和去甲肾上腺素、乙酰胆碱、谷氨酸和门冬氨酸;抑制性神经递质只在脑内形成。食物中的芳香族氨基酸,如酪氨酸、苯丙氨酸等,经肠菌脱羧酶的作用分别转变为酪胺和苯乙胺,随后在肝内被单胺氧化酶分解清除。然而,肝衰竭时,酪胺和苯乙胺的清除发生障碍,或经门-体分流进入体循环,而后进入脑组织,在脑内经 β-羟化酶的作用分别形成 3-多巴胺和苯乙醇胺,后两者的化学结构与正常神经递质相似,但不能传递神经冲动或作用很弱,因此称为假性神经递质。当假性神经递质被脑细胞摄取并取代了突触中的正常神经递质,则神经传导发生障碍,兴奋冲动不能正常传导至大脑皮质而产生抑制,导致 HE发生。

4. γ-氨基丁酸/苯二氮䓬(GABA/BZ)复合体学说　γ-氨基丁酸是哺乳动物中枢神经系统特有的、最主要的抑制性神经递质,在脑内与苯二氮䓬类受体以复合受体的形式存在。γ-氨基丁酸是由肠道细菌产生,在门-体分流和肝衰竭时,可绕过肝脏进入体循环。HE 时 γ-氨基丁酸血液浓度增高,且通过血-脑屏障的量增加,大脑突触后神经元的 GABA 受体显著增多。这种受体不仅能与 GABA 结合,还能通过其表面不同部位与巴比妥类和苯二氮䓬(benzodimepine,BZ)类药物结合,故称为 GABA/BZ 复合体。GABA 或上述两种药物与受体结合后,都能促进氯离子进入突触后神经元,抑制神经传导。实验研究证实,给肝硬化动物使用可激活 γ-氨基丁酸/苯二氮䓬复合受体的药物如苯巴比妥、地西泮等,可诱导或加重HE;而给予苯二氮䓬类受体拮抗剂如氟马西尼,可减少 HE 的发作。

5. 脑干网状系统功能紊乱　脑干网状结构位于中枢神经系统的中轴部位,是一个具有广泛调节和整合作用的组织,对于维持大脑皮质的兴奋性和觉醒状态具有重要作用。脑干网状结构中假性神经递质增多时,可拮抗真性神经递质而被神经末梢所摄取和贮存,使网状结构上行激动系统功能失常,传至大脑皮质的兴奋冲动受阻,进而抑制大脑功能,出现意识障碍乃至昏迷。研究发现,当 HE 发生时,脑干网状系统及黑质-纹状体系统的神经元活性受到不同程度的损伤,产生扑翼样震颤和肌张力改变。且脑干网状系统受损程度与 HE 病情严重程度一致。

6. 色氨酸和 5-羟色胺　正常情况下色氨酸与白蛋白结合不易进入血-脑屏障,肝衰竭时白蛋白合成降低,加之血浆中其他物质对白蛋白的竞争性结合造成游离的色氨酸增多,游离的色氨酸可通过血-脑屏障,在大脑中代谢生成 5-羟色胺(5-HT)及 5-羟吲哚乙酸(5-HIAA),两者都是抑制性神经递质,参与 HE 的发生。

7. 氨基酸失衡学说　正常人血浆缬氨酸、亮氨酸和异亮氨酸(BCAA)与苯丙氨酸、酪氨酸(AAA)的比值为 3.5±1.5。肝衰竭引起蛋白质分解代谢增强,BCAA 在肌肉和肾内被分解,而受损的肝脏对 AAA 的清除能力降低,使其血浆浓度增高,导致上述比值下降。AAA 进入脑内,脱羧后成为具有假性神经递质作用的胺类,如胺、酪胺、苯乙醇胺等,与儿茶酚胺类神经递质拮抗,妨碍正常神经突触间冲动的传递,使中枢神经系统功能紊乱,特别是影响脑干网状结构上行激活系统和大脑边缘系统的神经突触间冲动传递,从而导致 HE 发生。

8. 其他可能的神经毒性物质

(1)锰毒性:锰具有神经毒性,正常时由肝脏分泌经胆管至肠道,然后排出体外。肝衰竭时锰不能正常排出并进入体循环,在大脑中积聚产生毒性。研究发现,部分肝硬化患者血和脑中锰含量比正常人高 2~7 倍。锰主要沉积于大脑基底核星形胶质细胞的线粒体内,可损伤线粒体功能;锰还可兴奋星形胶质细胞膜上的转位蛋白,促进神经类固醇的合成,增强γ-氨基丁酸的作用;此外,锰能产生活性氧和毒性儿茶酚胺(6-羟多巴胺),诱导神经细胞凋亡。

(2)甲硫氨酸:甲基硫醇是甲硫氨酸的代谢产物;当肝脏解毒功能减退时,可进入体循环和脑内,抑制脑内氨的解毒和抑制神经递质传递。

(3)短链脂肪酸(short-chain fatty acids,SCFA):是指碳链中碳原子数少于 6 个的有机脂肪酸;HE 患者的血液及脑脊液中 SCFA 浓度增高。短链脂肪酸主要作用于脑干网状结构,抑制氧化磷酸化,使 ATP 生成减少,从而抑制神经冲动传递。

第二节 临床表现

HE 的临床表现因基础肝病的类型、肝细胞损害的程度及诱因的不同而很不一致。2013 年中华医学会制定的《中国肝性脑病诊治共识意见》(简称中国共识)中 HE 分类仍沿用 1998 年维也纳第 11 届 WCOG 推荐的 HE 分类。2014 年美国肝病研究学会(AASLD)与欧洲肝脏学会(EASL)制定的《2014 慢性肝病患者肝性脑病诊治指南》(简称欧美实践指南)对 HE 进行了更加标准化的分类。与 2013 年中国共识不同的是,该指南指出 HE 是从大脑认知功能受损发展为意识昏迷的一个连续过程,应该将 HE 按照基础疾病的类型、病程、诱发因素及临床表现的严重程度进行详细分类。此外,2014 欧美实践指南还提出对 HE 患者诊断完整的描述应包括其分型、分级、发作时程及有无诱发因素,如"HE,C 型,3 级,持续性,有诱发因素"。

一、根据基础疾病的类型分类

A 型:HE 发生在急性肝衰竭基础上,多无明显诱因和前驱症状,常在起病数天内由轻度的意识错乱迅速发生深昏迷,甚至死亡并伴有急性肝衰竭的表现,如黄疸、出血、凝血酶原活动度降低等。

B 型:门-体旁路型,患者存在明显的门-体分流,但无肝脏本身的疾病,肝脏组织学正常;其临床表现与肝硬化伴 HE 者相似。

C 型:慢性肝病和肝硬化基础上发生的 HE,是 HE 中最常见的类型。临床症状以慢性反复发作的性格与行为改变、言语不清、木僵、甚至昏迷为特征,常伴有扑翼样震颤、肌张力增高、腱反射亢进、踝阵挛或巴宾斯基征阳性等神经系统异常表现。其中,轻微 HE(minimal HE,MHE)属于 C 型 HE 的亚型,过去曾称为亚临床肝性脑病(subclinical hepatic encephalopathy,SHE),症状隐匿,需借助精细的心理或智能测试及神经电生理学检查才能诊断。

在我国,大多数 HE 为 C 型,而 A 型与 B 型相对少。

二、其他分类

1. 根据基础疾病的时程分类 HE 可分为三大类。

(1)HE 发作:HE 第一次发作。

(2)HE 复发:HE 发作的时间间隔小于 6 个月。

(3)持续性 HE:某一种行为模式的改变持续存在,期间有显性 HE 的复发。

2. 根据有无诱发因素分类 HE 可分为两类。

(1)无诱因的 HE。

(2)有诱因的 HE:几乎所有的 C 型 HE 均可找到诱发因素;因此,应该积极寻找并去除诱因。

3. 根据 HE 临床症状的轻重分类 根据 HE 不同的临床表现可分为五大类,即 HE 的临床分级。目前国内外应用最广泛的仍是 HE 的 West-Haven 分级标准,将 HE 分为 0~4 级;

由于 West-Haven 分级标准中 0 级和 1 级很难区分,特别是 1 级 HE 中,欣快、抑郁、注意时间缩短等征象难以识别。因此,国际肝性脑病与氮代谢学会(ISHEN)近年制定了 SONIC 的分级标准,即将 MHE 和 West-Haven 分级 0 级,1 级 HE 归为隐匿性 HE(covert hepatic encephalopathy,CHE),其定义为有神经心理学和(或)神经生理学异常但无定向力障碍、无扑翼样震颤的肝硬化患者。将有明显 HE 临床表现的患者(West-Haven 分级标准中的 2~4 级 HE)定义为显性 HE(overt hepatic encephalopathy,OHE)。为了在肝硬化等终末期肝病患者中筛查 MHE,2018 年中国肝硬化 HE 诊治共识制定并应用 MHE 和 HE 1~4 级修订了分级标准(表14-1)。

此外,有人提出根据患者是否有慢加急性肝衰竭可将 HE 再次进行分类,但仍有待进一步研究。

表 14-1　HE 的分级及症状、体征

修订的 HE 分级标准	神经精神学症状(即认知功能表现)	神经系统体征
无 HE	神经系统体征	神经系统体征正常,神经心理测试正常
MHE	潜在 HE,没有能觉察的人格或行为变化	神经系统体征正常,但神经心理测试异常
1 级	存在轻微认知障碍,注意力减弱,睡眠障碍(失眠、睡眠倒错)。欣快或抑郁,轻微性格改变及行为异常	扑翼样震颤可引出,神经心理测试异常
2 级	明显的行为和性格变化;嗜睡或冷漠,轻微的定向力异常(时间、空间定向)。计算能力下降,运动障碍,言语不清	扑翼样震颤易引出,肌张力增高,巴宾斯基征阳性,不需要做神经心理测试
3 级	明显定向力障碍(时间、空间定向),行为异常,以昏睡及精神错乱为主	扑翼样震颤通常无法引出,踝阵挛、肌张力增高、腱反射亢进。不需要做神经心理测试
4 级	昏迷,不能被唤醒,浅昏迷时对疼痛刺激有反应。深昏迷时对各种刺激均无反应	肌张力增高或中枢神经系统阳性体征,不需要做神经心理测试

第三节　辅助检查

一、生化学指标

1.肝功能试验　如转氨酶、胆红素、白蛋白、凝血酶原活动度等明显异常,提示有肝脏储备功能严重受损。

2.血氨　血氨升高对 HE 的诊断有较高参考价值,尤其是门-体分流型 HE 患者多有血氨增高,但是血氨水平与病情严重程度之间无相关关系。血氨正常的患者也不能排除 HE。HE 标本采集、转运方法及检测是否及时都可能影响血氨结果,如止血带压迫时间过长,采血检测时间较长、高温下运送等均可能引起血氨检测值升高。因此,应在室温下采集静脉血后立即低温送检,30分钟内完成测定,或离心后4℃冷藏,2小时内完成检测。

二、神经心理学测试

神经心理学测试是临床筛查及早期诊断MHE及1级HE最简便的方法,已被多个HE指南推荐作为MHE的筛查或早期诊断的重要方法。

1.传统纸笔神经心理学测试——HE心理学评分(psychometric hepatic encephalopathy score,PHES) 包括数字连接试验A(number connection test A,NCT-A)、数字连接试验B(number connection test B,NCT-B)、数字符号试验(digit symbol test,DST)、轨迹描绘试验、系列打点试验5个测试试验。尽管PHES的灵敏度和特异度较高,但其结果受患者的合作及理解程度等多种因素影响。近年来开发的电子数字连接试验(eNCT)等计算机软件工具,用于肝硬化患者自身认知功能障碍的监测与筛查,具有更好的重复性和可靠性。

2.控制抑制试验(inhibitory control test,ICT) 是一种注意力和反应抑制的计算机测试,用于描述注意力缺陷障碍、精神分裂症和创伤性脑损伤的特征。ICT通过计算机技术在50毫秒周期内显示一些字母,测试患者的反应抑制、注意力和工作记忆,可以用于MHE的检测。有研究显示,ICT诊断MHE的灵敏度可达88.0%,ICT诊断OHE的敏感性达85.7%,特异性达97.6%。因此,ICT是诊断MHE及预测OHE发生的简易方法。

3.Stroop及Encephal APP测试 Stroop是通过记录识别彩色字段和书写颜色名称之间的干扰反应时间来评估精神运动速度和认知灵活性的测试,可评估前注意力系统的功能情况,且对MHE患者认知损害敏感。近期,开发出基于该测试的移动应用软件工具——Encephal APP,显示出较好的辨别肝硬化认知功能障碍的能力和应用前景,且大大减少了测试时间。

4.连续反应时间(continuous reaction time,CRT)检测 CRT用来记录患者从电脑给出的信号刺激到做出反应所用的时间,主要测试患者的反应能力,其操作简单、快捷,不易受年龄和性别的影响,无显著的学习效应。MHE患者的CRT明显延长,具有诊断价值。但该方法诊断MHE的敏感性及特异性仍需进一步评估。

5.可重复成套神经心理测试(repeatable battery for the assessment of neuropsychological status,RBANS) 可测量MHE相关的一系列神经认知功能,包括即时记忆、延迟记忆、注意力、视觉空间能力和语言能力,该测试已在美国多项临床试验中用于多种神经系统疾病及晚期肝硬化患者。然而,RBANS评分及其分量表受肾功能影响较大,其评价的指标中包含一些并不影响HE的因素,RBANS评价HE的敏感性低。因此,不推荐将RBANS专门作为HE的检测工具。

6.其他方法扫描测试(SCAN) 是一种基于数字识别记忆任务的计算机化测试,可检测注意力、精神运动速度与工作记忆,有研究提示其可用于诊断HE,但目前对SCAN在HE中作用的研究甚少,其临床应用有待进一步评估。新的神经心理学测试方法还包括有动物命名测试(animal naming test,ANT)、姿势控制及稳定性测试、多感官整合测试等。

三、神经生理学检查

1.脑电图检查 正常人的脑电图表现为α波,每秒8~13次;HE患者脑电图表现为节律变慢。2~3级HE患者为α波或三相波(即中高波幅慢波出现在弥漫性低波幅慢波背景上),每秒 4~7 次;昏迷时表现为高波幅的 δ 波,每秒少于 4 次。脑电图反映大脑皮质功能,脑电图的改变特异性不强,且只有在严重 HE 患者中才能检测出特征性三相波,故不宜作为 HE 早期诊断的指标。

2. 临界闪烁频率(critical flicker frequency,CFF)检测　CFF 是引起闪光融合感觉的最小刺激频率。可以反映大脑神经传导功能障碍,该测试结果不受患者年龄和文化水平的影响。研究显示,其诊断 MHE 的敏感性为 61%,特异性为 79%,可作为辅助检查手段。

3. 诱发电位检测　根据刺激的感官不同,诱发电位分为视觉诱发电位(visual evoked potential,VEP)、躯体感觉诱发电位(somatosensory evoked potential,SEP)和脑干听觉诱发电位(brainstem auditory evoked potential,BAEP)。躯体感觉诱发电位对脑功能细微变化非常敏感,可用于诊断 MHE。由于视觉诱发电位与脑干听觉诱发电位在不同人、不同时期变化较大,故其特异性与敏感性较差。事件相关诱发电位(event-related potential,ERP)P300 是检测肝硬化 MHE 患者认知障碍的指标,且视觉 P300 优于听觉 P300。

四、影像学检查

1. 颅脑 CT　颅脑 CT 本身不能用于 IIE 的诊断或分级,但可发现急性 HE 脑水肿表现及慢性 E 患者不同程度的脑萎缩,并排除脑血管意外及颅内肿瘤等疾病。

2. 磁共振成像(MRI)　MRI 对肝衰竭患者脑水肿的诊断优于 CT,在 HE 患者中可观察到 T_1 加权像基底核呈强信号改变,这可能与锰蓄积相关。然而,这些变化既不是 HE 的敏感性指标,也不是特异性指标。

(1)功能性磁共振成像(functional magnetic resonance imaging,fMRI):国内外多项研究显示,采用静息态 fMRI 研究观察到,HE 患者的基底核-丘脑-皮层回路受损,功能连接的改变与 HE 患者认知功能的改变有关。采用局部一致性(regional homogeneity,ReHo)分析的静息态 fMRI 可作为一种无创性检查方法,对 HE 患者认知改变及 MHE 诊断具有重要价值,但目前无大规模临床研究及与其他方法的对比研究。

(2)磁共振波谱分析(magnetic resonance spectroscopy,MRS):MRS 可使用多种核素对脑多种神经代谢物质进行系列检测。根据使用的波谱序列,质子 ^{1}HMRS 可评估胆碱、肌酸(Cr)、谷氨酰胺 I 谷氨酸(Gx)、肌醇及 N-乙酰天冬氨酸的区域性脑浓度,而 HE 患者常出现大脑枕部灰质及顶部皮质区域这些有机渗透物质的改变。国内外已开展多项研究评价 MRS 在 HE 中的应用,尤其是对 MHE 的诊断作用。最近一项研究评价磁共振弥散张量成像(diffusion tensor imaging,DTI)系统对儿童慢性肝病中 MHE 的检测,发现额叶白质平均弥散率(mean diffusivity,MD)诊断 MHE 的敏感性及特异性分别为 73.5% 和 100%,与神经心理学测验结果一致,是 MHE 的可靠检测工具。该方法目前尚未常规用于临床,但前景可期。

第四节　诊断与鉴别诊断

一、OHE 的诊断

OHE 主要依据典型的临床表现和体征得以诊断。2014 欧美实践指南建议可根据西汉文标准(West Haven Criteria)和格拉斯哥昏迷指数(Glasgow Coma Scale)对 HE 进行分级诊断。2018 年中华医学会肝病学分会制定的肝硬化 HE 诊治共识推荐以下作为 HE 诊断要点。

1. 有引起 HE 的基础疾病　基础疾病不同,HE 类型有所差异。A 型者无慢性肝病病史,但存在急性肝衰竭;B 型者有门-体分流的存在,但无肝脏基础疾病;C 型者常有严重肝病病史和(或)广泛门-体分流,如肝硬化、肝癌、门-体静脉分流术后等。

2. 有临床可识别的神经精神症状及体征　如情绪和性格改变、意识错乱及行为失常、定向障碍、嗜睡和兴奋交替、肌张力增高、扑翼样震颤、踝阵挛及病理反射阳性等,严重者可为昏睡、神志错乱甚至昏迷。

3. 有引起 HE 的诱因　A 型者常无诱因;B 型、C 型者常见诱因有上消化道出血、放腹腔积液、大量利尿、高蛋白饮食、感染及服用药物如镇静药等。既往发生过 HE 对诊断有重要帮助。

4. 血氨升高。

5. 排除其他表现为神经精神异常的疾病　如精神疾病、其他代谢性脑病、中毒性脑病、神经系统疾病(如颅内出血、颅内感染及颅内占位)等情况。

二、MHE 的诊断

MHE 诊断主要依靠神经心理学测试。2014 欧美实践指南推荐至少使用两种现有的可信度高的检测方法,包括纸笔测试(PHES)和以下方法之一:计算机化的检测(CRT、ICT、SCAN 和 Stroop)或者神经生理学检测(CFF 或脑电图)。2018 年中华医学会肝病学分会制定的肝硬化 HE 诊治共识推荐符合以下两条主要诊断要点及次要诊断要点中任意一条或以上,可诊断为 MHE。

1. 主要诊断要点　①有引起 HE 的基础疾病,严重肝病和(或)广泛门体侧支分流;②传统神经心理学测试指标中至少 2 项异常。

2. 次要诊断要点　①新的神经心理学测试方法中(ΛNT、姿势控制及稳定性测试、多感官整合测试)至少 1 项异常;②临界闪烁频率检测异常;③脑电图、视觉诱发电位、脑干听觉诱发电位异常;④fMRI 异常。

三、HE 需要与以下疾病相鉴别

1. 精神障碍　以精神症状,如性格改变或行为异常等为唯一突出表现的 HE 易被误诊为精神疾病,了解其肝病史及检测肝功能等应作为排除 HE 的常规。

2. 颅内病变　包括蛛网膜下隙、硬膜外或脑内出血、脑梗死、脑肿瘤、颅内感染、癫痫等。

3. 其他代谢性脑病　包括酮症酸中毒、低血糖症、低钠血症、肾性脑病、肺性脑病、韦尼克脑病等,可通过相应的原发疾病及其血液生化分析特点,做出鉴别诊断。

4. 中毒性脑病　包括酒精性脑病、急性中毒、戒断综合征、重金属(汞、锰等)中毒性脑病,以及精神药物或水杨酸盐药物毒性反应等。

5. 其他　如肝硬化相关帕金森病、肝性脊髓病、获得性肝脑变性(AHCD,一种由慢性肝病导致的不可逆性神经变性,引发脑功能障碍的临床病理综合征)等。

第五节　治　疗

HE 是多种因素综合作用引起的复杂代谢紊乱,故应从多个环节采取综合性的治疗措施。早期识别、及时治疗是改善 HE 预后的关键,尤其要重视 MHE 的筛查与防治。HE 的治疗应根据临床类型、不同诱因及疾病的严重程度制订个性化的治疗方案。

一、去除诱因

应及时识别各种可能的诱因,对可疑的诱因应及时进行相关检查,并针对不同的诱因进行相应处理。

1. 感染怀疑有感染者,行微生物培养及影像学等检查,腹腔积液患者应行诊断性腹腔穿刺术;明确感染如自发性腹膜炎、肺炎、败血症等应即时联合应用强效抗生素;等待培养结果时应给予短期经验性抗生素治疗,尤其是无其他明显诱因时。

2. 消化道出血针对出血原因及时治疗上或下消化道出血。

3. 电解质紊乱及酸碱失衡脱水所致的急性肾衰,大量利尿引起的低钾、低氯血症及代谢性碱中毒诱发 HE,应及时纠正。

4. 便秘寻找便秘原因,及早采取措施确保适当排便。

5. 医源性诱因避免大量利尿及放腹腔积液、输注库血及应用含氨药物等医源性因素,慎用镇痛、安眠、镇静药物。

6. 氮质血症因负氮平衡引起者,应采取维持正氮平衡措施或针对相关原因进行处理。

对于无明显诱因但反复发作的 HE 患者,宜考虑有无大的自发性门体分流存在,如脾肾或胃肾的门体侧支循环开放,可形成大的分流,在此种情况下,可进行内脏血管造影术诊断及栓塞治疗。

二、药物治疗

1. 乳果糖　它是由半乳糖与果糖组成的双糖,在自然界中并不存在。由于人体消化道内没有分解乳果糖的酶,所以在胃及小肠内不被分解和吸收,至结肠后被肠道细菌酵解生成低分子的乳酸、醋酸,使肠腔 pH 降低,减少 NH 的形成并抑制氨的吸收。不吸收双糖在肠道中分解产生的有机微粒可增加肠腔渗透压,再加上其酸性产物对肠壁的刺激作用可产生缓泻的效果,有利于肠道内氨及其他毒性物质的排出;不吸收双糖还可抑制产氨、产尿素酶细菌的生长,减少氨的产生。乳果糖是目前治疗 HE 的一线药物,被美国食品药品管理局(FDA)批准可用于 HE 的长期治疗。多个研究证实,与安慰剂相比,乳果糖明显改善 MHE 患者健康相关生活质量(health related quality of life,HRQOL)和认知功能障碍。乳果糖不良反应少,对于有糖尿病或乳糖不耐受的患者也可以应用。急性 HE,开始用 45mL 口服(或鼻饲),以后每 1 小时追加 1 次,直至有大便排出;适当调整剂量以保证每天 2~3 次软便为宜(通常用量为 15~30mL,每 8~12 小时 1 次)。必要时可配合保留灌肠治疗。然而,过量使用乳果糖可能导致患者出现腹胀、脱水、高钠血症及肛周皮肤黏膜损伤,甚至加重 HE。

2. 拉克替醇(lactitol,又称乳梨醇)　拉克替醇是肠道不吸收的双糖,能清洁、酸化肠道,减少氨的吸收,调节肠道微生态,有效降低内毒素。乳梨醇为乳果糖衍生物,作用机制及疗效与乳果糖类似,同时起效速度快,腹胀发生率低,甜度较低,糖尿病患者可正常应用。有研究认为,拉克替醇治疗 HE 的作用与乳果糖一致或优于乳果糖,特别适用于不能耐受乳果糖的患者。拉克替醇治疗 HE 的推荐初始剂量为 0.6g/kg,分 3 次于餐时服用。以每天排软便 2 次为标准来增减服用剂量。

3. 抗菌药物　全身应用抗生素,对于控制感染、控制 HE 诱因非常重要。此外,口服抗生素可减少肠道中产氨细菌的数量,抑制肠道细菌过度繁殖,减少肠道氨的产生与吸收,有效治疗 HE。甲硝唑可抑制肠道厌氧菌、改善 HE，但长期服用可能会导致肠道菌群失调、胃肠道不适或神经毒性；口服新霉素可抑制细菌蛋白合成及肠道谷氨酰胺酶活性。随机对照研究证实口服新霉素与乳果糖治疗 HE 的作用无明显差异，且 FDA 也批准口服新霉素用于 HE 治疗。但考虑到其不良反应，包括肠吸收不良、肾毒性和耳毒性，临床上并不常规推荐其作为 HE 治疗方案；非氨基糖苷类抗菌药 α 晶型利福昔明是利福霉素的合成衍生物，具有广谱、强效的抑制肠道内细菌生长，口服后不吸收，只在胃肠道局部起作用。研究显示，在治疗慢性 HE 时，利福昔明与乳果糖、新霉素效果相当或更优，且长期应用对听神经及肾功能无不良反应。利福昔明与乳果糖联用比单用乳果糖可获得更好的临床效果，能有效逆转患者症状，缩短住院时间，降低患者因出现败血症而导致的病死率，被推荐用于 OHE 患者的维持缓解治疗。最近一项随机对照实验显示，与安慰剂组对比，利福昔明明显改善 MHE 患者驾驶错误率、认知能力及疾病影响程度量表（sickness impact profile，SIP）的社会心理功能。

4. L-鸟氨酸 L-门冬氨酸（L-ornithine L-aspartate，LOLA）可作为替代治疗或用于常规治疗无反应的患者，对 OHE 和 MHE 均有治疗作用。鸟氨酸作为体内鸟氨酸循环的底物，可增加氨基甲酰磷酸合成酶及鸟氨酸氨基甲酰转移酶的活性，促进尿素的合成；而门冬氨酸作为谷氨酰胺合成的底物，在体内转化为谷氨酸、谷氨吡胺的过程中可消耗血氨。研究证实，LOLA 通过促进肝脏鸟氨酸循环和谷氨酰胺合成，降低氨的水平，可明显降低餐后静脉血氨，改善 HE 的分级及神经心理测试结果。

5. 微生态制剂 含双歧杆菌、乳酸杆菌的微生态制剂可通过调节肠道菌群，促进宿主肠道内有益菌如乳酸杆菌的生长，抑制产氨、产尿素酶等有害菌的生长。改善肠上皮细胞的营养状态、降低肠黏膜通透性，减少细菌易位，减轻内毒素血症，改善高动力循环；还可减轻肝细胞的炎症和氧化应激，从而增加肝脏对氨的清除。多项随机对照试验证实，益生菌与乳果糖作用相当，可明显降低 HE 住院率，改善 MHE 症状，预防 OHE 发生。

6. 粪菌移植（fecal microbiota transplantation，FMT） 肝硬化 HE 患者易出现一些有益菌群减少（包括毛螺菌科和疣微菌科）和致病菌群增加（如肠杆菌科和链球菌科）。近年，美国弗吉尼亚联邦大学的研究人员等的一项开放标签、随机、对照研究发现，粪菌移植可降低复发性 HE 患者的入院率，改善其认知功能（PHES 及 Encephal App Stroop 评分）及菌群失调。然而，FMT 的有效性、耐久性和安全性仍有待进一步研究。

7. 拮抗假性神经递质药物 内源性苯二氮䓬类似物与抑制性神经递质 γ-氨基丁酸受体结合对中枢神经系统产生抑制作用是 HE 发生机制之一。理论上应用该受体拮抗药氟马西尼、纳洛酮、溴隐亭、左旋多巴及和乙酰胆碱酯酶抑制剂治疗 HE 是可行的，由于这些药物的临床试验未见显著的临床获益，因此尚未推荐常规使用。

8. 其他药物

（1）精氨酸：肝合成尿素的鸟氨酸循环中的中间代谢产物，可促进尿素的合成而降低血氨。临床所用制剂为其盐酸盐，呈酸性，可酸化血液，减少氨对中枢神经的毒性作用。

（2）谷氨酰胺：谷氨酸钠、谷氨酸钾可作为谷氨酰胺合成的底物而降低血氨，并能调整血钾和血钠的平衡。但近年来认为谷氨酸盐只能暂时降低血氨，不能透过血-脑屏障，不能降低脑组织中的氨，且可诱发代谢性碱中毒，反而加重 HE；另外，脑内过多的谷氨酰胺产生高渗效应，参与脑水肿的形成，不利于 HE 患者恢复。因此，目前临床上已不常规使用。

（3）阿卡波糖：最初用于治疗糖尿病。研究发现，阿卡波糖 300mg/d 可降低伴有 2 型糖尿病的肝硬化患者 1 级、2 级 HE 的血氨水平,并改善 NCT 的速度。但其对 HE 的确切作用机制不明,可能与抑制小肠刷状缘的 α-葡萄糖苷酶有关。不良反应包括腹痛、胀气和腹泻。该药在 HE 中的应用还需进一步研究。

三、营养支持治疗

传统的观念认为限制蛋白饮食可减少肠道产氨、防治 HE。但近来研究发现肝硬化 HE 患者常常伴有营养不良,严格限制蛋白摄入虽能防止血氨升高,但可使患者营养状况进一步恶化,加重肝损害,增加死亡的风险。而正氮平衡有利于肝细胞再生及肌肉组织对氨的清除能力。正确评估患者的营养状态,早期进行营养干预,可改善患者生活质量,降低并发症的发生率,延长患者生存时间。

1. 能量摄入及模式　目前认为,每天理想的能量摄入为 35 ~ 40kcal/kg(1kcal = 4.184kJ),以碳水化合物为主。应鼓励患者少食多餐,每天均匀分配小餐,睡前加餐(至少包含复合碳水化合物 50g),白天禁食时间不应超过 6 小时。如无食管-胃底静脉曲张,不能进食者可予鼻饲,必要时可予静脉营养补充。

2. 蛋白质　欧洲肠外营养学会指南推荐,每天蛋白质摄入量为 1.2~1.5g/kg 来维持氮平衡,肥胖或超重的肝硬化患者日常膳食蛋白摄入量维持在 2g/kg,对于 HE 患者是安全的。蛋白种类以植物蛋白为主,其次是牛奶蛋白。因植物蛋白含甲硫氨酸和芳香族氨基酸较少,而支链氨基酸较多,不易诱发 HE;同时植物蛋白中含有非吸收的纤维素,经肠菌酵解产酸有利于氨的排出。2018 年中华医学会肝病学分会制定的肝硬化 HE 诊治共识推荐,急性 HE 及 3 级、4 级 HE 开始数天要禁食蛋白,清醒后每 2 ~ 3 天增加 10g,逐渐增加蛋白至每天 1.2g/kg;MHE 与 1 级、2 级 HE 则开始数天给予低蛋白饮食(<20g/d),随着症状的改善,每 2~3 天增加 10~20g,最大量可增加至每天 1.2g/kg。对于存在负氮平衡的患者,可静脉输注白蛋白。一项利福昔明治疗 OHE 的随机对照研究显示,静脉输注白蛋白并未纠正住院期间 OHE 发生,却明显改善出院后生存率。

3. 支链氨基酸(BCAA)　一项纳入 16 项试验、共 827 例 HE 患者的 Meta 分析评估了 BCAA 的疗效。结果显示,BCAA 可改善 HE 患者临床表现,但对 HE 患者病死率、生活质量及营养状态并无帮助。BCAA 对 HE 的作用及其与其他治疗方案,如乳果糖、利福昔明等在治疗 HE 方面的优劣需要更多的临床研究。

4. 其他微量营养素

(1)锌:锌是催化尿素代谢循环酶的重要辅助因子。肝硬化患者,尤其是合并营养不良时常常存在锌缺乏。因此,对失代偿期肝硬化或有营养不良风险的可给予锌补充剂治疗。但其临床其应用价值还有待进一步研究。

(2)复合维生素:给予足够的维生素 B、维生素 C、维生素 K、ATP 和辅酶 A 等,有助于改善脑的能量代谢。

5. 其他对症支持治疗　有低蛋白血症者可静脉输注血浆、白蛋白以维持胶体渗透压。有脑水肿者可用 20%甘露醇或与 50%葡萄糖交替快速静脉输注。

四、基础疾病的治疗

病因治疗可减轻肝脏炎症损伤及肝纤维化,降低门静脉压力,阻止或逆转肝硬化的进展,对预防和控制 HE 及其他并发症的发生有重要意义。

1. 抗病毒治疗　对于乙型病毒性肝炎引起的慢性肝衰竭,用核苷(酸)类似物抗病毒治疗,减轻或消除肝的炎症、坏死、促进肝细胞再生,有助于恢复肝的代谢、解毒功能。直接抗病毒药物(direct-acting antiviral agents,DAA)可有效清除病丙型病毒性肝炎患者体内的丙型肝炎病毒,阻止或延缓疾病进程,达到治愈。

2. 积极治疗肝衰竭　A 型及 C 型 HE 的病因分别是急、慢性肝衰竭,因此,积极治疗肝衰竭,可从根本上防治 HE。

骨髓来源干细胞对于肝衰竭患者肝脏再生至关重要。在一项大鼠暴发性肝衰竭模型中,粒细胞集落刺激因子(G-CSF)明显改善肝脏组织学损伤、血氨水平、HE 分级及存活时间。最近,在慢加急性肝衰竭患者中的一项研究也发现,G-CSF 动员 CD34$^+$细胞,促进肝细胞再生,减少 HE 发生率。同时,G-CSF 对于终末期肝病患者耐受性良好,且相对安全。然而,需要更多的研究来评价其对于 HE 的作用。

人工肝方法能在一定程度上清除部分炎症因子、内毒素、血氨及胆红素等。常用于改善 HE 的人工肝模式有血浆置换、血液灌流、血液滤过、血浆滤过透析、分子吸附再循环系统(molecularabsorbent recycling system,MARS)、双重血浆分子吸附系统(DPMAS)或血浆置换联合血液灌流等。

3. 阻断门-体静脉分流　B 型 HE 的病因是门-体静脉分流,对于门-体静脉分流严重的患者,采用介入或手术永久性或暂时性部分或全部阻断门-体静脉分流,可改善 HE。

五、肝移植

对于内科治疗不满意的各种顽固性、严重 HE,肝移植术是有效的治疗手段。肝移植可逆转 OHE,改善 OHE 相关的学习障碍。但是移植前存在的认知功能改变可持续至术后半年。

第六节　预　防

一、一级预防

HE 一级预防是指患者有发生 HE 的风险,但尚未发生 HE,其目标是预防 MHE 和 OHE 发生,减少 OHE 相关住院,改善生活质量,提高生存率。一级预防的重点是治疗肝脏原发疾病及营养干预。

1. 早发现　对肝硬化、肝衰竭、TIPS 术后患者,除了密切观察患者病情变化外,还应定期对患者进行神经生理学、神经心理学、影像学等 MHE 筛查,一旦诊断 MHE,需要立即治疗,防止其发展为 OHE。

2. 避免及去除诱因　积极预防及治疗感染、消化道出血、电解质紊乱、酸碱平衡失调、便秘等 HE 的诱发因素,避免大量放腹腔积液或利尿,少食多餐,避免摄入过量高蛋白饮食,避免不合理地大量应用麻醉剂和镇静药。

二、二级预防

在第一次 OHE 发作后,患者反复发生 HE 的风险高,为了改善患者生活质量、提高生存率,推荐二级预防。二级预防的重点是患者及其家属健康教育、控制血氨升高及调节肠道微生态。

　　加强对患者及家属有关 HE 的知识教育,熟悉 HE 的诱发因素。在医师指导下合理调整饮食结构,HE 发作期间避免一次性摄入大量高蛋白质饮食。乳果糖、拉克替醇等可作为预防用药。逐步引导患者自我健康管理,并指导家属注意观察患者的行为、性格变化,考察患者有无注意力、记忆力、定向力的减退,尽可能做到 HE 的早发现、早诊断、早治疗。

第十五章　胰腺炎

第一节　慢性胰腺炎

慢性胰腺炎是指由遗传、环境等因素引起的胰腺组织进行性慢性炎症性疾病,其病理特征为胰腺腺泡萎缩、破坏和间质纤维化。临床以反复发作的上腹部疼痛和(或)胰腺外、内分泌功能不全为主要表现,可伴有胰腺实质钙化、胰管不规则扩张、胰管结石和胰腺假性囊肿形成等。临床症状无特异性,早期诊断比较困难。中晚期结合临床表现和影像学特征可以确诊。难以治愈,治疗手段包括内科药物治疗、体外震波碎石、内镜介入治疗和外科手术。部分 CP 预后不良,可发展为胰腺癌。

一、流行病学

CP 的发病率为 0.04%~5%,地区间差别很大,欧美国家和日本发病率较高,CP 在美国患病率为 92/10 万,法国为 26/10 万,日本为 33/10 万,印度最高,为(114~200)/10 万。据我国对 22 家医院共 2008 例 CP 的调查显示,患病率约为 13/10 万,且有逐年增多的趋势,男女性别比为 1.86∶1,发病年龄 5~85 岁,平均年龄为(48.9±15.0)岁。

二、病因与发病机制

CP 病因复杂,在绝大多数国家,酗酒是 CP 的最常见病因,占全部病因的 70%~80%,在我国饮酒所致的 CP 呈成倍增长的趋势。CP 患者平均乙醇摄入量男性超过 80g/d、女性超过 60g/d,持续 2 年或以上,且排除其他病因,称之为酒精性 CP。其他病因包括高脂血症、高钙血症、胰腺先天性解剖异常、胰腺外伤或手术、自身免疫性疾病等因素,吸烟是 CP 独立的危险因素。一部分无明确已知病因者称为特发性胰腺炎,在我国特发性 CP 占病因的首位,新近我国大样本 CP 基因检测研究提示,致病基因突变的比例高达 50.4%,提示遗传因素在我国 CP 中可能成为主要病因。主要易感基因包括 PRSS1、SPINK1、CTRC 和 CFTR 等,其中 SPINK1 c.194+2T>C 是我国最常见的致病突变。

CP 的发病机制目前尚未完全阐明,近来提出的假说主要有毒素-代谢理论、氧化应激假说、结石-导管梗阻理论、坏死-纤维化假说及急性胰腺炎前哨事件(sentinel acute pancreatitis event,SAPE)假说,SAPE 提出 CP 的发生需要一个急性胰腺炎的前哨事件来启动炎症过程,此后,多种病因或危险因素维持炎症反应,导致进行性的纤维化。

三、病理

CP 的基本病理变化包括不同程度的腺泡破坏、胰腺间质纤维化、导管不规则扩张、囊肿形成等,不同因素导致的 CP 病理改变类似,但病变程度可轻重不一,主要取决于病程的长短。CP 按其病理变化可分为慢性钙化性胰腺炎、慢性梗阻性胰腺炎和慢性炎症性胰腺炎 3 类。

1.慢性钙化性胰腺炎　是 CP 中最多见的一型,表现为散发性间质纤维化及导管内蛋白栓子、结石及导管的损伤。乙醇是引起此型胰腺炎的主要原因。

2. 慢性阻塞性胰腺炎　由于主胰管局部阻塞，导管狭窄，近端扩张，腺泡细胞萎缩，由纤维组织取代，扩张导管内无结石形成，阻塞最常见的原因是胰头部肿瘤，少见原因包括导管内黏液性乳头状瘤，某些囊性或内分泌肿瘤，先天性或获得性胰管狭窄等。

3. 慢性炎症性胰腺炎　主要表现为胰腺组织纤维化和萎缩及单核细胞浸润。此型常合并自身免疫性疾病，如干燥综合征、原发性胆汁性肝硬化等。

CP 的病理改变早期可见散在的灶状脂肪坏死，小叶及导管周围纤维化，胰管分支内有蛋白栓及结石形成。在进展期，胰管可有狭窄、扩张改变，主胰管内可见嗜酸性蛋白栓和结石。导管上皮萎缩、化生乃至消失，并可见大小不等的囊肿形成，甚至出现小脓肿。随着纤维化的发展，可累及小叶周围并将实质小叶分割成不规则结节状，而被纤维组织包裹的胰岛体积和数量甚至会有所增加，偶尔会见到残留导管细胞芽生所形成的类似于胚胎发生时的胰岛细胞样组织，类似于肝硬化时假小叶的形成。晚期，病变累及胰腺内分泌组织，导致大部内分泌细胞减少，少数细胞如 A 细胞和 PP 细胞相对增生，随着病变的进一步发展，多数胰岛消失，少数病例胰岛细胞显著增生，呈条索状和丛状。

四、临床表现

1. 腹痛　70%以上的 CP 患者有腹痛症状。部分 CP 患者早期主要表现为反复发作的急性胰腺炎，后期则以持续性或间断性腹痛为主。疼痛通常在上腹部，钝痛而非阵发性，以放射至背部最具特征性，也可放射至上腹部两侧，偶尔放射至下腹部，让患者坐起躯干前倾或俯卧可使疼痛减轻，仰卧则可使疼痛加重。腹痛可持续发作若干天，其后有无痛间歇期，也可持续疼痛而无缓解期。进食使疼痛加剧，饮酒也可加剧腹痛。在病程中，腹痛可持续、减轻乃至完全消失。疼痛消失常见于胰实质钙化、脂肪泻和糖尿病发生时，通常发生于 CP 起病后 5~8 年。约 15%的患者无腹痛或腹痛甚轻。特发性胰腺炎时无痛的病例较之酒精性胰腺炎为多。相对于患者主诉的腹痛，腹部体征相对轻缓，可表现为上腹部压痛，反跳痛和腹肌紧张少见，这是 CP 的特征性表现。

2. 胰腺外分泌功能不足表现　在严重 CP 时，如果胰酶分泌量降至正常最大排出量的 5%以下，可发生食物脂肪、蛋白质和碳水化合物的消化不良，大便中可出现未吸收的脂肪和蛋白。未吸收的淀粉在结肠内被细菌代谢，因此不会过量出现于大便中。通常脂肪吸收不良发生较早，且较蛋白质或碳水化合物消化不良为严重，这是因为：①小肠内脂肪消化主要取决于胰脂肪酶和辅脂肪酶，胃脂肪酶仅水解食物中 17.5%的三酰甘油；②进行性胰功能不全时，胰脂肪酶分泌受损较其他胰酶早且严重；③胰功能不全时，碳酸氢盐分泌减少，引起十二指肠内 pH 降低，在低 pH 环境下，脂肪酶受抑较之其他酶更甚，进一步影响脂肪的消化；④在健康人和胰腺功能不全患者，脂肪酶较其他酶更易在小肠内被降解，其中糜蛋白酶对脂肪酶的降解起特别重要作用。

3. 胰腺内分泌功能不足表现　胰腺内分泌功能不足表现为糖耐量异常或者糖尿病。虽然 CP 的早期即有葡萄糖耐量减低，但症状性糖尿病却发生于病程的较后期。约 60%的 CP 患者最终会发生胰岛功能不全，胰岛素分泌绝对不足。偶有慢性无痛性胰腺炎患者早期以糖尿病为主要表现。并发酮症酸中毒和糖尿病性肾病者罕见，但视网膜和神经病变发生率与一般的糖尿病时相似。

4. 体重减轻 体重减轻在 CP 患者中较为常见，原因包括：①进食是腹痛的诱发因素，禁食可缓解腹痛症状，导致 CP 患者总摄入量减少；②腹痛反复发作导致食欲降低；③胰腺外分泌功能不足导致营养吸收不良；④糖尿病。

5. 其他临床表现

（1）黄疸：常继发于胰腺压迫胆总管，或由于原有的胆系疾病。

（2）胰源性腹腔积液或胸腔渗液：是由于胰分泌物从破裂的胰管或假性囊肿泄漏入腹腔或胸腔。

（3）疼痛性结节：常发生于下肢，是脂肪性坏死的后果。

（4）多关节炎：常发生于手的小关节。

（5）胰腺癌的相关表现：部分 CP 患者可发展为胰腺癌，从而表现为明显消瘦、肿瘤转移等症状。如患者有假性囊肿、腹腔积液或胸腔积液，往往有相应的体征。

五、实验室检查

1. 血液检查 CP 急性发作时血清淀粉酶和脂肪酶升高，而腹痛发作间期血清胰酶浓度多保持正常甚至偏低，并发有感染时血常规可增高。

2. 外分泌功能检测 胰腺外分泌功能试验分为直接试验和间接试验。

（1）直接试验：是检测胰腺外分泌功能不全的"金标准"，其敏感性、特异性均超过 90%。因轻度胰腺外分泌功能不足时结果正常，因此胰泌素试验无助于早期 CP 的诊断，而且因其有创性也限制了广泛应用。方法是按 1U/kg 体重静脉注射胰泌素后，收集十二指肠内容物，测定胰液分泌量及碳酸氢钠的浓度。CP 患者 80 分钟内的胰液分泌量<2mL/kg 体重（正常值为 2mL/kg 以上），碳酸氢钠浓度<90mmol/L（正常值为 90mmol/L 以上）。

（2）间接试验：主要有粪便脂肪检测、粪便弹性蛋白酶-1（faecal elastase-1，FE-1）测定、^{13}C-混合三酰甘油呼气试验（^{13}C-MTG-BT）、尿苯甲酰酪氨酰对氨基苯甲酸（BT-PABA）试验等。间接试验成本相对低廉，易于操作，但敏感性和特异性相对不足。72 小时粪便脂肪收集试验是诊断脂肪泻的"金标准"，大便脂肪含量超过 7g/d 即可确诊，但因受试者较差的依从性和检测的复杂性，其应用受限。目前国际上最常用的是 FE-1 测定，其含量小于 200μg/g 时提示存在外分泌功能不全，弹性蛋白酶-1 由胰腺分泌，在肠道中不被分解，完全经粪便排出，检验结果不受外源性胰酶制剂干扰。此外，临床目前应用较多的有尿 BT-PABA 试验，其主要反映胰腺分泌糜蛋白酶的能力，是诊断中重度胰腺外分泌功能不全敏感性较高的方法。

以上各种胰腺外分泌功能检测均对中、重度胰功能不全有诊断意义，而轻度胰腺外分泌功能不全往往难于发现。所以此类检查对病因诊断仅有参考意义，单独根据这些试验往往无法明确 CP 的诊断。

3. 内分泌功能检测 胰源性糖尿病患者的胰岛 β 细胞自身抗体一般为阴性，胰多肽基线水平下降，可与其他类型糖尿病相鉴别。

（1）血糖：增高，提示患者有胰腺内分泌功能不全。检测方法主要有以下几种。

1）空腹血糖：至少禁食 8 小时，晨起后空腹状态测定血葡萄糖水平。

2）饭后 2 小时血糖：进食 2 小时后测定血糖。

（2）葡萄糖耐量试验：对糖尿病具有很大的诊断价值。对空腹血糖正常或略偏高和

(或)有糖尿病的患者,以及餐后2小时血糖升高等疑似糖尿病的患者,都必须进行葡萄糖耐量试验才能做出最后诊断。但空腹和(或)餐后血糖明显增高,糖尿病诊断已明确者,大量葡萄糖可加重患者胰岛负担,不推荐检查。临床葡萄糖耐量试验有口服葡萄糖耐量试验(OGTT)、静脉葡萄糖耐量试验、甲苯磺丁脲试验、可的松葡萄糖耐量试验等方法,其中口服葡萄糖耐量试验最为常用。

(3)胰岛素释放试验:进行口服葡萄糖耐量试验时可同时测定血浆胰岛素浓度以反映胰腺疾病时胰岛 β 细胞功能的受损程度。葡萄糖刺激后如胰岛素水无明显上升或低平,提示 β 细胞功能低下。

(4)C 肽测定:C 肽是胰岛素在合成过程中产生的,其数量与胰岛素的分泌量有平行关系,且其半衰期为 10~11 分钟,明显比胰岛素(仅 4.8 分钟)要长,因此测定血中 C 肽含量可更好地反映 β 细胞的分泌功能。而且测定 C 肽时不受胰岛素抗体所干扰,与测定胰岛素无交叉免疫反应,也不受外来胰岛素注射的影响,故近年来已利用测定血 C 肽水平或 24 小时尿排泄量以反映 β 细胞分泌功能。

(5)糖基化血红蛋白(HbA^1c)测定:可反映测定前 8~12 周总体血糖水平。

六、影像学检查

1. 腹部 X 线片　腹部 X 线片发现胰腺钙化即可确诊 CP。

2. 超声检查

(1)体表 B 超检查:CP 的体表 B 超所见包括胰腺体积增大或萎缩、边缘不整;胰腺实质回声变化、团块、钙化;胰管扩张、假性囊肿等。B 超对 CP 的敏感性为 48%~96%,特异性为 80%~90%。由于无创、经济,可作为 CP 首选的初筛方法。

(2)超声内镜(EUS)检查:EUS 在胃或十二指肠腔内基本能观察到胰腺整体,且与胰腺接近,声像图清晰。EUS 可以显示胰管异常、胰石和(或)钙化等变化。其敏感性和特异性均 >85%,阳性预测值 94%,阴性预测值 75%。EUS 引导下细针穿刺可以获得胰腺组织,进一步提高诊断率。EUS 诊断 CP 的诊断标准如下。

1)胰腺实质所见:①不规则球状结构;②胰腺边缘有直径局灶回声兼容区;③强回声病灶或条带(钙化);④胰腺囊肿;⑤小叶化或凸显小叶结构;⑥小囊肿或空洞。

2)胰管所见:①形状不规则;②管径扩张;③管腔不规则;④侧支显现扩张;⑤侧支增多;⑥管壁回声增强(纤维化);⑦腔内回声(钙化、蛋白质栓子);⑧主胰管狭窄伴扩张;⑨主胰管或其分支破裂。

有 2 项以上表现时,其阳性预测值 >85%。

(3)胰管内超声(IDUS):是将超声探头经十二指肠乳头逆行插至主胰管中,对主胰管内局灶性狭窄病变进行鉴别诊断。IDUS 对 CP 的诊断率为 64.7%~95.5%。

3. 计算机体层扫描(CT)　CT 是显示胰腺钙化的最优方法,CP 的 CT 影像学特征为:①胰腺萎缩(54%);②胰管扩张(66%);③胰腺钙化形成(50%);④胰腺假性囊肿形成(34%);⑤胆道扩张(29%);⑥胰周脂肪密度增高或胰周筋膜增厚(16%)。CT 诊断 CP 的敏感性为 75%~90%,特异性 49%~100%。

4. 磁共振(MRI)和磁共振胰胆管显影术(MRCP)　MRI 对 CP 的形态学改变较 CT 敏感,而且 MRI 能了解胰腺纤维化的程度。但对钙化和结石显示不如 CT 清楚。MRCP 对主胰管扩张、狭窄、走行胰管分支、假性囊肿及胰管内充盈缺损等征象显示良好,可基本取代诊断性内镜下逆行胰胆管造影术(ERCP)。

5. ERCP ERCP 是诊断 CP 的重要依据,但因其为有创性检查,目前仅在诊断困难或需要治疗操作时选用。常见主胰管边缘不规则、胰管扩张、粗细不均呈串珠样改变,部分有不规则狭窄或中断,胰管内结石,胰管走行异常,胰管汇流异常如胰腺分裂等。ERCP 对 CP 诊断的敏感性为 71%~93%,特异性 89%~100%。

(1)日本胰腺学会的 CPERCP 诊断标准:①多发性、非一致的分支胰管不规整扩张;②主胰管由于胰石,非阳性胰石及蛋白栓等导致胰管中断或狭窄时,乳头侧主胰管或分支胰管不规整扩张。

(2)ERCP 显示 CP 胰管 Cremer 分类为以下几型

Ⅰ型(轻度):主胰管正常或轻度不整,分支胰管杵状扩张。

Ⅱ型(局限性):头、体或尾部一个或多个分支胰管呈大的囊状扩张。

Ⅲ型(弥漫性):主胰管不规则狭窄。

Ⅳ型:胰头主胰管不全性阻塞,远端胰管均一扩张。

Ⅴ型:胰头主胰管完全性阻塞,远端主胰管不显影。

(3)根据 ERCP 胰管像对 CP 严重程度的分类

正常:胰腺无异常所见。

可疑:分支胰管异常<3 支。

轻度:3 支以上分支胰管异常,主胰管正常。

中度:3 支以上分支胰管异常和主胰管狭窄及扩张。

重度:中度异常加以下列征象 1 项以上。①>10mm 直径的囊肿;②胰管内充盈缺损像;③结石/胰腺钙化;④胰管闭塞或狭窄;⑤胰管高度扩张或不整(图 15-1)。

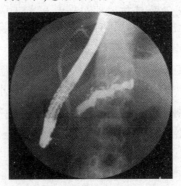

图 15-1 重度慢性胰腺炎 ERCP 表现

6. 胰管镜检查 可以直接观察胰管内病变,并能明确病变部位,同时可以取活检、收集胰液和细胞学刷检。对不明原因的胰腺损坏尤其是胰管改变而胰腺实质正常的患者有重要诊断价值。

七、诊断和鉴别诊断

1. 诊断标准 根据 CP 的病程和临床表现进行分期,其临床表现可分为 5 期(表 15-1)。腹痛虽然是 CP 的主要临床症状,但 3%~20% 的患者可无明显腹痛,仅体格检查时或出现

Ⅲ、Ⅳ型症状时才确诊为 CP。

表 15-1　CP 的临床分期

临床分期	临床特征
0 期(亚临床期)	无症状
1 期(无胰腺功能不全)	腹痛或急性胰腺炎
2 期(部分胰腺功能不全)	胰腺内分泌或外分泌功能不全
3 期(完全胰腺功能不全)	同时出现胰腺内外分泌功能不全
4 期(无痛终末期)	同时出现胰腺内外分泌功能不全,且无疼痛症状

(1)主要诊断依据:①影像学典型表现:胰腺钙化、胰管结石、胰管狭窄或扩张等;②病理学典型改变。

(2)次要诊断依据:①反复发作上腹痛;②血淀粉酶异常;③胰腺外分泌功能不全表现;④胰腺内分泌功能不全表现;⑤基因检测发现明确致病突变;⑥大量饮酒史(达到 ACP 标准)。

主要诊断依据满足 1 项即可确诊;影像学或者组织学呈现不典型表现,同时次要诊断依据至少满足 2 项也可确诊。

(3)诊断流程:CP 的诊断应尽可能明确病因,并进行分期及预后判断。

2. 鉴别诊断

(1)胆道系统疾病:胆道狭窄常为 CP 并发症。鉴别的关键是在做出胆道疾病诊断时应想到 CP 存在的可能。临床需依靠 B 超、胆道造影、ERCP 等进行鉴别。

(2)胰腺癌:常合并 CP,而 CP 也可演化为胰腺癌。鉴别诊断较困难,甚至在术中也难以鉴别。通常依靠肿瘤标志物 CA19-9、CT、ERCP、选择性动脉造影及活体组织检查等加以鉴别。

(3)消化性溃疡及慢性胃炎:两者的临床表现与 CP 有相似之处,依靠病史、消化道造影及胃镜等检查,鉴别一般不困难。

(4)肝脏疾病:肝炎、肝硬化与肝癌的临床表现与晚期 CP 相似。特别是 CP 患者出现腹腔积液、黄疸、脾大时,需依靠有关器官的各项功能化验、B 超、CT 及腹腔积液淀粉酶测定加以鉴别。

(5)佐林格-埃利森综合征:为胃泌素瘤引起的上消化道顽固性溃疡与腹泻,与 CP 表现有相似之处。依靠消化道造影、胃镜、胃液分析和血清胃泌素测定,不难鉴别。

(6)小肠性吸收功能不良:主要指原发性吸收不良综合征及惠普尔病(Whipple 病)。

1)原发性吸收不良综合征:包括热带性斯泼卢、非热带性斯泼卢及小儿乳糜泻,临床主要表现为三联征,即脂肪泻、贫血与全身衰竭(恶病质),可伴有腹部不适或疼痛、腹胀、胃酸减少或缺乏、舌炎、骨质疏松、维生素缺乏、低血钙、低血钾等表现。

2)Whipple 病:患者多为 40~60 岁的男性,主要呈现为四大症状,即脂肪泻、多发性关节炎、消瘦与腹痛。血常规可显示淋巴细胞增多。应用 D-木糖试验有助于鉴别诊断,小肠性吸收不良者显示吸收障碍,而 CP 患者则为正常。

(7)原发性胰腺萎缩:多见于 50 岁以上的患者,临床表现可类似无痛性胰腺炎但无胰腺钙化,B 超无胰腺肿大,也无回声可见。主要临床表现常为脂肪泻、体重减轻、食欲减退与全身水肿。如作剖腹探查时可见胰腺缩小,显微镜下可见腺泡细胞完全消失,胰岛明显减少,均被脂肪组织替代,纤维化病变较少,无钙化、炎症细胞浸润或假性囊肿形成。

八、治疗

CP 的治疗原则为去除病因、控制症状、改善胰腺功能、治疗并发症和提高生活质量等。CP 的治疗是消化科、外科、消化内镜、内分泌、麻醉及营养等多学科的综合治疗。国内专家建议采取 MEES(medicine-ESWL-endotherapy-surgery)阶梯治疗模式。

1. 一般治疗 患者需绝对戒酒、避免暴饮暴食。慎用某些可能与发病有关的药物,如柳氮磺胺吡啶、雌激素、糖皮质激素、吲哚美辛、氢氯噻嗪、甲基多巴等。在发作期间应给予高热量、高蛋白饮食,严格限制脂肪摄入。必要时应给予静脉营养或肠内营养治疗。对长期脂肪泻患者,应注意补充脂溶性维生素及维生素 B_2、叶酸,适当补充各种微量元素。

2. 缓解腹痛

(1)内科治疗

1)急性发作期治疗:治疗原则同急性胰腺炎。

2)补充胰酶:其作用机制是肠腔中存在胰酶抑制胰液分泌的负反馈机制。有研究显示,经十二指肠输入胰蛋白酶可通过抑制胆囊收缩素(CCK)的释放而降低胰腺外分泌。研究认为有一种肠肽可刺激 CCK 的释放。胰酶可灭活该肠肽,从而防止 CCK 释放。胰腺分泌的降低可减轻患者的疼痛。胰酶可作为 CP 的起始治疗,特别适用于有小胰管疾病的 CP 患者或特发性胰腺炎患者。

3)抗氧化剂:研究显示,酒精性胰腺炎患者体内的抗氧化剂水平低于正常,可能与饮食摄入不足有关。体内抗氧化剂水平下降可加重由自由基介导的胰腺组织损伤。补充抗氧化剂使酒精性胰腺炎患者的镇痛剂需求量明显降低。

4)止痛剂:治疗遵循 WHO 提出的疼痛三阶梯治疗原则,止痛药物选择由弱到强,尽量口服给药。对严重疼痛的患者可用止痛剂,但在应用时应注意以下几点:①尽量先用小剂量非成瘾性类止痛药;②积极配合其他治疗;③如症状缓解应及时减药或停药,尽可能间歇交替用药;④警惕止痛药成瘾或药物依赖性,避免长期大量用成瘾性止痛药。

(2)介入治疗:CP 内镜介入治疗是目前临床上最常用的治疗方法,目的在于解除胰管梗阻,缓解胰管内高压引发的临床症状。治疗方法包括内镜下胰管括约肌切开、胰管取石、体外震波碎石(ESWL)、胰管狭窄扩张胰管内支架植入等。

(3)EUS 联合 ERCP:可以进行胰腺假性囊肿的内引流及内脏神经阻滞术等治疗。对内镜取出困难的、大于 5mm 的胰管结石,可行 ESWL。ESWL 碎石成功率可达 95% 以上,结合内镜治疗时结石清除率可达 70%~85%。

(4)外科治疗:目前对 CP 的手术适应证有如下比较一致的意见。①反复发作的顽固性疼痛,内科或者介入治疗无效;②伴有严重并发症,如十二指肠梗阻、门静脉栓塞导致左侧门静脉高压等;③胰腺肿块不能除外胰腺癌。手术方式主要有胰管减压引流、切除病变的胰腺组织和阻断支配胰腺的感觉神经等。

3.脂肪泻 脂肪泻是 CP 胰腺外分泌功能不全时的主要表现。由于脂肪消化酶的分泌功能减弱或丧失,致使脂肪吸收障碍造成脂肪泻的产生,患者出现消瘦、营养不良及脂溶性维生素缺乏等症状。脂肪泻的治疗首先要注意饮食。另外提高食物中链三酰甘油的百分比,不仅能提供热量,而且能促进脂溶性维生素的吸收和减少脂肪泻。其次,在应用胰酶替代治疗的同时,可加用 H_2 受体拮抗剂或其他抗酸剂抑制胃酸的分泌,常可增加疗效。

4.糖尿病 CP 是胰腺内分泌功能不全的表现,即为糖尿病,约 50%CP 患者发生隐性糖尿病。对于糖尿病的治疗首先要限制糖的摄入,提倡糖尿病饮食。尽量口服降糖药替代胰岛素,因为 CP 时常同时存在胰高糖素的缺乏,小剂量的胰岛素也可诱发低血糖的发生。

九、预后

CP 病程常较长,反复发作,症状逐渐加重,预后不良。但如果能严格戒酒、预防急性发作、坚持治疗,常可多年维持在良好状态,且症状改善。诊断 CP 后的 20～25 年病死率为50%。15%～20%的患者死于并发症,如严重的营养不良、糖尿病代谢紊乱、继发感染等,2%～3%的患者会发展为胰腺癌。鉴于肿块型 CP 与胰腺癌鉴别困难,需注意加强随访。

第二节 自身免疫性胰腺炎

自身免疫性胰腺炎是一种特殊类型的慢性胰腺炎,是由自身免疫介导的一类良性纤维炎性病变,有独特的临床表现、影像学、血清学及组织学特征,且对类固醇激素(以下简称激素)治疗反应良好。近年研究发现血清 IgG4 升高及组织中 IgG4 * 浆细胞浸润是 AIP 最为突出的临床特征,它不仅累及胰腺,还可累及胆管、唾液腺、后腹膜、淋巴结等多种其他器官,因此 AIP 是一种系统性疾病。AIP 作为慢性胰腺炎的一种特殊类型,国外报道的 AIP 病例数占同期慢性胰腺炎的 2%～10%,我国报道的这一比例为 3.6%～9.7%。日本全国流调显示在日本人群中 AIP 的患病率达 4.6/10 万,发病率为 1.4/10 万,男女比例为 3.2 : 1,平均诊断年龄(66.3±11.5)岁。

一、临床分型与临床表现

AIP 虽可归属于慢性胰腺炎,但是临床表现却不同于慢性胰腺炎,与慢性胰腺炎不同的是,AIP 在急性期多以梗阻性黄疸为主要临床表现(约占 63%),仅有 30%左右的患者有轻至中度的腹痛,出现急性胰腺炎或严重腹痛者非常少见。其他症状还包括体重下降、厌食、乏力、大便习惯改变、发热等,另外尚有 15%的患者无症状,而有症状的患者通过激素治疗后均可好转。同时,AIP 的胰腺外表现很常见,可累及胆道、唾液腺、泪腺、后腹膜、淋巴结、肝脏、肺、肾脏等,且受累的胰腺外器官的组织学改变与胰腺类似,提示其致病机制可能相同。西方学者报道 AIP 胰腺外表现以炎症性肠病为主,溃疡性结肠炎的发生率可达 17%,而日本学者报道的主要为硬化性胆管炎、Sjögren 综合征及腹膜后纤维化样表现,出现炎症性肠病者非常少见(3.8%),可能与种族差异有关。AIP 的胰腺外表现可以与胰腺本身的病变程度不平行。

AIP 除上述胰腺和胰腺外表现外,尚有患者出现胰腺和胰周静脉闭塞、门静脉狭窄和胰周动脉受累,进而出现相应症状,与普通慢性胰腺炎相同病理生理变化。另外 AIP 也可以出现胰腺内分泌和外分泌功能紊乱的表现,发生率分别为 80%和 70%左右。

AIP 组织病理学分为 2 个类型,分别是淋巴浆细胞性硬化性胰腺炎(lymphoplasmacytic

sclerosing pancreatitis，LPSP）和特发性导管中心性胰腺炎（idiopathic duct centric pancreatitis，IDCP）；两者共同的组织病理学特点是导管周围淋巴浆细胞浸润及轮辐状纤维化，不同的是LPSP 不伴有粒细胞上皮损伤。2009 年首次根据胰腺组织学特点，提出 AIP"亚型"的概念，将 AIP 分为以 LPSP 为特征性表现的 I 型和以 IDCP 为特征性表现的 II 型。

二、诊断

AIP 有其自身临床症状、影像学、血清学和组织学特点，但因缺乏特异性指标，故诊断需结合各方面特点，有时甚至需要包括消化科、胰腺外科、放射科和病理科等各相关科室的密切沟通和细致切磋。AIP 对激素反应良好，正确的诊断可避免不必要的手术创伤。由此可见，对诊断标准的理解与把握显得尤为重要。

1. 影像学表现　在 AIP 的诊断中占有至关重要的位置事实上，部分病例的诊断与放射科医师的典型描述和有价值的提示密不可分。从诊断标准的演变史中不难发现，影像学的描述一直不可或缺。AIP 的影像学特点如下。

（1）胰腺：呈弥漫性、局限性或局灶性肿大，典型者为"腊肠样"改变，部分不典型病例可出现局部肿块，需要与胰腺癌相鉴别。

（2）胰胆管：主胰管弥漫性变细或局限性狭窄，病变累及胆总管下段时可造成局部呈陡然向心性狭窄，狭窄区往往较细长。

（3）由于胰周积液、炎症或脂肪组织纤维化而出现胰周"鞘膜"征，增强时表现为动脉期密度略低，延迟期均匀强化。

可采用的检查方法包括腹部超声、增强 CTMRI、磁共振胰胆管成像（magnetic resonance-cholangiopancreatography，MRCP）、超声内镜（endoscopic ultrasonography，EUS）、逆行性胰胆管造影（endoscopic retrograde cholangiopancreatography，ERCP）及胆管内超声（intraductal ultrasonography，IDUS）等。近年来，超声内镜在 AIP 诊断中的作用日显重要，它不仅能观察胰腺和胆管系统，还可观测胰周淋巴结，并进行组织活检。但超声内镜检查的准确性受操作者经验和设备等因素的影响。另外 PET/CT 在 AIP 与胰腺癌鉴别诊断，以及辨识胰腺外表现有一定的价值。

2. 血清 IgG4 升高　是 AIP 最为特征性血清学变化，但也具有一定的诊断假阳性率。IgG 可分为 4 个亚类，其中 IgG4 仅占血清总 IgG 的 3%～6%。以往认为 IgG4 升高仅见于过敏性皮炎、某些寄生虫感染、寻常型天疱疮、落叶型天疱疮等少数疾病。但自从首次报道 IgG4 与 AIP 的相关性以来，多项研究提示 IgG4 诊断 AIP 的敏感性为 67%～94.9%，特异性为 89%～100%。IgG4 一般定为高于正常的 2 倍，但血清 IgG4 不能单独用于诊断 AIP，其水平正常并不能排除 AIP。另有研究报道，IgG4 联合血清总 IgG 和自身抗体检查，包括类风湿因子、抗核抗体、抗乳铁蛋白抗体和碳酸酐酶 II 抗体等，可提高诊断的准确率。

近年来，在日本 2006 年的修改版的基础上，各国纷纷推出了 AIP 的诊断标准，最主要是把胰腺外表现和对于激素治疗的反应纳入了诊断标准中；这些标准主要对于影像学不典型或者 IgG4 正常或增高倍数低于 2 倍时，可助于 AIP 诊断；同时这些诊断标准主要是针对 I 型 AIP。2011 年 ATP 国际指南诞生，鉴于影像学不典型和（或）血清 IgG4 升高小于正常值的 2 倍等不典型，将 AIP 诊断标准分成了典型和不典型 2 个亚型，对于不典型亚型 2，要注意与胰腺癌相鉴别，并提出了 I 型 AIP 2 个亚型诊断标准。在 2012 年我国也推出了 AIP 的诊断标准,综合了上述的诊断标准,提出 A、B 和 C 3 种诊断标准。这一诊断标准简明易行;在 C(相当于亚型 2)将除外胰腺癌加入诊断的标准中。2013 日本对 AIP 诊断做了细化修订。

胰腺癌和胆管癌是必须加以鉴别的疾病。在应用各种方法均无法鉴别时,即使采用激素试验性治疗,也应在胃肠病专家密切观察下进行,以避免贻误病情。关于激素试验性治疗,研究显示,为期 2 周 0.5mg/(kg·d)泼尼松龙的试验性治疗即可获得影像学的明显改善,而对治疗无反应的患者经手术证实均为胰腺癌。但需要注意的是,部分胰腺癌也可能对激素治疗有反应。

三、治疗

AIP 是与自身免疫相关的疾病,其对激素治疗反应良好。可选择泼尼松 0.6～1.0mg/(kg·d)作为起始剂量,服药 2～4 周后根据治疗反应酌情减量,维持剂量为 2.5～5mg/d。维持治疗的时间尚无共识,可根据疾病活动程度及激素相关不良反应等情况选择维持 1～3 年。部分 AIP 患者激素减量或停用后可复发,再次应用仍可有效。年老体弱患者,若对激素应用有顾虑则可对症处理,如针对梗阻性黄疸可行内镜下支架植入术等。

免疫抑制剂和利妥昔单抗(抗 CD20 抗体)都被用作激素替代药物。目前研究最深入的免疫抑制剂是硫嘌呤类药物(硫唑嘌呤和 6-巯基嘌呤)吗替麦考酚酯和氨甲蝶呤。免疫抑制剂包括霉酚酸酯、硫唑嘌呤、环孢素和他克莫司可有效降低 AIP 复发。有临床研究证明,激素联用吗替麦考酚酯 1～1.5g,1 次/天,比单用激素疗效更好。硫嘌呤类药物和吗替麦考酚酯应用于疾病缓解期激素逐渐减量时,需和激素重叠使用 6～8 周。利妥昔单抗已经成功应用于治疗各类 IgG4 相关性疾病,包括因耐药或严重的不良反应不能继续使用激素和免疫抑制剂的 I 型 AIP 患者。

AIP 复发是目前备受关注的问题,可能的预测因素包括:治疗前显著升高的血清 IgG4 水平(如>4 倍正常上限),激素类药物治疗后血清 IgG4 水平未降,持续高值,胰腺弥漫性肿大,近端型 IgG4-SC,广泛(≥2 个)的胰外器官受累等。但是单纯的血清 IgG4 水平升高是否能定义为 AIP 的复发仍有争论,目前仅被称为血清学复发,一般也不进行临床干预。临床症状和影像学的复发更为重要。

国内有人首次总结了 AIP 患者进行治疗随访的研究显示,AIP 患者对激素治疗反应良好,放置胆管支架可缩短激素治疗时间,合并胆管病变及新发糖尿病者在激素治疗后部分可获缓解,但合并自身免疫性肝病者预后相对较差。

四、认识与进展

AIP 的诊断标准几经修改,从日本标准、韩国标准、欧美标准、亚洲标准到 2011 年国际诊断标准(International Consensus Diagnostic Criteria,ICDC),反映出人们对 AIP 的认知从表浅到深入、从典型到不典型、从局限到全面的过程。2012 年我国也发表了 AIP 的诊断和治疗共识意见,虽然各种标准不尽相同,但总体而言不外乎影像学、血清学、组织学、激素治疗反应和胰腺外器官受累等几个方面。

从 I 型 AIP 的胰腺外器官受累和血清 IgG4 明显增高的特点,近年提出了 IgG4 相关性系统性疾病(IgG4-related systemic disease,IgG4-RSD)的概念,因为它们又可以视为一类以 IgG4 阳性浆细胞和 T 淋巴细胞广泛浸润全身不同器官为主要病理特点的纤维炎症性疾病。

受累脏器包括胰腺、胆管、胆囊、纵隔和腹腔淋巴结、甲状腺、涎腺、肾脏、肺脏等。2015年提出 IgG4 相关系统性疾病治疗国际共识意见,其中认为基于相似的血清学和组织学特点,AIP 是 IgG4-RSD 重要的组成部分, I 型 AIP 又被称为 IgG4 相关性胰腺炎。AIP 两型之间的不同,也有人提出可能是 2 种不同的疾病。

虽然对 AIP 认识越来越深入,但诊断和治疗方面仍存在很多困惑,未来为提高诊断的准确性,加强对疾病活动度的监测,亟待发现更特异的新型生物标志物。对于复发和激素难治的 AIP,需要积极研究替代治疗方案,探索复发的易感因素。对疾病的机制和病理生理过程,包括遗传因素在内的多因素研究,以及 IgG4 的作用,仍有很多问题有待研究。

下篇　消化内镜诊疗技术

第十六章　消化内镜在消化疾病诊治中的应用概述

第一节　上消化道内镜在消化疾病诊治中的应用

消化内镜有着百余年的发展史，经历了硬管式内镜→纤维内镜→电子内镜的三步式跨越，形成了如今成熟的、形形色色的软式内镜。高清的图像质量联合染色技术、计算机虚拟染色技术和内镜超声，对于消化疾病的诊断作用早已突破了上、下消化道，在小肠这个历来的"盲区"、消化管毗邻器官尤其是胰胆疾病上占据了至关重要的地位。但是这些还远远比不上内镜治疗学的飞速进展，随着术式和器械的大量丰富，逐步补充和替代了外科手术，一次次突破着微创治疗技术的壁垒。内镜下曲张静脉套扎术（endoscopic variceal ligation，EVL）、内镜逆行胰胆管造影术（endoscopic retrograde cholangiopancreatography，ERCP）治疗胰胆管梗阻、内镜下黏膜切除术（endoscopic mucosal resection，EMR）及内镜黏膜下剥离术（endoscopic submucosal dissection，ESD）根治早期消化道肿瘤。这些手段早已变成全球性的共识和指南推荐的一线治疗方案；而近年来大热的经口内镜下肌切开术（peroral endoscopic myotomy，POEM）治疗贲门失弛缓症、经自然腔道内镜手术（natural orifice transluminal endoscopic surgery，NOTES）等完全具备了融合内外科精髓、颠覆传统的潜能，更是在更新技术手段的同时体现了以患者为中心的医疗理念。

一、诊断内镜

诊断是消化内镜的首要功能和基础。消化内镜的检查结果是某些疾病明确诊断的"金标准"。近年来，诊断内镜向"微观化"的方向发展，在高清晰度内镜基础上发展出一些特殊内镜技术，包括色素内镜、放大内镜、窄带成像技术（narrow-band imaging，NBI）荧光内镜、共聚焦内镜等。其共同特点是：能够显示普通内镜无法显示的特殊微小结构，甚至可直接观察到细胞结构。这是诊断内镜的巨大革新。

1. 色素内镜　色素内镜是指通过各种途径应用特殊染料对胃肠道黏膜进行染色，使病变部位与周围结构对比增强，轮廓更加清晰，从而提高病变检出率。将染色原理应用于内镜检查，可以发现肉眼难以发现的病变。色素内镜最早于 1966 年由 Yamakawa 报道，此后报道日渐增多，应用的染料也逐渐增多，应用范围也从最初的胃黏膜染色扩展至食管、胃、小肠和大肠。为了早期发现消化道黏膜微小病变，产生了放大内镜。目前新型的放大内镜可清晰显示消化道黏膜的腺管开口和微细血管等细微结构的变化，发现和诊断普通内镜难以发现的一些早期病变，特别是早癌。不管镜头倍数如何增大、性能如何提高，放大内镜的使用仍然不能离开色素的应用，放大内镜往往是指色素放大内镜。目前国外色素放大内镜研究的重点在于发现早期癌肿、Barrett 食管、肠上皮化生、Hp 感染、结肠息肉、溃疡性结肠炎等。色素内镜检查可作为消化道肿瘤诊断的辅助手段，其诊断阳性率一般为 80%，最高可达 90%。国外学者对小胃癌进行镜下检测，常规镜检诊断阳性率仅 23%，而使用亚甲蓝-刚果红染色法诊断阳性率可提高到 75%，并且是诊断早期胃癌的一种有效手段，可与萎缩性胃炎、肠腺化生及良性溃疡进行鉴别。国内学者对食管病变黏膜染色,发现碘染色后阳性病例较染色前明显增加。常用的色素包括普鲁士蓝、复方卢戈氏液、冰醋酸、靛胭脂、亚甲蓝及甲苯胺蓝等。

2. 放大内镜 随着内镜放大倍数和分辨率的提高,内镜放大后与实体显微镜所见相当,电子放大内镜突破性的诊断价值表现在对黏膜表面微观结构(小凹结构)的观察和研究。根据大量的对比研究发现小凹结构反映了组织学的特点及性质,根据工藤分型,Ⅰ型、Ⅱ型为非肿瘤的小凹结构,ⅢL、Ⅳ型见于凸起性的腺瘤,ⅢS 为凹陷性腺瘤的特征,Ⅴ型结构为高度不典型增生或浸润性腺癌的表现。放大内镜下小凹结构分型的重大意义在于内镜检查时,借助色素染色在内镜下实时判断病变的性质,而基本不需要事先进行超声内镜或组织学的检查再进行相应的处理,对病变判断的准确率得以显著提高,是内镜诊断根据微小结构判断病变性质的一次重要的进展。

3. 超声内镜 1980 年美国首次报道应用超声与普通内镜相结合的检查方法在动物实验中取得成功,开创了超声内镜(endoscopic ultrasonography,EUS)技术在临床的应用,此后超声内镜器械不断发展和完善。经过多年的临床实践,EUS 的技术越来越成熟,其应用范围也不断扩大。EUS 使内镜的诊疗技术均实现了飞跃性的发展,其可对消化道管壁黏膜下生长的病变性质进行鉴别诊断,并可对消化道肿瘤进行术前分期,判断其侵袭深度和范围,鉴别溃疡的良恶性,并可诊断胰胆系统肿瘤,特别是对于较小肿瘤精确度高,对慢性胰腺炎等诊断也优于其他影像学检查。另外,在 EUS 介导下,应用细针穿刺抽吸活检术也明显提高了病变的确诊率。目前,EUS 下的介入性诊断和治疗是国内外内镜技术的热点之一。EUS 作为一种较为成熟的内镜诊断技术,近年来发展相当迅速,除了胃肠道及胆胰疾病的常规检查外,已有管腔内超声(intraductal ultrasonography,IDUS)、内镜超声引导下黏膜下肿瘤、纵隔及上消化道周围肿大淋巴结、胰腺及经食管行肺部病变的细针穿刺活检等检查及 EUS 引导下肉毒杆菌毒素注射治疗贲门失弛缓症、EUS 引导下胰腺假性囊肿穿刺和内引流、EUS 引导下腹腔神经节阻滞等治疗的临床应用报道。随着新的影像学技术特别是三维立体多普勒超声内镜技术、纵向旋转型超声内镜的开发应用等,EUS 介入治疗技术将有更广阔的前景。

4. 小肠镜 从推进式小肠镜逐渐发展至双气囊小肠镜,为小肠疾病的诊疗提供了可靠的技术支持。双气囊小肠镜能对全小肠直视观察,对不明原因消化道出血的病因确诊率达80%,同时还可以进行活检、黏膜染色、标记病变部位、黏膜下注射、息肉切除等处理。随着腹腔镜检查技术近年来不断提高和普及,硬镜和软镜的结合,有可能成为今后小肠疾病诊断和治疗的重要发展方向。小肠镜在上消化道的应用主要为替代十二指肠镜行胃肠改道术后的 ERCP 术,其重点仍在诊治小肠疾病。

5. 胶囊内镜 20 世纪初以色列诞生了世界上第一个智能胶囊内镜系统,其对胃镜和结肠镜的弥补作用大为可观。长达 5~7m 的小肠肠管不再是内镜医师的“盲区”,无创无痛的特点也颇受患者的欢迎。在临床应用上,目前仍主要是探查中消化道(即十二指肠 Treitz 韧带以下到回盲瓣之间)为主,尤其是对不明原因消化道出血的检查,已成为共识推荐的一线检查手段。胶囊内镜的诞生为内镜检查开辟了一个新思路。对不明原因消化道出血的诊断率为 81%,使得小肠疾病的诊断有了明显进步,但对出血量比较大或伴有肠梗阻者不宜使用。其最大的弊端在于不能直视进退观察、取材和易遗漏病变,而且观察图像颇费时间。目前胶囊内镜还仅能用于检查,随着科学的进步,胶囊内镜将不但能诊断肠道疾病,而且还能对肠道病变进行“修复与治疗”。

在仅针对上消化道的检查中,胶囊内镜尚未能取代传统的侵入性的胃镜。近年来出现有食管胶囊内镜,用于以无创手段检查食管疾病,但目前缺乏与胃镜检查的随机对照研究评价效果。有文献报道在急性上消化道出血时,胶囊内镜检查精确度高,并且被患者良好耐受,但由于无法行内镜下止血等治疗措施,恐怕仍难以普及。

6. 内镜逆行胰胆管造影　内镜逆行胰胆管造影技术经过 30 多年的不断发展,已成为胆道及胰腺疾病影像诊断的"金标准"。目前国内胆胰疾病的内镜诊疗水平发展迅速,ERCP及内镜十二指肠乳头括约肌切开(EST)取石术、内支架引流术已比较普及,乳头括约肌气囊扩张作为不破坏乳头括约肌完整性的技术,也广泛开展。早期内镜下引流治疗急性胆源性胰腺炎已经获得广泛共识,并成为重要的治疗措施之一。对一些经 ERCP 等检查仍无法明确诊断的特殊疑难病例,子母镜可以直视下观察胆、胰管黏膜的早期病变,同时还可以行活检、刷检、胆胰液细胞学检查和肿瘤标志物测定。子母镜检查可对巨大的肝内胆管结石行高压液电、激光碎石,对胰管的检查仅限于胰头部及显著扩张的胰管。子母镜、胆管镜、超声内镜、腹腔镜和十二指肠镜结合将是胆胰疾病内镜诊治的方向。

7. 共聚焦内镜　在标准电子内镜的头端整合了激光共聚焦显微镜,进行共聚焦内镜检查时,为了增加对比度,需要使用荧光对比剂,目前应用较广泛的主要是静脉注射荧光素钠和局部应用的盐酸吖啶黄。共聚焦显微内镜每次扫描光学层面厚度为 $7\mu m$,深度达 $0 \sim 250\mu m$,表面上皮细胞、细胞外基质和基底膜、结肠隐窝结构、血管和红细胞等均可观察;由于荧光素钠不能穿过细胞的类脂膜与细胞核的酸性物质结合,故不能清楚显示细胞核。盐酸吖啶黄局部喷洒数秒即可被吸收,能够穿过细胞膜与细胞核的酸性物质结合,适于标记表层上皮细胞、显示细胞核。目前,共聚焦显微内镜已在 Barrett 食管、Barrett 上皮癌变、幽门螺杆菌、胃结肠早癌、溃疡性结肠炎癌变等方面得到应用,体现出实时、虚拟活检和病理诊断的优势。今后随着示踪剂、内镜成像技术等方面的改进,共聚焦显微内镜可能在许多方面代替活检和体外染色的传统病理学,具有难以估量的发展前景,是内镜技术划时代的创举。

8. 窄带成像　通过 3 个窄带滤光器形成的输入光仅仅包括 415nm、445nm、500nm 的三段窄带光波,每一个窄带光有 30nm 的波宽。这种输入光以蓝光为主,因此提高了对黏膜表面细微结构及血管形态的观察。通过内镜控制手柄上的 2 个按钮,都可快速完成窄带成像(NBI)内镜与常规内镜间的切换,形成特有的 NBI 图像。值得注意的是,目前的 NBI 系统并不支持在进镜或退镜时一直开启,使用时必须先对准普通内镜下发现的可疑病变,再在相对静止的状态下开启 NBI 系统行进一步观察。NBI 能够发现传统内镜无法发现的鳞状上皮和柱状上皮交界处的微小糜烂、血管增多及圆形腺凹减少等改变,提高了胃食管反流病的内镜诊断水平。对 NBI 下呈现棕色的可疑区域行靶向活检,可以提高早期食管癌及癌前病变的诊断率。NBI 镜下胃黏膜毛细血管和腺凹不同程度的形态改变可用来预测胃炎的组织学严重程度及是否存在幽门螺杆菌感染。肠化上皮表面在 NBI 模式下特异存在一种淡蓝色斑纹(蓝嵴),据此诊断萎缩性胃炎患者黏膜肠化生的敏感度、特异度、阳性预测值、阴性预测值、准确度可分别达 89%、93%、91%、92%、91%。NBI 尚可通过观察黏膜表面血管形态进行胃癌组织学分类的预测,分化型腺癌主要表现为细小网状血管(67.9%),未分化癌则大多表现为螺旋状的血管网(85.7%)。此外,通过 NBI 结合放大内镜在术前评估早期胃癌内镜下黏膜切除术的切除范围,可使早期胃癌整块切除率达到 91.7%,且无严重的并发症。NBI 在结直肠息肉诊断的应用中与传统内镜相比,无论是对血管形态的观察,还是黏膜腺凹形态的显示,NBI 都有明显的优势。

9. 智能分光比色内镜 智能分光比色内镜(fuji intelligent chromoendoscopy,FICE)系统又称为最佳谱带成像系统,是一项较新兴的技术。通过一种图像加工软件,FICE 系统将传统白光图像以 5nm 为间隔分解成诸多单一波长的分光图像,然后根据检查前内镜预设置的参数,从中提取 3 个合适波长的图像赋值为红、绿、蓝三色光图像并加以合成,最终产生一幅实时 FICE 重建图像。目前使用的 FICE 系统最多可有 50 种波长组合,不同的组合在显示不同的组织时各有优势,有些可以加强黏膜表面结构的对比,有些则能更清晰地观察腺管开口形态或毛细血管网,及早发现黏膜的细微变化。最常用的组合为 500nm、445nm 和 415nm,而有文献报道 520nm、500nm、405nm 是显示血管形态的最佳组合。内镜医师一般先在进镜时行常规内镜检查,再在退镜时通过一键转换开启 FICE 系统,进行消化道黏膜 FICE 图像的动态观察。FICE 有助于胃食管反流病患者的食管微小黏膜破损的诊断,其敏感度、准确度比传统内镜高。

研究发现,即使没有放大功能,FICE 也能够清晰地显示以往因炎症变得模糊不清的食管栅栏状血管,提高 Barrett 食管黏膜与位置多变的正常胃黏膜分界的分辨,从而更容易地诊断出 Barrett 食管。通过 FICE 观察到的消化不良患者胃黏膜微细结构的改变与组织病理学相结合进行分析,发现胃黏膜毛细血管和腺凹不同的形态改变与胃黏膜的炎症程度及萎缩、肠化生有明显相关性,并能预测是否存在幽门螺杆菌感染。在对感染有幽门螺杆菌的消化性溃疡患者行细菌根除术后的胃镜复查时,发现胃黏膜微细结构在 FICE 内镜下仍表现出特定形态的特点,证实 FICE 技术同样可以被用来预测幽门螺杆菌被根治与否。FICE 也可用于胃肿瘤性病变的诊断,它有利于胃黏膜血管形态和黏膜表面细微结构的观察,增强正常胃黏膜与病变黏膜之间色彩对比,较普通内镜 FICE 在早期胃癌的诊断中有明显优势。FICE 结合双球囊小肠镜检查术,有利于小肠血管发育异常及腺瘤性小肠息肉的发现。FICE 在结直肠黏膜病变的诊断方面,比传统内镜 FICE 成像更清晰,对病变诊断的能力甚至和色素内镜相仿。

10. I-Scan 技术 I-Scan 技术包含了传统的对比增强和表面增强 2 种基本强调模式,最大的特色在于色调增强功能。目前的色调增强有以下几种模式。

(1)v 模式(微血管形态模式):通过软件控制入射光波长,去除长波长部分,使入射光以短波长为主,清晰显示血管结构。

(2)p 模式(微腺管形态模式):特异性地对正常消化道黏膜反射的红光进行弱化处理,增强了病变部位与正常黏膜的对比作用。

(3)e 模式(食管模式)。

(4)b 模式(Barrett 食管模式)。

(5)g 模式(胃模式)。

(6)c 模式(结肠模式)。

e/b/g/e 模式又称为多通道多颜色对比的动态染色模式,针对消化道不同部位黏膜的特性,通过主机软件系统针对性设计染色功能,从而使得不同部位病变显示出最佳光染色效果。以上功能除 v 模式外,其余模式均可以在进镜或退镜过程中一直开启。超高清电子内镜结合 I-Scan 并配合染色能够很理想地发现食管黏膜的细微破损,并指导靶向活检,从而由组织学上明确非糜烂性反流病、食管炎的诊断。通过 I-Scan 的 v 模式及 p 模式观察

Barrett 食管黏膜细微构造及微血管变化,有利于发现 Barrett 食管黏膜的肿瘤性改变。有研究表明,I-Scan 能更好地显示早期胃癌黏膜表面细微结构及其与周围正常黏膜的分界,因此有助于早期胃癌的发现和进行内镜下病变整块切除。在下消化道疾病的应用方面,超高清电子内镜结合 I-Scan 及色素内镜较之单纯使用超高清电子内镜能发现更多的微小病变,其中大多为平坦型。

11. 无痛苦消化内镜检查 又称清醒镇静内镜检查术,是指应用一种或多种药物抑制患者的中枢神经系统,减轻患者的恐惧及焦虑心理,提高痛阈,在一定程度神志清醒或轻度意识丧失下,保持完整吞咽、咳嗽等保护性反射而无任何痛苦的情况下,保证内镜检查和治疗顺利完成。英美国家明确提出,内镜医师有义务尽最大努力使内镜受检者得到利益和安全,目前在英美消化内镜检查的患者有 90% 患者接受清醒镇静法。近年来,国内很多大医院相继开展无痛苦消化内镜检查。综合国内报道结果,本方法对血压、心率、呼吸、血氧饱和度有一定比例的一过性影响,均无严重并发症,至今未有死亡病例报道。

二、治疗内镜

消化内镜自发明以来,就与相应的治疗技术密不可分。近年来发展的、具有重要意义的治疗技术包括内镜下黏膜切除术(EMR)、内镜黏膜下剥离术(ESD)、胰腺囊肿内镜下引流清创术、胃食管反流病内镜下治疗、胃肠穿孔的内镜缝合治疗、小肠疾病内镜治疗及经自然腔道内镜手术(NOTES)等。

1. 消化道出血的止血治疗 上消化道出血是内科常见的病症,主要表现为咯血和(或)黑便,严重者可出现血压降低、血红蛋白下降、周围循环血量不足引起的休克等。急性上消化道出血需要在 24~48 小时完成胃镜的检查,以迅速明确病因,并可在内镜下对活动性出血行止血治疗。由于发病原因不同,特别是治疗手段迥异,通常将上消化道出血分为非静脉曲张性出血(nonvariceal upper gastrointestinal bleeding,NVUGIB)及静脉曲张破裂性出血。以下对两类出血性疾病的内镜治疗措施分别讨论。

(1)非静脉曲张性出血:多为上消化道病变所致,也有少数为胆胰疾病或全身系统疾病引起。常见病因为消化性溃疡、上消化道肿瘤、急慢性上消化道黏膜炎症等,近年来由于长期口服非甾体抗炎药(NSAIDs)或抗血小板聚集药物引起的上消化道出血也成为重要病因。其他少见的病因可能有贲门黏膜撕裂(Mallory-Weiss 综合征)、Dieulafoy 病等。

内镜下对出血情况做改良 Forrest 分级,根据国际及国内的 NVUGIB 指南,推荐对 Forrest 分级 Ⅰa~Ⅰb 的病变行内镜下止血治疗。常用的止血方法包括药物注射或喷洒、热止血和机械止血 3 种。药物可选用肾上腺素-高渗盐水、凝血酶、组织胶等;热凝止血包括接触型的微波、热探头、高频电凝和非接触型的 Nd:YAG 激光、氩离子凝固术(APC)等,各类热止血术总体疗效相近,但以 APC 止血安全性最高。机械止血主要以各类止血夹为主,对于活动性出血尤为适用。上述止血方法也是后文提及的多项内镜下治疗的基础操作。

(2)静脉曲张破裂性出血:又称食管-胃底静脉曲张(EGV)破裂出血,是各类原因导致的门静脉高压症最严重的并发症之一,绝大多数为各种病因的肝硬化失代偿期所引起。曲张静脉破裂出血病情凶险,病死率高,内科药物治疗及三腔两囊管压迫止血无法避免再出血的风险,外科分流术、断流术或肝内门腔静脉分流术(TIPS)均有各自的适应证及并发症。对于手术适应证外人群或术后再出血的患者,无论何种原因的 EGV 出血,在生命体征平稳后,均可作为内镜下干预的对象。对食管–胃底静脉曲张(EGV)的处理方法主要有以下 3 种。

1)内镜下曲张静脉套扎术(endoscopic variceal ligation,EVL):1986 年由 Stiegmann 等首次报道,90 年代初在我国各大医院开始实施,取得了满意的疗效,止血率达 70%~96%、EV消失率达 51.7%~93%。与内镜下硬化剂注射相比,近期止血效果相近且并发症少,但远期EV 复发率较高。

2)内镜下硬化剂注射(endoscopicvariceal sclerosis,EVS):注射乙氧硬化醇、鱼肝油酸钠等使曲张静脉发生化学性炎症、形成静脉内血栓,待血栓机化后曲张静脉消失。

3)栓塞治疗术:是胃底静脉曲张(gastric varices,GV)唯一有效的治疗措施,也可用于EV,原理与 EVS 相近,但改为注射组织黏合剂。

2.内镜下异物取出　上消化道异物主要因患者(多为老年人或儿童)有意或无意吞入造成,较大的异物可能造成消化道黏膜损伤、梗阻、出血、穿孔、急性腹膜炎等,一些异物如电池等由于腐蚀性溶液泄漏,造成消化道化学性烧伤,引起中毒、出血、穿孔或狭窄等。食物团块、胃内结石、食管/胃/小肠支架或手术缝线等,有时也视为上消化道异物。自行排出困难的异物多数都需要于内镜下尝试紧急或择期取出。

异物取出多选用内径较粗的前视胃镜,十二指肠降段异物可选用十二指肠镜,取一些表面尖利的异物时可于内镜先端加透明帽。钳取器械的选择取决于异物的性质和形状,如活检钳、圈套器、网篮、三爪钳、鼠齿钳、鳄嘴钳、拆线器等,较大的胃石可用机械碎石器甚至定点爆破碎石的方法。自 1972 年国外首次成功于内镜下取异物案例后,多年来国内外多项观察性研究报道此项操作安全、有效。但如处理不当,也可造成出血、穿孔、感染甚至窒息,必要时需外科手术治疗。

3.肿瘤性疾病的切除术　消化内镜参与到肿瘤性疾病的治疗使微创手术的理念进一步拓深,这也是消化内镜脱离单纯诊断性技术的一大跨越。随着近年来内镜技术的飞速进展,多种内镜下治疗术兴起、日趋成熟并大量开展,内镜工作者们逐渐取得了丰富的临床经验和一些可靠的循证医学证据。对于内镜治疗学理解的深入和技术的深度开发,如今术者们对于上消化道肿瘤类疾病的征服在解剖层次上也逐步“深入”,从黏膜层、黏膜下层到固有肌层,可以说无所不能。下面简要介绍不同的内镜切除技术。

(1)内镜下电切术:适用于直径 5mm 以上,2.5cm 以下的非癌性息肉(直径<5mm 的息肉可用活检钳钳除),以有蒂或亚蒂为宜(即山田Ⅱ型、Ⅲ型、Ⅳ型)。上消化道息肉以胃息肉常见,食管、十二指肠也有息肉,但应区分黏膜下隆起、十二指肠腺体或副乳头等。多发息肉也可以微波或 APC 灼烧。

(2)内镜下黏膜切除术(EMR)与内镜黏膜下剥离术(ESD):EMR 是近 30 年来内镜治疗学的飞跃,最初由黏膜大块活检发展而来,后衍生出可一次完整切除较大黏膜或黏膜下病灶的 ESD。EMR 目前广泛适用于诊断消化道黏膜病变、切除癌前病变或早期癌,为美国国立综合癌症网络(NCCN)指南中首选推荐用于食管、胃 T1b 期的早期癌切除的方法,其他如消化道息肉、Barrett 食管等病变也是 EMR 的适应证。而 ESD 由于可一次完整切除较大病灶,较 EMR 适应证更广,如食管、胃等无淋巴结转移的分化较好的黏膜下层癌(m1~sm1)、直径较大的食管上皮不典型增生等。但对于早期癌的患者,超声内镜和 CT 对于淋巴结的评估、术中注射抬举征、术后评估切缘病理等仍是十分重要的环节。不同消化道早期癌行 EMR、ESD 与外科手术在早期癌切除的 RO 切除率、并发症、肿瘤复发率等方面,仍需要多中心的对照研究提供更多证据。

（3）黏膜下肿瘤（submucosal tumor，SMT）的治疗：包括内镜黏膜下肿瘤挖除术（endoscopic submucosal excavation，ESE）、内镜全层切除术（endoscopic full-thickness resection，EFR）和内镜黏膜下隧道肿瘤切除（submucosal tunneling endoscopic resection，STER）均可应用于起源于黏膜肌层、黏膜下层及固有肌层的 SMT，常见的有平滑肌瘤、脂肪瘤、神经纤维瘤、间质瘤、颗粒细胞瘤等。术前应行超声内镜（EUS）扫查，辨明肿瘤起源。此类技术对于内镜操作者水平要求较高，目前国内仅为数不多的医院得以开展。

4. 上消化道狭窄与梗阻性病变的内镜治疗　内镜对于消化道狭窄与梗阻性病变的治疗最早应用于食管疾病，第一枚食管内支架早在 1887 年已于手术中诞生，目前各类新型支架早已成为研究热点，而 1981 年，London R 等学者已在 X 线透视下使用球囊扩张治疗食管狭窄。在上消化道疾病中，除食管外，胃出口、十二指肠狭窄与梗阻性病变的治疗也得到快速发展。

（1）上消化道良性狭窄与梗阻病变：包括瘢痕（食管、胃切除术后）炎性（反流性食管炎、自身免疫性疾病）先天性异常（食管璞、Schatzki 环）动力性障碍（贲门失弛缓、糖尿病胃轻瘫）。治疗措施主要为探条、气囊/水囊扩张、金属支架植入，也有激光、微波治疗、内镜下注射类固醇激素等方法。

（2）上消化道恶性狭窄与梗阻病变：不能手术的晚期上消化道恶性肿瘤或其他肿瘤压迫、转移造成上消化道、胃出口狭窄或梗阻的患者，由于无法进食，单纯放化疗效果差，解除梗阻、恢复饮食、改善生活质量是治疗的关键步骤，内镜下治疗无疑是行之有效的办法。

改善恶性狭窄和梗阻最常用的莫过于内镜下支架植入术。根据不同的分类，支架又可分为覆膜/非覆膜支架、暂时/永久性支架、防反流支架、防滑脱支架等，近年来也有学者研制化疗药物覆膜支架、放射性粒子植入支架来预防恶性梗阻患者支架再狭窄的问题。

内镜下非支架治疗手段还包括射频消融术、激光凝固治疗、光动力治疗、局部注射化疗药物等，目前尚缺乏循证医学证据支持。

（3）贲门失弛缓症的内镜治疗：贲门失弛缓症是一种食管动力障碍性疾病，以食管下端括约肌（LES）张力增高、吞咽时松弛障碍，以及食管体部正常蠕动减弱或消失为特征。贲门失弛缓症的内镜下治疗包括球囊扩张治疗（PD）、腹腔镜下食管括约肌切开术（LHM）、肉毒素注射治疗、经口内镜下食管肌层切开术（peroral endoscopic myotomy，POEM）等。其中，球囊扩张治疗是贲门失弛缓症的一线治疗手段，症状缓解率为 70%~90%，穿孔率为 2.5%~4%；腹腔镜下食管括约肌切开术是贲门失弛缓症的标准外科治疗方法，明显改善吞咽困难，术后胃食管反流率低；肉毒素注射是内镜治疗贲门失弛缓症的首选方法，近 80% 的患者症状可缓解，约 50% 的患者 6 个月后复发；内镜下肌切开术治疗贲门失弛缓症最先由奥尔特加于 1980 年描述，后经动物实验，在 2010 年由日本学者井上等经改良后应用于临床，是一种新的内镜下贲门失弛缓症治疗方法。其大致步骤是，在食管近端切开食管黏膜后，分离黏膜下层建立黏膜下隧道，剥离并切开内环行肌，最后用金属钛夹封闭黏膜隧道口。2010 年底国内上海中山医院率先开展，短期随访治疗效果好，但广泛开展有待长期随访和随机对照研究的评价。

5. 胰腺疾病的内镜下诊治　随着 EUS 技术的发展，胃肠道相邻器官相关疾病的诊治得到了长足进步。尤其是胰腺疾病，由于解剖位置深在、发病隐匿，很多疾病得不到及时、明确的诊断和治疗。而 EUS 紧贴胃或十二指肠壁,在高频超声探头下可清晰地判断胰腺的解剖及病变。内镜下胰腺疾病的诊治主要有如下技术。

(1)内镜超声引导下细针穿刺活检术(EUS-FNA):在胰腺疾病的诊断上海长海医院的金震东等报道,EUS-FNA 诊断胰腺癌的敏感性提高到 93.1%,对假肿瘤性胰腺炎诊断的准确率为 76.5%。

(2)胰腺假性囊肿(pancreatic pseudocyst,PPC)的引流:十二指肠镜下胰腺假性囊肿经乳头支架引流已成为一种重要的治疗方式,尤其对 PPC 与胰管相通或 PPC 伴胰管异常的病例。EUS 引导经胃或十二指肠造瘘,置管引流 PPC 以达到治疗的目的,安全性和成功率较高。

(3)晚期胰腺癌介入治疗:晚期胰腺癌的内镜介入治疗以内镜逆行胰胆管造影术(ER-CP)下引流减黄为主,其他尚开展还较少,如 EUS 引导下的腹腔神经丛阻滞术(EUS-CPN)用于缓解患者的顽固性腹痛、EUS 引导下细针注射无水乙醇、化疗药物和其他抗肿瘤药物、EUS 引导下植入放射性粒子(如放射性^{125}I)、EUS 引导下射频消融术等。这些治疗手段目前还缺乏可靠的循证医学证据,亟待更多的临床研究参与其中。

6. 内镜下建立肠内营养通路　长期不能经口进食者尤其是危重病患者,如需要机械通气、存在器官功能衰竭的患者,需要尽早建立肠内通道以实施胃肠内营养(EN)及进行胃肠内减压。

(1)内镜下放置空肠营养管:若患者胃排空较差、反流或有误吸时,应实行幽门后(空肠)营养,可以内镜引导、X 线监视,经导丝置入空肠营养管。

(2)经皮穿刺内镜下胃、空肠造口术(percutaneous endoscopic gastrostomy or jejunostomy,PEG/PEJ):是在内镜引导下,经皮穿刺放置胃、空肠造瘘管,并发症和病死率均较手术胃造瘘显著降低,可有效行长期肠内营养支持,符合生理需要,不需要全身麻醉。

7. 内镜与腹腔镜联合治疗技术　指术中同时应用内镜与腹腔镜,相互配合,完成对消化道疾病的定位、切除和缝合等操作。以往应用较多的是腹腔镜和胆道镜双镜联合行胆总管取石,在上消化道疾病中,尤以腹腔镜配合胃镜切除胃黏膜下肿瘤为常用,如腔外生长型胃肠道间质肿瘤。该术式弥补了单纯腹腔镜手术难以定位和处理腔内生长肿瘤、单纯胃镜下切除易穿孔或切除不完整的缺点,保证了治疗的安全性和成功率。下消化道疾病中结肠镜与腹腔镜也可密切配合,共同完成结直肠肿瘤的切除。

8. 经自然腔道内镜手术　作为新兴的具有革命性意义的内镜介入操作逐渐进入内镜及外科专家的视野。传统的观念认为,胃肠道等穿孔是严重的并发症,但经自然腔道内镜手术(NOTES)是指经口腔、胃、结(直)肠、阴道、膀胱、食管等自然腔道进入腹腔、纵隔、胸腔等,进行各种内镜下操作,再封闭人工造口,包括腹腔探查、腹膜活检、肝脏活检、胃肠及肠肠吻合、阑尾切除、胆囊切除等手术。从另一个角度讲,NOTES 的创伤小、体表无瘢痕、术后恢复快,切口符合外科要求的"快捷-直接-短路径"原则,颠覆了传统观念。严格意义上讲,目前较常用经皮胃造瘘(PEG)和近两年火热的经口内镜下肌切开术(POEM)就属于 NOTES 的一种,但更多的 NOTES 如经胃切除胆囊、经引导切除胆囊等手术目前主要处于动物实验阶段,极少数用于人体的临床个案被报道,可行性和安全性均未得到证实。2005 年美国消化内镜学会(ASGE)的 NOTES 工作组制定的白皮书建议 NOTES 进入临床实用阶段前需要解决以下问题:进入腹腔的手术入路、切口的闭合技术、防止感染、缝合及吻合器械、空间定位、操作平台、腹腔内的并发症、造成的生理难题、压迫综合征、操作人员训练等十余项。对于经上消化道内镜的 NOTES 本身来说,除了解决术式、器械的问题外,如何定位也是极其重要的,其优势发展方向仍在胰腺、腹膜后疾病及胃后壁疾病等。

9.其他 其他应用较少的上消化道内镜治疗技术还包括内镜下缝合技术(消化道穿孔修补、减肥手术)胃食管反流病抗反流术(内镜下胃底折叠贲门成形术)自体胃黏膜移植术等,不一而足。

上消化道内镜的应用价值如今大大丰富,除了作为传统的诊断措施以外,随着内镜技术、内镜及其附属器械的进步,内镜治疗学蓬勃发展,改写了微创手术的新篇章。但对于消化内科或内镜科医师而言,不能仅满足于操作技术的开展,更需要设计和完善足够的、可信的临床研究去验证,提升内镜治疗在保守治疗与传统外科治疗中间的地位,更好地为患者提供安全、有效的诊疗手段。

第二节 结肠镜在消化疾病诊治中的应用

随着我国人民生活水平不断提高,膳食结构和生活方式发生变化,结直肠疾病的发生率和病死率有明显升高趋势,结直肠癌(colorectal cancer,CRC)已成为常见的恶性肿瘤。近年来我国 CRC 发病率不断升高,已位居恶性肿瘤的第 3~5 位。2015 年我国 CRC 的新发病例数为 37.63 万人,其中男性 21.57 万人,女性 16.06 万人;因 CRC 而死亡的患者 19.10 万人,其中男性 11.10 万人,女性 8.00 万人。CRC 的发病率随着年龄的增加而增长,主要集中在 60~74 岁,45 岁以上发病的患者占所有 CRC 新发病例的 93.3%。多数 CRC 由腺瘤演变而来,及时发现并切除,可降低 CRC 的发病率和病死率。结肠镜是检出和治疗结直肠腺瘤的重要手段。CRC 和腺瘤之外,还有诸多结直肠疾病需要应用结肠镜进行检查或评估,包括炎症性肠病、不明原因腹泻、下消化道出血等。

对于结直肠疾病,仅凭病史、体征、实验室检查和影像学检查,很多时候难以做出正确诊断。比如粪便隐血试验缺少特异性,特别是在多数腺瘤患者中为阴性。结肠气钡双重造影对直肠、乙状结肠重叠部分及盲肠等部位有遗漏可能;对充血、水肿等炎性病变,平坦病变及微小病灶的诊断就更加困难。CT 可以了解肠腔外及邻近结构,特别是对于结直肠癌患者可以了解癌肿肠外浸润及转移情况,从而有利于肿瘤定位或分期,但 CT 难以发现较轻的炎性病变及肠腔内平坦病变,做出定性诊断有一定的困难且不能活检,故难以早期发现 CRC。结肠镜的出现弥补了上述检查手段的不足,使结直肠疾病的诊治进入了一个全新的时代。

一、结肠镜发展史

内镜技术的发展和进步,反映了人们对直视观察消化道疾病的不懈追求。早在希波克拉底时代,医师就试图通过窥具观察人体内部的构造。从意大利庞贝古城废墟中发掘出了人类有史以来最早的窥具装置。1795 年,德国医师 Philipp Bozzini 就尝试使用内镜检查直肠。他将一根管子插入患者肛门,用烛光做光源观察直肠结构。此后内镜技术变革先后经历了硬式内镜、纤维内镜和电子内镜三个阶段。1853 年,法国医师 Desormeaux 研制出可用于临床诊断的内镜装置,并首次将其命名为"endoscope"。1983 年出现的电子内镜基本结构和机械性能与纤维内镜相仿,但将纤维内镜前端的光纤束换成图像耦合器件(charged coupled device,CCD)。经过光电信号转换,CCD 可在电视屏幕上直接显示彩色图像,让多人同时观察、阅读内镜画面,省去了纤维内镜必须使用目镜观察的麻烦。当今使用的结肠镜就是在这一基础上不断优化、发展而来的。

二、结肠镜结构

电子结肠镜的构造包括主机、显示器及结肠镜 3 部分。其中结肠镜操作部和结肠镜前端部分是内镜医师最常使用的结构,故稍加介绍。操作部由螺旋、送气送水钮、吸引钮及钳道口组成。结肠镜前端由物镜、送气送水喷嘴、光导纤维及钳子孔道出口组成。

上述是基本的结肠镜结构,新研发的内镜除上述功能外,还增加了新的功能,包括内镜副送水功能、表面结构或血管强调功能、电子染色功能、放大功能等。

三、结肠镜适应证、禁忌证及并发症

1. 适应证 ①原因未明的便血或持续粪便隐血阳性者;②慢性腹痛、腹泻、排便习惯改变原因未明者;③疑有溃疡性结肠炎、克罗恩病等病变;④低位肠梗阻及腹部包块疑有肠道疾病者;⑤钡灌肠检查阴性,但有明显肠道症状或疑有恶性病变者;⑥疑有结直肠肿瘤、息肉者;⑦结肠疾病手术中需内镜协助探查和治疗者;⑧需要进行结肠镜治疗者;⑨结直肠肿瘤筛查;⑩结直肠疾病的随访,如肿瘤切除术后、炎症性肠病、息肉等。

2. 禁忌证 ①严重心肺功能不全;②近期心肌梗死;③休克;④腹主动脉瘤;⑤急性腹膜炎;⑥肠穿孔者;⑦中毒性巨结肠;⑧精神疾病患者或不能合作者。

3. 相对禁忌证 ①重症溃疡性结肠炎或肠道感染;②既往腹部或盆腔手术而有广泛粘连者;③严重凝血功能异常。对于严重肠道感染、重症溃疡性结肠炎和肠梗阻患者来说,肠道准备和内镜操作可能加重病情,应尽量避免。若必须检查,建议用二氧化碳替代空气作为气源,轻柔操作并尽量缩短检查时间,必要时仅观察远端结肠或直肠,以减少对患者的刺激。严重凝血功能异常的患者内镜操作可能会导致或加重出血,应严格把握适应证,并提前请相关专科医师会诊,尽可能降低检查风险。

4. 并发症 结肠镜操作并发症包括出血、肠穿孔、感染、系膜撕裂等。其中肠穿孔发生率为 0.03%~0.8%,可能造成腹腔感染、感染性休克等严重后果。肠穿孔即使及时外科手术治疗,仍存在较高的术后并发症率,个别患者甚至死亡,故不可忽视。美国多学会结直肠癌工作组(US Multi-society Task Force for Colorectal Cancer)要求结肠镜总体穿孔率应低于 0.1%,其中筛查结肠镜穿孔率应低于 0.05%。结肠镜操作导致穿孔的危险因素包括:①内镜医师操作不当;②严重的结肠器质性病变,包括炎症、狭窄、憩室等;③术后或放疗造成肠粘连;④息肉切除术等内镜下治疗。在多种因素中,因操作不当所致最为常见,尤其当内镜医师缺少经验,暴力进镜可造成肠壁撕裂。直乙交界穿孔发生率高,原因在于该处肠管迂曲,增加了进镜难度,且乙状结肠动脉与直肠上动脉分支之间缺乏吻合,一旦充气时间较长,肠腔压力过高,较其他部位更易发生穿孔。为降低穿孔风险,首先应做好患者筛选工作,对于高龄、体质虚弱及存在上述危险因素的患者,操作时应加倍小心。进镜时尽量少注气,尽早识别和解除袢,通过手法压迫和改变体位以利于进镜,在息肉切除时应用正确的技术方法。

四、检查前准备

良好的肠道准备是高质量内镜检查的前提。肠腔中残留的粪水和渣滓不仅影响对结肠黏膜的观察,容易漏诊病灶还会造成内镜插入困难,增加并发症的发生率。因此,可以说检查前的准备工作是决定结肠镜诊疗能否成功的先决条件,必须充分重视。首先饮食准备,检查前1~3天进少渣易消化的饮食。严重便秘的患者应视情形,在检查前3天给予促动力药或缓泻药。上午检查的患者当日禁食早餐,糖尿病患者、不耐饥饿者可适当饮用含糖水及饮料。常用于结肠镜检查的清肠剂包括聚乙二醇(polyethylene,PEG)、硫酸镁、甘露醇等,国内一般首选PEG。PEG是一种高分子量的化合物,在肠道内既不被水解也不被吸收,服用后在肠腔内产生高渗透压,引起渗透性腹泻。PEG清洁肠道时间短,对肠道刺激较少,并且由于大量饮水和添加了电解质,一般不引起水、电解质失衡。缺点是肠道内残留黄色液体相对较多,有时形成较多泡沫而影响观察。必要时可加用西甲硅油等消泡剂,以便于观察。

研究表明,末次服用PEG应在结肠镜操作前6小时内完成,每超过1小时,右半结肠清洁度将下降10%。北京协和医院的研究表明,隔夜分次服用PEG联合西甲硅油可提高次日上午结肠镜检查的质量。具体做法是检查前一天晚上服用2000mL的PEG,检查当日早晨再服1000mL,并加服15mL西甲硅油。与对照组(3000mL的PEG前一天晚上服完)相比,分次服用明显提高了清肠效果,减轻了患者不适,且提高了小腺瘤(直径≤1.0cm)的检出率。结肠镜检查前应当与患者充分沟通,告知检查的必要性和注意事项,以取得患者的理解和积极配合。这一做法被称为患者动员,是提高肠道准备效果的有效方法。例——西京医院的研究表明,在结肠镜检查前一天晚上,通过电话联系患者并指导服药,可显著提高肠道准备的效果。

五、操作方法

1. 结肠镜操作的基本姿势及要求 采用单人操作的形式进行。患者换上清洁开裆裤,先取左侧屈膝卧位,结肠镜通过乙状结肠后根据需要可改为仰卧位。在插入结肠镜之前应先做肛门指检,对了解肛门直肠情况(如低位直肠癌)、松弛和润滑肛门、减轻插镜时疼痛均十分重要,同时还可以防止盲目插镜导致肛门损伤、出血。操作者应采取轻松的姿势进行操作,左手控制内镜的操作部,上臂紧贴躯干部,右手握住距肛门20~30cm处内镜镜身。在内镜插入过程中,应始终保持内镜镜身成相对直线状态,这是结肠镜得以顺利插入的基本要领。将内镜插入弯曲的肠道,内镜镜身会出现一些暂时的成袢,必须尽可能尽早消除袢曲。消除袢曲是保证结肠镜操作成功的重要因素之一。在肠腔弯曲处,按照镜身取直缩短法的原则,将伸展的肠管缩短程度并保持镜身的直线状态,尤其是在肠道容易弯曲处(例如伸展的乙状结肠和横结肠)更应如此。

2. 结肠镜不同部位内镜通过方法(图16-1)

(1)肛管和直肠的插入:经肛门插入内镜,进入2~3cm后开始寻找肠腔。直肠长12~14cm,沿骶骨向后弯曲,正常直肠黏膜呈淡红色,肠腔黏膜面有一条半月状的横皱襞,向肠腔突出1~2cm,近端膨大部分即直肠壶腹。通常需要连续左旋内镜,通过直肠-乙状结肠移行部。

(2)通过乙状结肠:乙状结肠迂曲,肠腔一般在视野的3~5点方向。尽量通过吸气、旋镜、回拉内镜等方法通过乙状结肠,避免推镜通过,以减少对乙状结肠的牵拉。必要时可嘱患者由左侧卧位改为平卧位,并由助手压迫患者耻骨联合上2~3cm处。

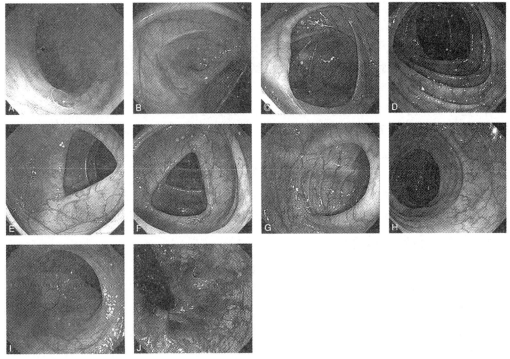

图 16-1　各肠段在结肠镜下的表现

A.末端回肠;B.阑尾开口;C.回盲瓣;D.升结肠;E.肝曲;F.横结肠;G.降结肠;H.乙状结肠;I.直肠;J.反转观察肛管

（3）通过乙状结肠-降结肠移行部（乙降移行部）:少量注气扩张肠管,能看清肠腔后循腔插镜,根据肠腔走行不断调整角度钮,尽量使肠腔保持在视野内。如遇闭合腔,注气后仍不能张开,多为肠襻折曲重叠,可反复吸气使肠管变软缩短,认准走行方向,将镜头越过半月形皱褶挤入折曲的腔内。如视野中只见斜坡状腔壁时,可调角度钮至最大限度,使镜头对准肠腔的走向,小心采用滑进法进镜,视野中可见黏膜不断后退,直至重新见到肠腔。当镜头进入降结肠阻力较大,不能继续进镜时,可采用钩拉旋镜法,抽气以缩短肠襻,并调角度钮使镜头钩住弯角皱襞,徐徐后退结肠镜并顺时针向旋转镜身,如此反复数次常可使肠管拉直,肠镜便顺利通过。降结肠肠腔形态较恒定,类似圆筒形或等边三角形。

（4）通过脾曲:通过的难易,取决于乙状结肠于进镜中是否形成肠襻及脾曲肠腔的角度。通过乙状结肠有肠襻形成时,应尽可能解襻取直镜身,一般可顺时针旋转镜身并缓缓退镜,使得直肠、乙状结肠、降结肠形成直线。结肠脾曲,肠管走向常呈向左走行的急弯,黏膜呈淡蓝色。

（5）通过横结肠:越过脾曲可见到内腔呈三角形的横结肠,当出现进镜反退时,说明乙状结肠结襻,可后拉内镜使肠管缩短,或更换体位,或通过助手辅助按压患者腹部（脐旁右侧）以便进镜。

（6）通过肝曲:肝曲可通过肝脏透过肠管壁显现出来的"蓝斑"来确认,肝曲部的操作最重要的是抽气和充分退镜,使肠管充分缩短,然后调整角度和旋转操作。一般情况下,调角度向上并右旋镜身即可插入升结肠。出现进镜反退的情况时需判断是否因为乙状结肠或横结肠弯曲结袢,前者可通过反复推拉内镜解决;若判断为横结肠结袢可通过助手辅助按压患者腹部解决。

(7)通过升结肠到达盲肠:一般通过肝曲之后,内镜的前端刚一出现在升结肠,很快就会到达盲肠。如果在升结肠的途中只差一步就到达盲肠而不能前进时,尽量抽出升结肠内的气体常常会逐渐靠近盲肠。另外,更换体位或按压患者左上腹也可能奏效。

(8)通过回盲瓣入回肠末端:肠镜抵达盲肠后,稍退肠镜即可见到位于8~10点位置的回盲瓣,当瓣口张开时,调节角度钮使镜头对准瓣口插入,瓣口闭合时候先将肠镜插入盲肠再缓慢退镜,用镜头压住瓣口上唇再送镜滑入回肠末端。通常可送入10~30cm,进入回肠末端可见黏膜呈天鹅绒状及散在的淋巴滤泡,而皱襞呈较浅的环形。

(9)倒镜观察直肠壶腹部:最后再退镜至壶腹部(半月瓣或肛门15cm左右)旋转上下钮至底,反转镜头后稍向前进少许镜身即可看见镜身,缓慢退镜观察壶腹部下段肛柱病变。

六、老年人结肠镜检查

结直肠癌发病率随年龄增加而增加,人口老龄化是危险因素之一,应重视老年人结肠镜的检查,严格把握适应证及禁忌证,注重准备、监护及操作等各个环节,提高老年人结肠镜诊治水平。美国消化内镜学会(ASGE)老年人内镜检查指南指出,老年人进行结肠镜诊治的适应证与青壮年一致,只是老年人更易罹患结直肠肿瘤、缺血性肠病等疾病。一些研究表明,对于超过80岁的老年人进行择期和急诊结肠镜操作是安全的,说明高龄并不是结肠镜操作的禁忌。医师应重点考虑患者是否存在严重的基础疾病(如心肺功能障碍)及日常用药(例如抗凝药、抗血小板药)。

老年人肠道准备也有一定的特殊性。由于老年性便秘的患者较年轻人增加,对于这部分患者,应提前几天进行无渣半流质饮食,并使用轻泻药清理宿便。无便秘的患者可采用标准的复方聚乙二醇方案准备肠道。

在老年人中,对镇静药的敏感性和危险性增加。随着年龄增长,动脉氧合能力破坏,而储备功能不足,对缺氧和高碳酸血症的反应能力下降。因此,麻醉药和非麻醉类中枢神经系统镇静药会产生更大的呼吸抑制作用,发生呼吸暂停、误吸的风险增加。不给或少给镇静是降低风险的方法之一。老年人结肠镜操作期间应采用标准的监护。在镇静前和镇静过程中应给予低流量吸氧以减轻血氧饱和度降低的情况,特别对于患有心血管和肺部疾病的患者。

七、内镜诊断

近年来内镜技术发展迅速,高分辨率内镜色素内镜图像增强内镜和放大内镜的应用日益增多。这些新型内镜技术可清晰显示病变的微细结构,大大提高了肠道病变的诊断水平。通过深入研究肠道病变组织学结构与内镜表现的对应性,很多肠道肿瘤性病变已经可以内镜下获得可靠诊断。在有经验的医师手中,内镜诊断结直肠肿瘤的准确性已很接近病理诊断,被称为光学活检。譬如,工藤分型(色素内镜)和NICE分型(窄带成像)可用于内镜下实时判断息肉性质(肿瘤还是非肿瘤?有无癌变?癌变的浸润深度?),在临床实践中应用日益广泛。

八、内镜治疗

近十年来下消化道内镜治疗蓬勃发展。内镜下止血和息肉切除已成为常规操作。内镜下黏膜切除术(endoscopic mucosal resection,EMR)和内镜黏膜下剥离术(endoscopic submucosal resection,ESD)等技术纷纷涌现,使得内镜医师可以一次性地完整切除大块病变(直径2cm以上),有利于病理医师做出精确的组织学诊断。对于进展期腺瘤(advance adenoma)和局限于黏膜内或黏膜下浅层(浸润深度在1000μm以内)的早期结直肠癌,内镜下完整切除可取得根治效果。对于炎症性肠病、结直肠癌等造成的肠腔狭窄,可以在内镜下行狭窄切开、球囊扩张或支架植入术。在部分患者中上述内镜治疗可推迟外科手术,或作为手术前的过渡,但需要一定的技术培训并严格把握适应证。近年来发现,通过结肠镜实施粪菌移植,即将健康人粪便中的功能菌群移植到患者胃肠道内,可重建新的肠道菌群,对多种肠道疾病有疗效,包括艰难梭菌肠炎、部分难治性炎症性肠病等,但其长期疗效还有待观察。

九、高质量结肠镜检查的标准

1. 知情同意书　患者有权利被告知结肠镜检查的益处和潜在的风险。医师应该向患者充分、准确地解释结肠镜操作的步骤、准备,并让患者了解可能引起的不适、风险和所能带来的益处。患者在知情后经过慎重考虑,签署知情同意书。患者有权利在实施检查之前和实施检查中撤回同意,但排除正在实施息肉切除术等不可中断的情况。应将患者在行检查前的撤回率控制在5%以下,在检查过程中撤回率控制在1%以下。

2. 清肠情况　为了定量评估肠道清洁效果,发展出多个评分系统。目前临床应用较多的是波士顿肠道准备评分(Boston bowel preparation scale,BBPS)。BBPS将结肠分为三个区域:右侧结肠(盲肠和升结肠)、横结肠(包括肝曲和脾曲)、左侧结肠(降结肠、乙状结肠和直肠)。采用4分制评分系统:3分(excellent,很好),全段肠黏膜清晰可见,无杂质存在;2分(good,好),有少量着色、粪渣和(或)不透明液体,但肠黏膜细节显示清楚;1分(fair,尚可),部分肠黏膜因着色、粪渣和(或)不透明液体而显示不佳;0分(poor,差),固体粪便残留造成肠黏膜不可见。对右侧结肠、横结肠、左侧结肠分别评分,三个区域评分之和(0~9分)可反映整体肠道准备情况。BBPS将肠道准备效果分为五个等级:优(excellent,8~9分)、良(good,6~7分)、中(fair,4~5分)、差(poor,2~3分)和极差(unsatisfactory,0~1分),其中"优""良"和"中"被认为符合要求。

3. 麻醉情况　尽管清醒结肠镜更为安全和便宜,但患者为避免不适感和因无法忍受疼痛而导致的失败,经常会选择麻醉下的结肠镜检查。麻醉药物通常选用丙泊酚、咪达唑仑、芬太尼等。应由麻醉医师在术前评估患者的麻醉风险,操作过程中注意监测。

4. 盲肠到达率　建议盲肠到达率95%以上。完整筛查结肠镜的过程中,到达盲肠是至关重要的,因为阑尾内口和回盲瓣不能从远处观察。在患者基本无痛苦的前提下快速可靠地将内镜送达盲肠,是评价结肠镜操作水平的指标之一。能否达到盲肠与医师的操作经验和技术水平有关,也受患者的年龄和体质量指数影响。高龄、体质量过高或高低均增加达盲难度。到达盲肠后,应尽量进入回肠末端并拍摄图片。

5. 寻找腺瘤和息肉　结肠镜检查发现并切除腺瘤和息肉非常重要,可以减少随后的癌症的产生。但腺瘤和息肉的漏诊率却偏高,一系列的研究表明,与CT结肠成像相比,结肠镜下直径大于10mm的高分化腺瘤漏诊率为6%,直径小于5mm的漏诊率高达27%。在普通风险而接受结肠镜筛查的人群中,男性腺瘤检出率应不低于20%,女性不低于15%。特别要注意某些不利于观察的死角,例如皱襞后方、皱襞之间及肠道急峻转弯处。右半结肠皱襞较深,易漏诊病变,建议内镜应反复进出观察,必要时可反转内镜观察皱襞后方。某些特殊病变尤其需要仔细观察才能发现。例如,无蒂锯齿状腺瘤(sessile serrated adenoma,SSA)和侧向生长肿瘤(lateral spreading tumor,LST)形态大多扁平,与周围黏膜接近,容易漏诊。通过观察黏膜血管纹理变化,注意SSA表面的"黏液帽"(NBI下显示为红色或棕色),并辅以电子染色或色素内镜等方法,有望提高其检出率。

退镜过快是降低腺瘤检出率的不利因素。一般要求退镜时间不应短于6分钟。退镜时间长于6分钟,息肉的发现率可从11.8%提高至28.3%,而高分化腺瘤的发现率可从2.6%提高至6.4%。对英国结肠镜筛查项目的研究表明,退镜时间10分钟可得到最高的息肉发现率。但退镜的速度并不是影响息肉发现率的唯一因素,吸引肠道内的液体、仔细地检查褶皱内部、变换患者姿势、使用解痉药等技术都可提高息肉发现率。向可疑病变部位喷蓝色染料可提高小的扁平状生长的病变和息肉的检出率。所使用结肠镜的品牌和型号也对息肉和腺瘤的发现率有影响。

6. 合理处理息肉　建议将所有直径大于1cm的息肉都记录,包括大小、形态、位置和组织学检查。英国的国家息肉研究项目表明,息肉切除术可阻止结肠90%的癌变。息肉切除术,对左半结肠的保护作用优于右半结肠,这可能与结肠镜检查过程中左半结肠的清理情况比右半结肠好有关,近端结肠的病变的漏诊率要比远端结肠的高2~3倍;也可能因为右半结肠的病变进展更为迅速,且多为扁平病变,在结肠镜检查过程中更容易被漏诊。继发病变的数据是评价结肠镜质量的重要工具。

结直肠癌的筛查目的是发现早期癌症和安全有效的切除早期病变,以减少癌症的发生。外科手术切除较大的良性息肉与结肠镜下切除相比,有更大的风险出现术后并发症。回收切除后的息肉做组织学检查非常重要。息肉癌变率和大小有关。至少应将90%的息肉回收送病理。当较大的息肉、可疑恶变的息肉和癌出现在直肠及盲肠等明显部位之外时,建议使用不易退色的染料进行标记,以利于以后的结肠镜操作或外科切除(尤其是腹腔镜切除)。染料注入黏膜可能引起一系列不适,先注入盐水再注入染料可以避免这些不适。病变处应注入2~3处标记,以保证至少1处标记可以识别。

7. 结肠镜术者的操作经验　结肠镜术者的经验和到达盲肠时间、息肉检出率、息肉切除术后并发症等有关。加拿大的研究表明,每年操作结肠镜例数少于300例的医师,发生结肠镜操作出血、穿孔的概率要比经验丰富者高3倍。因此,结肠镜术者的年操作量也是结肠镜质量评价的重要内容。

8. 早期和迟发并发症　建议结肠镜操作后的需要外科手术治疗的出血发生率控制在5%以下,需要外科手术的复杂性穿孔的发生比例控制在1:1000之下。结肠镜操作导致的以下不良并发症需要记录:①计划外的入院;②入院的时间长短;③计划外的内镜操作;4紧急情况,例如输血;⑤紧急外科手术;⑥患者死亡。完整的并发症记录应包括入院的原因、住院的时间、医学治疗或外科操作、最后的结果。

以穿孔为例,各国结肠镜操作的穿孔率各不相同,息肉切除术的穿孔率要高于普通结肠镜检查。若患者活检或息肉切除术后出现腹部不适,应考虑可疑穿孔,腹部X线检查可发现腹腔内游离气体。若及时发现穿孔并给予修补,一般不会引起严重的后果。因此建议记录需要外科手术修补的穿孔患者,这个比率应小于1:1000。

出血多发生于息肉切除术的患者。若术后有明显便血或持续2周的黑便,以至于需要输血、内镜或外科手术止血则需要记录。出血风险与较多因素有关,包括年龄、服用抗血小板或抗凝药物、息肉体积较大、无蒂等。正确使用内镜夹、黏膜下注射等方法也有助于降低术后出血率。结肠镜操作者的经验也是影响出血率的关键因素。当患者出现血流动力学改变或者持续性出血时,可能需要外科治疗。建议将息肉切除术后出血需要外科手术的概率控制在 5% 以下。

9. 结肠镜报告　结肠镜报告的完整非常重要,包括使用内镜的信息、操作者和助手的信息、操作过程、清肠情况、内镜通过难易程度,以及病变部位的位置、大小、形态、镜下诊断结果、对病变的操作、组织学诊断等信息。欧洲胃肠道内镜学会推荐完整的结肠镜应该包括 8 张标准位置的图片和 1 张翻转观察低位直肠的图片。未能到达盲肠的原因也应该记录。最终的完整报告应包含组织学检查结果。

10. 设备的清洁和消毒　结肠镜和相应配套设施的清洁和消毒是结肠镜检查的核心要求。操作者应确保使用设施的有效清洁,并在每次不超过 3 个月做微生物学检测。

值得强调的是,结肠镜是一种侵入性的诊疗手段,对医师的技术水平有一定的要求。充分掌握插入内镜和退镜观察的技巧,才能更好地为患者服务。结肠镜检查能够发现各类肠腔内病变并做组织活检,还可通过镜下进行治疗,是结直肠疾病诊治的重要手段。随着内镜设备的不断改良和内镜技术水平的不断发展,结肠镜检查必将不断提高诊断率、扩大治疗范围和减少痛苦及并发症。一名优秀的结肠镜医师应当努力达到"进镜无痛苦,退镜不漏诊"的水平,通过勤奋练习这是完全可能的,也是应该实现的目标。

第三节　小肠内镜在小肠疾病诊治中的应用

一、小肠内镜发展及前景

小肠内镜包括小肠胶囊内镜和小肠镜,是诊断小肠疾病的重要手段,二者结合其他检查手段,可以解决绝大多数小肠疾病的诊断问题,小肠镜还可以治疗某些小肠疾病。

1. 小肠胶囊内镜　胶囊内镜(capsule endoscopy,CE)最早由 Gadilddan 和 Paul Swain 研发,当时主要目的是观察小肠病变,2000 年获得 FDA 认证并用于临床,至今已有第三代小肠胶囊内镜(pillcam sb3)。2004 年我国重庆金山公司的 OMOM 小肠胶囊内镜也用于临床并迅速普及。目前,胶囊内镜已包括食管专用胶囊内镜、磁控胶囊胃镜、小肠胶囊内镜、结肠专用胶囊内镜,本章节仅重点介绍小肠胶囊内镜。

小肠胶囊内镜系统主要包括三部分。

(1)内镜胶囊:其工作时间一般为 8～10 小时,能够完成全小肠的检查,当 CE 被吞咽进入人体后,可以按照事先设定的拍摄频率对消化道黏膜进行拍摄,并将信号传递至体外的信号记录仪。

(2)信号记录仪:各种型号胶囊内镜的信号记录仪形状不同,但均需导线与人体直接相连,接受并记录内镜胶囊传出的信号。

(3)阅片系统:内镜胶囊将其拍摄的图像信号发送到信号记录仪,等完成检查后,将信号记录仪的图像信号在阅片系统进行阅片,医师根据图片做出诊断。

小肠胶囊内镜具有无创、方便、依从性好等优势,但胶囊工作时间有限、阅片耗时长、诊断效能受肠道清洁度影响大,且不能取组织活检。目前,小肠胶囊内镜仍是潜在小肠出血(及非梗阻性小肠疾病)的一线检查手段。

将来全视角的小肠胶囊内镜会进一步扩展图像拍摄的视野、提高检查的阳性率,人工智能在阅片方面也会大大提高阅片的效率。

2. 小肠镜　传统的推进式小肠镜进入小肠肠管时,往往只是将屈曲的肠管拉长,而内镜并不能进入小肠的深部,因此观察范围十分有限。双气囊小肠镜(double-balloon enteroscope,DBE)于2001年由日本的山本博德医师首先用于临床,2003年进入中国临床,它主要由主机、带气囊的内镜和外套管、气泵三部分组成,通过对两个气囊的注气和放气等方法,将内镜送达小肠深部,从而实现对小肠疾病的诊治。2007年,单气囊小肠镜(single-balloon enteroscope,SBE)在日本问世,SBE是在原推进式小肠镜的基础上,加装了带气囊的外套管和气泵,也使得内镜能被送达小肠深部。2008年,美国又推出了螺旋式小肠镜(spiral enteroscope,SPE),其由内镜和带螺纹的外套管组成,通过旋转外套管将小肠肠管套叠并固定于外套管上,使得内镜逐渐到达小肠深部。目前,我国临床应用最广泛的小肠镜是DBE和SBE,因两者均有气囊辅助,故又统称为气囊辅助小肠镜(balloon-assisted enteroscope,BAE)。

小肠镜可以经口、经肛进镜,在检查过程中能够注气、吸引、冲洗、染色,对病变可以多角度反复观察,还能取组织活检标记。

小肠镜在临床应用的初期主要是发挥诊断作用,目前已广泛开展内镜下治疗,如小肠异物取出术、小肠息肉切除术、小肠出血内镜下止血术、小肠狭窄扩张术等,诊断和治疗兼具将是小肠镜的基本功能。

二、小肠内镜在小肠疾病诊治中的作用和选择

1. 小肠胶囊内镜　小肠胶囊内镜对潜在小肠出血的诊断阳性率为53%~62%,显著高于小肠钡剂造影(6%)推进式小肠镜(26%)和小肠CT(34%),与双气囊小肠镜(56%)相当,是诊断潜在小肠出血的首选方法。在可疑克罗恩病及确诊克罗恩病的患者中,小肠胶囊内镜的诊断阳性率分别为47%~68%及66%~71%,是评估小肠黏膜愈合的有效手段。

(1)适应证:①潜在小肠出血;②疑似克罗恩病或监测并指导克罗恩病的治疗;③疑似小肠肿瘤;④监控小肠息肉病综合征的发展;⑤疑似或难以控制的吸收不良综合征(如乳糜泻等);⑥检测非甾体抗炎药相关性小肠黏膜损害;⑦临床上需要排除小肠疾病者。

(2)禁忌证

1)绝对禁忌证:无手术条件或拒绝接受任何腹部手术者(一旦胶囊滞留将无法通过手术取出)。

2)相对禁忌证:①已知或怀疑胃肠道梗阻、狭窄及瘘管;②心脏起搏器或其他电子仪器植入者;③吞咽障碍者;④孕妇。

(3)检查前准备:①检查前需禁食或进清流质10~12小时;②检查前夜行肠道清洁准备,以提高图像的清晰度;③术前半小时服用适量祛泡剂,以减少泡沫对视野的影响。

2. 小肠镜　小肠镜对于小肠疾病的诊断价值较高,可以内镜下活检明确病灶性质,因此是小肠疾病诊断的“金标准”。DBE对小肠疾病的总体诊断率为40%~80%,SBE则为41%~65%。但是因小肠镜操作难度较高,需要麻醉镇静,可能需要两次检查以发现病变,因此不建议作为小肠疾病的一线检查手段。通常建议先采用无痛苦检查手段(如小肠胶囊内

镜、小肠三维 CT 或 MRI 等),在有明确提示小肠病变(胃镜、结肠镜阴性或强烈指征需要小肠镜检查)时采用小肠镜,而非特异性消化道症状如腹痛、腹泻时不建议首选小肠镜检查。

(1)小肠镜设备:根据患者的不同情况选择合适的小肠镜有利于操作的顺利进行。目前在临床上常规使用的 DBE 分为诊断镜和治疗镜两种,直径为 7.5~9.4mm,镜身长度为 152~200cm,操作孔径为 2.2~3.2mm。其中,细镜身 DBE 主要用于儿童患者,短镜身 DBE 主要用于困难结肠镜无法完成的全结肠检查和常规十二指肠镜无法完成的 ERCP,而长镜身 DBE 则主要用于深部小肠检查。SBE 的直径为 9.4mm,镜身长度为 200cm,操作孔径为 2.8mm,也可完成对多种小肠疾病的诊治。

(2)适应证:①潜在小肠出血及不明原因缺铁性贫血;②疑似克罗恩病;③不明原因腹泻或蛋白丢失;④疑似吸收不良综合征(如乳糜泻等);⑤疑似小肠肿瘤或增生性病变;⑥不明原因小肠梗阻;⑦外科肠道手术后异常情况(如出血、梗阻等);⑧临床相关检查提示小肠存在器质性病变可能;⑨已确诊的小肠病变(如克罗恩病、息肉、血管畸形等)治疗后复查;⑩小肠疾病的治疗:如小肠息肉切除术、小肠异物(如小肠胶囊内镜等)取出术、小肠血管病变治疗术、小肠狭窄扩张术等;⑪困难结肠镜无法完成的全结肠检查;⑫手术后消化道解剖结构改变导致十二指肠镜无法完成的 ERCP。

(3)禁忌证

1)绝对禁忌证:①严重心肺等器官功能障碍者;②无法耐受或配合内镜检查者。

2)相对禁忌证:①小肠梗阻无法完成肠道准备者;②有多次腹部手术史者;③孕妇;④其他高风险状态或病变者(如中度以上食管-胃静脉曲张者、大量腹腔积液等);⑤低龄儿童(小于 12 岁)。

(4)操作前准备

1)确定进镜途径:一般来说,对于怀疑空肠病变者(以黑便为主要表现,或小肠胶囊内镜提示时间指数≤0.6、小肠三维 CT/MRI 提示病变位于空肠),建议首次小肠镜检查选择经口进镜途径;对于怀疑回肠病变者(以便血为主要表现,或小肠胶囊内镜提示时间指数>0.6、小肠三维 CT/MRI 提示病变位于回肠),建议首次小肠镜检查选择经肛进镜途径。同时可根据疾病的好发部位来选择,例如怀疑克罗恩病(好发于回肠)时,首选经肛进镜,而 P-J 综合征(息肉好发于空肠)检查时可选择经口进镜。

2)麻醉或镇静:小肠镜检查建议在麻醉或镇静状态下进行。通常采用静脉麻醉方式,予以静脉缓慢推注/泵入异丙酚等药物,镇静可采用咪达唑仑等药物,但均需心电及血氧监护。经口途径检查时,建议气管插管麻醉以避免误吸,减少检查后吸入性肺炎并发症发生率。经肛途径检查时,通常只需静脉麻醉即可,但当患者存在胃潴留或肠梗阻时,也需气管插管。因此,在小肠镜检查前,需由麻醉医师做好相关的评估工作,当患者情况符合麻醉要求时方可实施麻醉。当患者存在麻醉禁忌,在特殊情况下,如患者有强烈小肠镜检查指征(持续消化道出血、小肠胶囊内镜或常规影像学检查明确提示小肠病变等),且预估检查时间较短就可能发现病变,在与患者及家属充分沟通的前提下,可以采用镇静方式(哌替啶、地西泮)实施小肠镜检查。

3)肠道准备:检查前 1 天开始低纤维饮食,并于晚餐后禁食。经口检查者禁食 8~12 小时,同时禁水 4~6 小时即可;经肛检查者肠道准备方案同全结肠镜检查,即在检查前 4~6 小时开始服用肠道清洁剂,2 小时内服用完毕。对于无法耐受一次性大剂量清洁剂的患者,可考虑分次服用法,即一半剂量在检查前1天晚上服用,另一半剂量在检查当天提前4~6小时服用。肠道清洁剂可选用复方聚乙二醇等。对于不完全性肠梗阻者,应尽可能在肠道梗阻解除并完成相应肠道准备后行小肠镜检查。

4)设备:术前必须仔细检查机器设备、外套管、气囊、气泵等器材设备完好性。尤其需要注意外套管或内镜前端的气囊是否有漏气或无法完成注气/放气的现象。

X线对小肠镜检查不是必需的,但对提高进镜效率和深度却有帮助。对于初次开展小肠镜检查的单位,操作应尽可能安排在有X线设备的操作室进行,这有利于在透视下观察内镜的进镜深度和部位、辅助解袢。对于怀疑小肠局部有瘘管或梗阻的病例,还可进行术中造影。

在小肠镜检查过程中,采用二氧化碳注气代替空气,有利于减少操作过程中的小肠气体滞留,从而使更多长度的小肠套叠于外套管上,提高全小肠检查成功率,并减轻患者术后腹痛、腹胀。

5)知情同意:术前谈话并签写知情同意书,充分告知患者小肠镜检查的益处和风险,可能存在不能发现病灶的情况及后续处理措施等。

(5)DBE操作

1)经口进镜:患者取左侧卧位,操作者左手持镜,右手进镜。当内镜进入十二指肠水平段后,先将内镜前端的气囊充气,使内镜不易滑动,然后将外套管沿镜身滑至十二指肠水平段,接着将外套管前端的气囊充气。此时,两个气囊均处于充气状态,内镜、外套管与肠壁已相对固定,同时拉直内镜和外套管,使其在胃内处于伸直状态。然后将内镜前端的气囊放气,镜身缓慢向前插入,最大程度进镜后,再次将内镜前端的气囊充气,使内镜不易滑动,然后将外套管气囊放气并沿镜身继续向前滑动。重复上述充气、放气和"推-拉"动作,使小肠镜尽量插入深部小肠。

2)经肛进镜:患者取左侧卧位,操作者左手持镜,右手进镜。当内镜进入降乙结肠交界处时,先将内镜前端的气囊充气,使内镜不易滑动,然后将外套管沿镜身滑入肠道,接着将外套管前端的气囊充气。此时,两个气囊均处于充气状态,内镜、外套管与肠壁已相对固定,同时拉直内镜和外套管,使乙状结肠处于伸直状态。然后将内镜前端的气囊放气并进镜至结肠脾曲,重复上述过程;到达横结肠肝曲处固定肠管,将横结肠拉直;抵达回盲瓣处,先将内镜前端送入回肠末端,然后将内镜前端的气囊充气、固定,再将外套管前进后充气回拉。重复上述充气、放气和"推-拉"动作,使小肠镜尽量插入深部小肠。

(6)SBE操作:SBE的进镜途径和方法与DBE大致相同。当SBE进镜至肠道时,调节内镜角度钮至前端最大弯曲,保持内镜下视野固定,用内镜前端钩住小肠;沿镜身滑入外套管至内镜前端(外套管近端应处于镜身标志线155cm处,此时外套管前端与内镜前端保持5cm距离,注意不能将外套管置入过深,否则会影响内镜前端的固定作用),将外套管气囊注气固定肠管;放松内镜角度钮使内镜前端回复正常状态,回拉内镜及外套管,使肠管套在外套管上;继续进镜至最大深度后,调节内镜角度钮使内镜前端钩住小肠,将外套管气囊放气并滑行至内镜前端,再次向外套管气囊内注气;放松内镜角度钮使内镜前端变直,回拉内镜及外套管,继续进镜。重复上述过程,将肠管不断套在外套管上,将内镜插入小肠深处。

SBE与DBE操作的关键区别在于,当外套管气囊放气后准备滑送外套管时,必须调节内镜角度钮至前端弯曲最大,保持内镜下视野固定,用内镜前端钩住小肠,以此代替DBE内镜前端气囊的作用,固定小肠不致滑脱。

(7)注意事项:小肠镜操作的主要技巧包括循腔进镜、多吸气少注气、正确判断肠腔走向、滑镜、有效钩拉、转动式推进内镜、避免内镜结圈成袢、尽量使内镜走行成同心圆状、正确退镜,如果遇到进镜困难时,X线引导对解袢、顺利进镜很有帮助。

当一侧进镜没有发现阳性病变或发现的病变不能解释临床状况时,可在进镜的最深处进行标记,然后择期进行对侧进镜的小肠镜检查。有研究指出,相对于当日立即进行对侧进镜小肠镜检查,择期检查的插入深度更深,这提示择期对接检查比当日立即进行对接检查更容易实现对接。因此,小肠镜对接检查没有必要在同一天内完成。如果要在同一次麻醉下完成两侧进镜检查,建议先经肛进镜检查,可避免先经口进镜时注入的气体和水蠕动至回肠而影响操作。

经口 DBE 的插入深度为 220~360cm,经肛 DBE 的插入深度为 120~180cm,双侧对接成功率为 60%~86%;经口 SBE 的插入深度为 130~270cm,经肛 SBE 的插入深度为 70~200cm,双侧对接成功率较 DBE 低 0~24%。

(8)检查中发现阳性病变的处理

1)黏膜病变(如溃疡或隆起性病变),不论弥漫或局限,均应活检 2~4 块或以上。

2)血管性病变、黏膜下病变(如间质瘤)不建议活检,条件允许者可行内镜下超声检查。

3)在发现病变附近的黏膜下注射标志物质(如印度墨汁、纳米碳),作为外科手术时的辨认标记。

4)对发现的病变进行分析,以明确是否为真正病因。如所发现病灶不能解释患者临床表现时(如严重消化道出血时发现的不典型、非活动性血管畸形),建议继续进镜直至无法插镜或发现明显病灶。

(9)内镜下标记小肠镜标记的方法　包括黏膜标记和黏膜下注射标记等。

1)黏膜标记:①表面喷洒染料:在小肠镜直视下,经操作孔道直接向小肠黏膜表面喷洒亚甲蓝或结晶紫染色液即可实现标记。该方法的染色效果约可持续 1 天,仅适用于同日对接检查者;②黏膜留置金属夹:将携带金属夹的推送器经内镜操作孔道插入,在需标记的部位夹闭并释放金属夹,之后观察并确定金属夹夹闭牢固后,方算完成标记。否则,需重新夹闭至牢固状态。

2)黏膜下注射标记:将小肠镜专用的注射针由内镜操作孔道插入,先向黏膜下注入少量生理盐水,见黏膜隆起后再注入 0.5~1mL 的标志物,之后再注射少量生理盐水,以避免注射后拔针时标志物溢出影响观察。一般注射 1~2 个位点即可满足标记要求。传统的标志物有亚甲蓝和印度墨汁等,亚甲蓝在组织中滞留时间较短,仅适用于同日对接检查者;印度墨汁染色时间较长,可持续 1 年以上,但是存在引发局部组织炎性反应的风险。纳米碳是近年来被用于病灶术前定位的新型染色剂,其安全性良好,在组织中有效染色时间也可达到 1 年以上,此外,利用纳米碳作为淋巴示踪剂可有效提高肿瘤患者术中淋巴结检获率。

小肠镜标记后的对接率为评价小肠镜检查质量的"金标准",建议广泛开展,其中墨汁或纳米碳标记为永存标记,黏膜面颜色会呈黑色改变,在今后病理活检、外科手术、小肠胶囊内镜检查时需提醒相关医师,以免误认为器质性病变。

(10)小肠疾病的内镜下诊断

1)小肠黏膜弥漫性病变:小肠黏膜呈连续、弥漫性变化,在小肠黏膜非特异性炎症改变和乳糜泻患者中,可见黏膜扁平或萎缩改变、绒毛消失、黏膜下血管显露、染色后黏膜呈斑片或蛇皮样;患淀粉样变性和肠淋巴管扩张症时,可见多发结节状改变,同时可伴有黏膜肥厚;在类圆线虫病和等孢球虫病的慢性期可见小肠黏膜萎缩,呈微细颗粒状,颗粒可大小不同。

2)小肠炎症、糜烂、溃疡性病变:黏膜表面可见充血、水肿、糜烂、溃疡,部分病变伴有出血、狭窄、内外瘘、假性息肉形成等。不同的病变可有相对特征性改变,如小肠克罗恩病时溃疡多为纵行深溃疡,周围有肉芽组织增生,肠腔可有狭窄、内瘘,病变呈跳跃式分布等,病理见肠壁全层炎症、非干酪样肉芽肿等;小肠结核时溃疡多呈环形分布,溃疡周边增生明显,病理可见干酪样坏死;小肠淋巴瘤时溃疡孤立而深大,表面常覆污苔,病理见淋巴瘤细胞浸润。详细的病史分析、相关的辅助检查和内镜下病理活检对患者的诊断有帮助。

3)小肠血管性病变:小肠血管病变的种类繁多,命名和分类尚无统一的规范,临床诊断较困难。常见的包括血管发育不良、Dieulafoy 病、动静脉畸形、血管瘤等。在回肠中下段常可见树枝状扩张的血管,通常认为无病理意义,除非内镜检查时可见该血管有活动性出血。血管发育不良可见片状充血和糜烂,不高出黏膜面,大小常为 3～5mm,有时可见活动性渗血。Dieulafoy 病黏膜表面可见溃疡形成,或见微小的红色斑点,可有活动性出血,向肠腔内注射多量注射用水后可见出血为搏动性,较血管发育不良出血速度略快,这是两者出血的主要鉴别点。动静脉畸形表现为条状或团块状较粗大隆起血管,部分表面可有红色征或搏动。血管瘤可表现为红色不规则地图样改变,或圆形隆起,在隆起表面可呈蓝紫色改变,或有血痂,易出血。

4)小肠肿瘤:小肠肿瘤的病理类型复杂多样,常见的良性肿瘤包括错构瘤、腺瘤、平滑肌瘤、脂肪瘤和淋巴管瘤等,常见的恶性肿瘤包括淋巴瘤、间质瘤、神经内分泌肿瘤、原发性小肠癌和转移性小肠肿瘤等。小肠肿瘤按不同发生来源可分为黏膜层或黏膜下层肿瘤。黏膜层肿瘤主要表现为上皮增生特征,可呈规则或不规则样,并可同时伴有溃疡、出血等改变,局部组织活检对明确病理来源和性质有决定性作用;黏膜下层肿瘤大多表面光滑,部分生长过快或过大的肿瘤在其病变中央也可出现溃疡或坏死,内镜下活检因深度原因,对病变性质常无法确定,最终病理性质常有待手术中、手术后的病理检查结果。

5)肠腔狭窄或梗阻:肠腔明显狭小、肠管扭曲成角,造成内镜通过困难或无法通过。肠腔狭窄的原因包括恶性肿瘤、食物堵塞、肠壁内生性病变、炎症瘢痕、吻合口狭窄、腔外压迫、粘连等。

6)先天性结构异常:常见的包括囊状扩张、憩室和重复畸形等。内镜下可见肠管异常扩张、开口、分叉和通道,部分肠管为盲端结构。异常肠管仍可见黏膜和血管结构,X 线下注射造影剂有助于了解这部分肠管的长短、直径、走向等情况,特别是 Meckel 憩室,多位于回盲部以上小肠 100cm 以内,这类憩室多有残留的胃黏膜,所致出血在临床上较多见。

7)肠道寄生虫病:肠道内可见不同长度、数量、形态的寄生虫,多能活动。多见者如钩虫,特别是美洲板口线虫,而且临床需区分散发或多发,后者可能是不明原因贫血的原因。钩虫除可直接吸食血液外,也可导致小溃疡出血等。

(11)小肠疾病的内镜下治疗

1)小肠息肉切除术:小肠息肉的类型包括增生性息肉、腺瘤、家族性腺瘤性息肉病、家族性幼年性息肉病及黑斑息肉综合征(P-J 综合征)。除增生性息肉外,其他息肉都有潜在的恶变风险,需要监测并及时治疗。由于小肠迂曲盘旋,且肠壁较薄,小肠镜下息肉切除术并发出血及穿孔的风险明显增高。因此,操作医师需进行相关的培训。目前,对小肠息肉多采用内镜下圈套器切除术,如能采用内镜下黏膜切除术,则可降低出血和穿孔的发生率。当息肉较大时,可分次分片切除,若息肉无法取出,可取活检并留置息肉在管腔里,或用圈套器将息肉切割呈碎块以防肠梗阻。

2)小肠异物取出术:小肠镜能够取出小肠内的多种异物,包括小肠胶囊内镜和异物石等,从而使患者免于外科手术治疗。异物可以用异物钳、圈套器或网篮等附件套住后连同外套管一同取出。报道最多的小肠异物是小肠胶囊内镜,小肠胶囊内镜的滞留率为 1%~5%,小肠镜取出的成功率为 70% 左右。目前国际指南已不建议将外科手术列为小肠胶囊内镜滞留的一线治疗措施,建议首选小肠镜取出或保守治疗,这为小肠胶囊内镜广泛用于小肠疾病的筛查提供了有力保障。

3)小肠出血内镜下治疗:小肠出血占整个消化道出血的 5%,其中炎症性病变占 29.9%,血管性病变占 40.4%,肿瘤性病变占 22.2%,憩室占 4.9%,其他病变占 2.7%。总体而言,小肠镜在止血治疗方面是安全有效的。内镜下止血主要适用于出血量不大、内镜视野清晰者;出血量大者,小肠镜的吸引很难能保持视野清晰,不适合内镜下治疗。治疗方法有:以渗血为主的溃疡/糜烂病灶采用内镜下烧灼止血或局部注射、喷洒止血剂;溃疡表面裸露血管所致的活动性出血(如 Dieulafoy 病)采用内镜下钛夹止血效果较好;小肠静脉瘤(如蓝色橡皮疱样痣综合征)所致的隐匿性出血多采用内镜下套扎术及硬化剂注射;氩离子凝固(APC)广泛用于血管扩张性病变;激光、微波及 APC 等多用于小肠息肉所致的出血。

4)小肠狭窄扩张术:小肠狭窄是克罗恩病及长期服用 NSAIDs 类药物常见的临床表现,可导致肠梗阻或穿孔等严重后果。既往这些患者需要外科手术切除小肠或者行狭窄成形术。治疗型双气囊小肠镜可用于内镜下气囊扩张术,其直径 2.8mm 的器械孔道能保障扩张气囊的使用。其方法是:内镜发现狭窄病灶时,经活检孔道放置导丝,沿导丝插入造影导管,经导管注入造影剂,X 线下确定狭窄长度,之后退出造影导管,沿导丝插入扩张气囊,内镜直视及 X 线监视下注气扩张,扩张气囊的直径选择依据狭窄直径的大小。内镜下扩张结合药物治疗,多能取得较好的疗效。术后穿孔及出血率分别为 0.8% 及 0.2%。

5)手术后消化道解剖结构改变,常规内镜无法完成的 ERCP。胰腺 Whipple 术、毕Ⅰ式术、空肠 Roux-en-Y 吻合术、Braun 吻合术后,患者胃肠道解剖结构改变,行 ERCP 颇具困难,但小肠镜辅助 ERCP 的成功率可以达到 60%~80%。术前应充分了解患者的外科手术方式(包括手术示意图、输入祥距离空肠吻合口的长度、是否有侧-侧吻合、胆肠和胰肠吻合口的部位、距离等)。由于带气囊的小肠镜相对容易到达十二指肠残端的乳头或胆胰管空肠吻合口,之后的操作方法和原则按毕Ⅰ式术后 ERCP 进行。对胆管-空肠吻合术后的 ERCP,在内镜到达胆管空肠吻合口时,插入导管至胆管,经导管注入造影剂,或插入导丝进行其他操作,也可将内镜直接对准吻合口经活检孔向胆管注射造影剂,或进行其他操作,治疗成功率可达 90% 以上。目前已报道将 DBE 器械孔道直径增加到 3.2mm,应用于术后 ERCP 操作,效果明显。也有专用于术后 ERCP 的短镜身小肠镜上市,镜身长度由 200cm 缩短为 155cm,有利于常规 ERCP 器械的使用。

(12)并发症:从目前国际和国内小肠镜临床应用的结果看,小肠镜检查是一项安全的内镜检查技术,总体并发症发生率低于 1%。DBE 最常见的并发症为消化道出血、穿孔、胰腺炎,发生率分别为 0.9%、0.2% 及 0.1%,其他包括腹胀、腹痛、咽喉肿痛、黏膜损伤、肠系膜根部组织撕裂等。SBE 并发症与 DBE 类似。

对出血者应予观察、禁食,静脉予以止血药物等治疗,必要时输血。对出血量小、出血部位在小肠两端者,可以再次小肠镜检查寻找出血部位和原因并实施内镜下止血;对于深部小肠的出血或出血量较大者,应及时手术治疗。

轻症急性胰腺炎多因外套管反复摩擦十二指肠乳头、牵拉肠系膜引起胰腺微循环障碍引起,可表现为腹痛、血淀粉酶升高,严重者 CT 上可显示胰腺渗出,应予以禁食、抑酸、生长抑素治疗,一般 3~5 天可缓解。

诊断性小肠镜检查并发穿孔非常罕见,可见于小肠憩室、小肠狭窄等情况。小肠镜下治疗并发症发生率相对诊断性小肠镜较高(1%~3%)。术中穿孔可用金属夹封闭,之后予禁食、胃肠减压等保守治疗;如症状持续不缓解或大穿孔无法闭合者应急诊手术治疗。但穿孔后禁忌再次小肠镜检查,以免扩大穿孔范围。

总之,小肠胶囊内镜和小肠镜是小肠疾病诊治的重要手段,小肠胶囊内镜是首选方法(有肠梗阻表现者除外),小肠镜是诊断小肠疾病的"金标准"和重要治疗手段,虽均有一定的并发症,但仍是安全有效的方法。

第十七章 内镜新技术

第一节 放大内镜

1961 年第一台柔性纤维内镜的商业投放标志着胃肠疾病诊断和管理革命的开始。从那时起,内镜设计领域不断发展。目前,光纤内镜已被电子内镜所取代。常规内镜配备有 100~300K 像素的电荷耦合器(charge coupled Devices, CCD)芯片,这意味着每个图像由 10 万至 30 万个单个像素组成。此项技术特征也被称为像素密度,与图像分辨率有关。像素密度越高,图像分辨率越高,更容易识别和检测微小的病变。第二代电子内镜配备了 400K 的 CCD 芯片,最近又推出了具有 850K 像素密度的内镜,这种内镜被称为高分辨率内镜。一些内镜,包括高分辨率内镜,其顶端配备了光学变焦功能,该光学变焦功能包括可移动的马达驱动透镜。通过控制焦距,内镜先端可以非常靠近黏膜表面移动,从而提供放大的图像。这类内镜被称为放大内镜。放大内镜可以为胃肠道黏膜病变提供详细的表面结构和血管形态;可以表征病变,诊断浸润深度并确定分界线,以正确诊断和成功治疗胃肠道病变。目前很难估计放大内镜的独立作用,因为大多数评估和分类胃肠道病变的研究都结合了基于染料或黏膜的增强技术。

一、放大倍数与分辨率的估计

在电子内镜系统中,没有绝对放大率的概念,仅为相对参数。实际上,当在 14in 监视器上以 100mm 大小显示实际直径为 10mm 的息肉时,显示屏将显示"10 倍电子内放大率"。如果相同,则为 10mm。息肉直径在尺寸为 200mm 或两倍大的 28in 监视器上显示,显示器将显示"20 倍电子内镜放大率"。因此,在记录放大率时,需要了解清楚条件,或当时使用的监视器尺寸。

放大率还会根据内镜先端与物体之间的距离的变化而变化。实际上,即使看着同一物体,如果内镜先端与物体之间的距离减小,则该物体在监视器屏幕上会显得更大,从而增大了放大率。相反,如果内镜先端与物体之间的距离增加,则放大率降低。考虑到上述情况,最大放大倍率被定义为"当内镜在聚焦之前,即将失焦之前,尽可能使内镜靠近被摄物体时所测得的放大倍率。"随着内镜先端与对象之间的距离减小,放大率增大,更精细的结构可以被可视化。但是,如果距离减小太多,图像将失去焦点,并且分辨率从该点开始降低。因此,最大分辨率被定义为"在内镜尽可能靠近物体时可以看到的最小物体的尺寸"。

二、操作步骤

我国各单位放大内镜的检查方法不尽相同。参考放大内镜方面的文献,现将放大内镜检查法的注意事项总结如下。

1. 在进行放大内镜检查前,按医疗常规全面了解患者的全身情况,向患者说明检查的目的,消除患者的心理障碍,取得患者的积极配合。并签署相关医疗文书,对于内镜检查反应强烈的患者,可以考虑麻醉状态下进行检查。

2. 由于消化道黏膜的表面常有泡沫及黏液黏附,使放大内镜观察不清,因此在放大内镜检查前应当清除黏膜表面的泡沫及黏液。具体的使用方法:用注射器吸取预先准备好的温洗净液(37.9℃左右)30~50mL并加入少量的去泡剂,通过活检孔注入,注入时应当冲洗病变的周围,使清洁液流入病变部位。对于必须直接清洗的病变部位应当尽量减少注入时的压力。对于难以去除的黏液,可以使用加入蛋白酶的洗净液。

3. 先行普通内镜检查,发现胃黏膜可疑病变后,将病变表面清洗干净,启动放大功能对病灶局部胃小凹进行观察及形态学分类,然后使用窄带光技术(narrow band image,NBI)或者蓝激光(blue laser image,BLI)模式,针对局部区域进行放大观察,并可使用0.4%的靛胭脂喷洒染色,观察病变形态及腺管开口。详细检查已知病变或癌症边缘轮廓的一般原理与早期胃癌的非放大常规内镜检查相同,即始终从非癌性背景黏膜朝病变方向观察,有多种不同的病变治疗方法可用于癌症边缘定位。

(1)在低放大倍数下检查周围背景黏膜的正常上皮下毛细血管网(subepithelial capillary network,SECN)。

(2)仍在低放大倍率下,确定常规SECN消失的分界线(demarcation line,DL)。

(3)将放大倍数增加到最大,确定DL中存在不规则血管及结构(irregular microvessel and pattern,IMVP),并确认这是真正的癌症边缘。

(4)如果病变较小,则在整个病变周长上确定DL和IMVP,从而勾勒出整个边缘。

(5)如果病变较大,对病变的每个部分重复步骤(1)~(3)。

4. 因胃部检查受呼吸、大动脉搏动、蠕动及黏液较多等因素的影响,在观察分化型癌的不规则血管时,必须使用最大的放大倍率。同时应当注意观察前必须充分去除黏液及泡沫,轻轻接触预观察的部位,在观察胃的腺管开口特征时建议使用黑帽,通过方向调节、旋转内镜、适当吸引或送气使前方的黑帽与黏膜密切接触,再以最大放大倍率观察。在观察胃角及小弯时应当将胃内多余的气体吸去。由于黑帽接触黏膜,故应当注意以一定顺序逐渐接近,避免引起黏膜出血,影响观察。

5. 放大肠镜检查时,开始按常规进行大肠镜检查,确定病变部位后,用蒸馏水彻底冲洗息肉周围的大肠黏膜并使冲洗液流过息肉表面,以使冲洗液将息肉及其旁黏膜表面的黏液彻底清除,尽量吸净息肉附近的潴留液后,用喷洒管将0.4%的靛胭脂5~10mL喷洒于息肉及其周围黏膜表面,观察腺管开口的形态,并于不同类型的腺管开口处分别活检1~2块。

三、临床应用

1. 放大内镜在食管疾病中的应用　将色素内镜与放大内镜结合可用于诊断Barrett食管。Barrett食管的黏膜特征为表面花纹略微凸起,呈绒毛状,组织学证实结果表明这些区域存在特殊的柱状上皮。放大内镜检查鉴定特殊肠上皮化生区域的能力较强。若使用10~15mL的1.5%冰醋酸冲洗食管远端,未使用吸收性或对比性染料,可观察到4种不同的黏膜表面模式;Ⅰ型为圆形凹坑型;Ⅱ型为网状凹坑型;Ⅲ型为凹坑和细绒毛状外观;Ⅳ型为凹坑和隆脊状,具浓密的绒毛盘旋形状,黏膜有小脑状外观。通过放大分型,准确预测(经组织学证实)存在的特殊肠化生的比率分别为0、11%、89%和100%。通过放大内镜检查和醋酸检查发现的Ⅲ型和Ⅳ型黏膜表面区域(都可以预测特殊的肠化生),几乎在所有情况下都无法通过单纯标准内镜检查或结合喷洒醋酸的标准内镜检查获得。根据放大内镜,食管碘染色和上皮乳头内毛细血管环变化可分为Ⅰ～Ⅴ型。早期食管癌可发现上皮乳头内毛细血管环的扩张蛇行、口径不同、形状不均等表现。当癌浸润黏膜固有层时除上述4种变化外还伴有上皮乳头内毛细血管环的延长。癌浸润到黏膜肌层时上皮乳头内毛细血管环明显破坏,但可见连续性。癌浸润到黏膜下层时上皮乳头内毛细血管环几乎完全破坏、消失,出现异常的肿瘤血管。可以通过放大内镜下毛细血管环的变化判断食管病变的性质与范围。

2. 放大内镜在胃部疾病中的应用　有学者在2002年使用V(包括毛细血管的血管)和S(胃体的表面结构)分类系统,将胃体的前壁和大弯的放大内镜检查结果分为四种类型:Z-0、Z-1、Z-2和Z-3,以研究幽门螺杆菌(Helicobacter pylori,Hp)感染与组织学性胃炎之间的关系。使用这种分类方法,放大的内镜检查中具有Z-0模式的受试者中有90%在显微镜检查、培养和快速尿素酶测试中均对Hp感染呈阴性,这突出说明了该分类方法对确定Hp的有效性。对结果的进一步分析表明,未显示Z-0模式的受试者中100%为Hp阳性,表明存在任何Z-1～Z-3模式均可用于预测Hp感染。放大内镜联合NBI染色还可用于预测根除Hp的结果,具有83.3%的敏感性和100%的特异性。根据研究,成功治疗后的病例胃镜表现出显著变化,即增大或延长的凹坑改善为小的椭圆形或针孔状圆形凹坑,不规则血管的密度降低。

2003年有人集中研究了胃窦大弯和胃体大小弯的集合静脉(collecting vessel,CV)形态,将CV形态分为三种模式:规则(R)、不规则(I)和模糊(O)。他们还检查了Hp感染与组织学性胃炎之间的关系,并使用更新的悉尼系统进行了评估。R模式的形态特征被定义为CV具有一致的大小和间距,以及可见到第三级分支。I型显示不规则的CV大小和间距,并且无法清晰地看到具有不规则的第二和第三分支的个体形态。O模式表示无法看到CV。根据研究,R模式和非R(I或O)模式可以预测是否存在Hp感染,即在胃体大弯侧放大的R型内镜检查结果可预测Hp阴性状态,准确度为100%;非R模式如O或I可预测Hp阳性状态,准确度为82.4%。在对比胃大弯侧的放大内镜检查结果与病理组织学在发炎、萎缩、化生中评分之间的相关性时,几乎没有发现与R型相关的炎性改变的病理组织学病例。随着从O型进展为I型,炎症指标逐渐升高。而且发现I型高度提示组织学上萎缩的存在。

2007年,国内研究发现,根据特征性表面结构改变可对早期胃癌做出正确诊断。但是对于一些不表现出任何表面结构变化,只是表现颜色变化的平坦型肿瘤,无法顺利区分出病变。通过放大的内镜检查,能够成功观察到扁平化的早期胃癌的特征性微血管结构。周围的非癌性黏膜显示了规则的形状和排列的SECN(规则的SECN模式);但规则的SECN模式在癌的边缘消失,而形状和排列均不规则的微血管在癌的黏膜内扩散。形状和排列不规则的IMVP被认为是癌性间质组织内增生的肿瘤血管。这些发现在临床实践中可用于正确诊断癌症和胃炎,并在内镜切除术之前确定癌的边缘。IMVP的存在是区分炎症和肿瘤的最重要和最独立的发现。这可能是因为IMVP被认为起源于肿瘤组织本身。

此外,通过放大内镜联合NBI观察可以通过观察胃黏膜相关淋巴样组织(mucosa-associated lymphoid tissue,MALT)淋巴瘤患者治疗前后胃小凹和上皮下毛细血管网恢复的情况,以及异常血管的消失情况评估治疗反应,或者从可能包含残留疾病的区域获得目标活检。也可确定Hp感染的情况,从而有助于选择MALT淋巴瘤的治疗策略。

3. 放大内镜在肠道疾病中的应用　大肠肿瘤可分为两大类:突出息肉样病变和浅表非息肉样病变,而第二类可分为轻度升高(小型扁平腺瘤)、侧向发育型肿瘤(大型扁平腺瘤)

和凹陷型肿瘤。其中,浅表性非息肉状病变常常会被遗漏,但是从疾病的管理和结果来看,这些病变的早期发现和治疗尤为重要。其次,不同类型的非息肉样病灶之间,在恶性肿瘤的生物学行为和黏膜下浸润的可能性上也存在明显差异。识别非息肉样病变的关键是警惕细微的黏膜变化,例如小范围的颜色变化、凹陷或抬高,以及血管结构破坏。其中,利用放大内镜对结肠小凹模式的分析已成为一种非常实用的技术。小凹是黏膜隐窝的开口。最常用的分类由 Kudo 最先提出。在此分类中,共有五种类型:Ⅰ型圆形小凹、Ⅱ型星形小凹、ⅢS 小管状小凹、ⅢL 型大管状小凹、Ⅳ型树突状或回旋状小凹、ⅤA 型不规则和不均匀型小凹、ⅤN 型为非晶或非结构性小凹。这一分型可以高度预测病变最终的组织病理学诊断:Ⅰ型对应于正常腺体;Ⅱ型对应于增生性息肉;Ⅲ型对应于肿瘤性腺体(最常见为腺瘤性病变);Ⅳ型对应于肿瘤性腺体,最常见的是管状腺瘤,少部分存在的黏膜内或黏膜下癌(10%~20%);Ⅴ型为癌性腺体,ⅤN 型则指向黏膜下浸润。在相关的研究中,通过高分辨率内镜或放大内镜联合靛胭脂染色法,使用小凹模式分析来区分正常的黏膜和瘤形成的增生性息肉(Ⅰ型和Ⅱ型与Ⅲ型和Ⅴ型相比)显示出 92% 的敏感性和 93% 的特异性(图 17-1)。

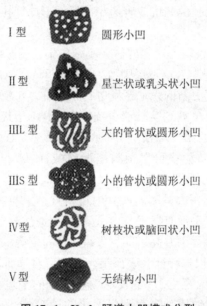

图 17-1 Kudo 肠道小凹模式分型

此外,对于患有炎症性肠病的患者中进行结直肠癌(colon rectal cancer,CRC)筛查,采用放大的或高分辨的内镜检查,与色素内镜相结合,是一种可用于早期检测高度不典型增生和癌性病变区域的强大工具。还可利用放大内镜对溃疡性结肠炎患者针对疾病活动和缓解特征进行评估。

四、展望

总之,放大内镜是一种可行且有效的内镜技术,可以提高对消化道癌前病变和早期癌症的诊断准确性。这项新技术还可帮助我们在术前和术后更好地评估消化道肿瘤,如肿瘤轮廓组织学类型、可能的浸润深度及随访结果。相信随着色素内镜及共聚焦内镜等新技术的开发应用,放大内镜必将在消化道肿瘤的早期诊断中发挥更加重要的作用。

第二节　色素内镜与电子染色

胃肠镜检查是诊断和治疗消化道疾病不可或缺的方式。随着使用量的大幅增加,人们逐渐发现传统内镜在检测和区分微小病变方面存在一定的局限,从而进行了内镜成像技术的诸多改进以克服传统内镜检查的缺点。图像增强内镜检查(image enhanced endoscopy,IEE)包括使用染料和光学或电子技术改善对比度的各种方法。在各种 IEE 技术中,染料色素内镜检查因其可增强显示黏膜不规则性和表面颜色差异,是自 20 世纪 80 年代以来用以检测病变或描绘肿瘤轮廓的传统和最常用的方法。另一种新颖的 IEE 技术是电子色素内镜检查,包括 NBI、I-Scan 和灵活的光谱成像颜色增强等技术。这些方法能够通过各种图像处理技术对增强图像进行数字采集及显示,无须在黏膜上喷洒染料。

一、色素内镜

色素内镜技术通过增强凸起和凹陷区域的对比度改善人眼对黏膜表面微小变化的识别。使用的染料可被分为能被吸收到组织中的"吸收性"或仅简单地汇集在黏膜组织表面以更好地提供视觉效果的"对比性"染料,还有可通过特殊化学反应显示下层组织的"反应性"染料。尽管目前有很多先进的成像技术能够很好地分辨可疑结构,但使用并不广泛。而大多数色素内镜的方法可以应用于标准内镜检查中,提高恶变前病变的检出率。色素内镜检查对于发育不良和肿瘤前病变的监测随访特别有用,对于目标区域靶向活检的诊断率优于随机活检,还可减少病理部门工作量,从而节约时间。

常用的染料通常价格便宜且容易获得。使用喷洒管可以可控且精确地将染料以细雾状喷洒到胃肠黏膜表面。需要进行结肠色素内镜检查的患者首先必须完成良好的肠道准备,事实上高达13%的患者可能无法满足这一要求。一些染色技术还需要预先使用 N-乙酰半胱氨酸处理,以便从黏膜表面清除多余的黏液。同时,建议使用丁溴东莨菪碱以避免肠蠕动和染料的不均匀分布。所需的染色溶液的量取决于待染区的面积,但应施加最小量的染料以避免染料汇集影响观察。

1. 吸收性染料

(1)冰醋酸:冰醋酸(醋)是一种弱酸,可以分解形成黏液层的糖蛋白的二硫桥,导致蛋白质的可逆变性。醋酸不是着色剂,但当喷洒到组织表面时,它可以像对比剂一样增强黏膜的表面结构。通常将浓度为 1.5%~3%(v/v)的醋酸以 20mL 等分试样喷雾到消化道黏膜上。在几秒钟内即可注意到上皮细胞的白色化。这种染色方法已被引入放大内镜检查中,如在将冰醋酸施用到可疑的 Barrett 上皮上后,可以观察到不同的黏膜表面结构(图 17-2)。当食管活检取自Ⅲ/Ⅳ型凹陷图案区域(绒毛状和脑状外观)时,获得柱状上皮的诊断率为87%,而从Ⅰ型或Ⅱ型区域取得的诊断率<11%(规则的圆形或椭圆形小凹)。

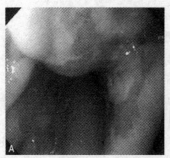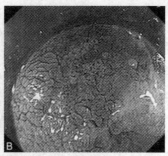

图 17-2　癌变 Barrett 食管冰醋酸染色后

A. 白光下无法区分病变部位及范围;B. 喷洒冰醋酸后,病变处表面结构突显,与周围正常组织对比呈明显紊乱

（2）亚甲蓝:亚甲蓝是可被积极吸收组织(如小肠和结肠上皮)吸收的重要染色剂。它不会染色非吸收性上皮细胞,如鳞状上皮细胞或胃黏膜上皮细胞。亚甲蓝最常被用于凸出小肠和结肠(扁平腺瘤和癌)的微小黏膜变化,也可用于阳性染色化生吸收上皮,如胃肠上皮化生。但它不会染色非吸收性上皮,例如十二指肠黏膜阳性染色背景中的异位胃上皮化生。亚甲蓝染色技术最初由日本的研究人员描述,单独或与刚果红染料组合用于改善早期胃癌Barrett 食管。Barrett 食管的特征是具有肠化生或专门的柱状上皮(specialized columnar epithelium,SCE),由分泌黏液的柱状细胞和杯状细胞排列而成具有特征性的隐窝和绒毛。Barrett 食管中的 SCE 与胃中的完全肠,上皮化生之间的相似性让我们可以使用亚甲蓝来选择性地染色 SCE。在肠道中靶向活检应针对异质染色或未染色区域,因为高级别异型增生(high grade dysplasia,HGD)和早期癌症由于杯状细胞的丢失和细胞质减少而将染料吸收到较低程度。

在施用 0.5%亚甲蓝之前可以将 10%N-乙酰半胱氨酸溶液喷洒到黏膜表面以去除黏液,确保上消化道中的上皮细胞均匀吸收染料。喷洒后用水小心地洗去过量的染料,直到染色图案稳定。一般而言,使用亚甲蓝进行染色检查是安全的。但亚甲蓝可能在白光内镜检查时被白光激发,产生单线态氧诱导细胞 DNA 损伤。当然,到目前为止,在接受基于亚甲蓝的色素内镜检查的患者中未发现癌症发生的风险增加。也正是由于这个原因,许多内镜中心更倾向使用靛胭脂,以避免对已经患有恶变前病症的患者造成任何潜在的 DNA 损伤。使用亚甲蓝的色素内镜检查也可能导致患者尿液和粪便出现短暂性、无害性的蓝色改变。

（3）结晶紫:结晶紫(甲紫)溶液优先被吸收在李氏肠腺隐窝中,提供清晰的且有组织学相关性的图案。结晶紫结合放大胃镜也可被用于早期胃癌的检查。在靛胭脂溶液喷洒后追加喷洒 0.2%的结晶紫溶液,可增强早期结直肠癌特征性凹陷模式的诊断(0.05%~0.2%)以避免染色表面过暗。结合共聚焦激光内镜显微镜(confocal laser endomicroscopy,CLE),可以局部应用结晶紫以允许同时进行色素内镜检查和内窥显微镜检查,从而提供准确的组织学预测及核形态的可视化。

（4）卢戈液:卢戈液(以法国医师 Jean Guillaume Auguste Lugol 的名字命名)是一种基于碘的溶液,对非角化鳞状上皮中的糖原具有亲和力,可用于区分鳞状上皮中的发育不良和癌症。非角化的鳞状上皮中有丰富的糖原,当碘被掺入糖原后,会呈现棕色。肿瘤组织通常为低糖原储存,因此表现为不染色(图 17-3)。然而,导致细胞中存在的糖原耗尽的情况,如炎性疾病或 Barrett 食管,也可能表现为染色摄取减少或缺失。使用时通过喷洒管将 20~30mL 的 1%~2% 卢戈液从胃食管连接处喷洒至食管上段。

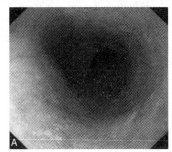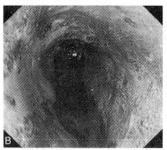

图 17-3 食管早癌卢戈液染色后

A. 染色前,食管病灶不易发现;B. 卢戈液染色后,食管病灶显示明显,为棕色染色区中出现的不染区

需要注意的是,碘剂可能会导致甲状腺疾病患者出现甲状腺毒症,且有碘过敏史的患者不应使用。据报道,多达 30% 的患者因碘的黏膜刺激会产生强烈的胸骨后不适,可在色素内镜检查后喷洒 20mL 5% 硫代硫酸钠溶液减少这种不适感。

(5)甲苯胺蓝:甲苯胺蓝(也称为氯化铊)是一种可将细胞核染色的碱性染料,可用于鉴定具有的 DNA 合成增加和高核质比的恶性组织,它会将非正常组织染成蓝色,用于帮助筛查饮酒者、吸烟者及头颈癌患者的早期食管鳞癌。甲苯胺蓝还可以选择性地染色胃癌,有助于区分良性和恶性溃疡,可染色 Barrett 食管中的柱状上皮,但不能区分胃和肠上皮化生。甲苯胺蓝染色可通过先使用 1% 甲苯胺蓝溶液后喷洒 1% 醋酸(作为黏液溶解剂)来完成的。可二次使用醋酸洗去过量染料,且未报告任何不良反应。

2.非吸收性对比染料 非吸收性对比染料主要有靛胭脂,靛胭脂(常用作食品染料)来自蓝色植物染料(靛蓝)和红色着色剂(胭脂红),是一种对比染料,既不会与黏膜发生反应,也不会被黏膜吸收,而是简单地聚集在黏膜凹槽和缝隙中,突出了微小的或扁平的病变,特别是当用于放大内镜或高分辨内镜检查时,可定义黏膜结构的不规则性。使用方法为在逐渐外撤内镜时轻轻喷洒 0.1%~0.5% 靛胭脂溶液以实现整个黏膜表面的弥散覆盖。因避免过多的染料聚集,在上消化道染色时,也可以预先使用冰醋酸喷洒。与亚甲蓝相比,靛胭脂是光稳定的,在体外对遗传物质几乎无损害,因此接受靛胭脂染料喷洒的患者没有细胞 DNA 损伤增加的风险。

靛胭脂与高倍放大内镜结合使用可诊断 Barrett 食管的绒毛状外观;在胃中,靛胭脂可用于诊断小型胃癌(图 17-4);在十二指肠中,它已被用于评估疑似患有乳糜泻或热带口炎性腹泻患者黏膜萎缩的情况;在结肠中,它被用于研究结肠隐窝的表面外观,并区分具有典型"凹坑"图案的增生性息肉和具有"凹槽"或"沟"状图案的腺瘤性息肉;它还可以用于诊断微小、扁平或凹陷的结直肠肿瘤。

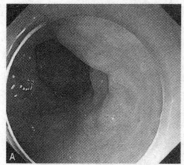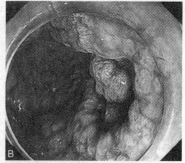

图 17-4　胃部早癌靛胭脂染色后

A. 染色前病灶显示不明显；B. 染色后靛胭脂染料聚集于病灶表面不规则的结构中，将病灶突显

3. 反应性染料

（1）刚果红：刚果红是一种 pH 指示剂，在酸性条件下由红色变为深蓝色或黑色，可在胃或胃黏膜异位部位显示产酸的上皮细胞。刚果红可用于评估迷走神经切断术后的患者，但主要用于筛查早期胃癌和监测同时性病变，与亚甲蓝联合使用，可染色胃肠化生病灶。通常认为早期胃癌为黏膜的"漂白"区域，刚果红及亚甲蓝均不染色。当使用这种组合染色技术时，可发现多达 9% 的患者存在同时性胃癌。刚果红还可以帮助检测伴随着胃萎缩和酸生成的减少或消失的肠上皮化生。使用刚果红染色前需口服 $250\mu g$ 五肽胃泌素刺激胃产酸，然后进行内镜检查，喷洒 0.3%～0.5% 的刚果红溶液之前先喷洒 0.5% 的碳酸氢钠溶液。几分钟内即可产生阳性反应（黑色变化），显示非酸分泌区域（红色）的酸分泌区域（蓝黑色）。

（2）酚红：和刚果红一样，酚红也是一种 pH 指示剂，可通过颜色从黄色变为红色来检测碱性 pH，主要用于检测胃内 Hp 感染。细菌产生的脲酶催化尿素水解成 NH_3 和 CO_2，使得 pH 增加，因此可以在红染的黏膜中观察到 Hp。研究人员使用内镜下酚红试验来提高 Hp 的诊断并绘制其在胃中的分布情况。内镜酚红试验检查前需在患者中使用强效酸抑制剂治疗，内镜检查前应用黏液溶解剂、二甲基聚硅氧烷和抗胆碱能药物。在内镜检查期间，将0.1% 酚红和 5% 尿素的溶液均匀地喷洒在胃黏膜表面上。从黄色到红色的颜色变化为阳性，说明存在 Hp，而胃肠化生区域不会变为红色。

4. 内镜标记

（1）印度墨汁：印度墨汁由水性或非水性稳定剂及稀释剂中的悬浮惰性碳颗粒组成。使用注射针将印度墨汁注射于病变位置可永久性标记病变，因为墨水可长时间甚至终身保留在胃肠壁中。印度墨汁可用于结肠病变的简单术中定位或结肠肿瘤的内镜监测，也被用于标记 Barrett 食管的近端和远端范围。

（2）吲哚菁绿：与印度墨水不同，吲哚菁绿具有持久性标记，不会引起继发性组织炎症改变的特点。这种染料尚未被广泛研究用于内镜标记，但值得进一步评估。

（3）亚甲蓝：亚甲蓝已被用于手术期间标记结肠壁以定位病变，但亚甲蓝会引起显著的组织反应和血管壁的纤维蛋白样坏死，且不如印度墨汁持久。

与其他不断发展的诊断模式（如荧光光谱、荧光内镜和光学相干体层扫描）相比，色素内镜检查是一种可供内镜医师使用的、可有效改善可视化和诊断的技术。它简单、快速、广泛可用、价格低廉且无不良影响，在临床实践和内镜研究中都很有用。未来，"旧"染色剂的新应用或新染色剂的开发可能会扩大染色技术在胃肠内镜检查中的作用。

二、电子染色

尽管在检测方面具有显著的优势,且可以显示微小病变的表征,但基于染料的 IEE 并未得到广泛实施。此外,某些染料(例如结晶紫)在许多国家都不易获得,使用某些染料如卢戈氏液后可能会导致患者的恶心和胸骨后不适,即使用特定的中和溶液(5%~20%的硫代硫酸钠溶液)可以最大限度地减少这些不适症状,但也是一种负担。

电子色素内镜检查是一种可以提供黏膜表面结构和血管详细对比增强的内镜成像技术,内镜医师可以简单地通过按下按钮轻松获得增强图像,因此为基于染料的色素内镜检查提供了替代方案。

电子色素内镜技术包括窄带成像(NBI)、智能分光比色技术(fuji intelligent chromo endoscopy,FICE)、自动荧光成像(auto fluorescence imaging,AFI)、I-Scan、蓝色激光成像(BLI)和联动彩色成像(linked color imaging,LCI)可用于消化道病变的内镜检查。这些内镜技术有的利用特定组织结构与光的相互作用是波长依赖性的特点,有的通过软件驱动的后图像处理来实现对消化道病变的显示和区分。

1. 标准和高清白光成像 视频内镜配备有位于内镜尖端的 CCD。标准清晰度(standard definition,SD)内镜包含的 CCD 芯片可提供 4∶3 宽高比的图像,产生分辨率为 100 000~400 000 像素的信号图像。高清晰度(high definition,HD)CCD 芯片则可提供 4∶3 或 5∶4 宽高比的图像,产生分辨率为 85 万~200 万像素的信号图像。此信号既可通过视频处理器的红绿蓝(RGB)顺序系也可通过彩色 CCD 系统被转换为彩色图像。

内镜检查中使用的光源通常是 100~300W 的氙弧灯。这种专用灯在高压下通过电离的氙气产生明亮的白光,可在可见光谱(400~700nm)内模拟自然光。通过模拟自然光,氙灯可以保证内镜检查时以自然色进行组织检查。

2. 光波长依赖性技术

(1)窄带成像技术(NBI):NBI 基于光与波长成正比的穿透特性,短波长仅渗透到黏膜中,而较长波长能够更深地穿透到组织中。将 NBI 滤光片直接放置在氙弧灯前会产生 2 个窄带光,这些光带以 415nm 和 540nm 的特定波长为中心。这 2 个波长分别对应血红蛋白的一级、二级光吸收峰。表层黏膜中的毛细血管被 415nm 波长照亮并呈现棕色。较长的 540nm 波长更深地渗透到黏膜和黏膜下层,使得更深的静脉呈蓝绿色(青色)。由于大部分 NBI 光被黏膜中的血管吸收,因此产生的图像强调了血管与黏膜中的非血管结构,并形成鲜明对比。

NBI 加强了鳞状柱状边界的可视化,并可能检测到 Barrett 的上皮(BE)和相关的发育异常。具有放大倍数的 NBI 可基于黏膜和血管形态的特征显示与 Barrett 食管相关的 HGD 和单纯肠上皮化生(simple intestinal metaplasia,SIM)。NBI 诊断 HGD 的敏感性、特异性分别为 96% 和 94%。对于 SIM 的表征,NBI 诊断的总的灵敏度、特异性分别为 95% 和 65%。

对于胃部病变,与常规白光内镜(white light endoscopy,WLE)相比,NBI 无放大情况下增加了胃部病变的检出,但没有放大的 NBI 由于胃腔较大而可能会产生较暗的图像,从而限制了其诊断能力。NBI 联合放大内镜检查则可明显提高胃部肿瘤的检出率。既往的一项前瞻性研究显示 NBI 放大内镜(magnify NBI,M-NBI)对病变检测的敏感性和特异性为 92.9% 和

94.7%,显著优于 HD-WLE 的灵敏度和特异性(分别为 42.9% 和 61.0%,$P<0.001$)。研究发现 M-NBI 在胃上皮表面发现浅蓝色嵴黏膜与肠上皮化生的组织学证据相关,这一发现的灵敏度为 89%,特异性为 93%,阳性预测值为 91%,阴性预测值为 92%,准确度为 91%。因此,亚太地区经验丰富的内镜医师推荐单独使用 NBI 的 M-NBI 检测胃癌。有人提出了微血管与微结构分类系统使用 M-NBI 通过微血管和微表面的变化描述并诊断胃癌。在一项涉及 135 例胃病变的患者的前瞻性研究中,通过使用血管联合表面结构分类系统,M-NBI 相比 HD-WLE 诊断腺瘤或早期癌的敏感性(82.4% vs. 70.6%,$P=0.391$)和特异性(97.3% vs. 54.7%,$P<0.0001$)均明显升高(图 17-5)。用于诊断肠道疾病的简化 M-NBI 分类系统有助于发现化生上皮和早期肿瘤。在验证研究中,具有圆形黏膜结构的规则血管的发现与正常组织学相关(准确率为 83%),管状绒毛状黏膜与肠上皮化生有关(84% 准确性,阳性似然比为 4.75),不规则血管和黏膜结构与发育异常相关(准确率为 95%,阳性似然比为 44.33)。且这些模式的可重复性很高。对于肠道息肉病变而言,既往研究表明,相比 WLE,NBI 有可能提高息肉、小息肉和病变的整体检出率。

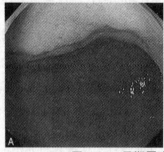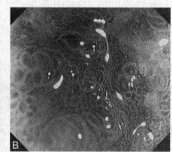

图 17-5 早期胃癌的 NBI 放大后表现

A. 白光下早期胃癌显示不明显;B. NBI 下放大内镜可发现癌变区域黏膜表面结构紊乱,微血管迂曲增粗

(2)蓝色激光成像(BLI):在远景中,BLI 也可获得明亮清晰的图像。这一能力可以改善胃肠道肿瘤的检测,得到更准确的诊断。"激光"一词来自"通过受激发射辐射进行光放大"的首字母缩写。激光具有空间和时间的相干性,通过"进一步变窄"使得黏膜表面的血管和微结构更清晰。BLI 是一种使用两个单色激光(410nm±10nm 和 450nm±10nm)代替氙光来获得图像增强内镜技术,其中 410nm±10nm 激光对于观察黏膜上的血管微结构至关表面,450nm±10nm 激光刺激内镜前端的白光荧光粉产生宽带白光,提供传统氙光源的标准视图,白光的亮度由激光输出功率控制。此外,由于较长波长的光(例如 450nm±10nm 激光)很少被小血管吸收,因此可到达组织中的较深层,显示较深层中较大的血管。

BLI 在棕色恶性病变和周围区域之间产生更高的颜色对比度。高对比度图像可用于筛查早期鳞状细胞癌和早期胃癌,包括肠上皮化生。2017 年,在一项单中心前瞻性研究中,研究者通过 149 例局灶性食管病变患者评估了放大内镜(M-NBI)、BLI 联合放大内镜(magnify BLI,M-BLI)和卢戈氏液色素内镜检查的一致性,发现 M-BLI 具有与 M-NBI 类似的诊断特征,可提高早期食管癌诊断的准确性。通过对患有咽部、食管、胃或结肠直肠肿瘤的患者,采用 BLI 和 NBI 系统进行串联内镜检查,评估从各种可观察距离拍摄的各组图像的 BLI-亮度、BLI-对比度和 NBI 模式之间的可见性。发现与其他方法相比,只有 BLI-明亮模式能够保持足够的亮度和对比度,且具有更长的可观察距离,达到 40mm。BLI-明亮模式还可渗透到更深层次结构,如食管固有层或胃黏膜下层,增强严重病变的可视化程度。因此,BLI-明亮模式对于具有更宽的内部空间的器官,将是非常有用的远场视图工具。使用 BLI 可以提高肠道腺瘤与侵袭性癌症的分辨率,激光源的 BLI-M 甚至可以预测结直肠新生物的侵袭深度。

(3)自动荧光成像(AFI):AFI 检测基于内源性分子(荧光团)(如胶原蛋白,氟化物和卟啉)发出的天然组织荧光。在通过短波长光源激发后,这些荧光团可发出更长波长的光(荧光)。由于荧光团浓度,代谢状态和(或)空间分布的相应差异,各种组织类型之间的整体荧光发射量不同。这些发射荧光的颜色差异可以在内镜检查期间实时捕获并用于病变检测或表征。

自动荧光检测最初仅限于使用基于探针的光谱设备和光纤 AFI 内镜,后一种仪器由于与图像技术相关的图像质量较差,临床价值有限。随着视频内镜 AFI 系统的发展,最近实现了图像分辨率、对比度和质量的进步。AFI 是由红绿蓝连续照明平台的三模成像视频内镜组成的,有两个单独的单色电荷 CCD 位于内镜的先端,用于图像捕获。其中一个 CCD 专用于高分辨率白光成像(white light image,WLI)和窄带成像(NBI),而另一个 CCD 用于 AFI。通过内镜手柄上的按钮可以简单从一种成像模式切换到另一种成像模式。在 AFI 模式中,氙光源前面的特殊旋转彩色滤光片依次产生蓝光(390~470nm)和绿光(540~560nm),用于组织照射。位于 AFI CCD 前方的干涉滤光片可阻挡蓝光激发,但可使组织自发荧光(500~630nm)并反射绿光进行滤光。通过视频处理器将顺序捕获的自发荧光和绿色反射的图像整合成实时伪彩色图像,其中正常或非发育不良的黏膜通常呈现绿色,并且发育异常的组织呈现深紫色。值得注意的是,当前 AFI 系统的图像算法(自发荧光/绿色反射)已不同于早期原型仪器中使用的图像算法,其中红色反射也有助于最终的伪彩色图像,可以给异常黏膜提供浅紫色。目前,唯一商用的 AFI 设备是具有 AFI 功能的红绿蓝视频示波器。

AFI 可用于检测食管中的早期鳞状细胞癌。在一项针对浅表食管鳞癌进行治疗的 32 例患者的初步研究中,AFI 明显可见病变的比例明显增加,显著高于 WLI(79% vs. 51%,$P<0.05$)。对于 Barrett 食管,AFI 是检测高度异型增生和早期癌症的一种敏感但特异性较差的技术。通过 AFI 可以提高高度异型增生/早期癌症的检出率,但代价是假阳性率也明显增高。使用 NBI 进一步表征 AFI 阳性病灶可将假阳性率降低。因此,虽然 AFI 可用作 WLI 的辅助,可拓宽筛查技术的视野,但 AFI 阳性病灶仍需要采用另一种方式(如共焦内镜显微镜或活检)进行额外评估以进行确定。AFI 在胃中的诊断效用会受到可变和不一致的自发荧光模式的限制。但是在结肠息肉检测和(或)分化的研究中,AFI 产生了惊人的结果。

相比 WLI,AFI 对息肉的漏诊率明显降低,但腺瘤漏诊率未显著降低。但对于没有经验的内镜医师,AFI 特征可能比 NBI 或 WLI 特征更容易解释息肉的分型。AFI 还可改善慢性溃疡性结肠炎中瘤形成的检出。但该技术目前缺乏在内镜实践中作为独立诊断模式的特异性。当用作多模式成像方案的一部分时,AFI 可能是一种有价值的工具,但仍需要在前瞻性随机试验中进一步验证。

3. 软件驱动的后图像处理技术

(1)智能分光比色内镜(FICE):FICE 是一种用于血管和表面组织图像增强的后处理器技术。

与利用物理光学滤光器的 NBI 不同,FICE 从数字化数据中选择特定波长,在视频处理器的"光谱估计"电路中分析白光图像的每个像素的颜色强度光谱,然后可仅使用一个选定波长逐个像素地重建图像,也可选择三个这样的单波长图像并将其分配给红色绿色和蓝色监视器输入以实时显示复合颜色增强图像,还可以像 NBI 一样移除波段的红色部分数据并缩小绿色和蓝色光谱。目前的 FICE 配置处理器提供 10 种出厂预设,用于黏膜的差异化彩色显示。每个预设都可以通过计算机键盘进行激活。工厂预设的波长也可以手动更改。可用波长(从 400~695nm)有 60 种可能的排列,能够以 5nm 的增量进行操作。内镜按钮控制器可以进行编程,以便在传统的白光图像和最多 3 个 FICE 预设之间切换。但尚未确定用于组织诊断或分化的最佳 FICE 预设。

与 FICE 一起使用的波长与胃肠黏膜中的层状结构和血流有关,这些结构由于炎症或肿瘤而被改变,作为散射元干扰反射谱。日本的内镜医师主要使用的波长组(增益水平)包括蓝色 470nm(4),绿色 500nm(4),预设 1。据报道,因为胃癌与周围黏膜之间的光谱反射存在较大差异,530nm 处的绿色非常重要。当两个黏膜区域之间的色差<3 时,内镜医师无法将它们识别为不同的颜色。使用 WLI 无法仅使用眼睛确定对比度差,而使用 FICE 观察的早期胃癌(early gastric cancer,EGC)与周围区域之间的颜色差异大于使用 WLI 时的颜色差异。即使使用低分辨率的小口径内镜检查,在 FICE 图像中也会出现很大的色差,从而使图像具有更好的对比度,并且可用于 EGC 的检测。还可通过计算机定量评估胃癌,计算机辅助诊断系统的检测精度可高达 85.9%。因此,与使用 WLI 的高分辨率图像相比,高色彩对比度在检测 EGC 方面可能更有效。FICE 在确定 EGC 的边缘方面非常有用。FICE 增强了表面非恶性区域的模式比恶性区域的模式更强,且不能像 NBI 那样明显地增强微血管模式,因此,肿瘤表面为不规则和模糊的微结构,周围的黏膜中却无此表现,这些表现有助于确定 EGC 的诊断、确定肿瘤的边界。使用 NBI 对浅蓝色嵴(LBC)进行成像对肠化生的诊断非常有用,但 FICE 不能像 NBI 那样清楚地显示 LBC。然而,有报道可将 FICE 与共焦激光内镜相结合,通过展示 LBC、粗大的长脊和绒毛状图案来检测肠化生。这种方法的缺点是需要将 FICE 成像放大 100 倍。FICE 的使用提高了胃食管交界处诊断非腐蚀性反流性食管炎微小病变的能力。使用 FICE 比使用 WLI 更容易在 Barrett 的黏膜中观察到栅栏血管。使用 FICE 图像可以清楚地识别 Barrett 黏膜的白色和棕色胃黏膜的上端之间的界限,栅栏血管和背景 Barrett 黏膜之间及 Barrett 黏膜和胃褶皱之间的 FICE 图像存在比 WLI 更大的色差,改善了图像的对比度。此外,醋酸喷洒结合 FICE 的组合有希望运用于筛查 Barrett 食管患者的高度异型增生和早期癌症。

使用 WLI 区分胃窦血管扩张症(gastric antral vascular ectasia,GAVE)与炎性黏膜中胃的线性红斑是很困难的。FICE 可以增强这些血管与背景黏膜的区别,区分 GAVE 与炎症红斑的变化。FICE 也可被用于结直肠肿瘤的诊断评估。FICE 虽然无法提高腺瘤检出率,但可有效地检测有关肿瘤和非肿瘤病变分化的色谱。通过 FICE 放大对结直肠肿瘤的分类与组织病理学诊断相关,类似于 NBI 放大的结果。在英国进行的大型前瞻性系列研究中,相比 WLI,FICE 联合靛胭脂可显著提高<10mm 结肠息肉的诊断率,可节约大量成本。

(2)I-SCAN:与 FICE 类似,I-SCAN 通过后图像提供黏膜表面和血管的增强图像处理。该技术主要包括三种类型的算法:表面增强(SE)、对比度增强(CE)和色调增强(TE)。SE 通过获得每个像素的亮度强度数据,并应用允许详细观察黏膜表面结构的算法来增强明暗对比度。而 CE 通过获得每个像素的亮度强度数据,并应用允许详细观察表面细微不规则性的算法,在相对较暗的区域中数字地添加蓝色。两种增强功能都可以实时工作而不会损害器官的原始颜色,因此,SE 和 CE 适用于内镜筛查以早期检测胃肠道肿瘤。TE 剖析并分析正常图像的各个 RGB 分量。然后,通过算法改变每个分量的色彩频率,并将分量重新组合成新的彩色图像,旨在增强微小的黏膜结构和颜色的细微变化。TE 实时工作,包括三种模式:用于胃肿瘤的 TE-g,用于结肠肿瘤的 TE-c 和用于食管肿瘤的 TE-e。TE 主要适用于对内镜筛查中检测到的病变进行详细检查。

由于 I-SCAN 图像与传统的白光图像一样明亮,因此,与 NBI 相比,I-SCAN 能够在远处观察更大的区域。此外,I-SCAN 不需要放大内镜即可观察病变的分界,因此,I-SCAN 技术可能对于进行内镜筛查、诊断病变大小,尤其对于胃的浅表病变更有用处。

(3)联动彩色成像(LCI):LCI 是基于 BLI 的附加数字图像处理技术。该技术内置于传统的内镜系统中,同样使用激光光源。与 BLI 相比,通过使用短波长窄带激光和更强烈的白色激光,LCI 产生更明亮和更清晰的内镜视图;然后通过数字图像处理,LCI 增强了光谱红色区域中色彩对比度的差异,因此红色显得更加鲜艳(红色区域显得更红,白色区域显得更白)。因此,在给予更明亮的血管背景黏膜后,LCI 可以更清楚地检测到血管的中断性病变(甚至是轻微色调差异的病变)。有研究通过测量早期胃癌病变与周围黏膜之间的色差来研究 LCI 与 BLI-bright 及 WLI 的诊断能力。研究发现相比 WLI,LCI 图像具有更大的色差值,即使对于没有经验的内镜医师,也可以帮助医师容易地识别和鉴别早期胃癌。与普通胃癌相比,Hp 根除后发生的胃癌典型的内镜表现为尺寸较小、表面平坦及边界不清,因此,Hp 根除后的胃癌将难以检测。LCI 能够提供明亮的图像,可以清晰地显示病变和背景,且强调细微的颜色差异,因此 LCI 可用于评估胃炎状态和早期胃癌筛查。以往的研究显示,与 WLI 和 BLI-bright 相比,LCI 技术可提高结肠扁平肿瘤的可见性。但在最近的一项多中心、交叉、前瞻性随机对照中,与 WLI 相比,使用 LCI 虽然可提高息肉检出率,但腺瘤检出率没有显著差异。

三、总结

胃肠道内镜检查的当前实践中的缺点主要与检测早期胃肠道肿瘤的困难有关,特别是在需要长期内镜监测的疾病中,例如 Barrett 食管、萎缩性胃炎、炎症性肠病和腺瘤性结肠息肉的发现等。各种方法带来的图像增强技术所提供的诊断和表征的改进可能会解决其中的一些问题。在目前这个内镜发展的激动人心的时代,内镜成像增强系统不可避免地会不断进步。为了与这些新发展相结合,内镜医师的专业知识必须不断提高丰富,才能完全接受并采用好这些新的技术。

第三节 共聚焦显微内镜

共聚焦显微内镜是 20 世纪 90 年代在共聚焦显微镜基础上发展起来的一项具有划时代意义的内镜成像诊断系统。CLE 通过将共聚焦显微镜技术与传统电子内镜相整合,使其能在普通白光内镜检查的同时,提供 500~1000 倍放大从而在体实时清晰显示被观察组织的细胞、腺体微血管等显微结构,实现光学病理组织学诊断,被誉为"光学活检"。

一、CLE 成像的基本原理

CLE 成像是利用激光器发出的低能量激光经照明针孔及透镜系统聚焦于被测组织中的

某一点,该共聚焦点处被测组织中的荧光物质在激光的激发下发射出沿各个方向的荧光信号,反射荧光信号再经同一透镜系统聚焦于探测针孔处形成共聚焦点像,并通过探测针孔后的光电倍增管接收。由于照明针孔与探测针孔相对于物镜焦平面是共轭的,因而只有在物镜焦平面上反射的荧光信号才能够通过探测针孔被探测器接收,否则不能在探测针孔处成像。

二、CLE 系统的分类

CLE 系统主要分为两种类型,即整合式 CLE 和探头式 CLE。

1. 整合式 CLE　整合式 CLE(endoscope-based CLE,eCLE)是将微型化的共聚焦显微镜整合于传统电子内镜远端,构成一条专用的共聚焦显微内镜,其镜身直径为 12.8mm。eCLE 检查时,发射至组织表面的氩离子激光激发波长为 488nm。共聚焦图像的扫描速度为 1.6 帧/秒(1024 像素×512 像素)或 0.8 帧/秒(1024 像素×1024 像素),视野范围为 475μm× 475μm,侧向分辨率为 0.7μm。eCLE 的成像扫描深度为黏膜表面至黏膜下 0~250μm 的深度范围。但 eCLE 镜身较粗,且前端长约 70cm 的部分不能弯曲,严重影响了其在内镜检查中的操作灵活性和部分位置的观察视野,目前已在临床工作中很少使用。

2. 探头式 CLE　探头式 CLE(probe-based CLE,pCLE)以微探头的形式通过插入普通电子内镜的工作钳道对被观察组织进行实时、快速连续、动态显微成像,可与不同型号内镜配合使用。pCLE 的氩离子激光激发波长为 488nm,其成像扫描速度快,可达 12 帧/秒,视野范围为 240μm×240μm 或 325μm×325μm,侧向分辨率为 2.5~5μm,直径越大者侧向分辨率越高,但扫描深度不可调节,其扫描深度为 55~65μm 或 40~70μm。pCLE 共聚焦微探头已有多种型号,可适用于不同部位的 CLE 检查。

三、荧光对比剂的选择

行 CLE 检查时需使用荧光对比剂,以使成像对比鲜明。目前在人体组织内最常应用的荧光对比剂是荧光素钠,而盐酸吖啶黄由于具有潜在致突变性,现已不推荐使用。

荧光素钠是一种价廉非诱变源性的荧光对比剂,最早临床应用于眼底血管造影检查。在体内荧光素钠多数与血清白蛋白结合,未结合的游离分子可随血液循环逐渐分布至胃肠道上皮细胞、微血管及间质结缔组织,显示黏膜的隐窝结构、上皮细胞,使固有层的结缔组织与微血管系统形成强烈对比。但荧光素钠不能透过细胞的类脂膜与细胞核中的酸性物质结合,故无法清晰显示细胞核结构。荧光素钠的安全性好,不良反应轻微。静脉注射后最常见的不良反应为一过性轻微皮肤及尿液黄染。严重的不良反应如过敏性休克非常罕见,但发生时处理困难。故推荐 CLE 检查前行荧光素钠过敏试验。

四、CLE 检查操作过程

由于 eCLE 在临床工作中现已很少使用,因此 CLE 检查操作过程以 pCLE 为例进行说明。pCLE 检查前准备与普通内镜检查相似,胃镜检查前应禁食 ≥8 小时,禁水 ≥2 小时,口服祛泡剂和祛黏液剂;结肠镜检查前服用泻药清洁肠道。

CLE 检查前患者需行荧光素钠过敏试验。有条件者,CLE 检查应在麻醉状态下进行。在行消化道 CLE 检查时,首先进行常规内镜检查,发现可疑病灶后,静脉推注 10%荧光素钠 2~5mL,经内镜工作通道插入 CLE 探头,将 CLE 探头轻置于欲观察部位的黏膜表面,同时开启共聚焦扫描功能即可进行显微成像。在行胆道 CLE 检查时,则首先进行 ERCP 检查,经造影确定胆管狭窄部位后,将已预置 CLE 探头的导管经十二指肠镜工作通道在导丝或 Spyglass 胆道子镜直视系统引导下插入胆管内,对狭窄部位黏膜进行显微成像。在行细针型 CLE 检查时,需首先对病变进行常规 EUS 检查,经充分评估后,已预置 CLE 探头的 19G 穿刺针在 EUS 引导下穿刺进入病变组织内部后进行显微成像。

五、CLE 在消化道及胆胰疾病中的应用

1. CLE 在食管疾病中的应用

(1)胃食管反流病:胃食管反流病分为反流性食管炎(reflux esophagitis,RE)非糜烂性反流病(non-erosive reflux disease,NERD)和 Barrett 食管。其中内镜检查是当前诊断 RE 的"金标准",普通内镜检查即可发现 RE 患者的食管病变。但 NERD 在内镜下具有正常的食管黏膜表现;而对于 Barrett 食管的诊断,普通内镜下难以识别柱状上皮和肠上皮化生。因而,NERD 和 Barrett 食管的诊断一直以来都是内镜诊断的难点。

NERD 虽然在普通内镜下表现正常,无食管黏膜损伤,但其实际已有微观结构病理变化。正常食管黏膜在 CLE 图像中表现为大小一致、排列规则的鳞状上皮细胞,细胞边界清晰,无荧光素渗出,其间可见直径均匀、形态规则的线圈样乳头内毛细血管袢(intraepithelial capillary loop,IPCL);而在发生 NERD 时,食管 IPCL 的形态仍正常,但 IPCL 的数量增多、管径扩张,鳞状上皮细胞间隙增宽,伴有荧光素渗出(图 17-6)。CLE 可通过观察 IPCL 形态、数量、管径、细胞间隙变化,以及荧光素渗出情况评估食管黏膜微观结构变化,进而诊断 NERD,但其诊断价值仍有待进一步的临床验证。

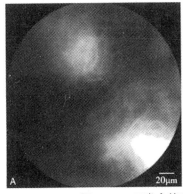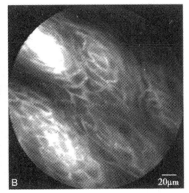

图 17-6　正常食管和非糜烂性反流病 CLE

A. 正常食管;B. 非糜烂性反流病

Barrett 食管是发生食管腺癌的高危因素,内镜下发现和明确 Barrett 食管并进行及时的随诊和治疗,是降低食管腺癌发病的有效手段。当前诊断主要依靠内镜检查结合组织活检(全段间隔 1cm 或 2cm 四象限随机活检)。而利用 CLE 检查则可迅速、准确地对 Barrett 食管做出诊断,具体如下。

1)非瘤变的 Barrett 食管:形态一致的绒毛样结构,长柱状吸收细胞,黑色的杯状细胞。

2)瘤变的 Barrett 食管:绒毛样结构,黑色、不规则增厚的上皮,血管形态不规则,管径扩张。

3)食管腺癌:结构混乱、绒毛样或腺体结构消失,血管数量增多、形态迂曲、管径明显

扩张(图17-7)。

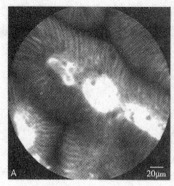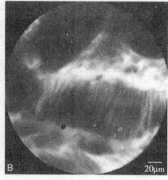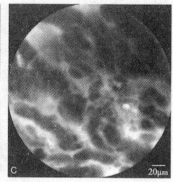

图17-7　Barrett食管和食管腺癌CLE

A. 非瘤变的Barrett食管;B. 高级别上皮内瘤变的Barrett食管;C. 食管腺癌

此外,与常规四象限随机活检法相比,CLE可提高Barrett食管瘤变的检出率,且大大减少所需的活检数量。

(2)食管癌:食管鳞癌是我国最常见的消化道恶性肿瘤之一,进展期病变内镜下诊断多无困难,但对于平坦型病变容易误诊和漏诊。对此,CLE可基于食管鳞状上皮组织的表面成熟现象对食管鳞状上皮内瘤变(esophageal squamous intraepithelial neoplasia,ESIN)和鳞癌进行诊断。食管鳞状上皮组织的表面成熟现象在CLE图像上表现如下。

1)有光晕:IPCL周围存在光晕并向外逐渐衰减。

2)有梯度:由内向外细胞厚度逐渐变薄。

3)有极性:单个光晕偏向某一方向上延伸。

4)有指南针效应:同一张图像内的不同光晕的极性朝向同一方向。

根据以上4项特征存在与否进行评分(特征存在记1分,特征不存在记0分),4项特征评分相加之和即为鳞状上皮的表面成熟评分(surface maturation score,SMS)。完全没有表面成熟现象(SMS=0)可作为CLE诊断ESIN和鳞癌的诊断标准,在临床即时诊断中具有重要的指导意义。

2. CLE在胃部疾病中的应用

(1)慢性胃炎:慢性胃炎可分为慢性非萎缩性胃炎和慢性萎缩性胃炎,是最常见的上消化道疾病之一,其中慢性萎缩性胃炎更是一种公认的癌前状态,包括固有腺体萎缩和胃肠上皮化生(gastric intestinal Metaplasia,GIM)。CLE可通过观察胃黏膜的胃小凹、上皮下间质及微血管等显微结构对其进行准确诊断。

CLE图像中,正常胃底、胃体处的胃小凹大小一致,其开口为非连续的圆形或卵圆形,排列规则,微血管呈蜂窝样围绕在小凹周围,无荧光素渗出;正常胃窦处的胃小凹呈连续的短棒状,其开口为裂隙样,小凹周围的间质较宽,无荧光素渗出,其内可见白色的线圈样血管结构。而萎缩发生时,CLE下表现为胃小凹数量减少,排列稀疏,开口扩张,间质增宽,荧光素渗出明显,由此对慢性萎缩性胃炎进行准确判断。但需要注意的是,由于固有腺体的位置较深及受CLE扫描深度的限制,CLE对固有腺体的直接观察目前仍较困难,CLE对萎缩性胃炎的诊断主要是基于萎缩发生时胃小凹发生的相应改变来预测固有腺体萎缩。

GIM 是指在病理情况下胃黏膜上皮细胞被类似肠黏膜上皮所取代。CLE 对 GIM 的诊断具有极佳的诊断敏感性和特异性(超过 95%),其诊断标准包括 CLE 下胃黏膜中可见大而黑的杯状细胞、细长的柱状吸收细胞、刷状缘及绒毛状上皮结构。与此同时,与新悉尼标准活检法相比,CLE 引导下的靶向活检可在更少活检数量的情况下,取得更高的 GIM 检出率。

(2)胃癌:胃黏膜上皮内瘤变(gastric intraepithelial neoplasia,GIN)是胃黏膜癌变过程的重要环节,是公认的重要胃癌前病变,需定期进行内镜随访或及时给予干预治疗。利用荧光素钠作为对比剂,GIN 在 CLE 图像中的诊断标准主要包括以下几项。

1)腺体极性异常:腺体大小或上皮厚度不规则、腺体拥挤、向腔内折叠、出芽或分支。

2)细胞极性异常:细胞排列不规则,上皮细胞分层。

3)微血管数目增多、管径增粗扭曲扩张。

基于此标准,CLE 可对 GIN 进行准确的实时诊断,且可靠性较好,对 GIN 的内镜治疗具有重要的指导意义。此外,CLE 也可对 GIN 进行一定程度上的分级诊断(区分高级别 GIN 和低级别 GIN),但由于受荧光对比剂的限制,荧光素钠无法显示细胞的细胞核结构,CLE 对 GIN 的分级诊断价值仍需进一步地探索研究。

胃癌是亚洲国家发病率和病死率最高的消化系统肿瘤之一,但早期胃癌,尤其是平坦型病变在普通内镜下无法进行准确的识别诊断。而 CLE 在早期胃癌诊断中显示出较高的应用价值。癌性在早期胃癌诊断中显示出较高的应用价值。癌性消失,代之以不规则或紊乱的腺体;癌细胞表现为形态、大小不一、排列不规整的黑色细胞;微血管呈现形状不规整、管径增大、荧光素明显渗出等特征。另外,根据腺体结构、血管形态改变,以及杯状细胞、刷状缘等特征性表现的不同,CLE 还可对不同分化程度、不同起源的胃癌病变做出准确分型诊断,例如根据有无腺体结构将癌性病变进一步分为分化型和未分化型胃癌,前者表现为腺体形态不规则但腺体结构尚存在,后者腺体结构完全或者接近完全消失(图 17-8)。

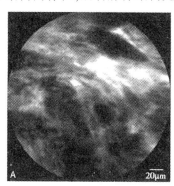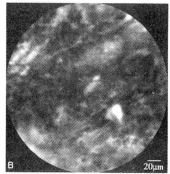

图 17-8　胃癌 CLE

A.分化型胃癌;B.未分化型胃癌

3.CLE 在结直肠疾病中的应用

(1)溃疡性结肠炎

1)炎症活动度评估:溃疡性结肠炎(ulcerative colitis,UC)的诊断离不开内镜的诊断,包括病变范围、炎症活动程度等。与其他光学内镜技术相比,CLE 对 UC 炎症活动度判断更接近于病理组织学的诊断水平。根据隐窝形态变化,UC 炎症活动度 CLE 分级包括:A 级(正常),隐窝排列规则,大小一致;B级(慢性非活动性炎症),隐窝排列不规则,大小不一致,局部隐窝融合,上皮完整;C级(轻度活动性炎症),隐窝排列不规则,开口扩张,可见荧光素渗出;D级(重度活动性炎症),隐窝数量减少,大量隐窝破坏,可见隐窝脓肿。

2)UC相关瘤变筛查:UC患者的结肠癌发生率相比正常人较高。因此对UC患者的上皮内瘤变筛查对改善患者的预后有重要价值。正常结直肠黏膜的CLE图像表现为黏膜浅层可见柱状上皮细胞与杯状细胞间隔分布,呈野菊花样;黏膜深层杯状细胞逐渐减少,隐窝呈圆形,大小一致,排列规则,上皮呈均匀的黑色,隐窝间可见六角形围绕的微血管。而上皮内瘤变的CLE图像表现为上皮细胞呈嵴样排列,隐窝结构和杯状细胞消失,细胞结构不规则;血管扭曲扩张,伴有荧光素渗出。当前对UC相关瘤变的筛查应用较广泛的方法是全结肠染色后对可疑病变进行活检。而采用色素内镜联合CLE的筛查方式可在提高UC相关瘤变检出率同时,显著减少活检次数,显示出巨大的临床应用前景。

(2)结直肠息肉:结直肠息肉是常见的结肠黏膜病变,主要鉴别增生性息肉和腺瘤性息肉,其中腺瘤性息肉是结直肠癌的主要癌前病变。增生性息肉的CLE图像表现为隐窝开口呈星形,或正常结构的隐窝;杯状细胞数目正常或减少;六角形蜂窝样血管结构,血管无或轻度增多。而腺瘤性息肉的CLE图像表现为隐窝结构不规则,呈绒毛样改变,杯状细胞缺失,血管扭曲扩张,伴有荧光素渗出。因此,CLE可借助病理组织学水平的放大倍数,能够在体实时对结直肠息肉进行光学病理组织学诊断,为内镜医师即时处理提供有力依据。

(3)结直肠癌:结直肠癌的内镜下诊断多不困难,但确诊仍需要活检之后的病理组织学检查。CLE可以对病变进行实时的病理组织学水平诊断,除此之外,还能够预测具体的病理组织学类型,如结直肠癌的分化程度等。结直肠癌CLE图像表现为隐窝结构消失,癌细胞呈嵴状或团块状分布,极性紊乱或消失,杯状细胞缺失,间质微血管扩张扭曲明显,荧光素异质性渗出。分化较好的结直肠癌还可见到腺体样结构,腺腔内可见碎屑,微血管增多增粗;分化较差的结直肠癌无明显腺体样结构,可见短段样微血管。

4.CLE在胆胰疾病中的应用

(1)胆管狭窄:受技术条件的限制,长期以来对于胆管狭窄的诊断一直是临床上的难题之一。而胆道CLE的出现和快速发展为这一难题的解决提供了新的思路和临床可行性。CLE对造成不确定性胆管狭窄的良恶性病变具有不同的成像特点。

1)正常胆管:细而规则的网状结构黑带($<20\mu m$)亮灰色背景、白色条带(血管,$<20\mu m$)。

2)炎性狭窄:多条白带(血管,$<20\mu m$)鳞片状黑色颗粒样结构、腺体间距离增加、增宽的网状结构黑带($<40\mu m$)。

3)恶性狭窄:宽白带(血管,$>20\mu m$)、宽黑带($>40\mu m$)、黑色不规则暗簇、不规则上皮结构改变。

(2)胰腺囊性病变:胰腺囊性病变(pancreatic cystic lesions,PCLs)是常见的胰腺疾病,分为非肿瘤性病变和肿瘤性病变,前者主要是胰腺假性囊肿;后者主要包括浆液性囊性肿瘤(serous cystic neoplasm,SCN)、导管内乳头状黏液性肿瘤(intraductal papillary mucinous neoplasm,IPMN)黏液性囊性肿瘤(mucinous cystic neoplasm,MCN)等。目前PCLs的诊断主要依靠影像学检查,其诊断准确度仍有待提高。而细针型CLE的应用可在EUS引导下直接观察病变组织的显微结构变化,实现了虚拟病理组织学诊断。各类PCLs的CLE图像表现如下。

1）胰腺假性囊肿：黑色背景下明亮、灰色或黑色颗粒。

2）SCN：浅表血管网状结构。

3）IPMN：指状乳头样突起或黑环带亮核结构。

4）MCN：具有上皮边界的灰色上皮带。

作为近年来 CLE 技术的新发展，目前细针型 CLE 在 PCLs 的应用时间较短，仍缺乏充足的临床资料支持。但未来随着病例的逐渐增加和实践经验的不断积累，相信细针型 CLE 对 PCLs 具体类型的诊断和恶性倾向的评估将更加完善。

六、问题与展望

CLE 的出现标志着消化内镜检查实现了从表层到深层、从宏观到微观、从形态学到组织学的转变。作为一种新型的显微内镜技术，CLE 在许多消化系统疾病，尤其是消化道早期肿瘤和癌前病变的诊断方面展现了非凡的临床应用价值，其便捷性、无创性、即时性、准确性等优点，以及指导靶向活检的优势使得消化内镜的临床诊断走上了新的高度。

但 CLE 在当前的诊断应用方面仍存在些许的不足。首先，CLE 的扫描深度较浅。与 eCLE 可调节的扫描深度（$0 \sim 250\mu m$）相比，目前广泛应用的 pCLE 扫描深度仅为 $40 \sim 70\mu m$（不可调节），无法实现对黏膜深层的显微成像，因而限制了其对深层病变的临床应用，如固有腺体萎缩的评估、肿瘤浸润深度的判断等。其次，用于 CLE 成像的可选择荧光对比剂种类较少。理想的荧光对比剂应具备无毒性、良好的组织亲和性、可形成鲜明的色彩对比、如实反映观察组织的微细变化、价格低廉且容易获取等特征。然而，由于盐酸吖啶黄的潜在致突变性（与细胞核和细胞质内的酸性物质如 DNA、RNA 结合），以及四环素和甲酚紫的成像效果不佳，当前可在人体组织内应用的荧光对比剂主要为荧光素钠。虽然荧光素钠可对细胞、腺体微血管等显微结构进行清晰成像，但由于缺乏细胞核结构的显示，CLE 难以对病变进行理想地分级诊断，如准确区分高级别与低级别 GIN 等。再次，CLE 的扫描面积有限。CLE 的扫描过程属于点成像，一次性扫描面积较小，即使多次连续扫描成像，对病变的全面成像评估和风险预测仍较为困难。最后，CLE 对内镜医师的整体素质要求较高。作为虚拟病理组织学成像，CLE 检查除要求内镜医师具有娴熟的内镜操作技巧能对病变进行稳定、准确成像外，更要求内镜医师具备一定的病理组织学基础，以便更好地对 CLE 图像进行解读诊断。

当然，随着光学技术的不断进步，CLE 技术将得到进一步的革新和完善，新型光电设备的功能整合将实现对病变组织的深层成像、广域成像和多维度成像。而针对特定分子的新型荧光对比剂的研发，未来的 CLE 应用也将不再局限于在体实时的形态学诊断，还将扩展到功能学（如黏膜屏障功能、血流灌注、细菌移位的评估）和分子学（如肿瘤分子成像）诊断范畴，以期更早地发现和诊断病变，更好地对病变进行功能学评估、风险预测和靶向治疗。与此同时，计算机技术的迅猛发展，基于深度学习的人工智能现已应用于医学图像识别领域，如病理切片图像、影像学图像、消化内镜图像的自动识别诊断，未来必将应用于 CLE 成像的图像识别，从而实现 CLE 图像的实时、快速、准确地分类诊断，成为内镜医师在 CLE 临床诊断应用和学习培训领域的得力助手。

第四节　磁控胶囊内镜研发及应用

我国幅员辽阔、人口众多，是胃癌大国。据 2018 年世界癌症报告统计，胃癌发病率居全球恶性肿瘤第4位,在恶性肿瘤死亡病因中高居第2位,我国新发和死亡胃癌病例均占全世界总数的40%。据2015年中国癌症数据分析显示,2015年新发胃癌67.9万例,死亡49.8万例,发病率为30/10万,已成为继支气管肺癌之后,威胁国人生命的第2位癌症。因此,降低胃癌的发病率和病死率成为我国乃至全球的重大公共卫生问题。胃癌的预后与诊治时机密切相关,不同分期的胃癌患者5年生存率存在着明显差异,早期胃癌(Ⅰ期)可在内镜下达到根治,5年生存率超过90%,远远高于进展期胃癌。因我国并未大规模开展胃癌普查和筛查项目,主要依靠门诊有症状患者的胃镜筛查,而大多数胃癌患者缺乏特异症状,导致目前我国的早期胃癌的诊治率低于10%。

当前胃癌的筛查方法主要有上消化道造影、血清学检测、电子胃镜及磁控胶囊内镜检查。①X线钡餐检查:可发现部分早期胃癌,但因不能取活检及存在X线辐射,目前不作为首选筛查手段;②血清学筛查:主要指胃蛋白酶原(PGⅠ、PGⅡ和PGR)、胃泌素-17和幽门螺杆菌(Hp)抗体等检测,具有无创和简便易行的优点,但是存在敏感度和特异度较低等问题;③胃镜及胃镜下活检:是目前诊断胃癌的"金标准",但因"患者痛苦、需要一定的技术设备"等缺点,限制了其在大规模筛查中的应用。

一、磁场控制式胶囊内镜研发背景

传统电子胃镜可以明确病灶部位,是最准确的胃部疾病诊断方式。但是,电子胃镜的侵入式检查方式和这种检查方式引起的不舒适性,使得患者对该检查接受度较低,难以用于人群胃病筛查。麻醉可以提升检查舒适度,但部分人检查后会出现麻醉药导致的不适感甚至是麻醉不良事件。因此,有必要进一步研发无创式胃镜检查方式,以在人群中推广应用。

胶囊内镜最早在2000年由以色列科学家研究发明,是消化内镜发展史上的一个里程碑事件,标志着消化内镜从有线跨越到无线时代。经过10余年的发展,目前已经成为消化道疾病检查的重要手段,尤其是小肠疾病的一线诊断方式。随着科技的不断进步,胶囊内镜的适应证已由小肠扩展到消化道其他部位,专用食管胶囊内镜和专用结肠胶囊内镜已进入临床初步应用阶段,研究结果显示其在人体中使用安全有效,尤其是结肠胶囊内镜已在美国获得FDA批准并较广泛使用。对于胶囊应用到胃的检查,由于目前的胶囊内镜是依赖自身重力和胃肠道蠕动被动行进,随机拍摄消化道黏膜,无法对比小肠空间更大的胃腔进行全面、有效的拍摄和诊断,临床医师也无法对感兴趣区域进行反复观察,暂不宜用于胃部疾病的诊断。因此,需要研发主动式控制胶囊以在胃内进行全面检查。

开发主动式的胃肠道多功能智能胶囊机器人是目前各国研究的热点。主动式胶囊的控制方式目前主要有内部驱动和外部驱动两种形式。内部驱动目前主要采用仿生学原理,比如模拟蠕虫运动、模仿潜艇、类似鱼鳍或者可伸缩的机械臂。2009年,国外学者提出一种可吞咽的胶囊内镜,由四台电动螺旋桨驱动,其电源可提供1.5cm/s的速度,用于充满液体的人体胃部中活动,持续转向和捕获图像30分钟。但该胶囊目前仅在离体猪胃中实验,尚未用于动物体内或人体。探索内部驱动模式的可行性需要更多的伦理审查,存在一定的侵入性,限制了其临床应用。目前研究较多的是外部驱动技术,依靠体外磁场控制胶囊在体内的运动。磁控胶囊内镜的概念最早在2006年被提出来,主要在胃部疾病中应用,但在食管、小肠和结肠中也有所研究,甚至为减肥提供新的思路。

二、磁控胶囊内镜种类与胃内可视度研究

基于磁场控制的胶囊胃镜在各国发展迅速,根据体外磁场来源不同,目前已在临床上应用的主要有以下三大类磁控胶囊:手柄式、MRI 式和机械臂式。

1. 手柄式磁控胶囊内镜　手柄式磁控胶囊内镜在各国研究较多。2010 年最早报道使用磁控的方法进行胶囊内镜胃部检查,该内镜以 Given 结肠胶囊内镜为原型,一端改装磁体,外部磁场为一小型的手持磁控板,可产生最大 $272g/cm^2$ 的磁力,它使得胶囊内镜的远程操作的安全性和有效性得以提升。经过改进后,有学者在 10 名健康志愿者中进行操作,7 例有很好的黏膜可视度(75%~90%),其余 3 例有中度可视度(50%~60%)。

MiroCam-Navi 手柄式磁控胶囊内镜系统,通过标准的 MiroCam 小肠胶囊内镜改良内部的磁性装置,该磁控装置通过体外一个锤子形手持永久性磁铁控制,由患者身上的传感器将图片传输出来。手持式磁体设计更为轻便,将其放置在身体表面上的对应点上并旋转以维持和操纵胶囊。国外报道了 26 例志愿者行 MiroCam-Navi 手柄式磁控胶囊内镜检查,其上消化道主要解剖部位可视度达 88%~100%(食管胃连接部 92%,贲门 88%,胃底 96%,胃体 100%,胃角 96%,胃窦 96%,幽门 100%)。然而该胶囊齿状线观察率仅为 46%,同时很难控制胶囊进入胃的速度。初步研究表明该手柄式磁控胶囊内镜装置磁场强度弱、范围太小,磁控胶囊性能欠佳。又有学者研发了一款系线手柄式磁控胶囊内镜,手柄重 2.5kg,磁力达 7000G,可同时观察食管和胃。初步研究显示,该装置对食管、胃和十二指肠的整体观察完成率分别为 100%、85.2% 和 86.1%,操控性和耐受性较好。

2. MRI 式磁控胶囊内镜　2010 年国外报道了一种 MRI 式磁控胶囊内镜系统,由日本 Olympus 公司和德国 Siemens 公司合作研发,是一种基于磁共振系统的胶囊内镜系统,外观上与 MRI 相似,但是调动胶囊内镜的磁控制力小很多(传统 MRI 检查所用磁控制力是该磁力的 150~500 倍),最大磁场强度为 100mT。在一项初步可行性研究中,发现应用 MRI 式磁控胶囊内镜对胃远端的可视度较好(幽门达 96%,胃窦 98%,胃体 96%),而在胃近端效果不佳(胃角 73%,胃底 75%),可能是因为近端胃壁塌陷,影响了胃黏膜的观察。由于该磁控胶囊内镜系统成本高、操作复杂,同时胶囊必须借助于液体的浮力才能达到有效控制,难以普及和开展。

3. 机器臂式胶囊内镜　2012 年,上海长海医院最早报道了一款机器臂式胶囊内镜系统在人体中的可行性研究,医工结合与安翰公司研制,胶囊体外由一个 C 型臂的永磁体控制,2013 年 1 月获得 CFDA 认证,成为全球首家上市的磁控胶囊内镜,目前已获得中国国家药品监督管理局(NMPA)美国食品药品监督管理局(FDA)与欧盟 CE 共三项认证。机器臂式胶囊系统的永久磁铁最高强度可达 300T,磁力和控制效果均优于手柄式和 MRI 式,通过可精确操控的机器臂式体外磁场控制系统,不仅实现了三维直线方向的毫米级(2mm)移动,以方便将胶囊内镜以小步长精准移动到胃三维空腔内的任何位置,同时还实现胶囊内镜自如小角度(3°)的转动,方便实现对具体病变适宜角度的观察,从而极大提升了胃腔检查的完整度和病变观察的精确度。国内一项研究显示,在 212 例患者中应用机器臂式胶囊内镜检查,发现贲门、胃底、胃体、胃角、胃窦及幽门的观察率分别为 85.8%、89.6%、95.3%、88.2%、93.4% 及 91.1%。

三、磁控胶囊内镜胃内准备方案研究

关于检查前的胃准备方案,主要需要解决两个问题:①胃内充盈;②祛除黏液、气泡。磁控胶囊胃镜的胃准备方案相对独特,不仅要求胃腔充分充盈以减少皱襞折叠,还需要消除胃内多余的黏液与气泡。不同于传统胃镜可实时注气扩张与冲水清洗,磁控胶囊胃镜在研究初期多通过单用清水或加用产气粉产气进行胃部准备,但因充盈与清洁程度存在局限,后开始改用清水+祛泡剂(西甲硅油或二甲硅油),有些还加用蛋白酶类制剂(链霉蛋白酶),观察效果均较满意。一项纳入 120 例受试者的随机对照试验显示:相比单用清水准备,清水+祛泡剂、清水+祛泡剂+蛋白酶类制剂的方案均可明显减少黏液与气泡,显著提高胃部清洁度与黏膜可视化程度,且两种方案相比无明显差异。另一项纳入 160 例受试者的研究发现,检查前 60 分钟服用祛泡剂(西甲硅油)相比检查前 30 分钟服用的效果满意率更高,且服用剂量 15mL 或 30mL 相比 5mL 更优。此外有研究显示,在服用祛泡剂后反复翻身改变体位 15 分钟有助于祛泡剂在胃内各部位充分作用,可显著提高胃黏膜清洁度,同时可缩短胃部检查时间。

根据国内机械臂式磁控胶囊内镜研究结果,胃准备采用如下方案:禁食 8 小时以上;检查前 40~60 分钟时服用适量祛泡剂(10~30mL 西甲硅油乳剂或 5g 二甲硅油散),可同时加用 20 000IU 链霉蛋白酶;反复翻身活动改变体位约 15 分钟;检查前 10 分钟起分次饮水至腹部有充分饱胀感(500~1000mL);检查时根据胃充盈度评估情况适度增加饮水(每次 200mL)。

四、磁控胶囊内镜对胃部疾病的诊断准确性

为证实磁控胶囊内镜对胃部疾病诊断的敏感度和特异度,国际上陆续开展以传统电子胃镜为"金标准"的对比研究。根据不同的水-气交界面,MRI 式磁控胶囊内镜可以较为清楚地观察到胃内情况。有学者对 61 例患者分别行 MRI 式磁控胶囊和传统胃镜检查,发现两者的诊断能力相似,但 MRI 式磁控胶囊内镜需要患者饮用至少 2L 的水以提供水-气交界面,较多的饮水量易引起被检测者不适。2015 年法国两家医学中心入选 189 例(105 例男性,平均年龄 53 岁)有腹部症状的患者,分别接受 MRI 式磁控胶囊内镜和传统胃镜检查,结果在 21 例患者发现 23 处主要病灶,诊断准确率为 90.5%,特异度为 94.1%,敏感度为 61.9%,所有患者均优先选择胶囊内镜检查。

近期多项研究表明,与传统电子胃镜相比,应用国产机器臂式磁控胶囊内镜对胃部病灶诊断的敏感度为 85%~92%,特异度为 67%~95%,与胃镜检查结果的一致性达 87%~98%。2015 年上海长海医院、武汉协和医院联合对 68 例胃部症状患者进行了机器臂式磁控胶囊内镜的研究,发现磁控胶囊内镜和传统电子胃镜检查的一致性为 91.2%(Kappa=0.765)。2016 年上海长海医院牵头全国 7 个中心进行了一项前瞻性、多中心、自身对照临床研究,以传统电子胃镜为"金标准",入选 350 例有临床症状的患者,磁控胶囊内镜对于发现胃部局灶性病变的敏感度为 90.4%,特异度为 94.7%,阳性预测值为 87.9%,阴性预测值为 95.9%,诊断准确度为 93.4%,显示针对胃部局灶性病变的检查准确度极高,可与传统电子胃镜相媲美。

2018 年,一项全国大样本多中心研究评估了机械臂式磁控胶囊内镜在 3182 例无症状人群胃癌筛查中的应用,结果显示胃癌检出率达 2.2‰,50 岁以上受检者达 7.4‰。2021 年,基于山东省医联体无症状人群的机械臂式磁控胶囊内镜检查结果显示,入组 6627 例无症状

人群,共检出 32 例上消化道肿瘤,检出率达 4.8‰,其中早期胃癌占比 16.67%,进一步验证了磁控胶囊内镜在上消化道癌筛查中的作用。2018 年报道的体外磁场控制辅助胶囊内镜通过幽门技术,明确了磁控可显著加快胶囊内镜幽门通过时间,并显著提高十二指肠乳头检出率,同时可显著提高小肠检查完成率。2019 年,可分离式磁控胶囊内镜首次报道,系线与系线分离技术的成功应用有效解决了食管检查不全问题,同时实现了食管与胃的序贯检查。2020 年,可分离式系线磁控胶囊内镜进一步应用于代偿期进展性慢性肝病高危静脉曲张的筛查中,以传统电子胃镜为"金标准",研究显示该技术检出高危静脉曲张的一致性达 90%,且安全性、患者满意度高。

中国国家药品监督管理局(NMPA)已认证机械臂式磁控胶囊内镜适用于 8 岁以上儿童。近期 2 项单中心回顾性研究显示,5 岁以上共 347 例儿童(小于 18 岁)均顺利完成了机械臂式磁控胶囊内镜检查,未发生明显不良事件。另外还有针对老年人群(大于 60 岁)的临床研究也证实了检查的安全有效,且最高有 94 岁老年人安全应用的报道。需注意的是,老年人可能更容易发生胶囊滞留与误吸等并发症。因此对于儿童与老年人,在检查前需排除吞咽功能障碍、胃肠道梗阻与无法配合检查等禁忌证,在检查时需加强沟通引导与做好实时照护。

五、磁控胶囊内镜检查安全性和局限性

在准备和行磁控胶囊内镜检查过程中,受检者耐受性和接受性较好,不良事件罕见且影响较小。胶囊内镜检查常见的并发症为胶囊滞留,是指胶囊内镜吞服后停留于胃肠道 2 周以上未排出体外,据报道胶囊滞留总体发生率在 0.73% ~ 2.6%,研究显示,当肿瘤、粘连或炎症引起消化道产生严重狭窄时,胶囊难以顺利通过,是导致胶囊滞留的主要原因。同时,胶囊内镜检查过程中的罕见并发症还包括吞咽困难、误吸入气管、消化道检查不完全等,但近 20 年,随着检查经验的完善,检查流程的进一步规范和胶囊内镜技术的提升,胶囊内镜滞留率和检查不完全率正逐步下降。

尽管磁控胶囊内镜在胃疾病的诊断方面已经可以同传统电子胃镜相提并论,但是依然有其局限性和不足。第一,胃的准备方案要比电子胃镜稍复杂烦琐;第二,检查过程耗时比电子胃镜时间稍长,这也要求操作医师要接受更多的培训和更多的内镜操作经验;第三,目前磁控胶囊内镜检查的花费要比电子胃镜检查高,不过预期未来费用会有所下降;第四,胶囊胃镜不能对胃内液体进行吸引,无活检及内镜下治疗功能;但近期有学者在研发无线胶囊活检技术,能够抓取组织样本,初步用于动物实验。

总之,磁控胶囊内镜诊断胃部病灶准确度高,同时有最低限度侵入性,具有舒适、安全、无须麻醉、无交叉感染风险等优点,人群接受度高,是传统电子胃镜的有益补充,可以用于胃病患者的初筛,对于不需要活检或治疗干预的人群,可以避免电子胃镜检查;这将有益于国家早期胃癌的筛查,并最大限度减少电子胃镜需求度的负担。磁控胶囊内镜已广泛应用于国内外临床,成为胃病初筛和检查的重要工具。但是,磁控胶囊内镜目前还处于发展阶段,需进一步开展大规模临床应用研究证实在上消化道疾病中的价值。科技发展的速度惊人,过去 20 年间,胶囊内镜已成为小肠疾病的一线诊断方式。我们相信,磁控胶囊内镜潜力巨大,未来将在上消化道疾病,乃至上消化道-小肠疾病的诊断方面发挥重要作用。

第十八章 超声内镜技术

将超声微探头插入消化道,可对探头附近的结构进行检查,高频率探头的使用,可在优良的图像分辨率和较差的探测深度之间获得令人满意的折中的结果。由于超声微探头可置于配有光学录像的设备的前端,使得超声内镜成为消化道超声检查中独具特色的一部分。消化超声内镜起源于20世纪70年代中期,在20世纪80年代中期得以发展,目前已应用于消化道肿瘤、胆道梗阻和胰腺肿瘤性与炎性疾病的评估。此外,还有其他一些并不常见疾病中的应用,如消化道壁黏膜下肿瘤、门静脉高压、食管动力性疾病,以及各种肛门直肠和妇科疾病,特别是位置较深的腹膜后子宫内膜异位症。

第一节　概　述

一、原则

这种成像技术在过去十年间飞速发展,是目前评估消化道壁及其邻近脏器分辨能力最高的技术,并且出现了EUS引导下的组织学检查和治疗技术,随着该技术的发展和完善,又出现了弹性成像和对比增强EUS技术。

EUS检查结果的质量直接取决于操作者的经验,对于这种技术我们要重点知道该技术需要多种昂贵的设备、长期专业化的培训(除外治疗超声内镜技术,因为对于介入内镜医师来说EUS很容易被掌握),并配备多种工作人员。因此,这种技术一般只能在满足以上条件的转诊中心型医院开展。

尽管治疗性超声内镜是EUS中最令人感兴趣的部分,但是至目前为止其应用并不广泛,因为其适应证有限且只有少部分患者能够从中获益。

诊断性EUS和EUS介导的FNA仍是本技术的主要应用方面,也是EUS中短期的未来应用前景。

二、应用现状

1.简介　超声探头的分辨力直接与其发射频率呈正相关,广泛应用于EUS的7.5MHz可以提供1mm的空间分辨力。相反,所观察的深度与其发射频率成反比。

近年来,设备生产商增加了发射频率的范围,可以在同一条内镜上提供低频率(5~6MHz),以便准确评估分析6~8cm深度的范围,这样对于一些胰腺疾病的处置更有利。

2.设备　超声内镜目前使用两种超声设备。

(1)环扫成像:环扫超声能够提供360°垂直于内镜轴的图像。该项技术有众多优势,具体如下。

1)优质的图像质量,可以实时进行消化道360°环周观察(图18-1),更易于对全部消化道疾病进行全面的检查,尤其是肿瘤的局部浸润和随访监测,以及可将其他累及消化道壁的疾病作为适应证。

2)持续扫描标志性大血管,即便是在超声斜扫时获得的图像,仍能帮助确认病变位置,因此可以准确评估消化道周边的结构和器官,尤其是胆胰区域。

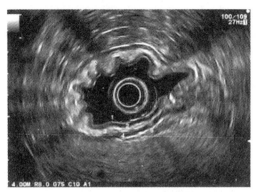

图 18-1　正常胃壁的五层结构

电子环扫内镜:1.胃腔和上皮组织的界面;2.黏膜层的黏膜肌层;3.黏膜下层;4.固有肌层;5.浆膜层和胃周边脂肪的界面

它的主要缺点是无法进行 EUS-FNA 操作,因为针道垂直穿过超声扫描的平面,无法实时进行监视。

由于环扫成像已应用广泛且相对容易操作,是目前广泛使用的 EUS 技术。主要有以下三种设备可被使用。

3)电子超声内镜:可用来研究食管,胃、十二指肠、胆胰区域、肛管、直肠和结肠,同时获得超声图像和内镜图像。目前有两种环扫电子超声内镜:①机械式环扫超声内镜:这是最老的超声内镜类型(出现于 20 世纪 80 年代早期),其应用越来越少,不能进行多普勒超声检查;②电子 B 超:目前有三个内镜生产厂商可提供这种超声内镜,可分为前视镜和前斜视镜。这些设备超声频率为 5~12MHz,并能进行多普勒超声观察。最新的型号可连接非常先进的超声主机,静脉注射超声对比剂后可进行造影显像。

4)硬式探头超声:主要为检查肛管及其括约肌和中下段直肠而设计,分机械式和电子式换能器。

5)微探头:可被送入普通内镜的工作管道,适合进行高频超声检查(20MHz 和 30MHz)。这种技术出现于 20 世纪 90 年代,可用于消化道浅表平坦型癌和高级别上皮内瘤变的治疗前诊断,因其可准确地判断患者是否适合接受内镜下黏膜切除术、黏膜剥离术、光动力学治疗或射频消融术。

6)介于微探头和超声内镜之间的"盲式探头":是一种可曲式设备,直径为 7.8mm,头端具有微型换能器,但没有内镜的光学传输系统。它使用机械式环扫换能器,换能器位于头端(3mm 处),能够发射出 7.5MHz 超声波。这种盲式探头能够借助内镜预先放置的导丝进入指定位置,可用于检查存在狭窄的食管或直肠病变。

(2)曲面纵行线阵超声:电子 B 超获得的超声图像是矢状位图像,它使用的是电子换能器,图像的平面与内镜轴是平行的。该技术的主要优势是能够进行消化道壁间或壁外的 EUS-FNA,针道和要穿刺的目标可由超声实时监控。由此,治疗性 EUS 必须使用大工作钳道的超声内镜。此种类型设备的缺点是其本身的矢状位图像导致无法获得环周消化道壁图像,因此不适于肿瘤治疗前局部浸润的评估或消化道肿瘤的随访。这种技术有两种设备:电子超声内镜和硬式探头。

1)电子超声内镜:可用来检查食管、胃、十二指肠、胆胰区域、肛管、直肠和结肠。由于所获得的图像特征,与环扫相比,使用纵扫技术的设备不太适宜检查食管、胆总管、肛管和直肠。纵扫技术在胃和十二指肠的操作也很困难。另外,纵扫内镜可获得胰腺和胰周区域满意的图像,尤其是对血管和后纵隔的观察。

2)硬式探头:是用来检查肛管和直肠。尽管获得的图像对于研究肛门括约肌和直肠、肛门肿瘤术前评估实用性不强,但是它能准确测定直肠肿瘤的下缘,以及盆腔底部和肛门内括约肌之间的距离,能为是否对低位直肠癌进行括约肌间切除提供重要信息。硬式探头也非常适合盆底动力性疾病的研究,因为它可同时检查直肠下部前壁、肛门括约肌、尿道和膀胱及直肠子宫间隔。Hitachi 超声主机可以提供有用的三维图像以评估直肠系膜区域。

3. 麻醉与镇静 EUS 即便不进行 FNA 操作,一般仍需要静脉镇静或轻度麻醉,因为这些操作时间较长,且需要患者保持不动。苯二氮䓬类(咪达唑仑)常规使用就足够完成食管、胃和纵隔的检查。合并阿片类或异丙酚可形成短期全身麻醉,便可以进行胰腺胆道区域的检查或进行 EUS-FNA 操作,如何选取依据各地的习惯。由此,EUS 要在具有合适的门诊设备的中心进行操作。相反,不进行 EUS-FNA 操作的直肠或肛门超声内镜检查可不需要进行镇静(除了可引起疼痛的肛管肿瘤或肛周脓肿或瘘)。

4. 如何布置患者、医师和主机的位置

(1)患者位置:对于胃、食管或十二指肠的检查,一般采取左侧卧位。如果需要向胃或十二指肠内注水,可抬高患者头和胸部。对于胆胰区域的检查,左侧卧位并向前倾 $30° \sim 45°$,这是最佳体位。此时左肩向后,右腿向前。如果患者很瘦,最好让其俯卧进行胆总管和胰头的检查。对下肛门直肠的检查,仰卧位是最简单的体位。向直肠注水形成液面,以此指示中下段直肠的后壁,从而前壁就会在屏幕的上部,右壁位于屏幕右侧,左壁位于屏幕左侧。

(2)术者位置:如果主机有第二个屏幕且放于患者身后,术者面朝患者,向患者脚部转 45°会形成开手位,向患者头部方向转 45°则为闭手位。无论主机位置如何布置,是靠近患者头侧或脚侧,这都是以术者为中心的最符合人体工学的布置方式。如果没有第二个监视器,检查者的位置要根据主机位置来决定。

(3)超声内镜操作部的位置具体定义如下。中立位是操作部面朝患者的位置。开放位是操作部面朝患者足部的位置,是从中立位逆时针转 90°的位置。闭合位是开放位相反的方向,操作部面朝患者头部的位置,是从中立位顺时针转 90°的位置。闭合极位是将操作部继续顺时针旋转 90°至中立位相反的方向。中立位和开放位占胆胰和直肠检查位置的 75%。闭合位多用于检查胰尾,也是检查胰腺钩突部的体位之一。闭合极位进行胰腺尾部活检,同时是对胰腺钩突部活检常用的三种体位之一。

当超声主机位于患者头侧,闭合位可用来检查后纵隔:脊柱和主动脉(后)会位于屏幕下部,而左心房(前)位于屏幕上方;屏幕右侧为左后纵隔,而屏幕左侧为右后纵隔。

当主机位于患者足侧,开放位可用来检查后纵隔:脊柱和主动脉(后)位于屏幕上方,左心房(前)位于屏幕下部;屏幕右侧为右侧后纵隔,而屏幕左侧为左侧后纵隔。

(4)超声内镜主机的位置:如果有第二个监视屏位于患者身后,那么超声主机的位置就不那么重要。如果没有,可以在患者的头侧或足侧这两个位置做出选择。

大部分超声内镜主机(包括屏幕)会放在患者的头侧,即检查者面向患者时主机就位于检查者右侧(图18-2)。如此,操作部处于最自然的位置即面朝着屏幕,也就是闭合位。当操作部面朝患者时,即中立位,需要从闭合位逆时针旋转90°,这并不会造成什么问题。相反,要继续逆时针旋转90°达到开放位时就会比较困难,因为屏幕就会在180°相反的方位。检查胆胰和直肠时3/4的位置是使用中立位和刀放位,因此不必考虑主机的位置。

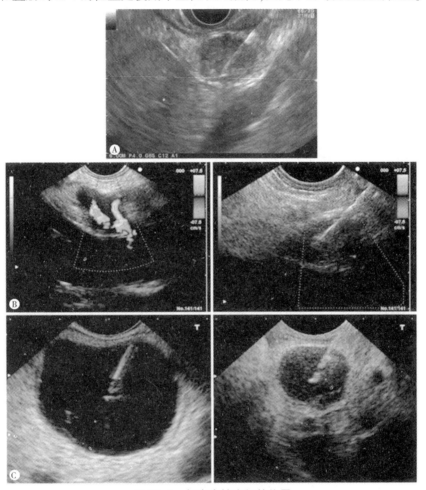

图18-2 超声内镜主机的位置

A. EUS介导FNA穿刺恶性淋巴结(直径为15mm),病变位于贲门下肝脏边缘;B. 胰腺体部腺癌,侵犯腹腔干(左),Pentax纵扫内镜利用Hitachi超声主机进行EUS介导FNA(右);C. EUS介导FNA穿刺胰腺囊性病变(左)和恶性淋巴结(右),所使用的是Fujinon内镜和Toshiba超声主机

建议将超声主机放置在患者腿旁。操作部自然处在开放位,因为检查者此时与屏幕成45°角。中央位也易操作,因为检查者面朝患者。闭合位也很容易,因为持操作部的左手会对着检查者的右锁骨,且检查者面朝患者。当把主机放于患者足侧时,只有一个位置不太舒服,即操作部背朝着患者的闭合极位。此时检查者要看到沿着患者腿部放置的主机屏幕会很难,且操作者难以保持这种姿势。这个位置只在对胰腺钩突和胰尾部的某些肿瘤穿刺活检时会用到。这两种情况下,最好将超声主机放置在患者头侧。

最好在患者后背处再安放一个屏幕。否则,最好将超声主机放置在患者足侧,这样有助于胆胰和直肠的检查,因为闭合极位很少能用到,也不会影响到食管或纵隔的检查。相反,屏幕右侧对应的是右侧纵隔,屏幕左侧对应的是左侧纵隔。

三、常规 EUS 检查技术

1. 常规技术　EUS 可分别或联合使用两种不同的方法来实现满意的换能器与消化道壁及周边区域的满意声学窗:一种是球囊法,另一种是经超声内镜工作管道向腔内注水法。

(1)球囊法多用于检查食管及食管附近的纵隔、十二指肠及其附近的胆胰区域,也可用于肛管、直肠和乙状结肠及其周边盆腔区。球囊法也可在抽除胃内空气后单独用于胃腔,特别是胃窦,球囊法对此部位的检查已经够充分,此法也能对胰颈、胰体、胰尾、肝左叶及脾脏进行检查。

(2)向消化道腔内注水法主要用于检测胃腔内胃体壁和胃底壁的病变(胃壁增厚、肿瘤,淋巴瘤及黏膜下肿瘤),也可用于十二指肠或 Vater 壶腹区较小病变的检查。

(3)对于胃部小而表浅的病变,使用无气水(即先加热沸腾后再冷却的水)可获得更佳的声学窗。检查直肠病变时也要注水,能够让内镜无须充气就可达到直肠乙状结肠交界处(检查开始的部位),无须观察肠壁走行而将内镜在水中送入,不会对超声图像的观察造成影响。无气水的使用对绒毛状肿瘤和浅表肿瘤非常有用。

2. 微探头检查的技术　将微探头送入内镜工作管道,在内镜监视下对病变进行检查。

(1)对于胃,可注入 100~150mL 的无气水。此法操作简单,所得图像也很清晰且易于解读。但需要患者仰卧位才能对胃角切迹进行检查。

(2)对于食管,超声界面要建立在食管壁和微探头之间。可以利用专门为此设计的球囊(Olympus)并使用较大工作管道的内镜,或者使用一个固定在内镜前端的避孕套,利用预先置于内镜上的注水导管向避孕套内注水。最好的技术是向食管内注入无气水,但这需要预先对患者进行气管插管。另外,还要静脉注射阿托品或胰高血糖素以减少食管蠕动。

(3)将微探头送入胆管、胰管内也可对其进行检查。利用预先放入的导丝将微探头送入,也不需要进行括约肌切开。这项技术需要在能进行放射线检查的操作室内进行。

(4)盲式探头可用于食管狭窄或直肠乙状结肠肿瘤的检查,也要预先在内镜引导下放置一条通过狭窄部的导丝。内镜操作时要对送入的气体仔细吸除,因为盲式探头没有吸引管道。探头沿导丝导入狭窄处并继续延伸一段距离,在退出时进行检查。

第二节　内镜超声引导下细针穿刺

一、适应证和禁忌证

1. 内镜超声引导下细针穿刺(EUS-FNA)适应证广泛　①胰腺包块;②原发食管、胃的肿瘤发生 N1 或 M1 淋巴结转移的患者;③胰腺囊性病变的评估;④已知肺癌或怀疑肺癌并发生纵隔淋巴结转移(N2 或 N3)的患者;⑤病因不明的纵隔包块;⑥后腹膜淋巴结或包块;⑦直肠周围淋巴结或包块;⑧肝左叶病变;⑨左肾上腺包块;⑩黏膜下包块;⑪黏膜活检阴性的胃壁或肠壁增厚。这些适应证也在不断扩展,尤其是随着肿瘤学的不断发展,如用于新辅助化疗后的肿瘤再分期,或为分子遗传学分析提供组织以指导治疗和(或)预后。

2. 禁忌证 很少见。

3. 穿刺针 这些穿刺针都是一次性使用。

(1)22G 穿刺针:可用来对胰腺和淋巴结进行细针活检(如果淋巴结很小),也可用于胰腺囊性肿瘤。

(2)19G 穿刺针:可用于消化道黏膜下肿瘤的活检或较大的纵隔淋巴结活检。当怀疑存在间质瘤或淋巴瘤时,19G 穿刺针能够实现针芯内活检,有助于病理组织学诊断。19G 穿刺针比较难操作,因为它本身较硬且不能用于十二指肠的活检。针芯要在通过消化道壁时常规后撤 5mm。

(3)25G 穿刺针:最近才上市,主要用于胰腺钩突部肿瘤的活检取样,一般该部位在短镜身时较难进行操作,往往要在十二指肠降段采取长镜身而且需要形成极限角度。该穿刺针也可用于血管丰富的肿瘤,尤其是肾癌的转移或内分泌肿瘤的活检。这种针能够提供血细胞含量很少的高质量的细胞涂片。因此,更适合没有细胞病理学专家在场时使用。但 25G 穿刺针所获得的用于制作细胞块的样品质量较差。25G 穿刺针在欧洲没有得到广泛使用,因为很少有细胞学专家能来到内镜操作室,且欧洲的细胞学专家通常也是细胞病理学专家,他们更青睐于对高质量的细胞块进行读片。

(4)Tru-Cut 19G 穿刺针:这种针目前市面上即可获得(Cook 医疗提供),能进行针芯内活检。适用于黏膜下肿瘤、怀疑淋巴瘤的淋巴结、怀疑自身免疫性胰腺炎的胰腺检查。因其硬度较大而一般不用于十二指肠的操作。为保证活检安全,目标病变内的活检通道要至少长 20mm。不幸的是,这种穿刺针没有这么快捷高效,而且价格昂贵,因此在许多内镜中心并没有取代 19G 的穿刺针。

二、一般原则

进行 EUS-FNA 操作时,需要给患者足够的镇静或全身麻醉,操作完成后要监护观察 4~6 小时。许多因素可影响 EUS-FNA 的结果。

环扫或纵扫 EUS 均可用来确定病变位置,然后由纵扫超声内镜进行 EUS-FNA 操作,此操作无须使用球囊。

向上抬起内镜前端,使换能器能够压迫到消化道壁,从而形成一个较小的出针角度。将穿刺针从针鞘中伸出,抵在预先形成的内镜和管腔壁之间的角度处的消化道壁。通向目标病变的针道需沿着预先形成的角度止于病变底部。一旦将内镜抵住消化道壁准备穿刺,要将针芯退出 5mm(如果是钝头的)以便通过消化道壁,尤其是使用 19G 穿刺针时。

新一代的 Olympus 和 Pentax 超声内镜具有抬钳器,因此操作部更容易被控制。由于穿刺过程中常需调节消化道壁到达目标组织的角度,因此抬钳器对难于到达的病变尤为有用,特别是钩突部病变、距消化道壁 15mm 远的病变、小病变(直径≤1cm)。Fujinon 超声内镜具有模拟穿刺路径的指引线,可让操作者了解穿刺针的行进路径,因穿刺针的角度很小,不用抬钳器也可调整,而 Olympus 和 Pentax 设备则用抬钳器进行调整。

三、预防性应用抗生素

对于实性病变,是否需要预防性静脉应用抗生素仍有争议,感染性心内膜炎的患者必须预防性应用抗生素。对于囊性病变,无论病变位于消化道还是胰腺,均应预防性应用抗生素。接受抗胃酸分泌治疗的患者也需要预防性应用抗生素,因为 PPI 能够促进胃十二指肠微生物的过度生长。抗生素的预防性应用对经直肠的 FNA 也是必需的。抗生素必须口服持续 3~5 天。

四、胰腺癌的活检

在超声引导下使用 22G 穿刺针穿入胰腺肿瘤,进入瘤体后,如果针芯预先已经退出了一些,此时推送针芯以便将针头处的消化道壁碎屑排出。然后将针芯移除,并在穿刺针上连接一支 10~20mL 的注射器,最好能够进行持续负压吸引。当开启持续负压吸引后,穿刺针可以反复(20 次左右)在肿瘤内进退,而不要将穿刺针穿出或退出肿物以外。如果穿刺目标很小或与内镜邻近或病变很软(胰腺癌中较少见),尽可能地利用抬钳器略微调整穿刺针进入肿瘤的角度。如果病变较大(胰腺癌中较常见)或与内镜较远或病变较硬,可利用内镜旋钮调整进针路径。

要在超声显示屏上实时监测穿刺针的运动,避免损伤血管或器官。在负压吸引时要确保穿刺针位于病变中央,并顺时针或逆时针地微调操作部。避免穿入病变和消化道壁之间的任何血管,尤其是动脉,可使用多普勒成像进行确认。此外,意外地进入消化道壁内或附近的静脉汇集血管,并且其直径小于 3mm,不会引发严重的并发症。穿刺时尽量不要进入正常的胰腺组织,以避免穿刺后急性胰腺炎的发生。另外,也要避免穿过胆总管和主胰管,尤其是肿瘤上游扩张的主胰管,以避免急性胰腺炎的发生。不要隔着胰腺进行胆囊或胆总管的穿刺,这样会增加胆漏的发生。穿刺结束时,关闭负压,否则会在退针时导致肿瘤细胞进入到穿刺针路径的其他位置。当关闭负压后,将针退回针鞘,然后从内镜操作管道中退出穿刺针,超声内镜仍保持原位。对穿刺标本的质量进行立即验证。如果细胞学家在场,则能立即评估穿刺标本的质量,否则需要对肿瘤进行多次穿刺(平均 2~3 次)。标本最好置于福尔马林中,以便病理医师能对细胞块进行组织学评估,为此,针芯要再次进入穿刺针,逐渐将标本推出。一旦得到足够进行组织学检查的标本,剩余部分则分别进行涂片(2~3 张),其他的部分放置于细胞清洗液中送液基细胞学检查,尤其是胰腺囊性肿瘤穿刺时组织较少且囊液较多的情况。液基细胞学检查可以获得细胞自动聚集的玻片,这样的标本便于处理,细胞分布均匀且单层。液基细胞标本还可进行免疫组化检查,而涂片玻片则不能。一旦三种标本部已获得,将针头对准玻片,撤出针芯,连接 10mL 注射器推送空气,制作最后 1~3 张玻片标本。在进行下次穿刺前,应用注射器向穿刺针内推入 30mL 生理盐水冲洗。如果同一个胰腺瘤患者有多个穿刺目标,应先进行肝脏转移灶的穿刺,再进行淋巴结穿刺,最后穿刺肿瘤本身。对于淋巴结活检,应从转移的可能性最小的淋巴结开始,以可能性最大的淋巴结结束。

如果负压吸引器吸出血液的话,应立即终止操作。

如果胰腺癌很硬,获取的标本量很少(仅一些浆液性液体的话),且没有细胞学专家在场,可使用 50mL 或 60mL 的注射器进行负压吸引。对胰体部和胰尾部的胰腺癌可使用 19G 穿刺针合用 50mL 或 60mL 的注射器进行吸引。

五、囊性病变的活检

囊性病变的穿刺活检只进行一次以免穿刺导致感染。穿刺时要快速、力度适中,不要将囊壁撕裂开(如果慢慢推入穿刺针并伴随患者呼吸运动可造成囊壁损坏)。撤出针芯后,依据囊液的预估量连接 10mL 或 20mL 的负压吸引注射器。如果几秒后没有液体吸出,应检查穿刺针位置是否正确。如果位置正确,可等待一会,因为这可能是因为囊液黏稠造成的

（IPMN 或黏液性囊腺瘤）。

如果囊性病变较小，一定要尽可能地将囊液完全引出，尤其是胰腺的囊性病变。纵隔、食管或直肠的囊肿不要穿刺，因为多个文献病例报道称可引发脓肿，尤其是纵隔炎。对于急性胰腺炎引起的感染性坏死也同样不能穿刺。

六、淋巴结穿刺

针对淋巴结的穿刺活检，要根据所怀疑的淋巴结病变性质和大小来调整穿刺针和穿刺技术。

1. 怀疑位于纵隔或胃周围的淋巴瘤或肉瘤的较大的淋巴结，可以使用 19G 穿刺针，不用负压吸引并反复穿刺 20 余次，最后几次使用 10mL 的注射器负压吸引。最好准备细胞组织学检查，其余的标本置于合适的液体里送检流式细胞仪进行细胞分类检查。

2. 怀疑消化道或胆胰系统肿瘤（非内分泌肿瘤）转移的淋巴结，可以使用 22G 穿刺针按照以上的穿刺步骤进行。如果第一次穿刺获取的组织较少，可换用 20mL 的注射器进行第二次穿刺，并且开始几次只是往复动作但不进行负压吸引，然后再用负压进行 30 余次的进退针穿刺。如果组织标本欠佳，可考虑优先使用液基标本，如果血性物质较多可优先制备细胞团标本。如果标本较多（白色穿刺条），可制备涂片和组织学标本。

3. 如果怀疑是内分泌肿瘤转移的淋巴结，可使用 22G 或 25G 穿刺针（取决于是否有细胞病理学专家或细胞学家共同工作）进行无负压的多次反复穿刺，之后使用 2mL 或 5mL 的注射针接负压再进行数次穿刺。如果标本为血性且使用的是 22G 穿刺针，可改为 25G 进行微负压或无负压穿刺。如果标本量很少，使用 10mL 的负压进行更大力量的穿刺（10~20 次反复穿刺）。

七、困难部位的穿刺活检

一些病变难于穿刺活检，如某些良性或恶性的胰腺肿瘤，或因其质地较硬（或纤维化较多）或病变较小（神经内分泌肿瘤）或与胃肠道壁距离较远或其所处位置使穿刺针的穿刺力量相对较弱。

1. 胰腺钩突部的活检　这个部位常需要内镜成襻达到十二指肠降部，从而在穿刺时避开扩张的胆总管或扩张的胰管，即只有这样才能观察到要穿刺的病变。在成襻的情况下，在十二指肠降部有可能无法将穿刺针从针鞘中伸出来，并将减小穿刺针的出针角度，因此导致对病变的穿刺力量受到限制。可以通过使用较大工作钳道的超声内镜来克服，或者使用最新一代的具有特氟龙涂装的低摩擦穿刺针，或者使用 25G 穿刺针。

2. 胰颈部的穿刺　如果患者胃部较长，则需要超声内镜进镜超过 50cm 才能达到病变部位，因此进入目标的穿刺路径和胃壁呈正切位（小弯侧远端），此时穿刺针进针时的穿刺力量很小，只能对胃壁和病变进行推动而无法穿刺进去。如此时继续进针会将内镜由垂直于小弯贴近后壁处推向大弯侧。解决这种问题的一个巧妙的方法是利用穿刺速度的提升，突然应猛劲的力量将针送入预先量好的管壁和病变之间的长度，可用操作部调节锁止的方法对穿刺进行限制。这样可避免意外穿透病变。另一种有效的方法是将超声内镜送入十二指肠球部，将球部充气使其变大，然后退镜至距门齿 50cm 处，但要保持内镜前端仍处于十二指肠球部。这时胰颈和病变就会出现在换能器处，穿刺针即处于幽门口近端而进入远端胃窦，可用推送穿刺针或突然猛穿法将穿刺针刺入病变处。

八、肾癌转移和内分泌肿瘤的穿刺

穿刺怀疑胰腺内分泌肿瘤或肾癌转移的肿物时,需要调整负压吸引的力量。起始阶段要在无负压的情况下进行几次肿瘤内穿刺,然后使用 2mL 注射器进行轻微负压吸引 1~2 秒。这类肿瘤的细胞非常脆弱,用此方法进行负压吸引尚可进行下一步分析。因为这些肿瘤富含血管,用此方法也能降低穿刺后血肿发生的危险。

九、EUS-FNA 的并发症

1. 不进行 FNA 的 EUS 可以在接受抗凝治疗的患者中进行,也无须抗生素预防治疗。在十二指肠解剖正常且顺应性较好的情况下,EUS 和普通内镜检查的并发症相当。

2. EUS-FNA 的主要并发症是胰腺囊性病变、假性囊肿和其他囊性病变(支气管起源或前肠重复畸形囊肿)的重复感染,也可能出现出血,消化道壁的血肿尤其常见。此外,对囊肿进行穿刺也可造成出血,但不会引起严重结果。也有一些穿刺后发生胰腺炎的报道,多见于胰腺良性病变的活检(囊性肿瘤、钩突部的 IPMN 或内分泌肿瘤),因为穿刺这些病变时常需穿过正常胰腺组织。而胰腺癌穿刺时引起胰腺炎的风险却很低。EUS-FNA 的并发症发生率一般为 2%~6%。极少发生像复杂急性胰腺炎那样严重的情况。预估的病死率为 0.2%,基本上都是在进行胰腺良性病变的 EUS-FNA 时发生。

总之,EUS-FNA 是一种侵入性操作,通常情况下并发症发生率很低,但也确实可引起极少部分的严重并发症。对 EUS-FNA 的适应证要仔细考量,且要基于患者的风险收益比,并在得到患者知情同意下进行。

第三节　EUS 引导下穿刺造影及引流治疗

EUS 引导下穿刺的精确性,决定了其不仅可以应用于诊断领域,更可应用于治疗领域;不仅可以穿刺抽出组织,更可抽出液体、造影、置入导丝和引流管等。于是近年来,人们针对 EUS 引导下进行各种穿刺引流治疗展开了广泛研究。

一、EUS 引导下胰胆管造影术和引流治疗

EUS 引导下胰胆管造影技术(endosonography-guided cholangiopancreatography,EGCP),是 EUS 引导下细针穿刺技术的一种,主要是针对 MRCP 显示胆胰管病变不理想或不能接受 MRCP,并且 ERCP 插管不成功的情况下,了解患者胰胆管狭窄严重程度的一种技术。

EUS 引导下引流治疗是在 EGCP 的基础上,应用 EUS 对严重的胰胆管狭窄进行的内引流治疗。将穿刺针刺入胰管或胆管,经过穿刺针将导丝置入狭窄的胆管或胰管,行扩张器扩张后,将引流管置入胆管或胰管,从而达到解除胰胆管梗阻的目的。

1. EUS 引导下胆管引流术　梗阻性黄疸为临床常见病,解除梗阻主要手段包括手术、经皮经肝穿刺引流术(PTCD)及 ERCP 引流术等,近年来 EUS-BD 作为一种微创的胆管引流方法,开始应用于 ERCP 失败后的梗阻性黄疸治疗。

2. EUS 引导下胰管引流术　胰管的梗阻、胰管内高压往往是慢性胰腺炎疼痛的重要原因,解除梗阻一般采用 ERCP 的方法,经乳头将引流管置入胰管。但有时狭窄严重者,插管困难,可以尝试在 EUS 的辅助下进行 ERCP 引流治疗。

3. EUS 引导下胆囊引流　急性胆囊炎和胆囊结石是临床常见病。EUS 引导下也可实施经消化道壁的胆囊穿刺引流。该术式已成为高龄的、不适合手术的急性化脓性胆囊炎的重要替代治疗手段。

这些技术目前均处于探索阶段，其安全性和疗效都有待进一步验证。尽管如此，这些研究结果是令人振奋的。有学者预言，随着设备的不断推陈出新，超声内镜和十二指肠镜将来必成为合二为一的技术，能够进一步提高胰胆疾病微创治疗的安全性和有效性。

二、EUS 引导下胰腺周围积液、脓肿的穿刺和引流

炎性胰腺液体聚集（pancreatic fluid collection，PFC）是急、慢性胰腺炎，胰腺手术及外伤后常见的局部并发症。积液早期分为急性胰周液体聚集和急性坏死聚集。4 周后逐渐出现囊壁，分别形成胰腺假性囊肿和胰腺包裹性坏死（walled-off pancreatic necrosis，WOPN）。对于胰腺假性囊肿传统的治疗方法是手术治疗，虽然效果显著但并发症的发生率和病死率也较高。EUS 引导下的胰腺假性囊肿内引流在 1992 年首次报道后，近年来随着介入治疗方法的快速发展，关于此技术的报告较多且普遍认为其疗效显著，一般数天到数月后囊肿会基本消失，囊肿消失后，引流管有时会自行退至消化道内并脱落，或需内镜下取出。对于 WOPN 近年来开始用金属支架来实现更大的引流通道，并且内镜可进入到坏死腔内清理感染坏死物，与传统手术相比，大大缩短了治疗病程。

第四节　EUS 引导下细针治疗

EUS 引导下穿刺除可以抽取组织、抽取和引流液体，还可以注射药物。许多药物或器材需要直接作用于靶组织才能起到相应的疗效，而 EUS 恰恰可以精确地将穿刺针刺入到消化道壁和消化道周围脏器的靶组织，注入药物或置入相应的器材。因而，EUS 引导下细针注射（EUS guided fine needle injection，EUS-FNI）或 EUS 引导下细针治疗（EUS guided fine needle therapy，EUS-FNT）目前已成为多种疾病的重要治疗手段。

一、EUS 引导下腹腔神经丛阻滞

腹腔神经丛是人体最大的内脏神经丛，神经丛内有左右腹腔神经节，内脏的痛感经腹腔神经丛在腹腔神经节换元后向脊髓相应节段投射，上行产生痛觉，在这条神经传导通路上阻断神经冲动的传导就可以达到缓解腹部疼痛的目的。

EUS 可以较为准确地对腹腔神经节进行定位，在 EUS 的引导下对腹腔神经节区域注射局部麻醉药、神经破坏剂或类固醇类药物，通过阻滞、毁损神经丛，中断痛觉通路或消除局部炎症，达到镇痛目的。根据用药和目的的不同，可以分为两种，一种是针对腹部恶性疾病所致腹痛使用神经毁损剂不可逆破坏腹腔神经丛，称为 EUS 引导下的腹腔神经丛松解（EUS guided celiac plexus neurolysis，EUS-CPN），另一种是针对良性疾病患者应用局麻药或类固醇暂时阻断腹腔神经丛（节）的功能，称为 EUS 引导下腹腔神经丛阻断（EUS guided celiac plexus block，EUS-CPB）。两种方法的原理和操作相似，前者已得到认可，后者则存在较多争议。目前 EUS-CPN 已经广泛应用于临床，并且在最新的 NCCN 指南中推荐采用此种方法缓解胰腺癌引起的疼痛。

二、EUS 引导下肿瘤治疗

EUS 引导下穿刺不仅定位准确,而且穿刺路径短,大大减少副损伤和药物外漏造成的并发症,尤其是采用有多普勒功能的超声内镜,可以应用彩色血流图或功率图了解病变周围的血管和肿瘤的血运情况,以减少血管损伤。近年来已有许多学者提出将 EUS-FNI 应用于肿瘤的局部注射,并开始了一些实用性研究和Ⅰ期、Ⅱ期临床试验,这无疑为肿瘤的治疗提出了新手段。EUS 引导下肿瘤的局部注射主要针对失去根治手术机会或术后复发的上消化道及其周围的恶性肿瘤,如某些纵隔肿瘤、胰腺肿瘤等。化疗药物或其他抗肿瘤药物采用局部注射的方式可以提高局部治疗的效果,减少用药剂量,减少药物的毒性反应。EUS 在对上消化道周围的肿瘤进行诊断和分期的同时,可以在 EUS 的引导下将细针刺入病变处注射药物,理论上可使病情得到一定程度的缓解。EUS-FNI 作为一种将药剂直接注入靶器官的方式,不仅可以进行局部化疗,更可搭载免疫治疗、基因治疗、光动力治疗、射频治疗、组织间放射治疗等各种治疗"武器"。然而,以上治疗措施目前仍处于试验阶段,能否广泛应用于临床,还有待进一步研究和探索。

随着 EUS 的广泛研究和应用,其在介入治疗的应用范围得以扩大,已不囿于消化道的病变,更可应用于消化道周边器官病变,使更多的疾病可以通过微创的方式得以治疗。

第五节 食管和纵隔肿瘤的超声内镜检查

一、基本要点

胃镜(EGD)检查识别并定位肿瘤(包括距离门齿的位置、病变大小,累及的管壁范围、狭窄程度和溃疡情况)的位置之后,可进行胃部 EUS 检查,在距离门齿 45~50cm 处,越过胃后壁小弯侧,处在胃小弯上部和中部 1/3 之间。超声内镜必须在肝脏(Ⅱ段)和胰腺体颈连接处之间压迫小弯侧(打向上角度)。要预先将胃内的空气完全吸出,特别是之前进行过胃镜检查的。

逐步退镜并对腹腔、贲门下和胃左动脉区淋巴结进行检查,将内镜向上打角度以维持换能器能抵住胃壁。

贲门下前壁淋巴结区是在胃上部前壁表面和肝脏左叶顶点之间的区域,一定要对此区域进行检查。还要对脾门进行检查,因为如果食管癌侵及贲门下区,肿瘤可随着脾动脉、脾静脉波引流至这个区域。如果在腹腔干区发现淋巴结,要继续检查至十二指肠降段,还要检查可能受到影响的十二指肠-胰腺后方及腹主动脉旁淋巴结区,肝蒂也可能受累。

撤回超声内镜进入后纵隔时,食管和食管旁区便可显示,具体为:①食管下 1/3 上方,左心房下方:距门齿 35~40cm;②左心房水平:距门齿 30~35cm;③隆嵴下区、隆嵴和主动脉弓:距门齿 23~30cm;④主动脉以上至上胸段:距门齿 20~23cm;⑤颈部区域:距门齿 16~20cm。

一般来说,食管癌扩散时主要淋巴结引流区往往位于癌肿的同侧(右或左)。

应该对以下五大区域进行仔细检查,以明确是否有转移性淋巴结肿大,从上而下分别是:①颈部区域,甲状腺下方,右、左气管-食管角;②上胸部,食管侧区和气管-食管角,距门齿 18~22cm,主动脉弓以上;③主动脉肺动脉窗,在主动脉弓内侧边缘(右)下面,介于食管左侧,降主动脉起点前部,左肺动脉、主气管终点和左主支气管起始点之间;④隆嵴区,右肺动脉后侧,横跨食管前壁和左心房上部后面;⑤下 1/3 及中下 1/3 交界的食管及食管周围区域,尤其是后部。

如果普通胃镜可通过肿瘤的狭窄处,那么超声内镜一般也能通过,少数病例除外。如果超声内镜不能通过狭窄部,可首选盲式超声探头,它能够通过几乎 95% 的恶性狭窄。如果没有盲式探头,可以考虑谨慎地进行扩张。扩张到直径为 13mm 通常就足够最新一代超声内镜通过。这种类型的扩张通常是安全的。7.5MHz 或 12MHz 微探头一般不能达到盲式探头的检查效果。

二、环扫超声内镜检查的特殊性

使用带有球囊的环扫超声内镜检查食管肿瘤时,球囊应适度充盈,以便进镜和退镜时的图像不会发生倾斜。内镜应保持一定角度,以便换能器可垂直于病变进行检查。这意味着在对病变进行检查过程中可以获得 360° 的肌层图像。对于小病灶,膨胀的球囊应置于病灶和换能器之间并呈一定角度,放置其压迫病灶。

三、纵轴超声内镜检查的特点

1. 基本要点 对于食管癌或黏膜下肿瘤的检查,纵轴超声内镜并不是首选,因为在进退镜时,全部病变无法在一个图像上呈现出来,并且内镜的操作部不仅要向前向后运动,还要进行旋转。如果肿瘤相当长且接近环周,这种检查方式会很耗费时间,且此时患者常存在吞咽困难。但纵轴超声检查的优势在于能够更好地辨别腹主动脉前方介于腹腔干或胃左动脉之间疑似恶性的淋巴结,并能清楚地对它进行活检。因此,如果环扫超声检查完成后还需要活检淋巴结,则需选用此法。

检查淋巴结时换能器必须紧靠食管壁,在检查食管壁病变时,尤其是小的病变时,要用充盈的球囊分开内镜和换能器。只有图像平面和病变垂直的时候,才能用纵扫超声内镜对累及浆膜或黏膜下起源的肿瘤进行检查,即不是头尾向的方向,也就是说,病变的上方、之上和下方的肌层可在纵向和病变的轴向上被清晰地观察到,且所见厚度一致。掌握这种技术需要比掌握环扫超声内镜技术更多的培训。

2. 腹腔干区域的检查 腹腔干区域的检查从贲门处开始,此处主动脉呈纵向,然后沿着小弯垂直下降 3~6cm,沿主动脉将操作部做微小的顺时针或逆时针方向的转动,可见到腹腔干从主动脉前面发出。确定腹腔干的起源处后,跟随它可探查到胃左动脉的起源,此处它沿着胃垂直发出,然后便是肝动脉和脾动脉的分叉。胰体上缘在此分支下方 1cm 处(图 18-3)。腹腔干淋巴结有时位于此分叉,有时沿腹腔干,可顺时针或逆时针转动内镜操作部于动脉发出处进行检查。胃左淋巴结沿着胃左动脉,更接近胃部,可向上追踪并从腹腔干起源处回撤超声内镜。

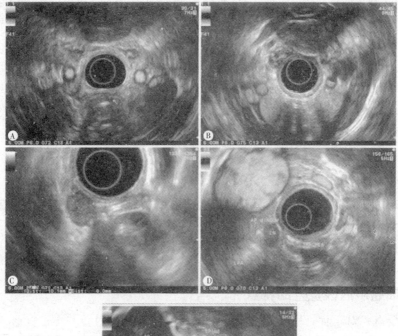

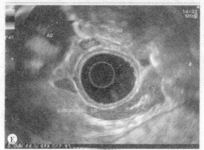

图 18-3　腹腔干区域的检查

A. 环扫超声在颈部区域检查食管时显示出环状软骨(箭头),超声主机位于患者脚侧,超声内镜位于开放位;B. 环扫超声在食管颈部区域扫查显示甲状腺及颈动脉位于气管的两侧;C. Barrett 食管距门齿 35cm 食管癌患者,于上胸部的左侧气管食管角处发现一个小淋巴结,考虑为转移灶(M1a);D. 在肺鳞状细胞癌患者主动脉-肺动脉窗发现转移性小淋巴结;E. 隆嵴下淋巴结,注意:三角区和中心区(箭头)高度提示良性表现

3. 纵行超声内镜检查　后纵隔对于食管癌及贲门癌的患者,要进行后纵隔、腹腔干区和肠系膜区的淋巴结检查。当评估支气管起源的肿瘤或鉴别纵隔良恶性占位时也会用到这种检查方法。

该方法从胃的腹腔干区域开始,从腹腔干区域将内镜顺时针转动,就可显示左肾上腺,逆时针转动内镜则可显示肝脏的左叶。

内镜跟随主动脉上升至贲门(距门齿 40cm),此处可观察到肝静脉汇合进入下腔静脉(图 18-4A)和肝脏的穹顶部,可以通过顺时针和逆时针转动内镜进行观察,然后追踪下腔静脉可至右心房(图 18-4B)。当退出内镜至右心房消失时(距门齿 35cm),左心房(图 18-4C)可通过将内镜顺时针或逆时针转动而发现。内镜沿着左心房中央部分(最大的部分)达到它的上缘(距门齿 28~30cm)。在撤镜过程中,隆嵴下区便可出现。在显示器上从上到下为含气的气管和隆嵴、右肺动脉的横截面(图 18-4D)和所述左心房的上部。顺时针和逆时针转动内镜可检查所有的隆嵴淋巴结(图 18-4E)(接近奇静脉的右组、食管和右肺动脉之间的中心组及降主动脉附近的左组)。

以最大的向上角度,退出内镜 1~2cm 并逆时针转动内镜,主动脉-肺动脉窗(IVL 区)就可出现,即位于屏幕上方的主动脉弓的横截面和位于屏幕底部的呈圆形截面的左肺动脉(图 18-4F)。

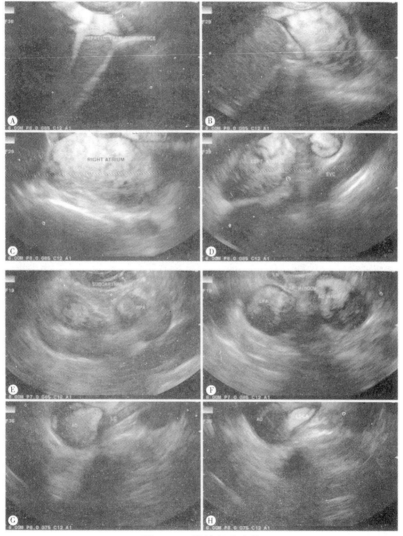

图 18-4　纵轴超声内镜

A. 肝上静脉汇合;B. 右心房;C. 右心房和左心房;D. 左心房隆嵴区域,右肺动脉(RPA)和上腔静脉(SVC);E. 气管隆嵴下方中央隆嵴下淋巴结在右肺动脉(RPA)前方,在左心房(LA)上方;F. 主动脉-肺窗口的主动脉弓(AO)和左肺动脉(LPA);G. 从主动脉弓(AO)分支出左颈总动脉(LC);H. 从主动脉分支出左锁骨下动脉(LSCA)

内镜继续撤出可显示主动脉弓上方区域(气管左侧周围和食管周围)、左颈总动脉(图 18-4G)和左锁骨下动脉(图 18-4H),之后是左椎动脉起始点和左锁骨后淋巴结区域,最后是甲状腺左叶上方。

如果在主动脉弓处顺时针转动内镜,气管及奇静脉上部区域(奇静脉弓上方)可显示出来。将内镜继续退出并维持相同的图像平面上,头臂干会出现,然后是其分支右锁骨下动脉和右颈动脉,接下来是右椎动脉起始处,最后是甲状腺右叶。

第六节　胃部超声内镜检查

基本上任何情况都是先使用环扫超声内镜开始胃的检查,这样更简单、更全面。纵扫内镜一般只首次用于对疑似 GIST 的黏膜下较大病变进行活检时使用。同传统方法相比,很少进行胃内注水,因为这样通常是无效的,并可能导致肺部误吸。

对于恶性肿瘤或怀疑有恶性肿瘤的患者,检查应从十二指肠开始,因为要检查胰胆区,寻找胰后和主动脉-下腔静脉间转移性肿大淋巴结,尤其是在肝蒂后段基底部。返回到十二指肠球部可以检查肝门前区(幽门)淋巴结链。进入胃腔可以检查胃左、腹腔干和贲门区的淋巴结。胃的每一部分应进行系统的检查,包括胃窦、胃体和胃底,以确保已检查邻近这些部位的淋巴结区。肝脏是前壁重要的标志脏器,胰腺是重要后壁的标志性器官,脾为大弯,而小弯侧则为后壁和前壁之间的部分(图 18-5)。

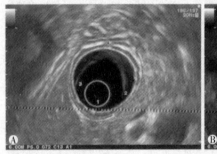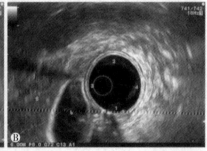

图 18-5　环扫超声检查

A.环扫超声检查小弯(1),后侧(2)前侧(3)之间,在大弯的前侧(4),肝脏左叶(6)和胰腺体部(5)之间;B.胃窦部的环扫超声检查。保持最高可达角度推至紧邻幽门。小弯(1)位于紧邻胆囊的胃窦前壁(5)和肝脏(6),(4)后侧及胃窦,(2)胃窦大弯部之间

EUS 检查胃壁层次成功的关键在于操作超声内镜时胃壁与 EUS 超声波束相垂直。EUS不可能同时进行整个胃部的环周扫描。换句话说,一旦发现局限于某处胃壁的病变,应将内镜放置于病变处,通过观察管壁的层次和异常病变及其边缘进行检查。只有通过这种方式才可以肯定 EUS 下显示的异常是真实的,不会由于一个"倾斜图像"而被误读(几种结构重叠创造出的伪像,提示肿瘤浆膜受累或对病变所在的层次进行了错误的定位)。检查胃底较小的病变有时是很难的,吸净所有空气(而非注水)往往更容易检查此种病变。如果病变很小,有时需要反转超声内镜下扫查病灶。胃体检查是很容易的,胃窦部位的检查同样也很容易。另一方面,检查胃角切迹要困难很多。最好的解决办法是内镜位于幽门上方时即给球囊打气并保持最大角度,此时小弯侧位于屏幕的底部而大弯位于上部,胆囊位于内镜前方。一旦确认了这个图像,可将球囊充盈并将内镜向上成角,同时后撤超声内镜,无论是在胃角的水平部,胃角本身及其垂直部,均应保持内镜探头垂直下小弯侧。检查幽门前区病变也是

困难的,因为此处往往无法避免倾斜角度成像,这将经常造成位于肌层的黏膜下肿瘤的假阳性结果,也是造成间质瘤假阳性结果的常见原因,这种错误最常见于肿瘤较小的时候,因为无论何种成像平面,大的肿瘤通常都清晰可见。

应用纵轴超声内镜检查胃部纵轴超声最好仅用于已进行了上消化道内镜检查或被环扫超声检查确定部位后需要活检时的情况。

第十九章　经内镜逆行性胰胆管造影术

尽管经内镜逆行性胰胆管造影术(ERCP)通常被用来作为一种介入治疗的手段,但是在进行治疗性 ERCP 之前仍非常有必要理解相应的基本概念。

第一节　概　　述

一、诊断性 ERCP 的适应证

非常重要的是要对合适的适应证进行 ERCP 操作。最常见的 ERCP 的诉讼都是因为不在适应证的范围内。ERCP 本身是一种治疗性操作。如果不需要进行介入性操作的时候,可进行非侵入性成像技术(EUS 或 MRI)进行检查。如果需要 EUS 检查,应在 ERCP 之前进行,因为括约肌切开或置入支架都会极大地限制达到乳头区和远端胆总管区域。具体适应证如下。

1. 胆道

(1)胆总管结石:对于接受腹腔镜胆囊切除术患者无须常规进行 ERCP 的评估,因为发生胆总管结石的概率很低。

(2)应对高度怀疑胆总管结石的患者进行 ERCP 操作(黄疸、胆总管扩张或继发于胆总管结石的急性胰腺炎)。

(3)恶性肿瘤:ERCP 可用于评估壶腹部的病变。尽管其确诊能力不高,但也可用于获取胆管或胰腺恶性肿瘤的组织。ERCP 可用于恶性胆道梗阻的姑息性治疗。

(4)胆道狭窄:ERCP 治疗良性胆道狭窄有效。

(5)胆管瘘:ERCP 是治疗胆管瘘的首选方法。

(6)Oddi 括约肌功能失调(SOD):Ⅰ型病变可利用 ERCP 进行括约肌切开术。Ⅱ型患者要进行压力检查。如果压力增高(>40mmHg),括约肌切开可能会有治疗作用。

2. 胰腺

(1)急性胰腺炎:除了胆总管结石性急性胰腺炎,ERCP 对急性胰腺炎没有任何帮助。ERCP 可用于复发性急性胰腺炎的病因诊断和治疗。

(2)慢性胰腺炎:ERCP 可用于有症状性的狭窄、胰管结石及假性囊肿的引流。

(3)ERCP 可用于胰管瘘或胰管损伤的治疗。

二、ERCP 中使用的药物

除了常用的镇静药物,胰高血糖素和促胰液素有时也可用来识别主乳头和副乳头或辅助插管。

1. 胰高血糖素　胰高血糖素可引起一过性消化道平滑肌松弛,因此降低了消化道的动力。胰高血糖素起效需要 1 分钟,可持续作用 20~30 分钟。对进行 Oddi 括约肌压力测定检查的患者不能使用该药。

（1）剂量：首次剂量为 $0.25\sim0.5$ mg，静脉注射。

（2）不良反应：恶心，呕吐，高血压、低血压及心动过速，高敏状态或过敏。

（3）谨慎使用：肾上腺功能不全、慢性低血糖、高龄、慢性阻塞性气道疾病（COAD）等谨慎使用。

（4）禁忌证：包括嗜铬细胞瘤、胰岛素瘤、已知对胰高血糖素过敏者。

（5）孕妇：FDA 分类中为 B 类用药。

（6）相互反应：使用 β 受体阻滞药的患者能加速心率和升高血压。

（7）拮抗剂：无。

2. 促胰液素　促胰液素能够促进胰液的分泌，可用于区分 Vater 壶腹和副乳头。该药起效快，一般 90 分钟后促胰液素可降至原有水平。

（1）剂量：首次剂量为 $0.2\mu g/kg$，静脉注射时间超过 1 分钟（配药使用 8mL 生理盐水，每毫升含有 $2\mu g$ 促胰液素）。

（2）不良反应：恶心、呕吐，面色潮红，腹痛。

（3）禁忌证：已知对促胰液素过敏者，急性胰腺炎。

（4）孕妇：FDA 分类中为 C 类用药。

（5）相互反应：使用抗胆碱能药物可降低促胰液素的反应。

（6）拮抗剂：无。

三、设备

1. 内镜

（1）电子十二指肠镜：几乎所有的 ERCP 操作都可由治疗性十二指肠镜完成，其工作管道直径为 4.2mm。该类型内镜可完成诊断性和治疗性操作。该直径工作管道可通过任何类型的附件及进行胆道镜的观察。诊断性十二指肠镜更细，工作管道较小，仅能通过 $8_{1/2}$Fr 的支架。由于其直径较小，可用于解剖结构改变的情况（如 Billroth Ⅰ 式胃大部切除术后）、狭窄，或对小孩或年轻人进行 ERCP 操作时使用。

（2）前视镜：对于 Billroth Ⅱ 式胃大部切除术后的患者，可首先尝试标准十二指肠镜检查，但一定要准备前视内镜。也可选择小肠镜、辅助式小肠镜如单气囊、双气囊及螺旋式外套管。小儿结肠镜也可使用。

2. ERCP 设备

（1）导管：首先是使用导管还是乳头切开刀，一般依据内镜医师的习惯，以及是否有可能进行乳头切开。对于不进行乳头切开的患者或者已经进行过乳头切开的患者，一般选用导管进行乳头插管。目前有多重导管可供使用。标准导管为渐进式带前段弯曲的单管道导管，可插入导丝或注入造影剂。三腔导管可以在导丝插入的情况下注射造影剂。尖锥形前头的导管前端较短，为 5mm。该型导管可用于狭窄或副乳头的插管。这种导管能略微增加黏膜下注射的风险。

（2）括约肌切开刀：括约肌切开刀包括一个金属导丝，外缘被绝缘鞘包裹，远端有 $20\sim30$mm 长的导丝没有绝缘鞘包裹，且前端有 5mm 长的锥形不透放射线的短头。如果有可能进行括约肌切开的话，一般都是用切开刀进行乳头插管。切开刀前端的角度可调。如果插管困难的时候，可要助手"拉紧"切开刀而改变插入的角度，从而帮助插管。

目前有多种切开刀可供临床使用。双腔切开刀可以进行插管或造影剂的注射。二腔切开刀可以不需撤出导丝的情况下注射造影剂。锥形头(头端 5mm 长)用于乳头狭窄或副乳头的插管。如果胆管和胰管的方向颠倒(如 BillrothⅡ式术后患者),要用到一种特殊的切开刀,其方向与常规切开刀方向相反。当切开失败,可选用可回缩的针形切开刀或带导丝的切开刀。长针刀型切开刀已经不再使用,因为会增加出血和穿孔的风险。长前端型切开刀可在导丝插管前使用,但目前已很少应用了。

(3)球囊导管:球囊导管可用于取小型、中型或泥沙样结石。当胆总管显著扩张或括约肌切开后,也可用于胆管造影。球囊的直径可为单一直径的,也可带 3 个不同附件而改变球囊型号。如果需要,都可以插入导丝。

(4)细胞刷:可在导丝导引下进行细胞刷刷枪,可对怀疑狭窄的病变获取组织学检查。

(5)活检钳:普通的活检钳都能使用。当怀疑壶腹癌或自身免疫性胰腺炎时可进行活检。在胆总管括约肌切开后也可活检胆总管狭窄。儿童活检钳(6Fr)有时也可使用,它较普通活检钳插入性更好,但活检的组织块更小,这会略降低并发症的风险。大号活检钳可用于取出支架。大号活检钳较圈套器更易夹取住支架。但支架不能从活检孔道内取出,需要随内镜一起撤出,然后再次插入内镜。

(6)圈套器:圈套器可用于取出支架。它的应用较大号活检钳更多,支架可随圈套器从活检的扎道内取出,不需要撤出内镜。

(7)导丝:导丝是 ERCP 全部设备中必不可少的一部分。其核心为镍钛合金或不锈钢,外面包裹润滑涂层。外面的涂层决定了导丝的特性。亲水性导丝的内核为镍钛合金,而外面全部涂有聚氨酯。亲水导丝多用于插管困难的情况(如肝门部狭窄)。对于很紧又困难的狭窄,其导向性很好,但对于助手来讲因为亲水涂层而不易操控。复合导丝既有亲水涂层又有普通导丝的涂层,可利用其亲水部分通过较紧的狭窄处,远端的助手操作部分又为普通材料而易于操控。PTFE 或特氟龙涂层导丝以前应用较多,但现在已基本不用,因为其具有导电性,需要在括约肌切开前先做出。导丝的前端部分也各有不同。常用的是直头的,但如果有较紧的狭窄时,弯头成角的导丝则非常有用。它们的宽度也不同:0.0035in 是最常使用的,对于狭窄的病变也有 0.025in 或 0.018in。

短导丝系统:经典的系统是"长"导丝系统,需要助手进行配合。随着医师将配件退出,助手要以相同的速度将导丝送入,从而达到交换的目的(详见临床指导)。在长导丝系统中,助手的操作对操作的成功十分重要。短导丝系统的出现允许导丝快速交换,而且导丝由内镜医师完全控制。短导丝系统的优点包括快速交换,无须有经验的助手,导丝由内镜医师控制。

该系统由三个部分组成:短导丝(185~270cm vs. 400~460cm),导丝锁止装置,专门设计应用于短导丝交换平台的附件。

目前有三种短导丝交换系统:V 系统(Olympus 公司)包括了 V 形锁止设备。抬钳器上带有一个 V 形凹槽,起到了导丝锁的作用,固定导丝后可以安全移除导丝上的附件而无须助手的帮助。Fusion 系统和 RX 胆道系统都是用了外置导丝锁的短导丝系统。它们都使用了一种特殊的活检帽,从而不会漏出空气或胆汁。Fusion 系统包括了一体式导丝锁和活检帽,而 RX 胆道系统除了导丝锁以外,另配了一个防漏的活检帽,导丝锁也需另外装置在内镜操作部上,但可以固定两根导丝。还有多种相配套的附件可用,包括乳头切开刀和支架等。

3.放射线设备和服装　理想的 ERCP 操作室要具有内镜系统,这样无须推动内镜主机。

ERCP 操作室要具有足够的空间放下相应设备和人员。还要具有为麻醉使用的设备。安装高质量的放射线设备非常重要。理想的设备是带有放射线技师遥控操作台的数字化设备。一般的放射线设备如下。

(1)带有电气和液体输送装置的吊塔,同时可悬挂监视器(并提供电力输出,2 条吸引管道,送氧和送 NO 的管道)。

(2)X 线发射器,带有持续和脉冲式曝光功能(目前大部分高频发射器能提供优质曝光可重复性和自动明亮度调整功能)。

(3)双焦 X 线管球。

(4)准直和过滤。

(5)高清晰度的图像增强器。

(6)数字图像记录仪和回看功能,至少有 2 个显示器展示。

(7)患者平床要减少 X 线的衰减,同时又能提供足够的力量支撑较重的患者。消化常用的放射线机器结构是可活动的 C 形臂,并且 X 线管球位于检查床的下方。

(8)标准放射线防护围裙,护眼和标准的放射线防护系统,包括位于患者和操作者之间的屏障。

(9)获取图像的脚踏板。

第二节　ERCP 基本技术

一、十二指肠镜的进镜及将内镜垂直于十二指肠乳头

1. 插管的操作　要轻柔地将十二指肠镜通过食管上括约肌。食管的进镜是盲进的,要轻柔向前推送内镜并稍稍顺时针旋转。如遇到阻力,要立即停止进镜,并换用直视胃镜明确造成阻力的原因(如 Zenker 憩室或狭窄等)。十二指肠镜是侧视镜,无法观察全部的食管。当内镜通过胃食管交界处后,要顺时针旋转内镜半周并沿胃小弯侧进入幽门。由于十二指肠镜为侧视镜,需要将幽门置于视野的 6 点钟方位,形成"落日征"位置。确认内镜镜身为12 点钟位置以便插入幽门后内镜恰好能到达乳头的上方。内镜进入十二指肠降段有两个步骤,首先将内镜手柄大螺旋向逆时针旋转,同时将小螺旋顺时针旋转,从而将内镜前端向右上方弯曲,后撤内镜至距门齿 50~70cm 处,以便减少胃腔内的镜身的襻。

2. 插管的主要问题

(1)无法插管入食管:立即停止,不要推送内镜! 撤出内镜改用直视镜观察,排除咽部囊袋或狭窄。可在胃腔内留置导丝,然后沿着导丝将十二指肠镜送入。

(2)十二指肠镜在胃底处盘圈:①确保患者完全为左侧卧位。必要时可在患者身下安放垫枕。撤出内镜至贲门处,略微向右弯曲内镜,再向胃内送入镜身。沿着小弯侧垂直的皱襞送达到幽门;②避免过度向胃内充气。

(3)十二指肠镜达到十二指肠的上曲:向右侧旋转内镜 90°,操作者从面向患者转为面向监视器,而与患者方向相垂直(图 19-1)。这样就能进入十二指肠降段。

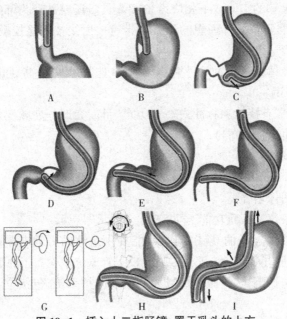

图 19-1　插入十二指肠镜,置于乳头的上方

A. 十二指肠镜盲进通过食管;B. 沿着胃小弯进镜;C. 内镜在胃大弯停住,观察幽门;D. 在到达幽门前,向上弯曲内镜;E. 内镜通过十二指肠上曲;F. 内镜医师向右转 90°;G. 内镜医师已向右转过 90°;H. 通过顺时针旋转小螺旋和逆时针旋转大螺旋使得内镜向上、向右弯曲;I. 撤出内镜至距门齿 70cm 的位置,以消除在胃腔内形成的襻

二、确认十二指肠乳头

1. **确认主乳头的问题**　主乳头一般位于十二指肠壁的中间部分,但也可出现在从十二指肠球部到降段中段的任何部位。如果按上述操作仍没有发现乳头,可尝试以下操作。

(1)改变内镜位置前先稍等一会。

(2)使用祛泡剂(如西甲硅油)改善视野。

(3)给予胰高血糖素降低十二指肠的蠕动。

(4)使用导管将黏膜皱襞轻轻抬起,寻找小带、漏斗部或环状襞。

(5)一般在十二指肠降部只有一条纵行皱襞——十二指肠主乳头一般位于该条皱襞的远端。经常被描述为"缠头系带"的外观。

(6)偶尔,乳头位于十二指肠的第三段,可利用长轴位(>70cm)到达。

(7)漏斗部可分为四种类型,即 0~3 型。这种分类是为了方便括约肌切开的选择。0 型的漏斗部不适合预切开,而 2 型或 3 型是预切开括约肌的理想类型。

如果难以确认主乳头,要在十二指肠降段里寻找纵行皱襞的"缠头系带"外观的结构。

2. **确认副乳头**　副乳头为较小的开口,多位于十二指肠降段,在主乳头的近侧端,偏前壁 2cm 附近。难以定位时,要考虑以下情况。

(1)使用长镜身位进行观察,这是观察副乳头最佳的内镜位置。

(3)将患者调为仰卧位。

(4)给予促胰液素。有些作者建议在给予促胰液素之前进行十二指肠降段喷洒。

三、主乳头插管

1.操作前准备　在操作前,用染色剂冲洗导管或切开刀,以防止注射空气。在进行插管前,要将各种条件调至最佳,确保乳头清晰可见。

(1)十二指肠蠕动减少:必要时使用胰高血糖素。

(2)去除气泡或黏液:使用祛泡剂(西甲硅油)。

(3)充分摆好内镜位置确保开口位于内镜视野中央。

(4)稍等待让开口张开。

2.胆管和胰管插管　若想选择性对胆管进行插管,要将侧视镜的十二指肠镜置于主乳头的稍下方。导管位于主乳头的稍下方,垂直将导管向右上象限的11~12点钟方向插入(图19-2)。若想插管进入胰管,要将内镜与乳头呈"面对面"摆放且在乳头的偏左侧。导管置于乳头右侧1~3点钟方向,导管从左向右移动。如果开口难以插入,可先将导管伸出几毫米,在朝向胆管或胰管的开口方向。导管也随着进入想要插入的管道。

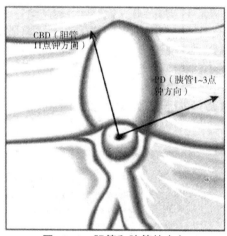

图19-2　胆管和胰管的方向

使用钟表的面板来描述方向,胰管位于1~3点钟方向,胆管在11点钟方向

对于肥胖患者,如果是胰管颈部的恶性肿瘤,很难将主乳头置于内镜视野中央。这种情况就需要将内镜置于长轴位且操作医师要与经典位置相反(即转90°而面对患者脸的方向)。

四、插管进入目标管腔失败

1.查看导管是否沿着目标管腔的正确方向　使用放射线确认内镜方向和导丝方向。要想插入胆总管,需要将内镜前端置于主乳头下方,将导管朝向11点钟方向。要想进入胰管,则将内镜前端置于乳头开口相同平面,导管朝向1~3点钟方向插入。

2.胰管和胆管开口是分开的　如果反复进入胰管,则要在插管的开口上方寻找胆管开口。

3.导管在正确方向上,但是插管无法继续深入　有可能导管抵住了壶腹部或胆总管的前壁。稍微回撤内镜,待乳头从视野消失,再将导管推送入胆管。

4.使用亲水导丝帮助进入目标管腔。

5. 将导管换成切开刀 可将切开刀绷紧,这样可最大限度地提升而进入胆管。

6. 乳头狭窄 圆锥头导管或切开刀可能有用。

7. 如果反复进入胰管,导丝可留置在胰管内,这样可避免继续进入胰管,也能帮助识别出胰管。之后就能判断出胆管方向。在插入胆管之后可在胰管内置入支架。

8. 胆囊收缩有时也会起到作用,可帮助排空胆囊而带动乳头开口开放。

使用针形切开刀进行预切开,不建议在进入胆管或胰管时使用,除非在急诊的情况下。如果上述方法都失败,应该终止操作,可在 24~48 小时之后再次尝试。这样有助于水肿缓解,而第二次插管多能成功。

五、乳头旁有憩室的插管

憩室多出现在十二指肠降段,特别是老年人。这种病例应在憩室边缘寻找乳头或在憩室内部寻找(图 19-3)。偶尔,乳头也可藏于十二指肠的皱襞下,需要用导管将皱襞挑起后进入。如果无法发现乳头,可先寻找小带后再确认乳头。乳头在憩室边缘、憩室内或憩室中间处时,插管多数情况下会成功。当乳头位于憩室内,尤其是开口朝向憩室内部方向者,插管较为困难,可按如下操作进行:①使用导管压迫憩室边缘,将乳头外翻,而不要充入太多气体;②黏膜下注射生理盐水将憩室内乳头抬高(图 19-4),但这样会增加胰腺炎发生率;③用活检钳将乳头轻柔地夹至憩室外;④有时也可将内镜前端送入憩室内进行插管;⑤经皮经肝送入胆管导丝到达乳头。

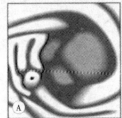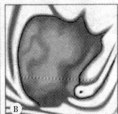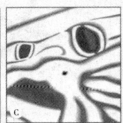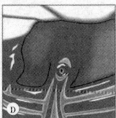

图 19-3 存在憩室的乳头定位

乳头位于较大憩室的左侧(A)或右侧边缘(B),这种情况最常见;C. 乳头在两个小憩室之间;D. 乳头在较大憩室的中央处

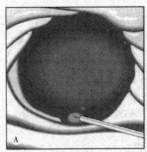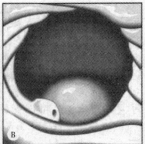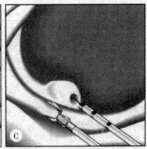

图 19-4 进入憩室内乳头的技术

可注射生理盐水(A),将乳头从憩室内抬起(B),但会增加胰腺炎的发生危险。可利用活检钳将乳头从憩室内翻出(C)。

六、狭窄的插管

通过困难的狭窄时需要的是耐心、技术和良好的 X 线控制能力。当遇见较困难的狭窄时,可按以下方法操作。

1. 考虑使用全亲水性导丝会有帮助(图 19-5)。反复前后移动并同时旋转导丝。偶尔也可使用 0.025in 或 0.018in 的导丝。使用前端圆锥形 5~6Fr 的切开刀也许会有用。一旦通过狭窄,切开刀要同样越过狭窄,再换用常规导丝。这样可帮助扩张或安放支架。

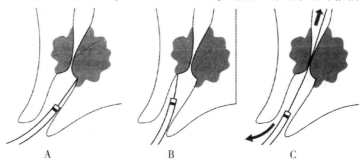

图 19-5　插入导丝通过狭窄

首先将导丝通过狭窄,如果导丝触碰到侧壁(A、B),可略微回撤切开刀(C)。这种方法可保持导丝和狭窄呈良好的线性

2. 左肝管一般更难进入。可将导丝从侧壁弹入左肝管。螺旋头的导管或 Haber Ramp 导管对下插管困难的情况有时也会有效。

3. 将切开刀置于肝总管分叉处再送入导丝可帮助进入右肝管。

4. 十二指肠降段被肿瘤压迫扭曲可妨碍将乳头置于视野中央。如果乳头插管困难,要判断是技术问题还是存在狭窄。要再次回顾 ERCP 操作前的影像学资料(最好是 MRCP 或 EUS)来判断是否存在乳头开口附近的狭窄。也可尝试使用切开刀预切开或电热圈切开漏斗部。

5. 将导丝做成一个襻状,一旦导丝进入想要进的方向,要将切开刀沿导丝送入襻的顶端。回撤导丝至导丝伸直。如有必要可再次插入导丝,形成襻。反复尝试直至通过狭窄。

6. 如果狭窄有多个成角,可逐步前进。导丝到达第一个成角的末端(图 19-6A),切开刀也要随着导丝跟进(图 19-6B)。导丝继续进入第二个成角的末端,随后送入切开刀(图 19-6C)。反复以上步骤直到通过狭窄(图 19-6D)。

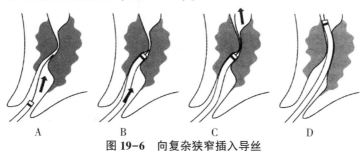

图 19-6　向复杂狭窄插入导丝

A. 先将导丝送入第一个转角的末端;B. 顺着导丝送入切开刀至该点;C. 导丝进一步送入至第二个转角的末端,再顺着导丝送入切开刀;D. 重复以上步骤,直到通过狭窄

（7）改变患者体位,对于复杂的肝门区狭窄,可让患者采取俯卧位。

（8）将充气的取石球囊放于狭窄的远侧端,可伸展胆管,改变导丝角度,帮助通过狭窄。

七、副乳头的插管

副乳头一般位于十二指肠降段主乳头近侧端2cm的前壁处。其开口较小（2mm）,副胰管从5点钟走向11点钟方向。对副乳头插管最容易的位置为长轴位,且患者处于仰卧位。耐心是非常重要的。等待副乳头开口开放再尝试进行插管。一般插管都从插入导丝开始,之后再送入切开刀。经常使用的是常规切开刀,如果副乳头狭小或狭窄,可尝试锥形头切开刀。黏膜下注射需要十分谨慎,应尽量避免。如果副乳头很难定位或插管,可将患者变为仰卧位。促胰液素有助于识别副乳头并帮助其开放。

八、解剖结构有改变的患者的ERCP

1. 手术术后的吻合口　经过胃肠吻合的患者接受ERCP操作越来越多,如越来越多的患者接受胃旁路手术来治疗肥胖。在开始进行ERCP之前,要详细了解患者接受的是哪种手术,从而决定使用哪种内镜进行操作。某些情况,如胰十二指肠切除术后（Whipple术后）需要较高的技术要求,最好在三级的医疗中心进行操作。

2. 选用何种内镜　有可能的话尽量采用十二指肠镜进行操作,因为会有抬钳器帮助插管。另外,侧视镜有助于确定壶腹（图19-7A）。但是由于输入襻较长而导致十二指肠镜较难到达乳头,这样就需要使用前视镜。可是,这样观察乳头会增加难度（图19-7B）,同时因为缺乏抬钳器而使得插管和在导丝上交换附件更难。选择前视镜要依据操作单位的内镜种类和内镜医师的经验。可选用的内镜包括小儿结肠镜、单气囊或双气囊小肠镜,或带螺旋外套管的小肠镜。在使用前视镜却插管失败时,可在退镜时留下导丝,之后再沿导丝送入十二指肠镜。

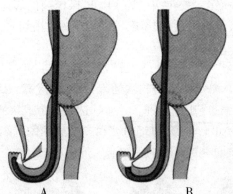

图19-7　解剖结构改变的患者使用十二指肠镜及前视镜观察壶腹部,十二指肠镜或前视镜可到达壶腹部。

A. 十二指肠镜是侧视镜,可获得良好的观察;B. 前视镜则较难获得良好观察

3. 幽门成形术和Billroth Ⅰ式　胃大部切除术后使用十二指肠镜可以到达主乳头,胆总管和胰管部可采用普通插管方法进入。

4. 保留幽门的胃肠吻合　胃肠吻合术后,如果幽门可见,十二指肠镜是可以使用的。但是术后幽门多会出现狭窄。在这种情况下,要通过输入襻到达乳头。

5. 胆总管十二指肠吻合　胆总管十二指肠吻合的患者(图19-8A)往往需要前视镜进行检查。吻合口通常位于十二指肠球部前壁。如果吻合口可见，内镜可经由吻合口进入胆总管。如果胆总管与十二指肠是端-侧吻合(图19-8B)，如果隐含在吻合口的部分关闭，要想达到乳头需要使用十二指肠镜。

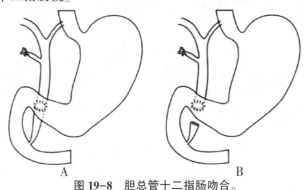

图19-8　胆总管十二指肠吻合。

A.胆总管十二指肠侧-侧吻合；B.胆总管十二指肠端-侧吻合

6. 胰十二指肠切除术(Whipple手术)　经典的胰十二指肠切除术由Whipple首先描述，它切除的部分包括胰头、十二指肠、15cm空肠、胆总管、胆囊及部分胃，进行侧-侧胃空肠吻合，带有长的输入襻和胰空肠吻合及肝空肠吻合。保留幽门的胰十二指肠切除术中，胃窦、幽门及近端3~6cm十二指肠被保留，进行端-侧式的幽门空肠吻合。胰空肠吻合通常在输入襻的最远端，而肝空肠吻合在输入襻的中间段。这种患者，很难用十二指肠镜到达胰、胆的空肠吻合口，这时需要使用前视镜操作。

7. 胃空肠吻合(Billroth Ⅱ)　Billroth Ⅱ式胃大部切除术基本上是消化性溃疡或胃窦部癌症患者，接受了一部分胃切除和胃空肠的端-侧吻合。这种手术也会根据胃空肠吻合如何操作而被称为Polya术式和Hoffmeister术式。可先尝试十二指肠镜检查。如果失败，可换成前视镜。乳头是呈原本的状态，但是胆胰管的解剖位置发生了反转，详见胰十二指肠手术部分。

8. 胃旁路手术　目前有两种胃旁路手术术式。对于胃输出道梗阻的患者，采取的是侧-侧吻合的胃空肠吻合。治疗肥胖的胃旁路手术经常会形成一个胃袋，并与其余的胃腔分开。胃袋的出口为端-侧吻合的胃空肠吻合。其余的胃腔、十二指肠和空肠以Roux-en-Y的结构进行空肠-空肠连接。尽管十二指肠镜偶尔也能到达吻合口，但通常不需要使用前视镜。原有的乳头会正常存在，但在Billroth Ⅱ式术后和胰十二指肠切除术后，乳头解剖发生反转，胆管位于5~6点钟方位。

9. Billroth Ⅱ式术后或Whipple术后患者的胆管和胰管插管　Billroth Ⅱ式术后壶腹部没有发生改变，而Whipple术式或其他重建型外科术式都存在外科吻合口(即胆总管小肠吻合口)，而胰管和胆管开口分别在空肠的不同部位。胰管通常在肠袢末端的近侧端，而胆管开口位于胰管开口的近侧端，且位于肠系膜对侧的肠壁上。要沿着输入襻逆行进镜寻找乳头，胆管开口解剖反转180°，从原来的11点钟方位变为5~6点钟方位(图19-9)。直头的导管可用来插入胆管或胰管。要保持"面对面"的视野有助于插管，而且要与壶腹保持最大的距离。标准插管有时会有用，而标准的切开刀方法可使胆管插管困难，因其弯曲的角度。笔者的经验是使用导丝插管对这种情况非常有用。

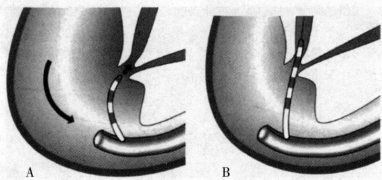

图 19-9 对于 Billroth Ⅱ 式术后患者乳头的插管,要沿着输入襻逆行进镜寻找乳头,胆管开口解剖反转 180°,从原来的 11 点钟方位变为 5~6 点钟方位

10. 汇合式操作　经皮经肝导管(PTC)由介入医师在 ERCP 之前或术中插入。

(1)技术:①确认经皮导管;②将切开刀送入经皮导管内;③内有切开刀的经皮导管回撤进入胆道;④括约肌切开刀进入乳头,再开始标准的切开术。

(2)改良技术:①使用 PTC 导管作为导引,使用切开刀带导丝进入 PTC 导管;②导丝经皮插入。导丝被圈套器经由内镜工作管道取出。再沿导丝送入切开刀,再进行标准的括约肌切开;③这种方法的一种改良做法是由放射线医师放置导管(图 19-10)。经皮导丝由内镜圈套器沿内镜工作管道取出。导管沿着导丝进入胆管。推送支架通过狭窄。

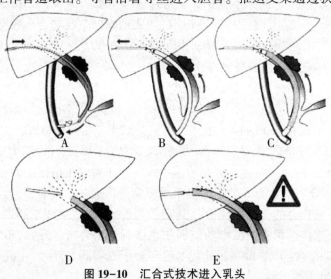

图 19-10 汇合式技术进入乳头

A.经皮导丝覆有电热环;B.导管沿着导丝进入胆道;C.支架通过狭窄;D.在撤出导管之前撤出导丝;E.在肝实质内调整支架位置

九、插管成功率

由有经验的内镜医师操作的乳头插管,成功率可达 95%~98%。胰管平均显影率为 90%~95%,而胆管为 85%~90%。失败原因包括十二指肠狭窄、乳头病变或憩室内乳头。

解剖结构改变的患者成功率因术式不同而不同。幽门成形术、Billroth Ⅰ 式胃大部切除及胆十二指肠吻合术后的成功率与普通 ERCP 的相同。Roux-en-Y 术式的成功率为 60%~

75%,其原因包括输入襻过短或穿过横结肠。

十、小儿 ERCP

小儿 ERCP 要在全麻下进行。诊断性侧视镜可对 1 岁以上的孩子进行操作。治疗性十二指肠镜只能对身高超过 120cm 的孩子操作。7. 5mm 粗的十二指肠镜的工作管道为 2.0mm,足够小于 1 岁的小儿操作。小儿适应证较少,主要包括:胆管结石、胆道畸形引起的黄疸、复发性胰腺炎、胰腺创伤、胆石。

第三节　ERCP 成像技术

在 ERCP 的操作过程中,拍摄最高质量的放射线图片是十分重要的。下面将会讨论对比剂的类型、剂量及如何获得优良的放射线图像。

一、对比剂是使用稀释后的浓度还是原始浓度

对比剂可按原始浓度使用或稀释至 50% 浓度。通常情况下使用原始浓度。使用原始浓度可最大限度地显示出肿瘤源性狭窄或微小的胆管、胰管疾病。怀疑患者存在胰管或胆管结石时,通常使用稀释过的对比剂,因为若使用原始浓度对比剂,结石通常无法显示。

二、对比剂剂量

持续注射对比剂直到肝内胆管或次级胰管可见。切勿让对比剂注满胆囊(易诱发胆囊炎)或次级胰管(易诱发胰腺炎)。通常,使胰管显影需 3~5mL 的对比剂,胆管显像需 15~20mL。对于行括约肌切开术的患者,为充分显示管道,通常需使用球囊导管。

三、拍摄 X 线片的时机及拍摄的数量

X 线片需要在不同时期拍摄。注射对比剂前进镜时需要拍摄一张图片,显影的不同时期(开始注射时、注射完成时、对比剂开始排空时)也应拍摄图片。可采取多体位拍摄(左侧卧位,轻度右旋侧卧位)以准确定位病变位置及鉴别正常解剖结构,如胆囊管分叉处。退镜时,需拍摄一张对比剂从胆管排空的图片。退镜后需在仰卧位拍摄一张图片,以排除医源性穿孔。胰管排空较快,需在对比剂注射的过程中拍摄图片。

四、诊断上的难点及图片解读的误区

ERCP 图片的解读有时困难重重,需将基础知识牢记于心。

结石还是气泡? 在大部分病例中,显影缺损往往提示结石,然而少数情况下也可以是寄生虫(胆囊内棘球蚴、蛔虫、肝吸虫)、良恶性肿瘤碎片、胆道出血甚至气泡所致。为了区分气泡与结石,可将患者头端抬起(反 Trendelenburg 卧位)。利用这种方法,气泡会升高而结石会下降(图 19-11)。

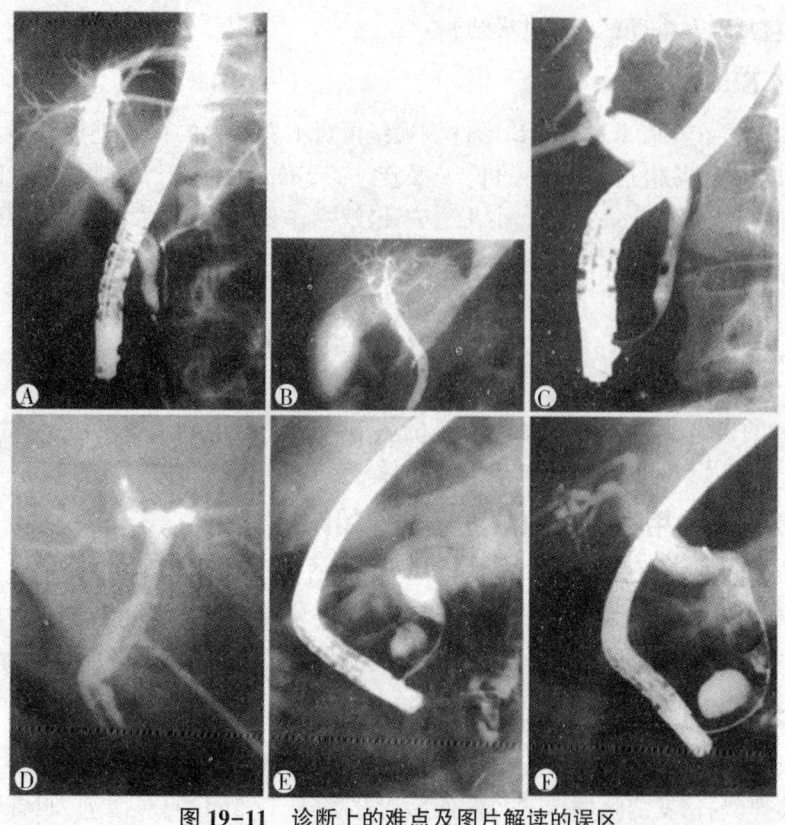

图 19-11　诊断上的难点及图片解读的误区

A、B. 区分结石和气泡;A. 疑有结石位于胆总管;将患者置于俯卧位,结石通常经肝内胆管上升;B. 气泡通常不上升;C. 出现在胆总管的腺瘤表现为一个位置固定的物体;D. 胆道出血;E、F 不能充盈:结石阻塞于胆总管下段(待完全充盈行临床诊断)

熟读如下基本原则,可降低解读图片的错误。

1. 疑有结石,使用稀释至 75% 的对比剂。

2. 疑有肿瘤,使用原浓度对比剂(因对比剂淤积导致胆囊显影浓度过高,从而影响精确估计肿瘤界限)。

3. 插入胆管、胰管的导丝必须足够选择性插入且到达一定深度,以实现理想的显影,此为解读图片的关键。

4. 当左侧卧位和俯卧位时,气泡聚积在胆总管下端,而结石升至肝门部。当仰卧位时两者正好方向相反。

5. 仔细检查所有图片(包括拍摄于仰卧位的图片)十分重要,需要在操作过程中做到以下几点。①胆管、胰管适当排空;②肝内胆管左侧分支充分显影;③因注射对比剂而被推入肝内胆管的结石会在患者仰卧位时回落。

6. 导管与可注射对比剂的泵相连接。为减小注入气泡概率,可使用一种持续泵入装置。位于乳头及胆管的结石因其位置固定,易同肿瘤相混淆。

7. 位于乳头内的结石不易区分,且呈锥形,易导致误诊。排空时正常的胆总管下端因 Oddi 括约肌交替收缩、舒张,所摄图像显示为一个随时间而发生形态变化的锥形影。但结石或者肿瘤显影固定。

8. 如扩张的胆管正常充盈、无可见结石,并不能排除结石可能。可能存在细小结石或结石隐匿于对比剂之中,或结石因某种外力发生转移。

9. 当图片提示胆管后方对比剂不能充盈,可能是由于肿瘤阻塞,或因对比剂不全显影。这种情况也可发生在肝内胆管左侧支的显像中,因肝内胆管左侧支只有在施加额外压力或患者处于平卧位时才可充盈完全。

10. 胆管狭窄的良恶性有时难以单独从影像学上鉴别。

11. 胰管阻塞可能由胰腺癌或胆总管癌所致。

12. 胆管扩张并非全部由于 Oddi 括约肌狭窄所致,也可见于部分老年人及胆囊切除术后患者。

13. 浸润至壶腹部的 Vater 壶腹癌内镜下不可见,但显影时胆总管下段可表现为一不规则狭窄。

14. 胰管造影所示微小异常不易解释。这些异常表现可能为早期慢性胰腺炎或老年人普通胰腺炎所致。

15. 胆管受胆囊压迫的表现可能为胆囊炎、胆囊管结石或肿瘤(胆囊肿瘤)所致。

16. 胰管不完全狭窄可能为肿瘤或胰腺炎所致。

17. 胰管完全狭窄可能为肿瘤、胰腺炎或技术因素[注入气泡或不完全显影(除外胰腺分裂)]所致。

18. 正常的胰管造影并不能完全除外早期慢性胰腺炎或胰腺周围肿瘤。

19. 肝内胆管不完全充盈需要同硬化性胆管炎相鉴别。

通过正确的介入技术、详细分析图像及对 ERCP 技术局限的充分了解,上述的诊断难点大部分还是可以解决的。

第四节　内镜下括约肌切开术

内镜下括约肌切开术是治疗胆胰疾病的常用方法。成功率和并发症的发生率既取决于合适的设备,也与内镜医师括约肌切开的经验和完成的频次有关。

一、适应证

1. 胆胰疾病的确诊和治疗。

2. 胆管树或胰管扩张。

3. 胆管或胰管取石。

4. 胆管镜或胰管镜检查。

5. 可作为以下治疗的一部分　胆漏,胰瘘、假性囊肿、胰管断裂。

6. Oddi 括约肌功能障碍或乳头狭窄。

7. 不明原因的复发性急性胰腺炎患者副乳头括约肌切开术。

二、胆管括约肌切开

标准操作方法由以下五个步骤组成。

1. 胆管深插管。

2.确认括约肌切开刀在管腔内　通过注射造影剂确认插管在管腔内并明确诊断,探查和确认结石的存在最为重要,即使最近的影像学已经证实,结石也可能已经自然排出。

3.置括约肌切开刀于切开位置　回拉括约肌切开刀直到切割刀丝大约一半显露在乳头外,切割刀丝定位在胆管 11~12 点钟方向的范围(图 19-12)。

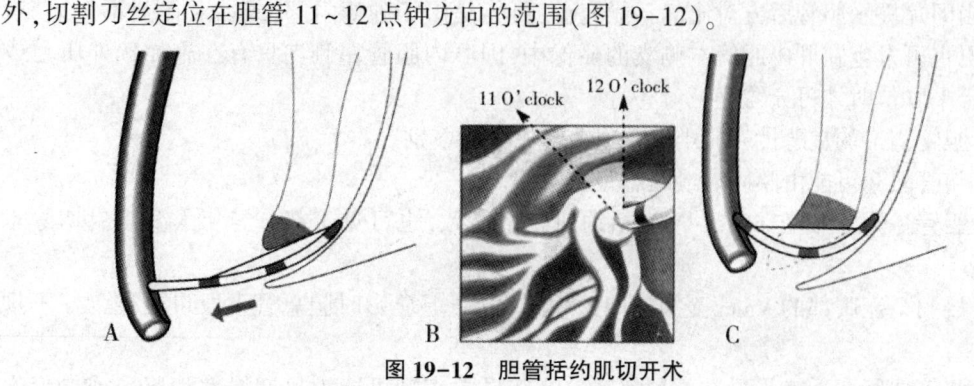

图 19-12　胆管括约肌切开术

A.拉紧刀丝之前括约肌切开刀丝准确定位;B.应该沿 11~12 点方位(阴影区域)切开括约肌;C.括约肌切开

4.括约肌切开　①内镜医师在做括约肌切开时,再将括约肌切开刀连接到电流发生装置,以避免意外不可控的切开;②使用内镜下切开模式切开乳头,采用逐步切开的方式。

5.放射影像　放射图像于俯卧位和仰卧位摄取。确切的乳头括约肌切开后,仰卧位时图像显示胆管造影剂完全排入十二指肠。应常规于仰卧位时拍摄影像以证实没有因穿孔而发生腹膜后积气。

三、胰管括约肌切开

1.切开方法

(1)如果胆管和胰管都需要括约肌切开,先行胰管括约肌切开(图 19-13、图 19-14)。如果胰管开口难以定位,则先行胆管括约肌切开,这样有助于确定胰管开口位置。

(2)胰管插管使用括约肌切开刀和 0.035in 导丝,也有操作医师使用更小直径的导丝(0.025in 导丝)进行胰管插管,理论上可以减少胰管损伤。

(3)摄取胰管造影片,轻轻注入造影剂以免引起腺泡显影而增加胰腺炎的风险。

(4)括约肌切开刀沿 1 点钟方位切开 3~4mm。另一种技术是置入胰管内支架后应用针状刀切开括约肌至支架表面。一项研究表明对于 Oddi 括约肌功能障碍的患者可以降低胰腺炎发生率,只是技术要求较高且需要由经验丰富的内镜医师操作完成。

(5)副乳头括约肌沿 5~11 点钟方向切开。

2.括约肌切开术相关问题

(1)不正确的括约肌切开:①避免括约肌切开刀过多插入胆总管末端漏斗部内,最理想的是在切开刀的近 1/3 处进行切开;②回拉切开刀几毫米以减少切开刀丝接触组织面积。

(2)如果切开刀不能准确定位在 11~12 点钟位置,可尝试以下方法。①通过左右转动旋钮调整位置;②放平切开刀,插入胆管后回拉切开刀;③将十二指肠镜推进到长镜身状态;④术者左右转动肩膀调整身体位置,有助于改变切开刀位置而使用刀丝边缘完成括约肌切开。

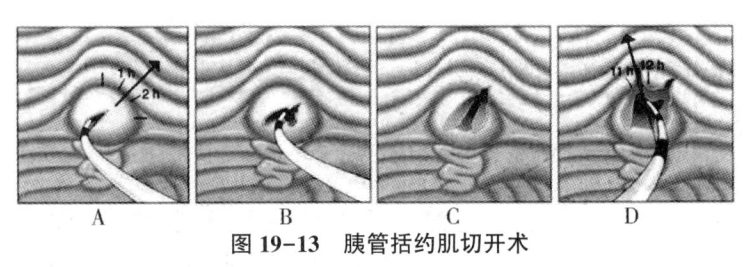

图 19-13 胰管括约肌切开术

A.括约肌切开偏向 1~2 点钟方位;B、C.括约肌切开;D.胰管括约肌切开后在 11~12 点钟方位寻找胆管开口

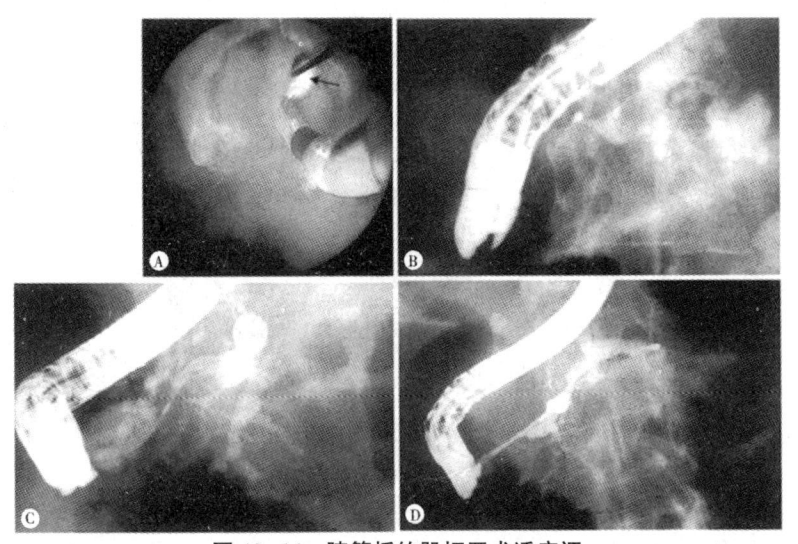

图 19-14 胰管括约肌切开术适应证

A.胰管结石取出(箭头所示),沿 1 点钟方向标记胰管括约肌切开位置;B.胰头部主胰管狭窄,胰管结石伴远端胰腺切除术后胰瘘;C.取出胰管结石;D.取净结石后随访,72 小时后胰瘘治愈

(3)胆管括约肌切开范围和长度如何把握:①括约肌切开的平均长度为 10~15mm。切开乳头和整个胆管末端漏斗部,能够看到末端胆总管腔和(或)胆管内气体影;②切开长度取决于内镜下解剖,胆管直径、漏斗部长度及是否取石和结石大小。

(4)如何确定胆管括约肌切开是否充分?有几个方法可以评估胆管括约肌切开是否充分,通过影像可见胆管内造影剂快速排空进入十二指肠降段。影像上有时能够看到胆管括约肌在乳头上方光滑地逐渐变细的影像学特点,如果此结构消失表明括约肌已经切开。评估括约肌切开充分的另一方法是胆管内插入切开刀拉满刀弓并退出胆管,如果很容易通过乳头则表明括约肌切开足够充分。

(5)胰管括约肌切开范围和长度如何把握?与胆管括约肌切开术一样,胰管括约肌切开长度取决于内镜下解剖、胰管直径、漏斗部长度及是否取石和结石大小。

(6)如何确定胰管括约肌切开是否充分?括约肌切开的充分性取决于切开的目的(如为了取石等),普遍的观点认为:①切开长度取决于胆管直径、漏斗部长度和结石大小(是否取石)。当结石大小超过括约肌切开的最大直径时,可以扩张括约肌至 15mm;②括约肌切开后,X 线透视下可见造影剂从胆管排空或胆汁快速涌出,否则需要扩大括约肌切开;③X 线透视下表现为括约肌影像特点消失,胆总管末端光滑地逐渐变细的影像学特点在括约肌切开后消失;④通过拉满切开刀弓能否顺利进出乳头束确认乳头括约肌切开的大小。

四、特殊情况

1.胃肠吻合术后患者的括约肌切开术(Billroth Ⅱ/Whipple) 对于胃肠吻合术后的患者,通过输入襻找到乳头。当通过输入襻接近乳头时,胆管解剖位置是反向的,位于5~6点钟之间,括约肌切开是困难的,与之相反,因为是沿着胆管轴向,取石显得更容易。

(1)方法:上述的标准方法均可使用(图19-15),但是括约肌切开术需谨慎操作,避免沿胰管方向切开。需在5~6点钟方向进行切开,即正常的反方向。

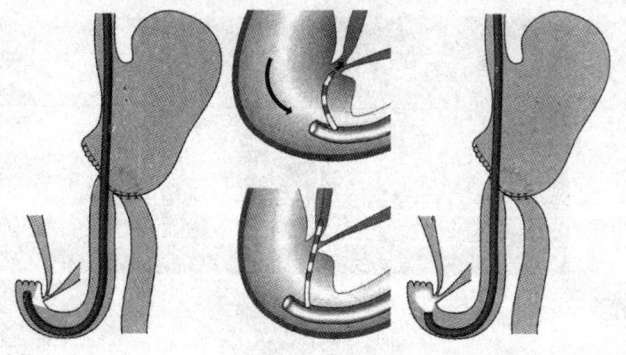

图 19-15 解剖结构改变(Roux-en-Y 术解剖结构改变后 Finsterer 手术图解)

A.将乳头置于视野中心;B.确定乳头在视野中心后,镜身向后撤出少许,利用导丝沿胆管方向插管;C.前视镜使用同样的方法

(2)设备:设备的使用取决于内镜类型。①十二指肠镜:标准或专业设备。特制括约肌切开刀刀丝自然沿着胆管方向;②160cm 肠镜:标准或专业设备;③>160cm 肠镜:标准 ERCP 器材(括约肌切开刀、球囊等)长度不够不能使用。定制长度的切开刀才可以使用。

对于困难病例,可以先放置胆管支架,然后可以沿支架进行括约肌预切开。

2.儿童括约肌切开术 除非有明确的适应证,否则儿童应尽可能避免使用括约肌切开术。如必须行此操作,应尽量扩大切开,防止术后狭窄。

五、困难病例的括约肌切开术

约10%的病例无法完成胆管深插管,导致无法进行括约肌切开。对于这些病例,可以根据解剖情况使用以下几种方法。

1.导丝引导下括约肌切开 插管困难时,可以使用通过导丝的三腔括约肌切开刀进行胆管插管。一旦导丝进入胆管,注射造影剂确定进入正确管道。括约肌切开刀沿导丝进入胆管,以上述方法完成括约肌切开。

2.预切开 如进行胆管括约肌预切开,首先需经乳头开口切开确认胆管走向。对于此类患者可以使用标准的括约肌切开刀,但有时短而尖的括约肌切开刀很实用。这种方法常用于漏斗部不明显或肿瘤性病变导致的胆管梗阻。方法如下:①将括约肌切开刀插入乳头开口,切开刀迅速插入乳头开口几毫米;②确定电流发生器设置到纯切模式;③拉紧切开刀丝;④括约肌切开刀沿胆管方向逐步切开;⑤每切开一刀就确认胆管方向;⑤一旦确认胆管后进行胆管插管,并完成标准的括约肌切开。

3. 针形刀漏斗部切开术　需要切开胆管末端漏斗部。适用于胆管漏斗部Ⅱ型或Ⅲ型,而Ⅰ型和0型则不适用。最佳的适应证是乳头 Vater 壶腹内结石嵌顿,结石可以作为切开的标志点。方法如下:①确保十二指肠内低张力;②确保电流发生器设置为纯切模式;③针刀出针 3~5mm,固定手柄,收刀入鞘,鞘管插入操作孔道;④选择最佳的位置,演习切开动作一次或两次。用抬钳器控制针刀,最终要像剥洋葱皮一样轻轻地切开进入胆管;⑤逐步进刀并切开胆管漏斗部,可以从顶端向下进行切开,也可反之。切开要严格地逐层逐步进行。充分冲洗以保证视野,每切开一次,尝试寻找发现白色的胆管;⑥发现胆汁流出可证明胆管已经被切开,不要再进一步切开,冲洗术区,确定胆管开口并进行胆管插管。一旦胆管插管成功,用标准的括约肌切开刀扩大括约肌切开;⑦如果深切开后仍看不到胆管,不要继续切开,因为可能已经切开了。

针形刀切开有发生穿孔的风险,此时最好的方法是终止操作,24 小时后待水肿减轻再行 ERCP。

对于胆管深插管仍困难的病例,胆管括约肌切开后可采用汇合插入技术。

六、内镜下 Oddi 括约肌球囊扩张术

内镜下胆管括约肌球囊扩张术(EBD)是胆管括约肌切开术的一个可替代选择。EBD 可能的优势是保留了胆管括约肌,降低了胆管括约肌切开出血的风险。但是,一项对 237 例患者的多中心研究,随机地接受内镜下乳头括约肌切开术(EST)和 EBD,因 EBD 增加了胰腺炎的发生率(15.4% vs. 0.8%)而提前结束了研究,在 EBD 组有 2 例因胰腺炎死亡。EBD 可作为 EST 高危患者的可替代选择,如出血性疾病、解剖异常,或困难解剖如壶腹周围憩室。胆总管内大结石的患者建议首先进行括约肌切开,EBD 可作为扩大切口的替代选择。EBD 操作步骤如下:①胆管插管;②确认插管正确;③导丝引导下置入 8mm 的胆管球囊;④定位球囊使球囊腰部在括约肌内;⑤球囊充气直到透视下腰部消失后排空气体;⑥导丝要保持在胆管内作为引导,防止 EBD 后可能出现的插管困难。

参考文献

[1]陈玉龙.消化心身疾病基础与临床[M].北京:科学出版社,2021.

[2]杨云生,蓝宇.临床医疗护理常规 消化内科诊疗常规 2019 版[M].北京:中国医药科学技术出版社,2021.

[3]吕毅,董卫国,兰平.消化系统与疾病.第 2 版[M].北京:人民卫生出版社,2021.

[4](日)腹腔镜内镜联合手术研究会.消化道双镜联合手术图谱[M].管文贤,钟文其,邹晓平,主译.沈阳:辽宁科学技术出版社,2021.

[5]李玉民,黄晓俊.上消化道早癌病理图谱[M].北京:科学出版社,2020.

[6]刘瑞宝.消化系统疾病介入治疗[M].北京:人民卫生出版社,2020.

[7]池肇春,段钟平.肠道微生物与消化系统疾病[M].上海:上海科学技术出版社,2020.

[8]刘绍能.中医消化科医师处方手册[M].郑州:河南科学技术出版社,2020.

[9]丁彦青,张庆垲.消化系统疾病[M].北京:人民卫生出版社,2020.

[10]程向东,李德川,应杰儿.消化道肿瘤临床诊治策略[M].杭州:浙江大学出版社,2019.

[11]黄爱民.消化系统基础与临床.第 2 版[M].北京:北京大学医学出版社,2019.

[12]李军祥,陈誩.消化系统疾病中西医结合诊疗专家共识[M].北京:人民卫生出版社,2019.

[13]项平,徐富星.消化道早癌内镜诊断与治疗[M].上海:上海科学技术出版社,2019.

[14]陈志强,杨关林.中西医结合内科学[M].北京:中国中医药出版社,2016.